U0218428

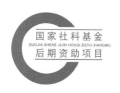

国家社科基金
GUOJIA SHEKE JIJIN HOUQI ZIZHU XIANGMU
后期资助项目

中国博医会
与中国现代医学的发展
（1886~1932）

The Medical Missionary Association of
China and the Development of
Modern Medicine in China (1886-1932)

崔军锋　著

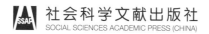

社会科学文献出版社
SOCIAL SCIENCES ACADEMIC PRESS (CHINA)

图书在版编目（CIP）数据

中国博医会与中国现代医学的发展：1886～1932/
崔军锋著. -- 北京：社会科学文献出版社，2024.1
国家社科基金后期资助项目
ISBN 978 - 7 - 5228 - 1239 - 7

Ⅰ.①中⋯ Ⅱ.①崔⋯ Ⅲ.①医学会 - 历史 - 上海 -
1886 - 1932 Ⅳ.①R - 262.51

中国版本图书馆 CIP 数据核字（2022）第 244638 号

·国家社科基金后期资助项目·

中国博医会与中国现代医学的发展（1886～1932）

著　　者 / 崔军锋

出 版 人 / 冀祥德
责任编辑 / 郭白歌
文稿编辑 / 王亚楠
责任印制 / 王京美

出　　版 / 社会科学文献出版社·国别区域分社（010）59367078
　　　　　　地址：北京市北三环中路甲 29 号院华龙大厦　邮编：100029
　　　　　　网址：www.ssap.com.cn
发　　行 / 社会科学文献出版社（010）59367028
印　　装 / 三河市龙林印务有限公司

规　　格 / 开　本：787mm×1092mm　1/16
　　　　　　印　张：29　字　数：473 千字
版　　次 / 2024 年 1 月第 1 版　2024 年 1 月第 1 次印刷
书　　号 / ISBN 978 - 7 - 5228 - 1239 - 7
定　　价 / 168.00 元

读者服务电话：4008918866

国家社科基金后期资助项目
出版说明

后期资助项目是国家社科基金设立的一类重要项目，旨在鼓励广大社科研究者潜心治学，支持基础研究多出优秀成果。它是经过严格评审，从接近完成的科研成果中遴选立项的。为扩大后期资助项目的影响，更好地推动学术发展，促进成果转化，全国哲学社会科学工作办公室按照"统一设计、统一标识、统一版式、形成系列"的总体要求，组织出版国家社科基金后期资助项目成果。

全国哲学社会科学工作办公室

缩略词

CMMJ：*The China Medical Missionary Journal*，《博医会报》（1887～1906）

CMJ：*The China Medical Journal*，《博医会报》（1907～1931）

NMJC：*The National Medical Journal of China*，《中华医学杂志》（1915～1932）

目　录

绪　论

一　选题源起与意义

近代在华的外国传教势力是一个不容忽视的历史存在，尽管对其评价从新中国成立初期到现在经历了相当大甚至是截然相反的转变。发展医务是他们普遍采用的一种传教方式，也是19世纪末20世纪初在西方蓬勃兴起并在华得到迅猛发展的基督教"社会福音派"社会改良的一项重要内容。借医传教历来是基督教谋求在华发展的一种重要方式，[①] 它在近代已被系统地论述，上升到传教模式的高度，也引起了来华传教士的诸多讨论。来华传教士于1838年成立"中国医务传道会"（The Medical Missionary Society in China）。[②] 但随着传教中心的转移、医务传道会内部的分裂和中国社会对西医的质疑，以及各差会母会对此传道方式的争论，医学传教及西医学在华最初并未得到较快发展，西医学与传教也渐呈分离之势。1886年，在西方逐渐兴起的海外传教热潮和"社会福音主义"的影响下，以及在部分寓华医学传教士的呼吁下，寓华医学传教士代表以参加国际医学大会为契机会聚上海，成立了中国博医会（The Medical Missionary Association of China）（以下简称"博医会"）[③]，并于

---

① 如杜环在《经行记》中就记载说："其大秦，善医眼及痢，或未病先见，或开脑出虫。"［参见（唐）杜环著，张一纯笺注《经行纪笺注》，内部发行本，1963，第23页］在元明清时期也有基督教徒在华行医传教的记载。

② 参见吴义雄《在宗教与世俗之间：基督新教传教士在华南沿海的早期活动研究》，广东教育出版社，2000，第292~318页。

③ "中国博医会"一般简称"博医会"，初亦称"中国行医传教会"，其英文名称初为"The Medical Missionary Association of China"。实际上，博医会最初的英文名使用比较混乱。比如，1887~1909年《博弈会报》的内封面上称学会为"The Medical Missionary Association of China"，但至少在1893~1906年，其"编者按"和"主席致辞"栏目，又称呼学会为"the China Medical Missionary Association"。1907年修改学会章程时才明确规定学会名为"The Medical Missionary Association of China"，1910年其英文名统一称为"China Medical Missionary Association"。1925年又改名为"China Medical Association"，1932年与中华医学会合并后改称为"Chinese Medical Association"。一些学者未看原始材料，将博医会称为"中华博医会"，这是一种比较流行的称呼，但却是不正确的。

次年创办《博医会报》（*The China Medical Missionary Journal*），其宗旨为加强在华传教医师的联络与协调，交流医学工作经验，促进中国医学发展。[①] 这是近代中国第一个西医学术团体，从此教会医疗工作由各差会分散进行转变为多差会合作进行。此后直到 1932 年，在中国本土西医人数日益增加和中国民族主义情绪日渐高涨的情况下，博医会才与先前成立的中华医学会实现组织上的合并。博医会在华独立存在达 46 年之久，是在当代社会生活中具有重要影响的公益非营利性学术团体——中华医学会的前身之一，其活动促进了西医学在华的迅速发展，奠定了日后中国医学团体的职业活动模式，并诱发与契合了近代中国人实现中西医学术体制地位转换的努力。正如费维恺在《剑桥中华民国史》一书"外国在华的存在"一章中所认为的："在义和团起义以后不久的几年，在华的新教基督教盛行。因为在取得了半个多世纪平庸的结果以后，它与需要它的中国国内的改革力量形成了一种临时的联系。在清代的最后十年，当本地的教育设施和师资供不应求时，发展中的教会学校对现代教育的发展，作出了很大的贡献；在民国时期的第一个十年，情况也是如此，而且不仅表现在初等教育方面。""中国的现代西方医学，在很大程度上是传教士示范和教授的结果。"[②] 由此，研究中国博医会，其彰显出的学术意义至少有三。

其一，有助于理解近代中国医学学术体制的转变过程，以及此后直到今日仍纠缠不清的中西医纷争；对近代以来的中国知识与制度转型，亦可提供一个具体生动的历史侧面。近代中国，经历了一系列的知识与制度转型。[③] 其中，医学方面的变革是很明显的。现代社会以西医学为主，这在所用药品、治疗方式、国家医学教育体系及卫生建制等方面都与传统中医药学有很大区别。而即便是现代中医药学，与传统中医药学相比，也发生了相当大的变化。

当然，近代以来中国医学上的这一系列变化，都与西医学的传入有

---

① 参见 Constitution and By-Laws of the Medical Missionary Association of China, *CMMJ*, No. 1, 1887，p. 32。

② 〔美〕费正清编《剑桥中华民国史 1912—1949 年》（上卷），杨品泉等译，中国社会科学出版社，1994，第 186 页。

③ 其中涉及近代中国各种传统知识学术体系和制度的瓦解重组，现代意义上的各种学术、制度的构建过程，详可参考桑兵教授为 2005 年开始陆续出版的"近代中国的知识与制度转型"丛书所写的序言。

关。晚清西方医学传入中国及其在华发展基本上是由这一时期来华的基督教传教士进行的。至 19 世纪七八十年代，虽然西医学在华已有一定的传播，但总体上不太被认同，中国仍是中医的天下。人们对于西医，还颇多疑忌。博医会成立后，受 19 世纪和 20 世纪之交美国海外传教热潮和"社会福音主义"的影响，在博医会的组织协调下，大批医学传教士和医生来华，教会医院在各地纷纷建立。后由于维新变法"强国保种"口号的鼓吹和清季"新政"（包括学制和官制改革）、留日学医热以及新文化运动的推动，到 20 世纪 20 年代末，中国本土西医大量增加，社会对于西医态度丕变，西医卫生行政和学术体制在华得以最终确立。① 在此过程中，为因应中国社会变化，博医会亦积极活动，成立编译委员会以加强医书编译事业，配合革新的中国社会对西医著作的需求；规范医学课程设置，协助教会协和医学院校的建立以集中力量办学，提高竞争力；加强疾病与医学研究；发展公共卫生事业；并于 1916 年开始与中国医学界合作从事医学名词统一工作，后扩大到科学名词统一工作。另外，博医会在其存续期间，对中国地方疾病的研究和中医西传也作出了一定贡献。博医会作为近代中国主要由来华西方医学传教士组成的医疗学术团体，处于教会医疗在华由星火分布到迅猛发展至鼎盛、中国本土西医兴起并逐渐占主流地位及中西医学术地位置换之转折时期，发挥了在华组织、协调和促进西医学发展的作用。考虑到博医会在近代中国中西医学术体制置换中的作用和影响，笔者以博医会作为本书的研究对象，希望由此来反映近代中国医学学术体制转型过程，为研究近代中国知识与制度转型提供一个观察的视角。

其二，博医会作为一个民间社团尤其是以外国人为主组成的学术团体，曾长期与中华基督教教育会、中华基督教青年会、江苏省教育会、中华医学会、中华生理学会及中国科学社等机构，以及晚清、民国政府有着广泛而深入的合作与交流，但也遭受过沉重的挫折与打击，先后经历了义和团运动、"非基督教"运动、"立案"运动等，最终在中国民族主义情绪日益高涨和本土西医数量日益增加的情况下，与先前成立的中华医学会

---

① 这一时期，不仅社会上崇西医贬中医的人数较前大增，而且政府态度也迥异，先有北洋政府 1912 年的《医学专门学校规程》"漏列中医事件"，后有在余云岫、褚民谊等人操纵下南京国民政府于 1929 年提出"废止中医案"。

实现了组织上的合并。因此，研究博医会，也有助于理解近代民间社团在中国社会巨变中之角色与功能，尤其是对于理解近代外国在华势力、团体在近代中国社会巨变中之角色及其实现本土化之过程与命运，有着特殊的意义。此外，博医会的研究对于理解文化与帝国主义扩张之关系以及后殖民主义理论，亦提供了一个实例。

其三，博医会作为基督教传教士在华创办的一个医务协调、学术研究机构，其活动促进了西医学在近代中国的传播与发展，契合了中国医学学术体制转型，并对中医西传作出了一定贡献。因此，对博医会的研究，对于深化中国基督教史研究和近代中西文化交流史研究、拓宽其视野都有一定的意义。

基于以上几点，笔者以博医会作为研究对象，通过探讨博医会的种种活动，以期对中国近代文化史、中国近代基督教史、近代中西文化交流史上的这一重要团体做细致、深入的研究。

二　先行研究

截至目前，基督教史的研究，无论是天主教史方面还是基督新教史方面都取得了较大的学术成就。但相较而言，基督新教史的研究还略显薄弱，这与新教近代在华活动之广、对中国社会的影响之大、遗留资料之多实不相称，基督新教史尚有很大的研究空间。笔者在此无意对整个中国基督教史或基督新教史以及整个中国西医学史研究进行回顾，只对本书所涉及之研究对象及相关研究做一初步梳理。到目前为止，笔者所看到的对于博医会的研究涉及较多的是医史学界，史学界的研究只是最近二十年来才有程度不等的涉及。

（一）民国时期

关于博医会人和事的研究，最早是发表在《博医会报》及《中华医学杂志》上的对在博医会历史上发挥重要作用的一些人物生平事迹介绍的文章，如曾任博医会主席的稻惟德去世后，《博医会报》1900 年第 1 期上发表的名为《悼念稻惟德》（In Memoriom：A. W. Douthwaite, M. D.）的长篇纪念文章。又如《中华医学杂志》1931 年第 1 期上鲁德馨的《高似兰博士事略》，1937 年第 6 期上鲁德馨的《孟合理医师事略》，1949 年第 11、12 合期上王吉民的《哲学博士伊博恩传》，等等。一旦学会有重要人物去世，《博医会报》常常会刊发学会同仁的纪念文章，几十年下来，这类文章数量众多，对这些资料的整理与翻译，本身就是一项非常有益的工作。① 此外，在《中华医学杂志》上也经常有对博医会主要事工的总结性文字，如分别发表在《中华医学杂志》1936 年第 11、12 期，1949 年第 11、12 合期上之鲁德馨、张锡五的《新医来华后之医学文献》，王吉民的《西译中医典籍重考》，胡宣明的《中华卫生教育会史略》。这些文字，与其称为研究性文章，不如说是回忆、总结性短文，尚称不上严肃的史学研究，但对于笔者的研究很有裨益。

1921 年，时任齐鲁大学医学院院长的巴慕德（Harold Balme）出版《中国与现代医学：医学传教发展之研究》一书，该书对自 19 世纪 20 年代到 20 世纪 20 年代初教会医学在华的传播与发展做了较全面的梳理，涉及医学传教的缘起，教会医院、教会医学教育、护士教育在华的发展，医学传教士对中国地方病及临床医学的研究，医学传教士的公共卫生宣传等，博医会的活动贯穿其中。② 书中涉及的很多教会医务活动是作者亲身经历的，因此该书具有很高的可信度，有较高的史料价值。

1929 年，曾为在华传教士的赖德烈（Kenneth Scott Latourette）所著《基督教在华传教通史》一书出版。该书是外国人所写的第一部中国基督教通史性著作，基督新教的部分占了很大篇幅，其中提到博医会的成立、历次大会召开的时间及主要活动，但相当简略，仅限于极概括的叙述。③ 这也是一般通史性著作无法克服的问题。类似的情况也见于王治心所撰的第一部汉语中国基督教通史著作——《中国基督教史纲》④ 和陈邦贤所著的第一部汉语中国医学史著作——《中国医学史》⑤ 中。

这一时期不得不提的是王吉民、伍连德合撰的《中国医史》一书，该书为一部英文中国医学通史著作，叙述中国自远古以来医学的发展，篇幅

① 目前已有北京大学医学部张大庆教授领衔，将《博医会报》中美国来华医学传教士传记部分翻译，申请了"美国与中国医学文化交流"课题。
② Harold Balme, *China and Modern Medicine: A Study in Medical Missionary Development*, London: United Council for Missionary Education, 1921.
③ Kenneth Scott Latourette, *A History of Christian Missions in China*, New York: The Macmillan Company, 1929.
④ 王治心：《中国基督教史纲》，青年协会书局，1940。
⑤ 陈邦贤：《中国医学史》，商务印书馆，1937。

较大，其中下编为近代医学在中国的传播、发展情况。由于伍连德是博医会的成员，对博医会的情况相当了解，所以该书对于博医会的发展情况叙述尤详，涉及博医会的历次大会和决议以及博医会开展的医学、科学名词统一工作，公共卫生宣传，医学教育，西医书编译等活动，所征引的资料也以《博医会报》为主，是目前所能见到的对博医会研究较为详细全面的一部著作。①

（二）新中国成立后

新中国成立后的前 30 年时间内，受国内反帝运动的影响，包括基督教史在内的中外关系史研究受到很大影响。基督教入华被视为西方国家对华的"文化侵略"，是传播"文化鸦片"。由于近代西医学是随着基督教入华而得以在华传播的，这一局面也造成包括教会医疗史在内的近代中国西医学史研究长期处于停滞不前的状态，发表的多是一些批判性文章，如王吉民的《伯驾利用医药侵华史实》②、原璞的《"慈善"的杀人犯——美帝医生在中国的罪行》③ 等，而王树槐 1969 年发表的《清末翻译名词的统一问题》一文，对博医会所参与的名词统一工作有所涉及④。

20 世纪 80 年代以来，中国基督教史研究渐兴，并几成史学研究的"显学"。一些中国基督教史研究的综论性著作中，包含对教会医疗史的研究。如 1981 年出版的新中国成立后境内首部以近代来华传教士为研究对象的专著——《传教士与近代中国》，对近代基督教在华发展做了较详细论述，其中涉及教会医疗事业时谈到博医会的情况，不过相当简略。⑤ 书中观点也带有 20 世纪 80 年代初"后文革"时代的著述特点。不过作为新中国成立后中国基督教史研究的拓荒之作，其对中国基督教史研究的推动作用不可抹杀。1996 年，上海人民出版社出版了顾卫民的《基督教与近代中国社会》，该书可谓用马克思主义唯物史观撰写的中国基督教研究的典范之作，较之 10 余年前顾长声的研究，语言朴实，持论公允，在基本

---

① K. Chimin Wong and Wu Lien - teh, *History of Chinese Medicine*, Shanghai：National Quarantine Service, 1936.

② 王吉民：《伯驾利用医药侵华史实》,《医史杂志》1951 年第 3 期, 第 1～6 页。

③ 原璞：《"慈善"的杀人犯——美帝医生在中国的罪行》,《羊城晚报》1964 年 12 月 23 日。

④ 王树槐：《清末翻译名词的统一问题》,（台北）《"中研院"近代史研究所集刊》1969 年第 1 期。

⑤ 顾长声：《传教士与近代中国》, 上海人民出版社, 1981。

架构和研究资料上也有所突破。不过对于博医会的研究仍很不足，仅简略提到博医会的成立和1916年与其他机构合作成立的中华公共卫生教育联合会的活动情况。2000年出版的吴义雄的《在宗教与世俗之间：基督教新教传教士在华南沿海的早期活动研究》一书，是基督新教在华早期发展史和早期中外关系史研究的一部力作。书中虽未直接涉及博医会，但关于"中国医务传道会"的论述为本书的前期研究做了很好的铺垫。

关于医务传教，1988年香港学者张越华（Yuet - wah Cheung）的《医务传教在中国——两个在华加拿大新教差会研究》（*Missionary Medicine in China：A Study of Two Canadian Protestant Missions in China，before 1937*）一书，以两个加拿大新教差会在华南、华西的医疗事业为研究中心，目的在于探讨教会在华医疗事业的处境和遭遇的难题，立意较深。其中谈到博医会与加拿大华南、华西差会合作开办教会医学院的史实，对于笔者认识20世纪初博医会与教会医学高等教育关系很有裨益。①

20世纪90年代后，国内医疗史研究逐渐兴起，作为这一兴起标志的，首先是由医史学者马伯英、高晞和洪中立合著的《中外医学文化交流史》一书，这是一部中外医学文化交流的通史性著作。其中第九章、第十章主要论述近代中西医学文化交流史实，作者对自近代西医入华到西医学术体制在华的最终确立这一过程做了全面深入的论述，其中涉及博医会的内容主要为该会的成立和《博医会报》的编撰情况。② 书中所阐述的观点为日后近代中国西医学史著作所沿袭，是一部研究水平很高的学术著作。其后，承担此部分撰述工作的高晞还发表了关于近代中国西医学的系列文章。③ 这一时期，发表涉及近代中国西医学史论文较多者还有梁碧莹④、

---

① Yuet - wah Cheung, *Missionary Medicine in China：A Study of Two Canadian Protestant Missions in China，before 1937*, Lanham, Md. ：University Press of America, 1988.

② 马伯英、高晞、洪中立：《中外医学文化交流史》，文汇出版社，1993。

③ 如高晞《传教和行医：不同道不相为谋》，《自然辩证法通讯》1996年第4期；《晚清政府对西医学的认知过程》，《自然辩证法通讯》1994年第5期等。高晞另著有《德贞传：一个英国传教士与晚清医学近代化》，复旦大学出版社，2009。

④ 梁碧莹教授发表的涉及教会医学的论文有：《美国传教士与近代中西文化交流》，《中山大学学报》（哲学社会科学版）1989年第3期；《嘉约翰与西医学在中国的传播》，《中山大学学报》（社会科学版）1996年第3期；《简论黄宽、黄胜对西学的传播》，《广东社会科学》1997年第4期；《"医学传教"与近代广州西医业的兴起》，《中山大学学报》（社会科学版）1999年第5期。

刘泽生①、刘德荣②等。

1995 年田涛的《清末民初在华基督教医疗卫生事业及其专业化》一文，首先引用大量数据说明近代中国教会医院、诊所和教会医务人员的增长变化，从而勾勒了近代中国教会医院的发展概况，然后对近代传教士在华的医学教育、西医书编译和卫生公益活动等进行概述，其中提到博医会编辑《中华医报》（即《博医会报》）、公共卫生宣传、防治鼠疫等活动，最后分四个方面论述教会医疗事业的专业化倾向。田氏认为 1886 年中国博医会的成立，表明医务传教士已经成为基督教会内一股相对独立的力量。③ 该文论述清晰简洁、观点明确而富有新意，是研究西医在华史的一篇佳作。

2000 年由邓铁涛、程之范主编的《中国医学通史·近代卷》出版，这是医史学界的一部巨著。该书分中医、西医和解放区卫生三篇对近代中国医学的发展做了详尽论述。其中"西医篇"对博医会在近代中国西医学发展史上的贡献予以充分肯定，对其活动也有较多论述。由于该书为医史学者所著，其关于博医会研究的一个鲜明特色在于：能从医学专业的角度对博医会在基础医学、临床医学各科上的开创性贡献做出明确阐述。④ 这有助于非医学专业的笔者了解博医会在近代中国西医学术史上的贡献和地位。

2001 年，李传斌和何小莲分别完成以近代西医东渐为题材的博士学位论文。其中李传斌的博士学位论文《基督教在华医疗事业与近代中国社会（1935—1937）》分"教会医疗事业的发展变迁"与"教会医疗事业与近代中国社会"上、下两篇，对近代在华教会医疗事业进行论述，涉及博医会的主要活动，论述较全面，也从纵向角度论述了博医会与各教会医院、差会、教会组织的关系，较之前的研究有所突破。但不足之处在于其对博医会与各教会医院、差会、教会组织关系的论述较多

---

① 刘泽生教授的近代中国西医学史文章，主要是一些近代来华西医人物的研究文章，如《早期医史学者——尹端模》，《中华医史杂志》1998 年第 3 期；《嘉惠霖和博济医院》，《中华医史杂志》2004 年第 1 期等。

② 刘德荣：《近代西洋医学传入福建概述》，《中华医史杂志》1992 年第 1 期；《近代福建的西医教育》，《中华医史杂志》2001 年第 1 期。

③ 田涛：《清末民初在华基督教医疗卫生事业及其专业化》，《近代史研究》1995 年第 5 期。

④ 邓铁涛、程之范主编《中国医学通史·近代卷》，人民卫生出版社，2000。

从理论上阐述，少有实际的例子佐证。此文虽是关于近代在华教会医疗事业的整体研究，但博医会的情况只是若隐若现于其中，我们无法从中整体把握博医会的发展情况。① 此外，他还发表了《近代来华新教医学传教士的西医译、著》《中华博医会初期的教会医疗事业》等专文。前者谈到博医会的西医书译、著工作，后者对博医会成立初期教会医疗事业的发展情况做了论述，惜未能虑及 19 世纪末教会医疗事业在华迅速发展的外部原因。② 何小莲的博士学位论文《异质文化交织中的西医东渐》从文化交流与调适的角度对近代西医在华发展进行了论述，涉及近代中国人西医观念的变迁，不过对博医会的论述只是稍稍提及。③ 另外，郝先中在 2005 年发表了《西医东渐与中国近代医疗卫生事业的肇始》一文，对博医会参与的公共卫生事业也有论述，惜未超出前人研究水平。④

2006 年，张大庆所著《中国近代疾病社会史》一书出版。作为一部近代中国疾病社会史专著，作者从近代疾病谱系、中国近代疾病观念的变迁、医学建制化的开端、医疗卫生体系的建构、卫生知识的大众化、城市与乡村的卫生实践、疾病模式转变中的医患关系等方面展开论述。其中将博医会参与的公共卫生事业与中国社会其他组织的医疗卫生事业一起放在一个较高位置，做了较多的论述。这改变了以往近代中国医疗卫生史论著中对博医会的活动视而不见或一笔带过、描述极其简略的研究状况。⑤

王芳的博士学位论文《嘉约翰与晚清西方医学在广州的传播（1853—1901）》⑥ 研究了嘉约翰（John Glasgow Kerr, 1824－1901）。嘉约翰是近

---

① 李传斌：《基督教在华医疗事业与近代中国社会（1835—1937）》，博士学位论文，苏州大学，2001。在此论文基础上形成的专著已以《条约特权制度下的医疗事业：基督教在华医疗事业研究（1835—1937）》为题出版（湖南人民出版社，2010）。

② 李传斌：《近代来华新教医学传教士的西医译、著》，《中华文化论坛》2005 年第 1 期；《中华博医会初期的教会医疗事业》，《南都论坛》2003 年第 1 期。

③ 何小莲：《异质文化交织中的西医东渐》，博士学位论文，复旦大学，2001。该论文后改名为《西医东渐与文化调适》，由上海古籍出版社于 2006 年 5 月出版。

④ 郝先中：《西医东渐与中国近代医疗卫生事业的肇始》，《华东师范大学学报》（哲学社会科学版）2005 年第 1 期。

⑤ 张大庆：《中国近代疾病社会史（1912—1937）》，山东教育出版社，2006。

⑥ 王芳：《嘉约翰与晚清西方医学在广州的传播（1853—1901）》，博士学位论文，中山大学，2006。

代西医东渐史上的重要人物，是博医会成立后的第一任主席，在博医会及整个近代中国西医学史上都占有非常重要的地位。但该文对嘉约翰与博医会的关系只字未提，未免让人感到遗憾。

华中师范大学尹倩博士于 2008 年完成的博士学位论文《民国时期的医师群体研究（1912～1937）——以上海为中心》① 将医师群体作为近代中国自由职业群体的一种进行研究。该文资料翔实，开拓了医学史研究的新路径，但其中对博医会仅简单提及。

北京大学医学部史如松的博士学位论文《博医会研究：中国近代西医界职业活动模式的形成》② 是国内外首篇以博医会为研究对象的专题长篇学术论文，作者借助北京大学医学部良好、专业的医学史研究环境，从医学知识的传播、学术研究和交流、公共卫生、组织方式四个方面，对博医会在近代中国西医界职业活动模式形成中的贡献做了较为详细深入的剖析。但限于以博医会的职业活动模式为研究视角，作者对博医会的发展过程仅用十多页的篇幅加以介绍，显得太过简略，缺乏历史感，使人无法对博医会 46 年的漫长发展历程有充分深入的了解。

刘远明于近年接连发表《中国近代医学社团——博医会》《伍连德与中华医学会的创立》《中华医学会产生的社会时空背景》《中华医学会与博医会的合作及合并》《从博医会到中华医学会：西医社团本土化探微》《嘉约翰与早期博医会》等文，③ 对博医会及与之相关的中华医学会进行研究，资料翔实、论述深入，是颇见功力的研究成果。

2013 年，马秋莎根据她在美国凯斯西储大学的博士学位论文④改写的

---

① 尹倩：《民国时期的医师群体研究（1912～1937）——以上海为中心》，博士学位论文，华中师范大学，2008。

② 史如松：《博医会研究：中国近代西医界职业活动模式的形成》，博士学位论文，北京大学，2010。

③ 刘远明：《中国近代医学社团——博医会》，《中华医史杂志》2011 年第 4 期；《伍连德与中华医学会的创立》，《医学与哲学》（人文社会医学版）2011 年第 12 期；《中华医学会产生的社会时空背景》，《自然辩证法通讯》2012 年第 1 期；《中华医学会与博医会的合作及合并》，《自然辩证法研究》2012 年第 2 期；《从博医会到中华医学会：西医社团本土化探微》，《中国科技史杂志》2013 年第 3 期；《嘉约翰与早期博医会》，《中华医史杂志》2016 年第 5 期（与郑维江合作）。

④ Ma Qiusha, "The Rockefeller Foundation and Modern Medical Education in China (1915 – 1951)," Doctoral dissertation, Case Western Reserve University, 1995.

《改变中国：洛克菲勒基金会在华百年》① 一书出版。在书中，作者利用洛克菲勒档案馆所藏档案，对博医会与洛氏基金会的关系做了详细阐述，资料翔实。不足之处在于其对北京协和医学院档案室所藏档案利用不够。

2014 年，陶飞亚和王皓发表了《近代医学共同体的嬗变：从博医会到中华医学会》一文，考察了博医会代表的近代西医职业共同体模式在华产生与发展的过程、中华医学会的成立、博医会与中华医学会合并的过程、合并后成立的新中华医学会的发展及其与中国政府的良好合作关系，意图说明博医会这一"外人"在华医学共同体难以承担中国现代医学转型的重任，而伴随着中国西医群体的不断成长和中国民族主义运动的蓬勃发展，其与中华医学会合并具有必然性。由于两会走的是一条渐进的合作、合并路径，医学共同体模式洋为中用的过程并未造成科学发展运动的断裂，而是促进了中国现代医学的现代化转型。②

2013 年，高晞为重印《博医会报》所作的序言《〈博医会报〉与中国医学现代化的进程》，亦是关于博医会研究的重要文章。该文考察了《博医会报》和博医会名称的演变过程、《博医会报》的出版发行情况、《博医会报》从医学传教到医学传播与研究的期刊使命与定位的演变、《博医会报》对中医药学的态度转变、《博医会报》再版的历史意义与学术价值等，是近年来关于《博医会报》研究的一篇重量级文章。③ 同样，高晞于2018 年发表的《未竟之业：〈博医会报〉中文版的梦想与现实——清末民初传教士西医知识中文传播的探索与局限》一文，考察了博医会与其他中文期刊合作，并致力于刊行中文版《博医会报》而最终失败的历程。作者认为这一计划失败的原因，一方面是受制于西方医生在传播西医知识上的保留意识，另一方面又遭遇华人西医突然崛起和华人主办的医刊大量面世，西方医生在华的学术空间受到挤压，最终丧失学术话语权。《博医会报》中文版从筹办至最终与其他刊物合并凸显了西方医生对科学知识传播中文化的认知局限，以及中外医生间的语言转换与权力

---

① 马秋莎：《改变中国：洛克菲勒基金会在华百年》，广西师范大学出版社，2013。
② 陶飞亚、王皓：《近代医学共同体的嬗变：从博医会到中华医学会》，《历史研究》2014年第 5 期。
③ 高晞：《〈博医会报〉与中国医学现代化的进程》，中国博医会编《博医会报》，国家图书馆出版社，2013，"重印版序"。

格局衍化。①

另外，一些近代中国文化史的著作中也有提及博医会的情况。如史全生主编的《中华民国文化史》一书，在讲到北洋时期的医疗卫生事业时，将博医会作为中华医学会成立的背景来谈，还提到博医会与其他医疗机构合组之中华公共卫生教育联合会情况，认为中华公共卫生教育联合会是我国最早提倡公共卫生的机构；在谈到第二次国内革命战争时期的医疗卫生事业时，提及中国生理学会与博医会合作进行的中国人基础代谢调查工作，其根据调查结果出版的《中国生理学杂志》专刊是有关中国人基础代谢的第一份较为系统的资料。② 但这些是在讲到中国医疗卫生事业时有所涉及，主体是华人医学团体，而非博医会，所以对博医会的总体情况介绍不多，语焉不详。此外，对与博医会联系密切之机构的研究，也会涉及、推动有关博医会的研究，如对江苏省教育会的研究。③

总体而言，目前关于博医会研究最多者，是其参与的医学、科学名词统一工作。其中，寓日学者沈国威 2010 年出版的《近代中日词汇交流研究：汉字新词的创制、容受与共享》一书，从专业的汉字内史角度出发，按照汉字创制的理据，对博医会的医学术语创制工作进行了回顾和评价，认为其医学术语制定工作是失败的。此外，沈国威还发表了《近代汉字学术用语的生成与交流——医学用语篇》（一、二）、《西方新概念的容受与造新字为译词——以日本兰学家与来华传教士为例》、《汉语的近代新词与中日词汇交流——兼论现代汉语词汇体系的形成》、《传教士与 20 世纪初的新汉语——以 A. H. Mateer 和 E. Morgan 的两本书为例》等一系列与博医会有关的涉及近代医学、科学名词统一的文章。④ 张大庆亦发表了关于此问题

---

① 高晞：《未竟之业：〈博医会报〉中文版的梦想与现实——清末民初传教士西医知识中文传播的探索与局限》，《四川大学学报》（哲学社会科学版）2018 年第 1 期。

② 史全生主编《中华民国文化史》（上中下），吉林文史出版社，1990。

③ 谷秀清：《清末民初江苏省教育会研究》，广西师范大学出版社，2009。

④ 沈国威：《近代中日词汇交流研究：汉字新词的创制、容受与共享》，中华书局，2010；《近代汉字学术用语的生成与交流——医学用语篇（一）》，《文林》1996 年 3 月第 30 号；《近代汉字学术用语的生成与交流——医学用语篇（二）》，《文林》1997 年 3 月第 31 号；《西方新概念的容受与造新字为译词——以日本兰学家与来华传教士为例》，《浙江大学学报》（人文社会科学版）2009 年第 5 期；《汉语的近代新词与中日词汇交流——兼论现代汉语词汇体系的形成》，《南开语言学刊》2008 年第 1 期；《传教士与 20 世纪初的新汉语——以 A. H. Mateer 和 E. Morgan 的两本书为例》，《江苏大学学报》（社会科学版）2009 年第 1 期。

的系列论文，有《早期医学名词统一工作：博医会的努力和影响》《中国近代的科学名词审查活动：1915—1927》《高似兰：医学名词翻译标准化的推动者》。① 此外，尚有李永安的《从西医中译看中医名词英译标准化》②、李传斌的《医学传教士与近代中国西医翻译名词的确定和统一》③、张剑的《近代科学名词术语审定统一中的合作、冲突与科学发展》等文。④ 可以说对博医会参与的这项工作的研究已经比较详细深入，有的还对博医会之后的科学名词统一活动进行了研究，⑤ 但对于博医会的其他活动与方面，则较少涉及。

此外，这一时期有个别加拿大、美国的学者涉及对博医会的研究。黄思礼所著《华西协和大学》，探讨了博医会与华西协和大学医学院创办的关系。⑥ 郭查理所著《齐鲁大学》，对博医会与齐鲁大学医学院的创办关系进行了论述。⑦ 费玛丽所著《圣约翰大学》，对认识博医会重要创办人文恒理（Henry Williams Boone，1839 – 1925）生平，以及通过圣约翰大学医学院这一个案认识教会医学院在近代的坎坷发展历程和当时国外（主要是美国）总会、财团关系很有裨益。⑧

综上可见，尽管博医会的研究目前已取得了一定成绩，但主要集中在博医会参与的医学、科学名词统一工作，公共卫生宣传，西医书译、著等方面，对博医会与各教会医院的关系、博医会与当时教会医学教育的关系、博医会与中国地方病研究、博医会与近代中医的研究与西传等论述不清，对博医会这样一个外国人在华创办的医学职业学术团体在近代中国跌宕起伏的发展历程缺乏全面、深入的揭示。这或许与清末民初

---

① 张大庆：《早期医学名词统一工作：博医会的努力和影响》，《中华医史杂志》1994 年第 1 期；《中国近代的科学名词审查活动：1915—1927》，《自然辩证法通讯》1996 年第 5 期；《高似兰：医学名词翻译标准化的推动者》，《中国科技史料》2001 年第 4 期。

② 李永安：《从西医中译看中医名词英译标准化》，《中国科技翻译》2002 年第 2 期。

③ 李传斌：《医学传教士与近代中国西医翻译名词的确定和统一》，《中国文化研究》2005 年冬之卷。

④ 张剑：《近代科学名词术语审定统一中的合作、冲突与科学发展》，《史林》2007 年第 2 期。

⑤ 温昌斌：《中国近代的科学名词审查活动：1928—1949》，《自然辩证法通讯》2006 年第 2 期。

⑥ 〔加〕黄思礼：《华西协和大学》，秦和平、何启浩译，珠海出版社，1999。

⑦ 〔美〕郭查理：《齐鲁大学》，陶飞亚、鲁娜译，珠海出版社，1999。

⑧ 〔美〕费玛丽：《圣约翰大学》，王东波译，珠海出版社，2005。

的教会医疗活动更多带有医学传教士的个人色彩，博医会的作用易于被掩盖，其在某些方面的工作不太突出或尚未被学界关注有关。因此，博医会的研究尚有很大空间，很多史实尚有待澄清。笔者试图以此机构为本书的研究对象，注重考察其发展过程，结合当时中国社会的发展，将其置于整个中国近代社会互动关系中进行研究，考察这一民间团体对当时中国西医学发展的贡献，并深入揭示这一来华"外人"创办的西医学职业团体在近代中国本土西医群体不断成长、中国人民族意识逐渐觉醒的情况下，最后不得不融入、合并于中国本土西医学团体，完成在地化发展的历史命运。

三　史料与视角

（一）史料

研究博医会的史料主要有以下几类。第一，博医会的出版物。其中《博医会报》1887 年 3 月创刊于上海，原为季刊，初名为 *The China Medical Missionary Journal*；1905 年 1 月 1 日起改为双月刊；1907 年更名为 *The China Medical Journal*；1923 年（第 37 卷）起改为月刊，1932 年与《中华医学杂志》英文版（*The National Medical Journal of China*）合并发行，改称 *The Chinese Medical Journal*（博医会即是中华医学会的前身之一），单独发行 45 年之久，其内容包括：博医会会务讨论；在华从事西医活动的方法和经验的交流探讨；如何开展医学教育；怎样解决中西医词汇差异问题；如何摆正传教与医事的关系；各地教会医院的发展情况；中国地方疾病研究；临床诊治的成果报道；世界医学发展的最新动态；等等。博医会还将历来发表在《博医会报》上关于中国地方疾病研究的文章结集成《中国的疾病》一书。[①] 此外，博医会自 1905 年成立编译委员会后，先后出版医学译著 60 余部，参编科学名词统一汇编 23 本。1926 年为了宣传在华公共卫生事业，博医会与中华医学会和中华基督教青年会全国协会合办的中华卫生教育会还出版了《中国的卫生宣传》（*Broadcasting Health in China*）一书。[②] 这些自是博医会研究最基本的资料。

---

① W. Hamilton Jefferys and James Laidlaw Maxwell, *The Diseases of China: Including Formosa and Korea*, Philadelphia: P. Blakiston's Son & Co., 1911.

② William Wesley Peter, *Broadcasting Health in China*, Shanghai: Presbyterian Mission Press, 1926.

　　第二，与博医会有关（尤其是曾担任博医会领导职务）的医学传教士及医界人士的回忆录或传记。医学传教士，如曾任博医会主席的司督阁（Dugald Christie，也有学者译为杜格尔德·克里斯蒂）及其夫人所著的《满洲十年（1883—1893）——沈阳医学传教士的故事》（*Ten Years in Manchuria: A Story of Medical Mission Work in Moukden*）、《东北西医的传播者——杜格尔德·克里斯蒂》（*Dugald Christie of Manchuria: Pioneer and Medical Missionary: The Story of a Life with a Purpose*）、《奉天三十年（1883—1913）——杜格尔德·克里斯蒂的经历与回忆》（*Thirty Years in Moukden, 1883 – 1913: Being the Experiences and Recollections of Dugald Christie*）[①]。关于长期在杭州行医并于 1913 ~ 1915 年担任博医会主席的梅藤更（David Duncan Main）[②] 的传记和记录《"地上天堂"的行医成果——杭州医务传道会的故事》（*Doctor Apricot of "Heaven – Below": The Story of the Hangchow Medical Mission*）[③]、《杭州的梅医生》（*Duncan Main of Hangchow*）[④]，著名的湘雅医学院创办人胡美（Edward Hicks Hume，1876 – 1957）的《中医与西医：一位美国医生在中国的生活》（*Doctors East, Doctors West: An American Physician's Life in China*）[⑤] 等。中华医学会 1915 年成立后与博医会长期合作，因此中华医学会的一些主要人物的回忆录和传记也理应成为研究博医会人和事的重要资料。目前收集到的此类资料主要有如伍连德的《鼠疫斗士——一个现代中国医生的自传》（*Plague Fighter: The Autobiography of a Modern Chinese Physician*）[⑥]、王哲的

---

① 以上三书已译为中文，见〔英〕伊泽·英格利斯《东北西医的传播者——杜格尔德·克里斯蒂》（附有《满洲十年（1883—1893）——沈阳医学传教士的故事》），张士尊译，辽海出版社，2005；〔英〕杜格尔德·克里斯蒂著，伊泽·英格利斯编《奉天三十年（1883—1913）——杜格尔德·克里斯蒂的经历与回忆》，张士尊、信丹娜译，湖北人民出版社，2007。

② 梅藤更，又译为梅滕更，为行文方便，统一为梅藤更。

③ Kingston De Gruche, *Doctor Apricot of "Heaven – Below": The Story of the Hangchow Medical Mission*, London & Edinburgh: Marshall Brothers Ltd. Publishers, 1910.

④ Alexander Gammie, *Duncan Main of Hangchow*, London: Pickering & Inglis, 1935.

⑤ Edward Hicks Hume, *Doctors East, Doctors West: An American Physician's Life in China*, New York: Norton & Company, 1946.

⑥ Wu Lien – ted. , *Plague Fighter: The Autobiography of a Modern Chinese Physician*, Cambridge: W. Heffer & Sons Ltd. , 1959.

《国士无双伍连德》①、黄素封编的《牛惠生先生年谱》②、钱益民与颜志渊的《颜福庆传》③ 等。

第三，博医会各主要负责人所属的差会的资料。嘉约翰、高似兰（Philip Brunelleschi Cousland，1860－1930）所属美国长老会和惠亨通（H. T. Whitney，？－1924）所属美部会等的档案材料中有这些博医会主要人物的档案。另外各教会医院、医学院的成立与发展，在其时亦得到了博医会的支持，这些教会医院、医学院的档案材料中，亦有相当部分有关博医会的材料。

第四，近代来华的传教士及其他西人出版的中英文期刊、杂志及年鉴。如《教育评论》（Educational Review）、《教务杂志》（The Chinese Recorder）、《北华捷报》（North China Herald）、《字林西报》（North China Daily News）、《皇家亚洲文会北中国分会会报》（Journal of the Royal Asiatic Society）、《中国评论》（China Review）、《中国教会年鉴》（The Christian Year Book）、《中华基督教会年鉴》。

第五，与博医会同时代的医学团体所创办的期刊。如《中华医学杂志》《中华医史杂志》《中西医药》《医学世界》《中国医界指南》《中西医学报》《中国护士季刊》《齐鲁医刊》《广济医刊》《海关医报》等。这些团体多与博医会有过合作，在其创办的医学期刊上，也有与博医会相关的零星报道。

第六，近代中国发行的主要期刊。如《申报》《益世报》《华字日报》《学灯》等，对当时博医会的活动尤其是其参与的医学、科学名词统一工作亦有所报道。这些也是不容忽视的资料来源。

（二）视角与方法

近代来华医学传教士在中国近代史、近代中西文化交流史上都是不可忽视的存在。研究博医会，可以此为个案，探究近代来华人士在中国现代化进程中之贡献；也可以此为例，剖析近代外国人在华所创立的科教机构与团体在各个历史时期的发展特点、组织结构变化、主要活动、社会影响，探讨它们与中国社会各阶层之间的互动，以及在国人民族意识逐渐觉

① 王哲：《国士无双伍连德》，福建教育出版社，2007。
② 黄素封编《牛惠生先生年谱》，铅印本，1937。
③ 钱益民、颜志渊：《颜福庆传》，复旦大学出版社，2007。

醒的情况下，它们最终不得不实现在地化发展，与中国本土相关学术机构合并的历史命运。

在具体研究过程中，笔者注意从一个在华差传和科学群体组织的角度来看待博医会，将博医会会员作为一个群体进行考察，分析这一群体的形成和代际更替，以及其中中国籍会员的发展变化，并注意分析不同年龄层的来华医学传教士在来华动机、对华态度上的差异。

本书的研究，还注重利用后殖民主义理论，借鉴萨义德关于东方学、文化与帝国主义相关理论，考察医学传教士在华活动对西方国家在华殖民行径的影响，尤其注重考察博医会参与远东热带医学会，进行热带医学——这一带有鲜明殖民色彩的医学研究的情况。同时在论述过程中，注重分辨博医会对中国地方疾病和传统医学研究、疾病命名过程中的种族偏见成分，对其在华医学研究进行客观公正评价的同时，对其中的种族主义色彩保持清醒的认识。

布尔迪厄的科学场域理论，注重强调在科学场域实践中"资本"与"惯习"的影响作用。① 笔者在此也试图借鉴该理论，运用其场域实践分析模式，揭示博医会在近代中国西医职业活动模式形成过程中的贡献。

此外，近年来，学界开始越来越多地以宏观的眼光来审视自明末以来的中西方文化交流，将西人来华放在西方在整个东亚、东南亚扩张的宏观背景中进行考察，以"东亚海域史"的视角进行整体研究。也有人将整个东亚、东南亚称为"亚洲地中海"，最早提出这一观点的应是凌纯声先生，他提出："亚洲地中海的东南西三岸为弧形的岛屿所环绕，自北向南而西，有阿留申弧、千岛弧、日本弧、琉球弧、菲律宾弧、摩鹿加弧，自帝汶而爪哇至苏门答腊的马来弧，再北上有安达曼弧。在这一串的弧形岛屿中之海，可称之为广义的亚洲地中海……亚洲的地中海为南北向，可以台湾分开为南北两地中海，有时我们称为北洋和南洋。"② 黄一农先生发展了这一观点，指出："当西、葡两国的势力分别经

① 〔法〕皮埃尔·布尔迪厄：《科学的社会用途——写给科学场的临床社会学》，刘成富、张艳译，南京大学出版社，2005；朱彦明：《布尔迪厄的"科学场"观念》，《自然辩证法研究》2007 年第 1 期。

② 凌纯声：《中国边疆民族与环太平洋文化》上册，（台北）联经出版事业股份有限公司，1979，第 335 页。

由太平洋和印度洋到达亚洲大陆和其周边的岛屿时，一个属于'亚洲地中海'的时代开始成形……与中国大陆接壤或相邻的地区，主要受到中华文化的熏陶……"① 这或许是受到西方社会把东亚和东南亚等地区称为"远东"这一称呼的影响，但也反映了东方学者试图摆脱西方学者影响，立足本地区，构建一个"东亚区域世界史"叙述框架的努力。② 故笔者在此也试图以这一叙述框架为基点来开展自己的研究，以期反映医学传教士在华创办博医会，在东亚、东南亚地区开展工作的实况和影响。

---

① 黄一农：《两头蛇：明末清初的第一代天主教徒》，上海古籍出版社，2006，第4页。

② 进行这一努力的代表学者除了上文提到的凌纯声、黄一农两位先生，就笔者目前的了解，还有陈国栋和滨下武志。陈国栋的《东亚海域一千年：历史上的海洋中国与对外贸易》（山东画报出版社，2006）一书，汇集了他为构建这一叙述框架所做的多年努力的成果。而日本学者滨下武志先生则是这一叙述框架最主要的研究者，他的多部著作，如《中国近代经济史研究——清末海关财政与通商口岸市场圈》（高淑娟、孙彬译，江苏人民出版社，2006）、《近代中国的国际契机：朝贡贸易体系与近代亚洲经济圈》（朱荫贵、欧阳菲译，中国社会科学出版社，2004）、《中国、东亚与全球经济：区域和历史的视角》（王玉茹等译，社会科学文献出版社，2009）等都反映了作者试图把中国及其东亚周边国家作为世界史的中心位置来进行研究，先在东亚区域秩序的背景中，继而在欧洲—美洲—亚洲贸易和金融秩序等更大的秩序内，重新诠释中国、东亚地区的位置。

第一章　近代来华医学传教士
与博医会的创立

　　1886 年在上海成立的中国博医会，是在近代中西文化交流史和基督教在华传播史上都发挥了重要作用的医学传教（medical mission）运动的一个重要成果，也是指导这一运动的核心机构。作为基督教在华第一个全国性医疗学术兼医务协调机构，它不但发行会刊《博医会报》并使其成为 19 世纪下半叶中国唯一的西医学术刊物，而且还成立编译委员会以加强医书编译；协助教会协和医学院校的建立以集中力量办学，提高竞争力；开展公共卫生事业；与中国医学、科学界合作从事医学、科学名词统一工作。另外，还进行了一定的中国地方疾病研究，对中医西传也作出了一定贡献。可以说，博医会开展的活动以及由此引起的西方医学近代在华的传播和发展，不仅实质性地推动了基督教在华事业，而且改变了中国医学的历史，对中国社会产生了深远影响。对博医会进行深入研究，将进一步开拓基督教在华传播史的研究，并有助于研讨我国近代西医发展史，以及民间团体在近代中西文化交流史上之角色。

　　博医会作为近代来华医学传教士发起成立的医学学术兼医务协调机构，是其在华直接移植西方医学团体职业活动模式的产物。近代各医学传教士，以借医传教为目的，受各差会派遣来华。他们在华人数达到一定规模后，就迫切希望成立相应组织，形成职业共同体，以加强彼此间的沟通交流，发出自己的声音，改变在差会内部低于一般传教士的附属、尴尬地位，并进而在医学研究上有所作为。于是，他们以参加国际医学大会为契机发起成立了中国博医会。

　　博医会成立后，由于受中国动荡政局和西方传教政策的影响，早期阶段博医会发展缓慢，会员们在各地借医开拓传教空间，但医学传教的影响力不大。早期阶段博医会会员的借医传教工作为后来在世局丕变情况下博医会发挥更大作用做了准备。

第一节　近代医学传教士来华的西方医学和宗教背景

欲探究博医会近代在华的医学活动，并确定其在近代西医东渐史上的地位，我们有必要首先对19世纪西方医学的发展做一全景式的宏观考察，以求能对隶属博医会的医学传教士们来华的时代背景做出必要的描述与交代。当然，在以后各章涉及博医会开展的各种医学活动有必要追述各种医术、医学知识在近代西方国家的发展时，笔者亦会做出进一步交代。

一　19世纪的西方医学

首先需要指出的是，西方医学并非一个静止不变的概念，它在不同历史时期有不同的发展内容，取得了不同的发展成就。另外，西方医学的发展也并非整齐划一，在不同国家和地区，其发展亦各有特色。

近代来华的医学传教士来自西方多国，主要是英美两国，前期以英国为主，后期以美国为主。这跟西方国家近代发展态势非常相似。所以我们论述19世纪西方医学技术进步时，多以这两个国家为参照。

西方医学历经16世纪的人体解剖学、17世纪的生理学、18世纪的病理学发展后，到19世纪，其发展更为迅速。而这一时期人类历史的发展，也为医学的快速发展奠定了有利条件。西方主要国家先后通过革命或改革的方式建立起资本主义制度，伴随着他们的全球殖民活动，资本主义世界体系逐渐形成。这使得人类在各个方面的联系日益紧密，科学的发展不再仅仅是一个国家、一个地区人们智识的进步，更代表着整个人类智识的进步。科学跨越国界传播的速度越来越快，尤其是在欧洲，这一传播速度几乎达到了同步的速度，这使得19世纪的科学发展和推广有了一个更为广阔的平台和空间，科学越来越快、越来越广地改变着人类的生活。

科学的发展总是相互影响的。19世纪人类的三大自然科学发现——细胞学说、能量守恒和转化定律、生物进化论，以及化学元素周期表和其他大大小小的科学发现、发明，都极大地推动了19世纪医学科学技术的进步。19 世纪可以说是西方医学取得迅猛发展并具有"现代性"的时期。①

在基础医学、病理学方面，以细胞学和病理解剖学为基础，德国病理学家维尔啸（Rudolf Ludwig Karl Virchow，1821 – 1902）创立了细胞病理学，认为细胞是人体生命活动的基本单位，机体是细胞的总和，机体的病理就是细胞的病理。疾病是由机体细胞的形态和构造的改变引起的。细胞病理学确定了疾病的微细物质基础，取代了在西医学史上占统治地位达两千多年之久的体液病理学说，充实和发展了形态病理学，对医学产生了重大影响。②

19 世纪的生理学可以说是人才辈出，取得了巨大成就。法国生理学家马让迪（Francois Magendie，1783 – 1855）的努力使得生理学脱离解剖学而获得独立学科地位，确立了生理学的实验基础。而伯尔纳（Claude Bernard，1813 – 1878）则因在生理学上首先发现并论述了肝脏有产生和储存淀粉酶（Glycogen）的功能以及"体内平衡"机制等而成为生理学史上最伟大的人物之一。德国的利比希（Justus von Liebig，1803 – 1873）将化学知识应用于生理学，奠定了现代生理化学的基础。而营养学的科学基础是由彼腾科费尔（Max von Pettenkofer，1818 – 1901）和沃伊特（Karl Voit，1831 – 1908）创立的。路德维希（Karl Ludwig，1816 – 1895）主要研究了尿的形成和淋巴液的产生。

药理学，即对药物作用的研究，开始出现并真正成为一门科学是由于化学在 19 世纪的进步，使提炼生物碱和植物的有效成分成为可能。以此为基础，实验药理学才得以形成。它的方法往往是将提炼出的物质先在动物身上进行实验研究，然后在人身上加以证实，以确定药物的生理作用和疗效。这样，药物的疗效得以大大提高，医生的信誉也得以提升。

19 世纪后半期是细菌学收获的年代。在"细菌学双璧"——法国科

---

① 此处有关 19 世纪西医发展史的论述，主要参考〔意〕卡斯蒂廖尼《医学史》下册，程之范主译，广西师范大学出版社，2003；〔英〕威廉·F. 拜纳姆：《19 世纪医学科学史》，曹珍芬译，复旦大学出版社，2000；张大萍、甄橙主编《中外医学史纲要》，中国协和医科大学出版社，2007。

② 张大萍、甄橙主编《中外医学史纲要》，第 83 页。

学家巴斯德（Louis Pasteur, 1822 – 1895）和德国科学家科赫（Robert Koch, 1843 – 1910）的卓越领导和努力下，细菌学实现了飞速发展，几乎各种致病细菌都被发现，并由此带来了医学思想上的革命。这种革命不仅体现在疾病观念尤其是传染病观念上，还体现在它对整个医学方法论的影响上：它迅速扩展到医学各领域，人们从无穷尽的微观世界中努力寻找各种疾病的发病原因，它因此成为医学领域最重要、最实用的学科；它成为这一时期医学的中心和医学研究的主要目标。[①] 它的出现给人们造成了一种印象：所有疾病都是由细菌引起的（虽然这是不正确的）。这使得病理学地位开始下降。

临床医学方面，在诊断学领域，由于受病理解剖学和细胞病理学的影响，当时的临床医生特别注重对内脏器官病理变化的研究和诊断，尽可能地寻找"病灶"，促使诊断方法不断完善，叩诊法得到推广，听诊法也在随后被发明出来，彻底改变了诊断学。而诊断手段和辅助诊断工具也不断增多，如血压计、体温计、体腔镜、膀胱镜等在医学上广泛应用。到 19 世纪末，诊断学又将直接检查病人的工作逐渐转变为研究化验室的检查结果。治疗学在 19 世纪前半期的进展是缓慢的，骨相学、麦斯麦催眠术、顺势疗法等落后甚至迷信的方法仍大行其道，大量未经正规培训的医生仍活跃于乡间村头。但到 19 世纪后半期，治疗学取得不断进步：免疫学获得巨大发展；全身麻醉法从使用一氧化二氮到乙醚，再到氯仿，不断得到改进，后又利用可卡因发展了局部麻醉法；外科消毒也受到人们重视，从治疗产褥热开始，人们认识到消毒的重要性，后又发明了石炭酸消毒法、高压消毒气消毒法，到 19 世纪末，人类真正进入无菌外科手术时代。[②] 外科学，至少从表面看来，成为 19 世纪后半期变化最显著的医学领域。实际上，19 世纪中期以前，西医对中医的优势并不明显。西医之所以能在中国立足，在很大程度上是来华医学传教士借助了当时西方不断发展的外科学技术才最终获得中国民众的认可。外科手术是医学传教士来华后，特别是来华早期，进行最多的医疗活动。当时中国人所普遍持传的"中医长

---

① 〔意〕卡斯蒂廖尼：《医学史》下册，程之范主译，第 731～732 页。

② 外科消毒法的真正创始人应该是英国人李斯特（Lister J., 1827 – 1912），他发明的石炭酸消毒法大大改善了外科手术的治疗环境。

于内科，西医长于外科"说法即是这一现象的反映。①

同时，19世纪西医学的发展还包括护理学的兴起。护理学虽非南丁格尔（Florence Nightingale，1820－1910）首创，但是在她的影响下得以勃然兴起并改变了先前卑下的地位而成为受人尊敬的学科。医院护理在各国普遍兴起，全国性和国际性的红十字会组织也开始出现。

另外，预防医学开始兴起。19世纪中期始，以第一个完成工业化的英国为发端，在查德威克（Edwin Chadwick，1800－1890）、威廉·法尔（William Farr，1807－1883）、约翰·西蒙（John Simon，1816－1904）等人的努力下，一系列公共卫生法规被制定出来，并在19世纪的最后30年影响到西欧北美大部分国家和地区，促进了这些地区公共卫生事业的开展。在19世纪和20世纪之交这些公共卫生法规还影响到其他洲的国家和地区，包括亚洲的中国，有力促进了这些地区人们身体健康状况的改善、生活水平的提高。

19世纪中期，医院（包括各种专业化的医院）普遍兴建并成为医学世界的一个永久性特征。医学的专业化倾向，也是医学在19世纪发展的一个显著特征。到19世纪末20世纪初，现代医学所具有的多数医疗设备，比如生理学实验室的记波器、本生灯（Bunsen Burner）、各种各样的电器，手术室麻醉剂的给药器具、消毒设备、外科手术台、矫形床，新的辅助诊断工具如检眼镜、耳鼻喉镜、血细胞计数器、脉搏描记器、反射锤和X光装置，以及外科手术罩衣、口罩、橡皮手套和白大褂等都已出现，还有些器具如药瓶、各种各样的外科手术器械、柳叶刀、火罐（吸杯）、疝带与夹板夹、（用于支架病体的）桔具与贮尿器、产凳以及约束衣等得到改进。② 可以说，现代医学的一切表征，是经过19世纪的快速发展而最终确立起来的。而今天许多有关医学各专业的教科书，就是一个多世纪以前首次成书的作品的直接派生物，我们现在的医学基本上成形于一战前的职业、机构和认知等体系。③ 这些，构成了今天我们所能看到的关于医学

---

① 可参见赵婧《柳叶刀尖——西医手术技艺和观念在近代中国的变迁》，《近代史研究》2020年第5期。

② 〔英〕威廉·F. 拜纳姆：《19世纪医学科学史》，曹珍芬译，第70页。

③ 〔英〕威廉·F. 拜纳姆：《19世纪医学科学史》，曹珍芬译，第285页。

的基本景象。[①]

19 世纪世界医学的中心是在德国。但对于中国来说，影响最大的却是英美医学。中国当时的医学教学体系，受英美体制尤其受英国爱丁堡大学医学院的影响最大。那时在华的许多著名传教医师如马根济（John Kenneth Mackenzie，1850 - 1888）、德贞（John Dudgeon，1837 - 1901）、马雅各（James Laidlaw Maxwell，1836 - 1921）、兰戴维（David Landsborough，1870 - 1957）、司督阁、高似兰，梅藤更、纪立生（Thomas Gillison，1859 - 1937）等都毕业于爱丁堡大学医学院。中国也有相当一部分留学生，如最早的留英医学生黄宽、曾任广州公医医科大学（即今中山大学医学院前身）校长的李树芬、曾出任北洋医学堂第二任堂长的曲桂庭[②]，都毕业于爱丁堡大学医学院。[③] 18 世纪后半期是爱丁堡大学医学院的鼎盛时期，吸引了众多的外国医学生到该校留学，爱丁堡的医学教育开始走向世界。到 19 世纪，随着国际科学竞争的加剧和自身教师队伍质量的下降，爱丁堡大学医学院不可避免地衰落了。但直到 19 世纪 80 年代初，爱丁堡大学医学院仍是世界一流的。爱丁堡大学当时的教育制度不同于牛津、剑桥等英国大学，其特点在于：它不像其他院校那样强调学习拉丁语，在课堂上以英语而不是拉丁语授课，学生学习语言的难度也因此降低，能够用自己较熟练的英语轻松学习；注重培养学生学习近现代实用的西医学技术，而不是西方古典医学；学生入学前也不一定要获得学士学位；学生在校学习以临床训练为重，而不是医学理论。[④] 因为爱丁堡大学采取这种灵活、开放的教育政策，所以当时仍有许多国外留学生前去求学。卡斯蒂廖尼在他著名的《医学史》著作中引用斯图尔德（G. N. Stewart）的记录，为我们提供了当时爱丁堡大学医学院的教学情况。

---

① 〔英〕威廉·F. 拜纳姆：《19 世纪医学科学史》，曹珍芬译，第 70 页。

② 也有学者写成"屈桂亭"，具体待考。

③ 清末民国时期在华的著名英国记者莫里循，也毕业于爱丁堡大学医学院，只是他后来并未从医而已。所能举出的与中国有关的爱丁堡大学医学院的毕业生还有很多，例如格莱德（Douglas Gray）博士，曾任英国驻华公使馆医师，在 1911 年奉天万国鼠疫研究会中发挥了重要作用。伍连德的自传中对他的事迹有所记述。达尔文也是在爱丁堡大学完成规定的医学教育课程，在随"贝格尔"号军舰远洋考察后，埋头思考整理他的进化论思想，只是他轰动整个世界的《依靠自然选择的物种起源》（*On the Origin of Species Means of Natural Selection*）直到 1859 年才出版。

④ 朱潮主编《中外医学教育史》，上海医科大学出版社，1988，第 441 页。

斯图尔德描写过他19世纪80年代初在爱丁堡大学学医时的情景，那时这所大学（爱丁堡大学）是世界第一流的。第一年的课程有大体解剖学、植物学、动物学、化学，"按老式的教法，教得很好"，还教一点组织学（有"很不错的实验课"），至于生理学，则全部课程几乎都是用演讲方式对四百来个学生进行教学的。有时也做青蛙反射的演示，但距离很远不易看清。他提及的唯一的化学操作是一次尿糖实验，再就是使用窥喉镜和检眼镜各观察半小时。学生经过以上这些准备，即进入第二学年，学习外科学以及病房包扎知识。病理学在第三学年学习，有尸体解剖，还有"不错的病理组织课"，但没有细菌学，药物学和药理学只用演讲方式讲授。第四学年除了讲一点皮肤病知识和较多些的法医学之外，主要是听一百次产科学（包括妇科学）的讲课。眼、耳、鼻、喉等课程是没有的。在此之后，又加上第五学年，分组学习临床各科（如结核病、小儿病、性病等）。其他变动的多是教学的方法，而不是课程计划。①

美国在1870年前的医学和医学教育发展都是很缓慢的。虽然有1751年英国美洲殖民地第一所综合医院——宾夕法尼亚医院的建立和1765年殖民地第一所医学校——费城学院的创立，殖民地时期的医学事业还是很落后的，受过正规医学训练的医生人数很少，医学教育多采取师带徒的方式。医学院校由于受到南北战争以及平均主义和忽视科学人才培养的社会风气的影响，发展缓慢。19世纪前半期的许多美国知识分子和专业人员，尤其是那些居住在东海岸地区的人们，普遍有一种文化自卑感。② 克服这种自卑感的重要方法是到欧洲游学。而这种欧洲游学之旅，在18世纪末主要是到英国，尤其是到爱丁堡大学医学院；拿破仑时代则是到巴黎的医院里学习临床知识，然而更多的是19世纪中期开始到德国大学的医学实验室去学习医学发展最前沿的知识技术。从那时起，德国大学的医学院是全世界医学生的"麦加"，成千上万的医学生跋山涉水来到德国求学。模仿、学习是落后地区赶超先进的重要方式。留德的美国医学生们学成归国后在美国的医学领域占有重要地位，他们传播了德国的医

---

① 〔意〕卡斯蒂廖尼：《医学史》下册，程之范主译，第832~833页。
② 〔英〕威廉·F. 拜纳姆：《19世纪医学科学史》，曹珍芬译，第143页。

学模式。有资料表明，至少在 19 世纪 90 年代美国医学就已获得了大发展，而美国人慈善性捐助包括医学在内的科学发展的大浪潮那时也即将来临。1893 年建立的约翰斯·霍普金斯大学医学院，就是按照德国模式建立起来的。该医学院在全美医学教育中起到了领导示范作用。德国模式对美国医学教育的影响可见一斑。它的建立，既是美国医学教育高潮来临的标志，也是美国大兴医学教育的典型表现。据统计，到 1906 年，在全世界所有的医学院校中，美国几乎占了一半（162 所）。这 162 所医学院校在《弗莱克斯纳报告》出台后又不断被淘汰整合，最后只剩下近半数，它们经优化整合后办学水平得到大大提高。[①] 1896 年，韦尔奇（William Henry Welch，1850 - 1934）和埃布尔（J. J. Abel，1857 - 1938）创办影响深远的《实验医学》杂志（*Journal of Experimental Medicine*）；1887 年，美国生理学会成立；19 世纪 90 年代，病理学家和细菌学家也有了自己的专业组织。1904 年，美国医学会下设医学教育常设委员会（美国医学会早在 1847 年即成立），开始对医学教育采取强有力的调整措施；1915 年美国全国医学考试委员会成立。随后，卡耐基教育促进基金会和洛克菲勒基金会对包括医学在内的科学发展投入大量资金，有力促进了美国医学在 20 世纪初的腾飞。美国医学，差不多在 19 世纪末开始引领医学发展。这也是进入 20 世纪后美国能够派出越来越多的医学传教士来华的一个重要原因。

19 世纪，在西方医学、科学合作与共同进步的表象之下，民族主义和竞争已成为各国医学事业发展的强有力的内在动力，特别是在 1870 ～ 1871 年普法战争之后。随着国家成为科学研究和教育越来越重要的资助者，加上其时帝国主义正处于全盛时期，多数欧洲大国争着去"尚未开发"的"热带"地区抢占地盘，建立自己的海外帝国，因而势力扩张竞争加剧。[②] 而当时的人们普遍认为：对占领地疾病的控制会促进占领地更快地殖民化，西方医学的迅速发展也使得欧洲大国认为能够通过医学使这些地区更好地实现基督化、文明化、商业化，从而实现对这些地区的统

---

① 〔英〕威廉·F. 拜纳姆：《19 世纪医学科学史》，曹珍芬译，第 230 页；朱潮主编《中外医学教育史》，第 449～456 页。

② 参见笔者《中国博医会与中国地方疾病研究（1886—1911）——以〈中国疾病〉一书为中心的考察》，《自然辩证法通讯》2010 年第 5 期。

治。这样，为了帝国扩张的需要，热带医学在欧洲大国迅速发展起来。[1]

另外，帝国海外地区的需要也是其派遣传教医生前去，并研究当地疾病状况的一个重要原因。比如在中国，医务传道活动的展开，一个非常重要的原因就是传教士本身在华不断遭受当地疾病的威胁，或很难适应当地的气候环境，这一点也是造成很多传教士及其家属（尤其是早期来华传教的传教士及其家属）丧生或被迫回国的重要因素。[2] 比如美部会在开展传教活动的最初二十几年中，就有 45 名传教士死于传教当地，另有 31 名因自己或家属的健康问题被迫回国。[3] 又如，1847～1851 年到达福州传教的27 位传教士无法忍受当地的气候环境，或因病去世或离开，到 1853 年只剩下 15 人。[4] 而从 1865 年至 1945 年仅在内蒙古一地，死亡的传教士就达200 余人。[5] 甚至到了 19 世纪末 20 世纪初，健康问题仍是造成传教士归国的一个重要原因。正常情况下尚且如此，更不用说在 19 世纪末 20 世纪初一些烈性传染疾病（比如鼠疫、天花、霍乱）在华流行之时，传教士更是死丧无数。据统计，从 1906 年到 1930 年的 25 年中，仅因患斑疹伤寒而死的传教士就有 78 人。[6] 故而，许多传教医生的派出，在当时的目的主要是保障本国传道人员的生命健康，只是他们在此之余也进行了一些如医治当地患者、向他们传教和研究当地疾病的工作。

西方人在 19 世纪最后二三十年大力向热带包括"远东"地区扩张医务活动的原因，除了帝国扩张的需要外，还有基督宗教扩张征服的需求。虽然基督宗教扩张本身也同时带有帝国扩张的色彩，但为了探究医务扩张的原因，我们这里有必要把它独立列出来加以强调。

---

① 特别是对热带地区疟疾的研究，更能体现医学研究与殖民控制的关系。此处的论述，可参见〔英〕威廉·F. 拜纳姆：《19 世纪医学科学史》，曹珍芬译，第 182 页。

② 参见笔者《中国博医会与中国地方疾病研究（1886—1911）——以〈中国疾病〉一书为中心的考察》，《自然辩证法通讯》2010 年第 5 期。

③ 吴义雄：《在宗教与世俗之间：基督教新教传教士在华南沿海的早期活动研究》，第294 页。

④ Ellsworth C. Carlson, *The Foochow Missionaries（1847－1880）*, Harvard University Press, 1974, p. 47.

⑤ 蓝醒生：《试述西医随传教士传入内蒙古地区之概况》，《中华医史杂志》1983 年第 3 期。

⑥ 何小莲：《西医东渐与文化调适》，第 100 页。

二　近代基督教来华传教运动

基督教在华传播的历史，可以上溯至唐代。自唐至清前期，基督教曾三次传入中土，在唐时为景教，元时称也里可温教，明末清初主要是天主教的耶稣会士来华。然而这三次的传入，基督教均未能在华真正地扎根。近代伴随着鸦片战争的硝烟，基督教新教的在华传播为基督教的第四次入华活动。它是以 1807 年英国伦敦会（London Missionary Society, L. M. S.，中文一般简称"伦敦会"）传教士马礼逊（Robert Morrison，1782－1834）来华为肇始。这一次的基督教来华与前三次皆不同。前三次基督宗教来华，是在中西文化对比中中方占优势或至少是均势的情况下进行的，传播一方与接受一方起码是在一种和平友好的情景下进行的。为了便于在华传播基督教，来华的基督教传教士甚至采取极力迎合中国受众心理的做法，是为"文化适应"策略。这以明末清初来华的耶稣会士最为典型。但近代来华的基督教新教传教士们，除了早期极短的时期外，基本上是尾随列强侵华的炮火而入华的，列强的侵华活动为其在华的传教活动打开了方便之门。因此近代的新教来华与前三次的基督教传华无论在双方态势和对华的影响上都有很大不同，而这一时期基督教在西方世界的发展态势也为基督教的入华传播提供了良好的环境和契机。

在经历了宗教改革以后，西方世界不断掀起宗教运动的浪潮。在英国有 17～18 世纪的"福音奋兴"运动，欧洲大陆有虔敬派运动，美国有"大觉醒"运动、"第二次大觉醒"运动等，这些运动都深刻影响了基督教国家特别是英国和北美英语民族的宗教和精神生活，也促进了这些国家近代大规模海外传教运动的发展。基督教新教国家成立的第一个向亚非拉地区传教的组织是英国于 1792 年成立的"浸礼宗异域广传福音会"（The Particular Baptist Society for Propagating the Gospel among the Heathens）。[①] 在它的影响下"伦敦传道会"于 1795 年成立，成为新教传教运动中影响极大的组织之一，随后各海外传教差会、团体纷纷成立。正是 19 世纪的海

---

① 第一个海外传教组织为英国 1649 年成立的"新英格兰海外广传福音会"，主要面向北美殖民地区传教，参见唐逸主编《基督教史》，中国社会科学出版社，1993，第 324 页；〔美〕威利斯顿·沃尔克：《基督教会史》，孙善玲等译，中国社会科学出版社，1991，第 545～546、595～596 页。

外传教运动才使得基督教最终成为一种真正世界性的宗教，并且可以说是当今世界上影响最大的宗教之一。① 而新教对中国的传教事业是伴随着 17世纪荷兰对台湾的占领开始的；揭开对中国内地传教运动序幕的则是 1807年伦敦会传教士马礼逊来华，他于 1814 年吸收中国第一个基督教信徒蔡高。随后，美部会、美国浸礼会、美国圣公会、安立甘会、美国长老会等传教机构纷纷派传教士来华活动。② 19 世纪中后期在华吸收中国人信教方面取得最大成功的新教差会是英国传教士戴德生（James Hudson Taylor，1832－1905）创立的中华内地会（China Inland Mission）。据统计，到1860 年，基督教新教传教士从 1844 年的 31 人增加到百余人，教徒从 6 人增到约 2000 人；到 19 世纪末，基督教新教传教士又增至 1500 人，教徒增至约 8 万人。其中英国教会势力占主导地位。到 19 世纪末，英国传教士仍占来华传教士总数的 50%。从 19 世纪 80 年代起，美国传教势力开始增长，到 19 世纪末美国来华传教士数量增至传教士总数的 40%，其余10% 来自西欧和北欧。③

基督教传教士在华宣教刚开始是缓慢的，如马礼逊在华传教 7 年才吸收 1 名中国人信教，其他来华传教差会所遇到的情形大致类似，个中原因可以从东西方世界人民在漫长历史发展中所形成的不同文化习俗、信仰和民族心理加以考察。传教士在华开拓教务过程中，发现开展医务活动是打开缺医少药的中国人心灵之门的灵丹妙药。可以说，早期皈依基督教的中国人大多是因为感受到西方传教士带来的西医西药的先进疗效，心有所感进而放弃先前的多神信仰而转奉基督教的。虽然对于医务活动到底在多大程度上促进了传教运动的开展，教会界和历史学界历来都有很多争论，并且自医务传道活动一出现这一争论即在教会内部存在，但实事求是地讲，借医传教确实是早期基督教在异域传播最有效的方式。而基督教自耶稣以来就有的借医传教传统也为传教医生来华从事医务活动提供了教理上的依据。

开展包括医务在内的慈善活动长期以来都是基督教借以达到传教目的

---

① 参见〔美〕布鲁斯·雪莱《基督教会史》，刘平译，北京大学出版社，2004，第 424 页。
② 关于各差会派遣传教士来华情况，可参见吴义雄《在宗教与世俗之间：基督教新教传教士在华南沿海的早期活动研究》一书的附录一。
③ 顾长声：《传教士与近代中国》，第 117 页。

的手段以及借以表达和体现其社会关怀和宗教信仰的一种途径。开展医务活动在某种程度上可以说恰是其宗教信仰的体现，也是践行其宗教"爱人"信仰最生动、最直接的表达。这里，基督教的慈善行为和布道宣传在信仰上是合二为一的。① 早在耶稣传教时代，沿途施医行善就是其传布基督教教义并在传教活动中践行其宗教信仰的一种重要活动方式。《圣经·马太福音》中，耶稣就曾教诲门徒说："医治病人，叫死人复活，叫长大麻风的洁净，把鬼赶出去。你们白白地得来，也要白白地舍去。"② 《提摩太后书》也说："凡神所默示的圣经，于教训、督责、使人归正、教导人学义，都是有益的。叫属神的人得以完全，预备行各样的善事。"③ 因此，将教会进行的包括医疗在内的慈善活动看成是传教士们宗教信仰与实践的结合与统一，即将他们进行这些活动理解成基于信仰热情的一种自觉的力行与实践活动，较将其仅视作一种传教手段更为合适。④ 只是开展这些活动是起初他们在面对中国这样一个传教环境极端困难的国度时，对其固有传教方法、传教活动的一种自觉的着重强调与重视，并在此后更加频繁地运用罢了。

对于病人（尤其是麻风病人），基督教认为其病因乃是"由于犯罪"或是"上帝欲假借此而彰显其大能也"。对于疾病，病人"宜彼此认罪，互求赦免，虽素有罪，亦蒙矜宥"或"宜自责，忏悔于主前，必蒙怜悯，施恩惠"。⑤ 即"属世"与"属灵"的生活是相辅相成的。因此，传教士

---

① 学界以往尤其是20世纪90年代以前那种单一的办慈善为传教目的的解释方法是我们中国人传统的功用主义思维方式的结果，是无助于我们正确认识历史事实的。也是无法解释近代会有那么多外国传教士甘愿放弃在国内的稳定、安逸的工作和生活，不惜历尽千辛万苦甚至是冒着生命的危险来到中国传教和开办慈善事业的现象。详细分析可参见笔者的《民国时期福州基督教慈善事业研究（1912—1949）》，硕士学位论文，福建师范大学，2000，第73～75页。

② 《马太福音》10：8，《圣经》（新标点和合本、新标准修订版），香港圣经公会，2005。

③ 《提摩太后书》3：16～17。

④ 当然，考察传教士的慈善理念，还应该考虑到其来华的动因。笔者认为传教士来华，一方面是受当时基督教全球传播热潮的影响，相当一部分人是在"在我们这一代将福音传遍天下"的宗教狂热中为了实现"中华归主"的理想来到中国的；另一方面也不排除一些传教士在本国内生活窘迫，是带着改变命运的理想和早期清教徒主义精神来到中国的。不过对这一问题的思考，也应该采取量化分析的方法，进行具体的分析。而他们来华后的经历，也会改变他们原来的想法。

⑤ 石瑞安：《病者需医》，《中华圣公会福建教区月刊》第2卷第10期，1935，第2页。

们极欲向广大受病痛折磨的病人推广其能驱病免灾之基督教。为了更好地理解基督教社会慈善事业理念，我们还可借助著名的英国坎特伯雷第九十八任大主教、宗教改革后的圣公宗"四大博士"之一的威廉·汤朴（William Temple，1881－1944）的话来理解，他认为教会参与社会建设具有一定的合理性。因为按基督教教义，人类社会是上帝的世界，教会有责任将上帝创造世界的心意向世界说明。虽然基督教参与社会秩序有时不是在传福音，但却是"福音化"的过程。因此，参与社会建设的责任不是次等的责任，而是构成福音的一部分。"因为人类是由上帝所造，所以人的真正价值，不在于他对自己有什么价值……而在于他在上帝面前有什么价值……他是被命定去'荣耀上帝，永远与上帝同在的'。而这价值完全是上帝的恩赐。"① 正是由于教会的职务是执行上帝的旨意，而上帝的旨意又是贯彻万有，所以教会必须"介入"世事。②

伴随着工业革命的进行和完成，社会矛盾的激化，19 世纪中后期西方基督教界相应地表达了其对社会改良和社会公正的关注。这一时期，美国兴起了"社会福音运动"（Social Gospel Movement），它由自由主义新教牧师及神学教授发起。"社会福音运动的关键在于相信神的拯救工作不仅包括个人生命，还有社团结构"；"那么基督徒就有责任为重建社会秩序而工作。这是他们宗教责任的一个部分"。③ 社会福音派主张把宗教信仰同社会生活联系起来，号召人们积极参与社会活动，以基督教的伦理原则改造社会，建立一个人与人之间和谐的社会，这促使 19 世纪末 20 世纪初美国各新教教会中出现了社会改良运动，其内容包括到监狱探视罪犯；实行社会救济；协调阶级矛盾；开展社区活动，丰富社区居民的文化生活和提高生活水平；等等。④ 英国圣公会的"基督教社会主义运动"（Christian Socialism，欧洲其他地区如德国也有基督教社会主义运动）和福音派的社会改良运动，主要是从事改善穷人生活、监狱纪律改革以及戒酒等社会改革，其最大成果是在 1833 年促使议会颁布了

① 〔英〕威廉·汤朴：《基督教与社会秩序》，张伯怀译，（香港）基督教文艺出版社，2003，第 43 页。

② 参见笔者《中国博医会与中国地方疾病研究（1886—1911）——以〈中国疾病〉一书为中心的考察》，《自然辩证法通讯》2010 年第 5 期。

③ 〔美〕布鲁斯·雪莱：《基督教会史》，刘平译，第 421 页。

④ 唐逸主编《基督教史》，第 368～369 页。

《废除奴隶制法案》。在海外传教的大潮中来到中国的西方传教士们身处这一时期，也不可避免地将这一时期西方基督教会对社会的关注带到中国来，从而在中国开展了包括医疗在内的一系列社会改良活动。

第二节　西医学的传入与在华医学传教士群体的形成

博医会是近代医学传教士在华移植西方社会医学职业活动模式而建立的同行业组织。它是来华医学传教士达到一定规模并形成一定群体后要求加强彼此间联系、改变自身在整个差传界和世界医学界地位的结果。

一　医学传教士来华与西医学在华传播

西医学最早传入中国，可以上溯至 16 世纪以耶稣会士为代表的天主教传教士来华。那时西方近代医学刚刚起步，在医病救人上与中国传统医学相比并无多大优势，故其在华传播并不广，对中国医学的影响并不大。[①]揭开近代西医学大规模在华传播序幕的是英国东印度公司医生皮尔逊（Alexander Pearson，？-1836）从 1805 年开始在广州等地开展天花牛痘疫苗接种。随后牛痘疫苗在全国逐渐广泛深入地得到接种，牛痘疫苗代替了人痘疫苗。[②] 这是近代西方医学进入中国的第一步，也是非常坚实的一步。[③] 近代在中国大陆开基传教的第一位新教传教士——马礼逊于 1807 年来华之前在伦敦受过一些医学训练，1820 年他与李文斯顿（John Livingstone，？-1829）——一个与他同样服务于东印度公司的外科医生，在澳门合开了一家诊所。这家诊所主要使用中药，并由中国人经营。这家诊

---

① 关于明清时期伴随天主教传教士东来而带来的西洋医学在华传播，可以参见董少新《形神之间——早期西洋医学入华史稿》，上海古籍出版社，2008。

② Cadbury and Jones, *At the Point of a Lancet: One Hundred Years of Canton Hospital, 1835 - 1935*, Shanghai: Kelly and Walsh, Limited, 1935, p. 6. 关于牛痘术入华的研究成果，从 20 世纪初陈垣的《牛痘入中国考略》、王吉民与伍连德的《中国医史》（*History of Chinese Medicine*）至今，数量很多。最近一项深入研究牛痘疫苗在华接种经过的文章是苏精教授的《英国东印度公司与西医来华》，珠海市委宣传部、澳门基金会、中山大学近代中国研究中心主编《珠海、澳门与近代中西文化交流："首届珠澳文化论坛"论文集》，社会科学文献出版社，2010。

③ 马伯英、高晞、洪中立：《中外医学文化交流史》，第 323 页。

所存续到 1825 年。① 李文斯顿是"第一位系统地将西方医学带给中国人的人"②。

随后郭雷枢（Thomas Richardson Colledge，1796 - 1879）于 1827 年在澳门开办了一家眼科医院（Ophthalmic Hospital）。它被一些人认为是"有助于西医东渐的第一家（医疗）机构"③。截至 1832 年被关闭，有超过 6000 名病人在那里得到了诊治。1828 年，郭雷枢与美国内科医生布拉福德（James. H. Bradford）在广州还开办了一家诊所（Canton Dispensary）。虽然它在第二年就被关闭了，但它标志着西医传入的地点由澳门扩展到广州。④ 为了呼吁西方差会派遣更多的医生来华以辅助传教事业，郭雷枢于 1835 年在《中国丛报》上发表《关于任用医生作为在华传教士的商榷书》，影响甚大。但美部会传教士裨治文（Elijah C. Bridgman，1801 - 1861）于 1833 年 7 月 1 日就致函美部会总部，鉴于传教士在华传教事业拓展艰难，希望总部派遣一名医生来华，"这会极有益于传教事业"。这是目前所知提出要求派医生来华辅助传教的最早记录，也是在华开展医学传教的思想来源。⑤

另外，德国第一个新教来华传教士郭实腊（Karl F. A. Gützlaff，1803 - 1851）、美国海员之友会的雅裨理（David Abeel，1804 - 1846）牧师等，也在中国东南沿海一带开展过一些医疗活动。上述在华开展医疗活动的外国医生、传教士，多受聘于英国东印度公司，所以这一时期西医东渐也可称为"英属东印度公司之医生"时期。他们的医务工作，既不专业，也不是严格意义上的医学传道工作，他们中的很多人最多只能称为在华的平信

---

① 哈罗德·巴姆认为这家诊所在 1820 年开办于广州，见 Harold Balme，*China and Modern Medicine: A Study in Medical Missionary Development*，p. 38，n. 1；克里斯托弗·H. 格伦德曼则认为马礼逊和李文斯顿"早在 1817 年就于广州开办了一家诊所，1820 年又在澳门开办了一家"，见 Christoffer H. Grundmann，"Proclaiming the Gospel by Healing the Sick? Historical and Theological Annotations on Medical Mission," *International Bulletin of Missionary Research*，Vol. 14，No. 3，p. 120。

② J. C. Thomson，"Medical Missionaries to the Chinese," *CMMJ*，1887，No. 1，pp. 1，80.

③ Harold Balme，*China and Modern Medicine: A Study in Medical Missionary Development*，pp. 37 - 38.

④ Harold Balme，*China and Modern Medicine: A Study in Medical Missionary Development*，p. 38. 又可参见 "Canton Dispensary," *The Chinese Repository*，Vol. 2，No. 6，October 1833，pp. 276 - 277。

⑤ "Elijah C. Bridgman to Rufus Anderson," Canton，July 1ˢᵗ，1833，*Papers of the American Board of Commissioners for Foreign Missions*，Unit. 3，ABC 16.3.8，Vol. 1. 参见高晞《〈博医会报〉与中国医学的现代化进程》，中国博医会编《博医会报》，"重印版序"。

徒传教医生。①

1835 年来华的美部会传教士伯驾（Peter Parker，1804 – 1889），在广州开办了近代中国第一所教会医院——新豆栏医局。他是近代第一个开创并将"医务传道"（medical mission）方法付诸实施的传教士，对后世影响巨大。为了更好地推动在华借医传教工作和传播医学，来华教会内外人士还于 1838 年成立了中国医务传道会（The Medical Missionary Society in China）。从此，"医务传道"和"医务传道士"作为专有名词开始频繁出现在近代西文文献中。② 专有称呼的出现也加强了医务传道士之间的自我身份认同，为以后构建自我团体组织奠定了群体心理基础。但总体来说，这一时期是医务传道的准备和开创阶段，也是西医在华传播的准备和开创阶段。由于清政府的禁教和一口通商政策，西医及医务传道士只能局限在澳门和广州以及华人聚居的南洋等点。③ 西医东渐的步伐很慢，但东印度公司船医和传教医师数十年的努力，为后来的西医在中国的发展打下了重要而坚实的基础。

1842 年，《南京条约》签订，规定清政府开放的通商口岸从一口增加到五口。1842～1860 年，传教医师的医学传教逐渐向沿海五口岸扩展，各差会在华医学传教工作，以香港、广州、厦门、福州、宁波、上海为据点，并在这一线上互动。但总体而言，由于中国开放程度有限，开放时间尚短，中外交往尚需要一段时间的积累才能得到较大发展。这一时期并未出现传教医师蜂拥来华的现象，来华的传教医师依然是零星的，他们以个人力量在沿海开办小型诊所，时断时续，仍处于开创局面的状态。④ 这一时期，在华较有名的传教医师有：英国伦敦会的雒颉（一般也译为"雒魏林"，William Lockhart，1811 – 1897）、合信（Benjamin Hobson，1816 – 1873），美国浸礼会的玛高温（Daniel Jeron MacGowan，1814 – 1893），美国长老会的麦嘉缔（Divie Bethune McCartee，1820 – 1900）等。

---

① 苏精：《英国东印度公司与西医来华》，珠海市委宣传部、澳门基金会、中山大学近代中国研究中心主编《珠海、澳门与近代中西文化交流："首届珠澳文化论坛"论文集》。
② 参见高晞《〈博医会报〉与中国医学的现代化进程》，中国博医会编《博医会报》"重印版序"。
③ 何小莲：《西医东渐与文化调适》，第 74 页。
④ 参见何小莲《西医东渐与文化调适》，第 85 页；马伯英、高晞、洪中立：《中外医学文化交流史》，第 337 页。

其中雒颉曾在多个城市工作，是舟山、上海、北京等地西医医疗事业的开创者。而合信最重要的功绩是出版了包括《全体新论》《博物新编》《西医略论》《妇婴新说》《内科新说》在内的医书五种，影响巨大。①

近代西医学在华的传播，既与传教运动在西方的发展程度有关，也与近代中外不平等条约的陆续签订相关，是在近代中外关系的互动中逐步扩大传播范围的。1860年后，由于《北京条约》的签订，清政府允许外国人到中国内地传教游历，大批医学传教士来华，医学传教及西医学在华传播呈迅猛发展态势。来自不同国家的各基督教差会，都努力在华开拓自己的地盘，有时几乎是同时进入中国的同一个省市和地区，争相拓展基督教事业。传教士初到一地，往往施医赠药或建立诊所，然后在传教总站或中心地点逐渐成立医院。因此，基本上每一个总站都有一所医院或诊所，由一位或几位医学传教士主持，否则就不被认为是一个完备的传教站。② 在各传教差会中，伦敦会的医学传教活动最为活跃，成效也最大。著名的医学传教士雒颉、合信、德贞都是伦敦会的医师。美国长老会居次。这一时期，较著名的医学传教士有嘉约翰、德贞、马根济（John Kenneth Mackenzie，1850－1888）③、马雅各、马偕（George Leslie Mackay，1844－1901）以及第一位来华外国女医生寇慕贞（L. L. Comb，美以美会）等。在医学传教向内地发展过程中，戴德生创立并领导的中国内地会（China Inland Mission）发挥了极为重要的作用。与伦敦会相比，内地会的医务工作主要在内地展开，以开办小型诊所为主。但需要指出的是，西医深入大多数内陆地区是在19世纪最后一二十年到20世纪最初一二十年，即西医医院在全国范围内的普遍开办，是19世纪末20世纪初的事情。

在西医学伴随着医学传教士在华活动而传播、西医医院得以建立的过程中，西医教育也在华发展起来。伯驾在眼科医局为行医需要，最早采取

---

① 可以参见吴义雄《在宗教与世俗之间：基督教新教传教士在华南沿海的早期活动研究》，第314页。

② 何小莲：《西医东渐与文化调适》，第96页。

③ 余新忠与杨璐玮发表的一篇文章，深入地论述了马根济与李鸿章在天津创办总督医院和医学院的"兴医"诉求歧异与相处之道。这篇论文是笔者所见到的对于马根济与天津总督医院及医学院论述最为全面深入的文章。详可参见余新忠、杨璐玮《马根济与近代天津医疗事业考论——兼谈"马大夫"与李中堂"兴医"的诉求歧异与相处之道》，《社会科学辑刊》2012年第3期。

以师带徒方式培养助手，关韬（又名关阿杜，Kwan A‑to）是其中最有名的。另外合信在其主持的医院中也进行过医务培训。而由鲍留云夫妇①带出国的黄宽最终于 1857 年在爱丁堡大学完成学业，成为第一位在西方留学习医并真正系统掌握西医知识的中国人。1866 年广州博济医院创办的"博济医学班"（后改称"博济医学堂"）最早在华进行系统的西医学教育；而北京同文馆自 1871 年起开设生理学和医学讲座，1881 年由李鸿章创办的附设在天津总督医院中的"总督医院附属医学校"（Victory's Hospital Medical School），则是中国第一所官办西医学校。② 国内教会医学校的毕业生和到西方留学习医生构成了中国最早的本土西医群体。

　　西医学成果的翻译和出版是西医学知识传播的一条重要途径。近代以来，西医译著在华产生较大影响的，首先是皮尔逊的《暎咭唎国新出种痘奇书》，这是我国近代最早的西医学译著。③ 而前述合信医书五种，则是"西方医学理论正式输入中国之始"。另外合信还编译有《英汉医学词汇》（Medical Vocabulary，1958），是国内已知编译最早的英汉医学词汇表。合信的系列译著，在华最早系统介绍西医学知识。而在 19 世纪后半期翻译西医著作成就最大者，北为德贞，南为嘉约翰。德贞编译的医学著作有《全体通考》（Human Anatomy，又名《体骨考略》）、《全体功用》（Physiology）、《药材通考》、《西医举隅》、《续西医举隅》等。其中《全体通考》流传广泛，影响最大；而《西医举隅》《续西医举隅》则是德贞将报端连载的医学小文章结集成书的。另外，德贞还在报端连载了《西医汇抄》《医理杂说》及其他医学文章。嘉约翰是 19 世纪后半期在华翻译西医学成果最多的医学传教士，共译西医书达 34 种之多，其中大多数作为教科书由博济医局出版，这些医书主要集中在临床医疗技术方面，其选目

---

① 鲍留云（Samuel Robbins Brown，1810－1880），旧习惯译为"布朗"，据李志刚先生考证，正确译法应为"鲍留云"。因为其在自己所著《致富新书》中署名即为"合众国鲍留云"。参见鲍留云编《致富新书》，香港飞鹅山书院藏版，道光二十七年刊。笔者见到的藏本是由导师吴义雄提供的。

② 余新忠、杨璐玮认为，马根济创设的施医院是一个性质未明、中外合作的慈善机构，流行的所谓中国最早的公立医院的说法并不确切。而与施医院不同，医学堂当为中国最早的官办医学教育机构。参见余新忠、杨璐玮《马根济与近代天津医疗事业考论——兼谈"马大夫"与李中堂"兴医"的诉求歧异与相处之道》，《社会科学辑刊》2012 年第 3 期。

③ 何小莲：《西医东渐与文化调适》，第 241～242 页。

和内容直接反映了当时博济医校的教学状况。① 另外任职于江南制造局的英国传教士傅兰雅（John Fryer，1839－1928）②，虽不是医学传教士，但也翻译了不少医书。其中有《儒门医学》、《西药大成》、《西药大成补编》、《西药大成药品中西名目表》、《济急法》、《显脉表论》、《身体须知》、《内科理法》（包括前后编）、《法律医学》（又名《英国洗冤录》）等。

另外，西医知识还通过报纸和期刊进行传播。由外国人把持的中国海关 1871 年所编辑出版的英文《海关医报》（*Medical Reports of the China Imperial Maritime Customs*，1871－1910），是中国医学史上最早定期出版的医学杂志。嘉约翰编辑出版的《广州新报》，内容主要介绍西医医药知识，1880 年该杂志改为《西医新报》，季刊，为我国最早发行的中文医药刊物。而 1886 年由尹端模主编的《医学报》，则是中国人主编医学杂志的嚆矢。另外，由在华传教士创办的《中国教会新报》（*The News of Church*，1868－1874，《万国公报》前身）、《万国公报》（*Review of Times*，1874－1907）、《中西闻见录》（*Peiking Magazine*，1872－1875，丁韪良、艾约瑟（Joseph Edkins）、德贞、包尔滕编辑，《格致汇编》前身）、《格致汇编》（*Chinese Scientific Magazine*，1876－1892，傅兰雅主编）等报刊，也常刊发医学传教士们撰写的介绍西医知识的文章。

西医学借由医学传教士的努力于 19 世纪初开始在中国传播，但 19 世纪 70 年代以前，这一传播还只是处于起步和初步发展阶段，中国的西医学力量还很弱小，在华医学传教士数量还很有限。首先，医学传教作为一种传教策略，尚需要时间和效果来得到更多传教差会的认可。即使已经派遣医学传教士的差会，也怀疑这种策略的效果，比如美部会就因对伯驾专注于行医而在传教上收效甚微感到不满，解除了他的教会职务；医学传教士借医传教遭到来自布道传教士、差会、其母国世俗团体、中国民族主义情绪等多重压力，其医务活动也大受限制。③ 其次，医学传教士身兼医生

---

① 马伯英、高晞、洪中立：《中外医学文化交流史》，第 381 页。

② 傅兰雅是在华传教士中翻译医书最多的一位。

③ 陶飞亚、姚海钧：《在华传教运动的内部检讨：以〈教务杂志〉的医药传教士文章为据》，载刘天路编《身体·灵魂·自然：中国基督教与医疗、社会事业研究》，上海人民出版社，2010，第 267～292 页。

和传教士两种职业身份，职业的冲突也影响了西医学传播的效果。伯驾被美部会解除职务，以及德贞和伦敦会的分道扬镳都证明了这一点，正如当代著名医学史研究学者高晞所指出的："不同道，不相为谋。"① 再次，传教差会雇用医学传教士的数量也受到差会经费的限制，差会的经费要在母国募集，在垄断资本发展起来之前，传教差会很难募集到巨额资金来支持海外传教事业，所能派出的医学传教士数量自然较少。② 这就使得这一时期在华医学传教事业表现出如下特点。其一，医学传教士建立的医院规模都很小，绝大多数医院只有一名或几名医生，在广袤的中国，所能诊治的病人实在有限，无法产生足够大的社会影响。中国社会广泛应用的仍是中医药。正如民国时期著名学者蒋梦麟（1886～1964）晚年回忆儿时在浙江余姚的乡村生活时曾饶有兴致地说，当时的浙江老家虽然西医已经有所传入，但仍是中医的天下："村中的医药当然也很原始"，"村里有些人相信神力可以治病。他们到寺庙里焚香祝祷，然后在香炉里取了一撮香灰作为治疗百病的万应灵丹"，"各式各样无法解释的现象都使迷信的雪球越滚越大，错觉、幻象、梦魇、想象、巧合、谣言都是因素。时间更使迷信愈积愈多"。③ 其二，医学教育的规模较小，教学标准不统一，没有力量培养一支足够强大的中国西医职业队伍。其三，中文医学名词在医学传教士内部尚未能得到统一，医学书籍翻译混乱，不利于西医药知识的传播。④ 以上三点既是在华基督教医药事业和中国近代西医药事业发展缓慢的表现，也是造成如此结果的重要原因。

二　在华医学传教士群体的形成

虽然19世纪70年代以前在华医学传教士及西医学的力量还很弱小，但情形在逐渐发生变化。当马礼逊、伯驾等在广州十三行一隅进行医学传教时，他们的困难和艰辛可想而知。然而，从19世纪40年代起，特别是到了70年代以后，一方面，随着中国被迫打开国门，在华医学传教的境

---

① 高晞：《传教和行医：不同道不相为谋》，《自然辩证法通讯》1996年第4期；高晞：《医学是否能担当传教的媒体：19世纪的"医学传教"的缘起与论争》（未刊稿），宣读于"自西徂东：马礼逊牧师来华二百周年纪念暨第五届近代中国基督教史研讨会"。
② 史如松：《博医会研究：中国近代西医界职业活动模式的形成》，第20页。
③ 蒋梦麟：《西潮·新潮》，岳麓书社，2000，第25～26页。
④ 史如松：《博医会研究：中国近代西医界职业活动模式的形成》，第29页。

遇逐步改善；另一方面，受欧美"社会福音运动"以及各教派、传教团体之间不公开的竞争关系的影响，各传教差会互相争夺信众，当一个传教差会向一个国家派出传教士及传教医生后，往往会刺激到其他传教团体，他们也纷纷仿效，唯恐落后。尤其这一时期也是欧美垄断资本形成和壮大时期，欧美国家给传教差会提供大量资金，使得传教差会能够派遣更多的医学传教士来华。[①] 截至 1887 年，共计有 164 名医学传教士来华。[②] 而 1887 年，在中国、朝鲜、暹罗三国的医学传教士尚有 78 人，涉及英美在三国的 20 个传教差会。其中 32 人属英国教会，46 人属美国教会。[③] 他们中绝大多数在华开展活动。截至 1887 年在中国推行医学传教的新教差会和来华医学传教士人数见表1-1和图1-1。

表 1-1 在中国推行医学传教的新教差会

序号	中文名称	英文名称	开始年份*
1	伦敦会	London Missionary Society	1807
2	美部会	American Board of Commissioners for Foreign Missions	1830
3	美国浸礼会	American Baptist Missionary Union	1834
4	美国圣公会	American Protestant Episcopal Mission	1835
5	美国长老会	American Presbyterian Mission, North	1838
6	英国圣公会	Church Missionary Society	1844
7	大英浸礼会	English Baptist Mission	1845
8	美以美会	Methodist Episcopal Mission	1847
9	大英长老会	English Presbyterian Missionary	1847
10	美南浸礼会	American Baptist, South	1847
11	（美国）安息浸礼会	Seventh Day Baptist Mission	1847
12	（美国）监理会	Methodist Episcopal, South	1848
13	（英国）循道会	Wesleyan Mission	1852

---

① Valentin H. Rabe, *The Home Base of American China Missions*, *1820 – 1920*, Harvard University, 1978, pp. 146 – 162.

② 据 "Medical Missionaries to China," *The Medical Missionary Recorder* (*New York*), Vol. Ⅱ. No. 3, 1887, p. 76。感谢高晞教授惠赠此资料。

③ "List of Medical Missionaries in China Corea and Siam," *CMMJ*, No. 1, 1887, pp. 61 – 66. 参见本书附录十二。

续表

序号	中文名称	英文名称	开始年份
14	（美国）女公会	Woman's Union Mission	1859
15	（英国）圣道堂	Methodist New Connection	1860
16	中国内地会	China Inland Mission	1865
17	苏格兰长老会	United Presbyterian Church of Scotland	1865
18	苏格兰圣公会	Established Church of Scotland	
19	美国圣经会	American Bible Society	1876
20	（美国）基督会	Foreign Christian Missionary Society	1886

注：＊是指该差会进入中国的年份，而非其在华开始医务传道事业的年份。

资料来源："List of Medical Missionaries in China, Corea and Siam," in *The China Medical Missionary Journal*, No. 1, 1887, pp. 62 – 65; S. M. Hillier and J. A. Jewell, *Health Care and Traditional Medicine in China*, *1800 – 1982*, Routledge & Kegan Paul, 1883, p. 18.

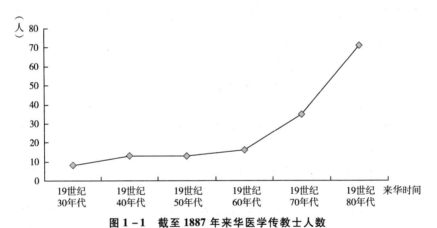

图 1 - 1　截至 1887 年来华医学传教士人数

资料来源：J. C. Thomson, "Medical Missionaries to the Chinese," *CMMJ*, No. 3, 1890 pp. 231 – 235.

　　传教士在华开办的基督教会医院按开办年份统计，1840 年之后开始增多，1860 年之后进一步增多，绝大多数开办于 19 世纪最后一二十年和 20 世纪最初一二十年，这与中国半殖民地半封建社会的历史遭遇基本一致；在地区分布上由珠江三角洲一角逐渐发展到福建、浙江、江苏、山东、河北等沿海地区，向西沿长江发展到安徽、湖北、四川等地（见表 1 - 2）。①

---

① 顾杏元：《基督教会医院与帝国主义侵略》，《人民保健》1960 年第 1 期。

表 1 - 2　传教士在华开办的基督教会医院按开办年份及地区统计

单位：所

地区	1840年前	1840~1849	1850~1859	1860~1869	1870~1879	1880~1889	1890~1899	1900~1909	1910~1919	1920~1929	1930~1939	不明	合计
广东	2	2		1		8	7	3	3	1		11	38
福建		1		2	1	2	6	7	1	3		13	36
浙江		1			1		4	1	3	1		1	12
上海		1		1		1	1		1			1	6
北京				1	1	2			1				5
天津				1		2							3
湖北					3	2	2	1	3	3		5	19
山东						7	3	3	5		1	6	25
江苏						2	4	4	5	4		4	23
东北						2	1	6	2	2		11	24
安徽						1	2	1	2	2			8
河北						1	2	5	1	2	1	4	16
四川							4	6	7			13	30
湖南								7	5	3		7	22
河南								5	2	2		9	18
山西								4	1	3	1	3	12
江西								2	4			2	8
广西								1	3			3	7
云南									1			7	8
贵州									2			3	5
陕西							1					3	4
西藏												5	5
甘肃												4	4
台湾												1	1
合计	2	5	0	6	6	30	37	56	52	26	3	116	339

资料来源：顾杏元《基督教会医院与帝国主义侵略》，《人民保健》1960 年第 1 期。需要说明的是：顾氏表中有三处数字错误。上海在表中所示的年限内共创办 6 所医院，而非 7 所；1920 ~ 1929 年全国所创办的基督教西医院应为 26 所，而非 27 所。因此，历年来全国所创办的教会西医院应为 339 所，而非 340 所。

至 1889 年，来华的 40 个基督教差会中，有 21 个从事某种形式的医疗活动，共有 61 所医院，44 处诊所。其中英国各差会开办 28 所医院，16 处诊所；美国各差会开办了 32 所医院，18 处诊所。这些医院年诊治病人 348439 人次。[①]

随着来华医学传教士的增多，医学传教士群体在华逐渐形成。医学传教在整个传教事业中所占比重增加，加强不同教派不同差会之间医学传教的合作与交流显得愈加必要，将医学作为独立的事业部门也势在必行。一个医学传教士的全国性组织呼之欲出。

第三节　博医会的成立及早期发展（1886～1900）

博医会的成立，既带有很大的必然性，也有一定的偶然性，其成立的直接诱因是 1887 年第九届国际医学大会即将在美国首都华盛顿召开，并要求参会会员须为当地医学组织的代表。为了参加此次大会，在华医学传教士开始酝酿成立相应的医学组织。

一　博医会的成立

当医学传教士在华数量不断增多，亟须成立一个组织加强彼此间的联系时，在组织上，他们可以借鉴的形式是 1838 年成立的中国医务传道会。1836 年 10 月，郭雷枢、伯驾和美部会传教士裨治文联名发表了一份倡议书，呼吁成立"中国医务传道会"，以推广"医务传道"方法。1838 年 2 月 21 日，郭雷枢、伯驾、裨治文召集在穗、澳的英美传教士、医生以及商人和其他人士，在广州外商总商会（General Chamber of Commerce）举行了中国医务传道会的成立大会。它鼓动西方各国差会派遣传教医生来华工作，并为这些传教医生提供必要的帮助，协助他们尽快适应环境，开展工作，以求能够与在华传教士合作，影响中国人民的宗教信仰和对西方人、西方文明的看法。[②] 它的成立是新教早期在华发展史上最为重要的事

---

① 据 Kwang - Ching Liu, *American Missionaries in China*, Havard University Press, 1966, p. 106；卿汝楫：《美国侵华史》第 2 卷，人民出版社，1962，第 304～305 页。

② 吴义雄：《在宗教与世俗之间：基督教新教传教士在华南沿海的早期活动研究》，第 292～318 页。此处有关中国医务传道会的论述，主要参考了吴义雄的研究成果。

件之一，它也是世界范围内第一个医务传道会，在世界基督教传播史上有着非常重要的意义。① 在它的影响下，"爱丁堡医务传道会"（Edinburg Medical Missionary Society）、"费城中国医务传道会"（China Medical Missionary Society of Philadelphia）、"纽约中国医务传道会"（New York Chinese Medical Missionary Society）及"哈克尼中国协会"（Hackney Chinese Association）、"费城妇女中国协会"（Ladies Chinese Association of Philadelphia）等后援团体纷纷成立，各差会也认识到医学传教的重要性，陆续派遣医学传教士来华，中国医务传道会在英美获得了较充分的支持。医学传教作为新教传教活动的一个新的组成部分在中国打下了扎实基础，为以后医学传教方法在中国及全世界其他地区的长期实施提供了模板。②

中国医务传道会由在广州、澳门的英美传教士、医生、商人及其他人士共同组成，说明它不是一个纯粹的西医职业团体。医务传道活动的主要形式，是由中国医务传道会和各差会、各种其他团体提供赞助，由传教医生择地开办医院或诊所诊治病人，一般免费。在此过程中，由宣教师或传教医生本人，向聚集过来的人们宣讲基督教教义，散发传道书，借以影响人们的宗教信仰和对西方人民乃至外国人的态度和看法。③ 中国医务传道会借医传教，在中国各通商口岸开办各种医疗机构，对病人实施救治，给众多的病患和中国民众带来了实际益处；其在中国青年中培养西医人才，编写西医书，并试图在华开展系统的西医教育，向中国输出"西方的文明和科学"，特别是西医学知识和技术，给近代中国带来了西方先进的科学知识，为近代的中西文化交流作出了一定贡献。同时，它也部分地改变了中国人对西方的那种蔑视、冷漠的心态，使西方文化的先进性得到承认，从而为中国人以后更进一步地融入国际社会，了解汲取近代国外新知，打下了基础。

但必须承认的是，1838 年成立的中国医务传道会因为几年后的分裂、陷入英美两派医学传教士民族意识和实际利益的争吵，以及局缩在广州一隅，再加上传教中心北移上海而影响日渐式微，最后成为只管理广东（主

---

① 〔美〕嘉惠霖、琼斯：《博济医院百年（1835—1935）》，沈正邦译，广东人民出版社，2009，第 18 页。
② 吴义雄：《在宗教与世俗之间：基督教新教传教士在华南沿海的早期活动研究》，第 305 页。
③ 吴义雄：《在宗教与世俗之间：基督教新教传教士在华南沿海的早期活动研究》，第 309 页。

要是环广州地区）医学传教的医事机构，无力成为团结全国医学传教士的核心机构。[①] 另外，由于医学传教士自从来华后，其工作一直从属于传教士的传教事业，医学传教士在传教差会内部地位比普通传教士相对要低，他们所从事的医疗及相关活动，有时候也不得不听命于其他的传教士；他们常因自己医疗工作繁忙而忽视对病人的传道，受到传教差会的批评。医学传教士分属于派遣他们的欧美各传教差会，没有自己的专门组织，面对这些批评，他们的回击反驳之声显得微弱。[②] 到了 19 世纪 80 年代，在华医学传教士数量迅速增长，力量日益壮大，较之前他们更加强调医疗工作的价值和作用，对自己医生的职业身份也更有认同感。[③] 1877 年第一次全国传教大会上美国长老会传教士狄考文（Calvin Wilson Mateer, 1836 - 1908）提出的传教士之间进行合作和分工的建议产生了一定影响，而大会最后成立的益智书会（School and Textbook Series Committee, 直译为"学校教科书委员会"）也为传教士间的合作提供了范例。但益智书会作为一个综合性的传教士合作组织，不能成为推动医学传教士在医学这一专业领域内持久合作的组织，使得医学传教士们深感有必要在华成立自己的专门组织。[④] 1885 年 3 月 19 日，美国医学传教会（The American Medical Missionary Association）成立，并于 1886 年 1 月出版《医学传教》（*The Medical Missionary*）季刊。[⑤] 无疑也对在华医学传教士成立属于自己的专业组织，起到一定刺激和推动作用。这一切，都促使在华医学传教士成立一个代表自身利益的组织，开展相互之间的医学合作和信息交流，共同推动在华医学传教事业的发展。

1886 年《教务杂志》（*The Chinese Recorder*）刊登了一则国际会议信息，1887 年 5 月第九届国际医学大会将在美国华盛顿举行，美方希望按照

---

① 可以参考李传斌《从国际性到地方性：中华医学传教会演变探析（1838—1886）》，张勇安主编《医疗社会史研究》第 8 辑，社会科学文献出版社，2019；崔文琦：《中国医务传道会研究（1838—1886）》，硕士学位论文，山东大学，2019。

② 史如松：《博医会研究：中国近代西医界职业活动模式的形成》，第 31 页。

③ 史如松：《博医会研究：中国近代西医界职业活动模式的形成》，第 31 页。

④ Wong K. Chimin and Wu Lien - teh, *History of Chinese Medicine*, 2ed., Shanghai: National Quarantine Service, 1936, pp. 463 - 464.

⑤ "The American Medical Missionary Association," *The Chinese Recorder*, No. 6, 1886, pp. 243 - 244.

会议名称所揭示的，办成一场真正意义的国际医学大会，而非仅由欧美医学家参与，但参会会员须为当地医学组织的代表，以保证其组织性。在该篇报道中，《教务杂志》编辑特意提到将会有日本的代表参会，并进而发问："为什么不能有来自中国的代表参会？"① 作者认为，其时已有相当数量的医学传教士在华活动，完全可以组成一个团体参会；而且只有自己组织，而非借由其他组织参会，才能在国际医学界发出自己的声音。作者认为可以由医学传教士们通过通信投票，选出一位或更多的代表，代表在华医学传教士参会。② 美国圣公会医学传教士、上海同仁医院的文恒理医生及其他几位医学传教士按计划将于 1887 年春天到美国进行学术休假。但作为医生个人，即使他们很想参会，也不会被大会接受。为了参会，联合在华各差会医学传教士建立学术共同体便提上日程。

《教务杂志》在很大程度上成了博医会成立的酝酿平台和"孵化器"。随后的《教务杂志》接连发表了几篇有关成立在华医学传教士团体的建议文章，但当务之急是组团参加国际医学大会。南京的美以美会医学传教士比必（Robert Case Beebe, ? - 1928）刊文提议古利克（Luther H. Gulick）、柏乐文（William Hector Park, 1858 - 1927, 美国监理会）、黎施德（Miss Elizabeth Riefsnyder, 也称为罗医生, 美国女公会）组成一个筹备委员会，负责选举参加国际医学大会的代表。他提议由在美休假的加拿大长老会医学传教士朱诺（H. K. Junor, 在台湾传教）和即将赴美休假的文恒理，以及另一位需要选出的代表，代表在华医学传教士参加大会。③ 作为对这一问题讨论的接续，《教务杂志》1886 年第 11 期又刊登北京的蓝华德（Walter Russell Lambuth, 1854 - 1921, 美国监理会）④ 致古力克的信，除宣布古利克、柏乐文、黎施德和上海的格里夫斯（E. M. Griffth）为筹备委员会委员外，还请求古利克担任此四人委员会会长。四人委员会

---

① "The International Medical Congress," *The Chinese Recorder*, Vol. 17 No. 9, 1886, p. 357. 关于中国博医会的创办过程，复旦大学高晞教授已有较详细论述。本部分在其基础上进行进一步阐述，并努力揭示一些关键性问题。

② "The International Medical Congress," *The Chinese Recorder*, Vol. 17, No. 9, 1886, p. 357.

③ "Robert C. Beebe to the Editor of Recorder," *The Chinese Recorder*, No. 10, 1886, p. 397.

④ 蓝华德生于上海，1877 年学成后返华，曾在中国和日本医学传教 14 年，做过 18 年的教会秘书。1920 年出版《医学传教：双重任务》一书。

负责国际医学大会中国代表团成员的选举工作。① 显见的是，由此四人担任筹备委员会委员，经过了在华医学传教士的酝酿和确认，此是以刊登公开信的方式表达对其身份的认可。同期的《教务杂志》还刊登了广州的关约翰（J. M. Swan）的来信，他提议以博济医院的创办人、时任广州医务传道会会长伯驾为代表团成员之一。当时伯驾恰住在华盛顿，非常方便参会。他认为以伯驾过去的工作经历非常适合代表在华医学传教士参会。②

1886 年第 10 期的《教务杂志》还刊登了文恒理的文章。在文中，他首先表达了对于在华医学传教士人数已达一定规模且有良好基础却无相关团体的遗憾。他说：“在我们 60 余名在华男女医学传教士中间没有一个组织，无法交流思想和经验，无法感受同行间共同的脉搏跳动。当我们需要为边远地区的同行输送支持和力量时，却没有一个可以供血的中心。”于是他呼吁：“让我们组织起来吧。”③ 文恒理提议效仿基督教在华全国传教大会的方式，建立一个总会，出版定期刊物，互相交流思想。他建议每两年召开一次总部会议（即全国会议），在华北、华南、华中等区域分别建立较大的医学组织，它们和一些小的分会都属于学会总部的分支机构。他建议推选广州博济医院院长、医学传教士嘉约翰为学会的第一任主席。由于上海位于全国南北中心线的位置，最方便来自全国各地的医学传教士在此会聚，所以他提议于 1888 年在上海举行第一次学会总部会议（也是学会第一次全国性会议），并从此每两年召开一次，成为定制，开会地点可以在华东、华西、华南、华北等区域的中心城市，来自各分会的所有医学传教士都有权参加全国大会。关于学会机关报，他认为刚开始时规模小些较好，可以设为季刊，每期 40 页。他坚信，“当我们将自己当作有组织的科学事业的一员时，我们就可以为知识世界增添分量”④。由于早期出现的问题会决定学会的合作与运行质量，学会总部的行政人员要承担起学会规则和制度的起草工作，并将之送达每一位会员手中，搜集他们的意见，并形成最终决议。文恒理还建议创办一份中文医学期刊，以满足在华工作

① "W. R. Lambuth to Dr. Gulick," *The Chinese Recorder*, No. 11, 1886, p. 436.
② "J. M. Swan to the Editor of Recorder," *The Chinese Recorder*, No. 11, 1886, p. 436.
③ "H. W. Boone to the editor of Recorder," *The Chinese Recorder*, No. 10, 1886, pp. 398–400.
④ "H. W. Boone to the editor of Recorder," *The Chinese Recorder*, No. 10, 1886, pp. 398–400.

的需求。① 他说："让我们创办一份中文医学季刊，印行在中国的纸张上，分发给每一位中国医学生、医学助理和外国医务人员。我们要鼓励他们为这份中文期刊撰写文章，分享他们的观点和经验。"②

学会南京分会于 1886 年 9 月 4 日率先成立；③ 接着是上海分会，也就是博医会的总会，即上海医学传教会（the Shanghai Medical Missionary Association）成立。1886 年 10 月 23 日④，上海医学传教会第一次会议召开，选举格里夫斯为会长，文恒理为副会长，黎施德为秘书和司库；并指定人员初拟学会的规则和章程。⑤ 同年 10 月 30 日，两分会的章程得到认可。⑥ 在《博医会报》创刊号上公布的信息中，两分会合并为上海分会⑦。这一分会在随后的岁月中长期存在，可以说是博医会第一个成立并实际开展活动的分会。

高晞教授认为："1887 年 2 月《教务杂志》公布'中国行医传教会'（A Medical Missionary Association）成立，基于媒体发布的时间会晚于实际成立的时间，可以断定'中国行医传教会'实际成立时间应早于 1887 年 2 月 26 日。"⑧ 即便是 1887 年创刊的《博医会报》都没有明确讲清博医会的成立时间，这给确认博医会的成立时间带来了困难。但根据当时的情况，有理由相信，博医会的创立基本就是按照比必、文恒理等人尤其是文恒理的设计而成立的。或者说，尤其是文恒理的想法，代表了当时在华医学传教士较成熟的想法。成立在华医学传教士学术共同体越来越成为相关人士的共识，考虑到当时在华医学传教士分处全国各地，交通不便，博医会的成立，应该是在其总会——上海分会成立后，由他们起草学会规章制度草案，遴选学会行政人员名单，然后邮寄给他们所能联系上的在华医学

---

① "H. W. Boone to the editor of Recorder," *The Chinese Recorder*, No. 10, 1886, pp. 398 – 400.

② "H. W. Boone to the editor of Recorder," *The Chinese Recorder*, No. 10, 1886, pp. 398 – 400.

③ "Items and Notes," *CMMJ*, No. 2, 1887, pp. 162 – 163.

④ 关于博医会成立的时间，郭卫东等主编《近代外国在华文化机构综录》之"中华博医会"条，记为 1886 年 10 月 6 日（上海人民出版社，1993，第 82 页）。

⑤ "Medical Society," *The Chinese Recorder*, Vol. 17, No. 11, 1886, p. 442.

⑥ "Items and Notes," *CMMJ*, No. 2, 1887, pp. 162 – 163.

⑦ "Officers of the Medical Missionary Association of China," *CMMJ*, Vol. 1, No. 1, 1887. 有时又称"上海与南京分会"。见 "The Results of Election," *CMMJ*, No. 4, 1888, p. 182。

⑧ "Medical Missionary Association," *The Chinese Recorder*, Vol. 17, No. 2, 1887, p. 86. 参见高晞《〈博医会报〉与中国医学的现代化进程》，中国博医会编《博医会报》，"重印版序"。

传教士供他们投票，投票结果最终在创刊的《博医会报》上公布，构成了
博医会的行政机构框架和规则制度。从会报第一年的字里行间可以看出这
一运行模式。博医会应不是通过召开一次全国代表大会的形式宣告成立
的。不仅如此，文恒理设想的1888年召开全国代表大会的想法也没有实
现，博医会的第一次全国代表大会，也是于1890年3月19～22日，借着
基督教全国传教大会在上海召开之际，才召开自己的代表大会。也因此，
很多学者判断博医会的成立，都是以博医会上海分会——上海医学传教会
的成立时间为其起点。如王吉民与伍连德所著的《中国医史》（*History of
Chinese Medicine*）①、张大庆《早期医学名词统一工作：博医会的努力和影
响》② 等。

　　博医会的成立最初主要是为了参加国际医学大会，由于最初的会员人
数较少，分布较为分散，所以博医会早期的活动开展得很有限。至1887
年3月，有34位医学传教士提交了他们的选票，由于他们实际参与了博
医会的创建活动，所以他们和学会的行政人员一起，被认为是博医会最早
的会员。③ 他们代表了其时在中国、朝鲜、暹罗的70余名医学传教士。④

　　博医会在《博医会报》创刊号上正式宣布嘉约翰为第一任学会主席，
并决定每两年召开一次大会；又议定学会机关报为英文医学季刊《博医会
报》（*The China Medical Missionary Journal*）。⑤ 博医会宣称其目标是："一，

---

① K. Chimin Wong and Wu Lien - teh, *History of Chinese Medicine*, 2ed. , pp. 464 - 467.

② 张大庆：《早期医学名词统一工作：博医会的努力和影响》，《中华医史杂志》1994年第
　1期。

③ "Members of Medical Association," *CMMJ*, No. 1, 1887, pp. 47 - 48. 名单如下：A. P. Peck
　（裴志理）、Henry H. Porter（波特）、Mariana Holbrook（侯美丽）、A. W. Douthwaite（稻
　惟德）、J. C. Thomson（老谭约瑟）、John A. McPhun（麦克普）、John C. Stewart（施大
　夫）、Geo. B. Crews（珂医生）、W. R. Lambuth（蓝华德）、W. A. Deas（翟医生）、Mary
　H. Fulton（富马利）、Dugald Christie（司督阁）、V. C. Murdock（穆大夫）、H. P. Whitney
　（惠亨通）、Robert Tolliman（托利曼）、L. Howard King（郝维得，即王师母）、Mildred
　M. Philips（费医生）、P. B. Cousland（高似兰）、S. A. Hunter（洪士提反）、John Glasgow
　Kerr（嘉约翰）、R. C. Beebe（比必）、John M. Swan（关约翰）、W. E. Macklin（马林）、
　B. C. Atterbury（阿特波里）、Geo. A. Stewart（疑为 George A. Stuart，即师图尔）、William
　Riddel（应为 William Riddell，即烈威廉）、Roderick J. J. Macdonal（麦路德）、Jas. B. Neal
　（聂会东）、J. K. Mackenzie（马根济）、H. W. Park（柏乐文）、L. H. Gulick（古力克）、
　H. W. Boone（文恒理）、Elizabeth Reifsnyder（黎施德）、E. M. Griffith（格里夫斯）。

④ 见《中国行医传教会启》，*CMMJ*, No. 1, 1887, pp. 74 - 76。

⑤ 见 *CMMJ*, No. 1, 1887, 内封面。

在中国传播医学，加强各医学传教士之间在医治病患方面的互助与经验交流；二，总体上推进传教和医学事业的发展；三，加强会员之间的团结，维护协会权益，保证西医事业在华顺利发展。"①

博医会总会设在上海，最初拟设五个分会：华北分会，设于北京；武昌和汉口分会，设于武昌；上海和南京分会，设于上海；福建和台湾分会，设于福州；华南分会，设于广州。学会设主席一人，副主席五人，分别由五个分会会长担任。② 另设秘书和司库职位，还有一个由六名会员组成的监察部。所有这些职务最初都由博医会总会提出推荐人名单，由各会员以通信投票选举产生，每两年一选举。博医会主席负责主持学会会议，实施各项规章制度，任命各委员会委员，其职务不得连任。秘书负责学会日常的各种杂务。司库主要掌管学会所有的资金，并在每年的 6 月 30 日与 12 月 31 日向主席报告学会财政情况。③ 学会章程可以在正式大会上经由四分之三会员投票通过而修订。博医会规定所有入会的会员必须是被认可的正规医学院校的毕业生，加入传教差会并得到传教差会的资助和选派来到中国（或周边地区）。加入博医会须得到博医会老会员的书面举荐，并得到超过三分之二会员的同意方能加入。学会允许在中国之外的东亚朝鲜半岛、暹罗等地的医学传教士加入。④ 会员分三类：一类是正式会员（Active Members），即受传教差会派遣来华的医学传教士；第二类是荣誉会员（Honorary Members），即那些在华私人开业，不受任何差会派遣的医生；第三类是通信会员（Corresponding Members），主要是那些由协会选举出来的、不在东亚地区居住的世界其他地区的医学传教士。后两类会员没有选举权。⑤ 申请正式会员须交纳 1 美元的入会费，会员每年的会费是 2

①　"Constitution and By-Laws of the Medical Missionary Association of China," *CMMJ*, No. 1, 1887, p. 56.

②　"Constitution and By-Laws of the Medical Missionary Association of China," *CMMJ*, No. 1, 1887, p. 57.

③　"Constitution and By-Laws of the Medical Missionary Association of China," *CMMJ*, No. 1, 1887, pp. 58 – 59.

④　"Constitution and By-Laws of the Medical Missionary Association of China," *CMMJ*, No. 1, 1887, pp. 56 – 57.

⑤　"Constitution and By-Laws of the Medical Missionary Association of China," *CMMJ*, No. 1, 1887, p. 57.

美元，荣誉会员不用交纳会费。① 博医会强调入会会员必须是被认可的正规医学院校的毕业生，其对会员医生身份的重视表明了它在医学专业水平上的追求，以及对会员医务能力的重视；而它又强调入会者必须加入传教差会并得到传教差会的资助和选派来华，表明它坚持在华传播基督教的最终目标。博医会力求将自身打造成一个由医学传教士组成的医学职业团体。

　　会议规定了博医会的开会议程：①公布会员名单；②宣读上次会议的备忘录；③公布委员会决议；④选举新会员；⑤讨论会员提案；⑥各委员会和行政人员作报告；⑦书面交流和讨论；⑧口头交流；⑨其他未尽事宜；⑩新任务；⑪修订。会议规定会员准备论文、提交大会参展病案，应该在下一届会议正式召开前至少两个月通知同一课题的其他会员参与讨论。因为学会作为一个整体，每隔几年才召开一次会议，故多数讨论可以通过博医会会刊专栏完成。还规定在任何重要的提案付诸实施之前，主席和秘书应该发出征求意见函给每位会员，投票的结果主席和秘书有义务告知全体会员，有时主席和秘书可以通过会刊与会员联系。另外，学会章程的修订应由四分之三以上的选票通过才行。更改通知要在具体实施前两个月公布。②

　　博医会的成立，反映了医学传教士间的协力合作。他们可以在更广泛的领域内互相学习，交流经验，共同进步，从此教会医疗事业由各差会分散进行进入合作时代。另外，博医会的成立，尤其是《博医会报》的创刊，也为医学传教士们讨论各种问题提供了一个平台，面对布道传教士、差会等的批评与质疑，他们不再是沉默的一族，不再是少数的几个人抗辩，在事关他们切身利益的多个问题上，他们各抒己见，明确地表达自己的声音，以证明自己的工作不比布道传教士差。需要说明的是，正如前文所揭示的，截至1887年，来华的医学传教士不过164人，1887年尚在华的大约70人，且居住分散，相对于中国广袤的国土和众多的人口而言，他们可谓人数极少。在19世纪80年代的中国，最快速的通信方式是电

---

① "Constitution and By-Laws of the Medical Missionary Association of China," *CMMJ*, No. 1, 1887, p. 59.

② "Constitution and By-Laws of the Medical Missionary Association of China," *CMMJ*, No. 1, 1887, pp. 59 – 61.

报，但他们实际很少用到，主要是靠传统的通信；而其时中国的交通工具仍是牛车、马车、轿子、独轮车之类，在这样的条件下，依靠人数极少的同行，能够组织一个团体，并定期发行刊物，实属不易。当时上海的外国医学传教士较多，据估计，有十四五名，他们之间信息交流频繁，无疑在博医会团队组建过程中发挥了重要的带头作用。医学传教士们来华、离华多经由上海，这也为在上海的博医会总会发挥作用，加强与医学传教士间的联络，提供了某种便利。上海的医学传教士取代广州的同行，在全国性医学团体的组建中发挥重要作用，也显示出此时上海在全国中外贸易、文化交流中的中心城市地位。

博医会是近代中国最早的西医学术团体，也是当时中国唯一的医学专业组织，同时也可以说是近代中国最早的专业学术团体。① 专业人士聚集在一起成立专业团体是近代西方科学家进行活动和交流的一种重要模式，它发源于中世纪欧洲的行会组织，17 世纪成立的意大利西芒托学院（1657 年）、英国皇家学会（1662 年获国王特许成立，1645～1662 年为非正式组织）、法兰西学院（1666 年）是科学家成为一个独立职业后的第一批科学家的职业团体。柏林学院虽于 1700 年正式成立，但 17 世纪时已断断续续有一些实质性的科学聚会活动。② 这样的职业团体制定职业规范，代表并维护从业者的权益，也为他们从事职业活动和交流提供平台和保障。同时，这些职业团体吸收职业内的大量优秀成员为会员，拥有在该领域内的权威地位。该领域的从业者把能够成为此类职业团体的会员视为对自身职业地位与成绩的肯定。③ 医学传教士通过成立博医会的方式，在华直接移植了近代西方科学职业团体的组织与活动模式。

博医会与 1838 年成立的中国医务传道会虽然都有医学传教士参与，但有很大不同。首先，从两会的宗旨与目标来看，中国医务传道会虽然也鼓励并组织协助外国习医者来华充当医学传教士，传播医术，但主要是为了借行医宣传基督教，传教的色彩更浓；而博医会的目标主要着眼于医学

---

① 参见胡成《学术社群的自主与独立性之追求》，《读书》2010 年第 8 期。
② 可参见〔英〕亨利·莱昂斯《英国皇家学会史》，陈先贵译，云南省机械工程学会、云南省学会研究会，出版年代不详；〔英〕亚·沃尔夫《十六、十七世纪科学、技术和哲学史》（上册），周昌忠等译，商务印书馆，1991，第 64～84 页。
③ 史如松：《博医会研究：中国近代西医界职业活动模式的形成》，第 33 页。

的探讨与研究，辅助传教只是其目标中之一项。其次，正因为宗旨目标上的不同，两会参加人员也不同。中国医务传道会是由包括医学传教士、布道传教士、商人、驻华外国领事等组成的联合组织，它介于宗教与医学之间，更像是一个在资金、人员、技术、器材等方面促进、支持与管理在华医务传道工作的社会慈善机构、董事会组织。① 而博医会乃一医学专业组织，会员纯为来华医学传教士或从事医学工作者，其会员的纯粹性更高。最后，两会对于会员的身份资格要求也不同。在1926年前，博医会对会员身份的要求：一是必须是医学传教士；二是必须在医学高等院校接受专业教育与训练，获得一定的医学职称资格。博医会主要强调会员的专业业务能力，而医务传道则主要视会员向会内捐款数量而定："凡每年捐款十五元者得于捐款期内为本会会员，凡一次捐款至一百元者得为本会永久会员，凡一次捐款至五百元者得为本会永久董事。"②

二　规章建制草创：嘉约翰、文恒理主会时期（1886～1890）

博医会自1886年成立，到1932年与中华医学会合并，经历了近半个世纪的风雨历程，在巨变的中国政局和动荡的社会中因缘聚会，顽强地生存发展。其发展可以大体划分为四个阶段：1886～1900年为博医会在动荡局势中草创、缓慢发展阶段；1901～1914年，博医会因应清末民初新政教育改革对西医学的渴求，实现了自身的大发展；1915～1927年，在中国本土西医势力崛起的情况下，博医会积极寻求与中国本土西医团体、科学团体合作，在华推动西医学发展，扩大自身影响；1928～1932年为博医会的最后阶段。受其时中国国内"非基运动"、民族主义运动的冲击和影响，博医会从1925年开始转变策略，吸纳非教会籍的中国本土西医入会，所办医院和医学校在中国教育部注册，医生向中国政府登记注册，接受中国政府的资格审查，并进而在1932年与中华医学会合并，从而完成了由在华主导西医传播与发展到最终融入中国西医学发展的洪流并成为其中一部分的历程。

1886年博医会成立至1890年第一次代表大会召开，可以说是博医会

---

① 刘远明：《中国近代医学社团——博医会》，《中华医史杂志》2011年第4期。

② 孙逸仙博士医学院筹备委员会编《广州博济医院创立百周年纪念》，广州岭南大学铅印本，1935，第4页。

规章建制的草创阶段。在此阶段，博医会制定了协会的规则和章程，明确了自身的定位和目标，创办《博医会报》作为会刊，吸纳一部分在东亚的医学传教士加入其中，初步实现了在华医学传教士的联合。他们向《博医会报》投稿，发表研究论文，交流各地医学传教的经验，探讨医学教育或医院报告等问题。

1886 年博医会第一届会议选举嘉约翰担任第一任主席。嘉约翰，1824 年出生于美国俄亥俄州，美国北长老会传教医师。1853 年他奉派来华，接替伯驾负责广州眼科医院。该医院在第二次鸦片战争中被烧毁后，嘉约翰于 1859 年在广州南关重建医院并将其命名为"博济医院"，之后主持院务达 40 年，直到 1899 年辞职。随后他在广州芳村全心主持耗费他晚年大部分精力和心血的芳村精神病院，直至 1901 年 8 月 10 日因痢疾去世。主持博济医院期间，他在切除胆结石手术方面取得了巨大成就，赢得了很高的声誉，在华的其他外科医师无人能出其右。① 嘉约翰不仅是一位外科医术高手，还是医学教育和医学教科书编写的领头人。在嘉约翰的教导下，有 100 多位男女西医师从博济医院毕业，有 30 余本中文医学教科书被编写并在课堂上使用。这些教科书虽然质量参差不齐，但都很实用，很多甚至是其领域内唯一的中文教科书。因此当 1887 年博医会成立时，他被一致推举为第一任博医会主席。

嘉约翰主会时期，主要是于 1887 年发行了《博医会报》，英文名为 *The China Medical Missionary Journal*。实际上，关于创办会刊的讨论时间较早，在酝酿成立博医会之时，文恒理就讨论过创办学会会刊的事情，他说："一份 40 页的季刊，我们在上面讨论如何获得中国人的尊敬，如何用最佳的方式传播基督教义。我们可以搜集各地区同工的经验——当地的疾病信息与治疗方法，我们或许会为困扰当今世界顶尖医学家的某些问题提供数据信息。"② 1887 年蓝华德报告了医学传教士们协商后的会刊方案：名称为 *The Medical Missionary Journal*，仿照《中国评论》（*The Chinese Review*）的形式，每期 25~30 页，一年 4 期，会员资费 2 元/年。1887 年 3 月正式刊出时的会刊与设想有所不同，刊名也改为 *The China Medical Mis-*

---

① 可以参见王芳《嘉约翰与晚清西方医学在广州的传播（1853—1901）》。

② H. W. Boone to the editor of Recorder, *The Chinese Recorder*, No. 10, 1886, pp. 398 - 400.

sionary Journal。①

　　由于博医会早期会员较少、经费短缺，其主要工作是编辑《博医会报》和统一医学名词。前几任博医会主席都很重视《博医会报》的工作，都亲自兼任会刊主编或编辑。作为《博医会报》的首任主编，嘉约翰全权负责了1887 年第 1 卷、1888 年第 2 卷的编辑发行工作。此后直至 1901 年去世，他都是会刊的主要撰稿人之一。据统计，从 1887 年创刊至 1896 年，嘉约翰本人就为会刊撰写了 15 篇文章或报告。② 受他的影响，当时博济医院的老谭约瑟（Joseph C. Thomson）、富马利（Mary H. Fulton，1862 – 1927）、赖马西（Mary West Niles，1854 – 1933）等医学传教士也成为早期《博医会报》的主要作者。

　　《博医会报》最初设置栏目主要有："原创研究"（Original Communications）、"编读往来"（Correspondense）、"注释与释疑"（Notes and Queries）"社论"（Editorials）、"词条与注释"（Items and Notes，此后成为固定栏目）、医院报告（Hospital Report）等。1888 年增加"治疗信息"（Therapeutic Notes，此后成为固定栏目），1889 年出现"学会进展"（Society Proceedings，1889 年第 2 期后改为 Society Reports）、"医学进展"（Progress of Medical Science，后简称为 Medical Progress，成为固定栏目）。1895 年设"问答往来"（Queries and Answers）栏目，该栏目主要为照顾没有时间写长文的会员而开设，让他们有一个就自己在行医传教过程中遇到的各种问题相互交流的平台。③ 这样，博医会的各项工作逐步走向正轨。《博医会报》第一届编辑委员会由广州的嘉约翰，天津的马根济，上海的黎施德、古利克组成，古利克兼业务经理（Basiness Manager）。作者可以直接寄稿给分散各地的各位编辑，订阅则由古利克负责。④ 1889 年后，莱爱力（Alexander Lyall）、文恒理、阿特波里（B. C. Atterbury，北京）、何福善（Sydney Rupert Hodge）为《博医会报》第二届编辑委员会成员。

---

① "A Medical Missionary Journal," *The Chinese Recorder*, Vol. 18, No. 1, 1887, pp. 33 – 34. 高晞在《〈博医会报〉与中国医学的现代化进程》（中国博医会编《博医会报》，"重印版序"）一文中，对此有较详细的引用与分析。她考证道，《博医会报》实际出版时间应晚于 1887 年 3 月，因为《教务杂志》该年 4 月号还在预告《博医会报》即将面世，但杂志标识的第 1 卷第 1 期出版时间是：1887 年 3 月。

② 郑维江、刘远明：《嘉约翰与早期博医会》，《中华医史杂志》2016 年第 5 期。

③ "Queries and Answers," *CMMJ*, No. 1, 1895, p. 47.

④ "Notice," *CMMJ*, No. 1, 1887, 内封面。

1891 年起《博医会报》的编辑工作集中于上海，一直只有一位编辑马修斯（Percy Mathew），1894 年移至汉口，由何福善医生负责，1901～1903 年他出任博医会主席。1905 年《博医会报》改为双月刊后，始有两位编辑。①

创刊之初的《博医会报》公布了在中国、朝鲜和暹罗的 78 名医学传教士资料，对他们在三地的活动情况予以了整理和关注，这体现了当时西医学界及知识界将中国与其周边地区作为一个整体进行观察和研究的趋势，试图加强三地医学传教士合作。由此，博医会和当时由来华外人控制的中国海关海港检疫机构一起，成为那个时代中国连接东亚、东南亚甚至欧洲各国的医事、卫生机构的一环，与上述地区的医事、卫生机构一起，为该地区甚至世界的医疗卫生事业的发展作出贡献。

《博医会报》最初由上海别发印书馆（Shanghai：Kelly ＆ Walsh，Ltd.，The Bund）发行。别发印书馆是英国商人在上海开设的中国近代史上一个非常重要的印刷出版机构，创办于 1870 年前后。② 别发印书馆承诺出版和印发《博医会报》，出版书与收集订单，并在每年 3 月份的第 1 天向编辑部提交一份年度财务报告。最初博医会与别发印书馆签订协定有效期两年，在此期间，所有的通信、订购业务等，是直接与该公司联系的；双方的协定一直延续到 1895 年。《博医会报》1895 年第 3 期起由美北长老会的美华书馆（Presbyterian Mission Press）承印。美华书馆由美北长老会创建于 1844 年，是一家老牌基督教差会印书馆，除了承印《博医会报》外，博医会出版的许多书，也是由它出版印刷的。美华书馆与（上海）华美书馆不是一家出版社。华美书馆（Methodist Publishing Housein China）于 1862 年由美以美会创建于福州，原称美华印书局，1903 年与监理会联合，在上海创办联合书局——（上海）华美书局，原福州美华印书局成为联合书局的一个支局，改称为福州美华书馆。③

---

① 高晞：《〈博医会报〉与中国医学的现代化进程》，中国博医会编《博医会报》，"重印版序"。
② 别书印书馆也叫别发洋行，有关别发洋行的研究，目前很少，笔者目前所看到的最重要的一篇研究别发印书馆的文章是孙轶旻的《别发印书馆与近代中西文化交流》，见《学术月刊》2008 年第 4 期。
③ 参见中华续行委办会调查特委会编《1901—1920 年中国基督教调查资料（原〈中华归主〉修订版）》（下卷），蔡咏春、文庸、段琦、杨周怀译，中国社会科学出版社，2007，第 1229 页；李淑仁：《福州美华印书局简史》，福建政协文史资料委员会编《文史资料选编》第 5 卷《基督教天主教编》，福建人民出版社，2003，第 140～146 页。

　　博医会除选举嘉约翰为第一任主席外，还选举马根济担任华北分会会长，丹斯（W. A. Deas）任武昌和汉口分会的会长，文恒理任上海分会会长，惠亨通（美部会）任福建及台湾分会会长，莱爱力任广东分会会长；随后，南京分会与上海分会合并。选举在上海的格利弗斯为学会秘书兼司库，选举阿特波里、稻惟德（内地会，烟台）、梅藤更（英国圣公会，杭州）、比必（美以美会，南京）、马格利斯（A. L. Macleish，厦门）、云仁（Charles Wenyon，广州）为审查部委员。当选者都是当时在华非常活跃的医学传教士。1888 年秋，学会执行秘书兼司库改换为格尔（M. Gale）。

　　由于博医会采取以会员交纳会费作为最终入会的标志，所以创会的 34 人最后以交纳会费的形式成为会员，最早一批正式加入博医会的会员有嘉约翰、文恒理、何福善、比必、高似兰、柏乐文、关约翰、赖马西、富马利、老谭约瑟、聂会东（James Boyd Neal, 1855－1925）、梅藤更、马根济、司督阁等，共 29 人。① 第二批交纳会费正式加入博医会的有稻惟德、惠亨通、纪立生、莱爱力等，共 16 人。②

　　对于促使博医会创立的 1887 年国际医学大会，博医会派遣的参会代表经历了一番变化。由于最初选举出的伯驾和马根济因事不能参加，文恒理、莱爱力与马卡提（Mccartee）代表博医会参加国际医学大会。③

　　根据博医会规定，1888 年底选举文恒理为博医会第二任主席、阿特波里为华北分会会长、何福善为武昌与汉口分会会长、梅藤更任上海和南京分会会长、惠亨通任福建及台湾分会会长、嘉约翰任广东分会会长。选

---

① 名单如下：古利克（L. H. Gulick）、柏乐文、格里夫斯、关约翰、赖马西、富马利、老谭约瑟、康兴利（或作康兴丽、麦医生，Henry Martyn McCandliss）、嘉约翰、文恒理、何福善、比必、高似兰、烈威廉（W. W. Riddell，应为 W. Riddell）、丰约翰（J. F. McPhun）、阿特波里、珂医生（G. K. Crews，应为 G. B. Crews）、马根济、薛清（Herbert Hickie）、聂会东、梅藤更（David Duncan Main）、麦克唐纳（R. G. McDonald）、亨特（J. W. Hunter）、颜大辟（D. Grant）、麦克利什（A. L. Mcleish）、穆大夫（V. C. Murdock）、罗著志（Geo. Yardel Taylor）、司督阁、武成献（J. Russel Watson）。见 "Offcial Notices," *CMMJ*, No. 2, 1887, p. 128。

② 名单如下：稻惟德、康美仁（Jas. Cameron）、惠亨通、雷腾（B. van. Someren Taylor）、普雷（Susan Pray）、黎施德、翟医生（W. A. Deas）、纪立生、郎大夫（音译，原文写作 J. C. R. Lang，疑为 John Lang，即莱约翰）、闵大夫（C. P. W. Merritt）、斯图尔特（音译，原文写作 G. A. Stewart，疑为 G. A. Stuart，即师图尔）、柯达（Eward George Horder）、费医生（Mildred M. Philips）、毛理（或作毛粹章，Arthur Morley）、莱爱力、甘医生（Mary Gale）。见 "Items and Notes," *CMMJ*, No. 4, 1887, p. 315。

③ "Official Notice," *CMMJ*, No. 1, 1887, p. 55.

举格尔为学会秘书兼司库；比必、聂会东、马格利斯、云仁、罗伯茨（Fred. C. Roserts）、老谭约瑟为审查部委员；莱爱力、文恒理、阿特波里、何福善为《博医会报》编辑，马帕里随后任助理编辑。①

在博医会早期发展史上，文恒理和嘉约翰一样，都是博医会的核心人物。这不仅表现在他发起组织了博医会，还在于他积极推动博医会各项工作的开展，代表博医会参加国际医学大会，在会议上宣传中国博医会，并在返华后将国际医学大会的精神和成果及时通报给博医会成员。他是美国圣公会早期来华传教士文惠廉（William Jones Boone，1811－1864）之子。童年时，他由父亲带着住在上海，在美国学成后，于1880年以医学传教士的身份重返上海，并长期居住于此，服务于美国圣公会。之后30年他主要经营同仁医院。他是中国博医会的发起人，也是服务时间较长的会员之一，福州的惠亨通、天津的王师母（即郝维得，Mrs. L. H. King）、汕头的莱爱力、台湾的安德森（Peter Anderson）服务时长和他差不多。他对医学教育非常感兴趣，早在1880年就在上海开展医学教育工作，是上海圣约翰书院建立后的医科主任。1910年5月，他因长期的慢性支气管疾病返美，住在加利福尼亚的圣贝纳迪诺（San Bernardino）②。1925年，文恒理逝世。

1890年，第十届国际医学大会在柏林举行，博医会此次增加了参会人数，派圣公会的泰勒（Von S. Taylor）和梅藤更、大英长老会的马格利斯、苏格兰长老会的司督阁、美国长老会的派克（A. P. Peck）和洪士提反、美以美会的丹斯、美国女公会的黎施德为代表参加会议，向大会报告博医会及在华医学传教士的工作。

为了扩大博医会的影响，博医会1890年开始与《格致汇编》（The Chinese Scientific and Industrial Magazine）合作，主要用中文为该刊撰写关于医学及相关方面的文章，以此作为自己与中国人交流之媒介。这也是博医会在独立创办会刊前的过渡尝试。

1890年3月19~22日，借着全国传教士大会在上海召开之际，博医会召开了第一次全国代表大会。会议由主席文恒理主持，何福善为秘书。会上，医学传教士们讨论了医学传教士与医学职业的关系、医学传教士对中国医药的使

---

① "The Results of Election," *CMMJ*, No. 4, 1888, p. 182.
② "Dr. H. W. Boone," *CMJ*, No. 2, 1911, pp. 120－121.

用、对中国人进行医学教育、医学名词统一等重要问题。会议最终选举莱爱力为博医会下任主席，副主席由各地的分会会长兼任，分别是华北分会的罗伯茨、武昌和汉口分会的莫来（A. Morley）、南京分会的比必、福建和台湾分会的泰勒、广东分会的富马利，何福善担任名誉秘书（后因其回国修养，由他人代其职），纪立生任名誉司库（后辞去，由在上海的马帕里担任实际的司库职务），丕查德（E. T. Pritchard）、温顺（T. R. Watson）、葛朗特（D. Grant）、富克理（K. C. Woodhull）、马林（W. E. Macklin）、关约翰任审查部委员，马帕里任会报编辑。会议最终决定：①成立名词委员会，由高似兰、稻惟德、维纲卿（William Wilson）、博恒理（Henry Dwight Por-ter, 1845–1916）、洪士提反和嘉约翰任委员，规定名词委员会应与教科书委员会保持协商，但应维持自己的独立性，这是博医会在谋求建立统一、标准的医学名词道路上迈出的第一步；① ②成立反鸦片委员会，由嘉约翰、莱爱力、瓦遵（J. R. Watson）② 任委员，三人委员会负责撰写一本治疗鸦片瘾的英文小册子，以便更好地在华开展鸦片治疗工作；③成立中医药调查委员会，其每年的调查结果都将刊登在会刊上，组成人员为稻惟德、聂会东、维纲卿、老谭约瑟、柏乐文；④成立医学传教促进委员会，敦促并强烈请求各母会在广大的华中每一地区，派出两名医学传教士开展工作，该委员会组成人员为稻惟德、富克理、黎施德、阿特波里、老谭约瑟、莱爱力、罗伯茨；⑤成立疾病调查委员会（Collective Investigation of Disease）；⑥成立不合格的传教士与本土助手培训委员会（The Relations of Non-qualified Missionaries and the Recognition of Native Assistants）。③

会议还作出以下决议。①接受国际医学大会的邀请，并与其互换出版物和交流通信。④ ②当一届委员会组成人员名单在会刊上公布后，除非审

---

① P. B. Cousland, "Medical Nomenclature in China," *CMMJ*, No. 2, 1905, p. 54.

② 瓦遵的译名为暂定，因为不确定其是不是被称为瓦遵、华医生的 James Watson。James Watson 为英国医师，1865 年前后来华。

③ 在《博医会报》1895 年第 3 期的编者按中，编者反思五年来博医会各项工作进展缓慢原因时，明确指出 1890 年成立了⑤、⑥两机构（参见 "Editorial," *CMMJ*, No. 3, 1895, p. 151），但笔者翻检 1890 年的大会记录（"Business," *CMMJ*, No. 3, 1890, pp. 209-210.），并无此机构的成立情况，是否一时疏漏未查到，暂时不敢确认，故此处暂存此机构，以待查考。

④ "Business," *CMMJ*, No. 3, 1890, p. 208.

查委员会提出反对意见，否则这届委员会将被认为是得到认可的。而当审查委员会提出反对意见时，学会主席为了便于进一步咨询可采取措施延期重新选举。① ③《博医会报》的编辑应为博医会的行政组成人员。④会议鼓励所有医学工作者、医生和医学传教士向美国芝加哥市纽伯利图书馆投递他们感兴趣的任何医学论文、医院报告、医院数据和医学期刊，以为正在建设的全球医学参考图书馆服务。任何感兴趣者可与美国芝加哥市 La-salle 大道 375 号上述图书馆布莱福（E. W. Blatchford）理事联系。同样也欢迎他们向美国哥伦比亚州华盛顿海陆军博物馆投递医学论文、医院报告、医院数据和医学期刊。⑤为了保证编辑报告的统一性，将采用英国皇家内外科学院的疾病分类方法。①、④、⑤三点决议，反映了博医会和在华医学传教士试图加强与西方世界的医学联系，将在华的医学活动与西方母国的活动联系起来，成为西方国家构建整个世界疾病、医学知识体系的一部分，呈现了其在华医学活动的依附性特征。

1890 年博医会各项决议的确定和各委员会的成立，为会员们今后的工作指明了方向，明确了工作职责；也初步建构了博医会 46 年发展历程中的组织机构，成为后来中国人建立自己的医学组织机构的初步模型。

三　动荡中缓慢发展（1891～1900）

在 1890 年会议确立了博医会的主要目标和活动内容之后，分布在各地的会员在他们各自的医务活动之余，开始有条不紊地按照博医会的要求开展各项工作。但是，不得不承认的是，1891～1900 年，博医会的发展非常缓慢，各项工作收效甚微。这一方面是由于当时中国社会动荡的形势；另一方面是因为博医会的影响还比较小，部分会员工作懈怠。

博医会成立于来华传教事业大发展之际，基督教在这一时期逐步由沿海向内地推进，但这一时期也是全国各地反教运动风起云涌、教案频发的时期。各教派，不管是新教还是天主教，面对中国对外开放教禁的大好形势，纷纷派遣传教士入华传教。但由于中外文化、宗教习俗不同，加之基督教在近代是借着西方殖民侵略者的炮火传入中国的，中国普通民众往往将基督教传教士与西方的侵略者等同视之，一概称为"洋鬼子"，在猜忌

---

① "Business," *CMMJ*, No. 3, 1890, p. 210.

和谣言盛行的氛围中，往往会产生对基督教传教士包括对医学传教士的敌对情绪，从而引发敌对行为。另外还由于这些传教士层次不一，有些传教士为了在华传教和拉人入教，仰仗治外法权而罔顾刑法、包揽词讼、徇私舞弊、强占土地等，严重干扰了中国的司法独立，也形成了很多为入教而入教的"吃教者"，严重损坏了基督教的在华形象，引起了中国社会的很多不满和反抗，这也就是通常所说的"教案"。关于近代教案的具体次数，不同的统计方式得出的结果不同，顾长声认为有 400 余起，[①] 廖一中、李运华在《论近代教案》一文中定为 1639 起；[②] 陈银昆以《教务教案档》为资料来源，辅以中国官方文书、私人记载、报纸，以及西人之记录、教会出版物等，统计为 811 起，其中不包括义和团运动时期所发生的教案；编于 1933 年的《教案史料编目》认为有 354 起。但不管怎么计算，都可以看出，教案大部分集中于 19 世纪的最后 30 年，基本上呈基督教在华发展越深入，其与中国社会的矛盾就越尖锐，教案就越频发的趋势，冲突的最高潮就是"义和团运动"。虽然义和团运动之前，反教运动还只是在全国各处零散、频繁地发生，但也有如周汉反教案那样波及面很广、给传教士们带来极大恐慌的案例，且反教势力处于一种逐渐积聚、酝酿爆发更大冲突的状态。在这种情况下，医学传教士们为求自保而谨慎行事，尽量低调，同时也有一些来华医学传教士信念并不坚定，或身体欠佳，处于不断的来华、离华返国的状态中，这从博医会行政人员的任职也能够看出来。很多行政人员的任职并不稳定，经常因为有人归国或去世而需要推举新的人选补充上去。如名词委员会成立后不久，洪士提反便离华回国了，接着稻惟德和嘉约翰于 1899 年和 1901 年相继去世，博恒理一直身体欠佳，而维纲卿则对工作不甚热心，实际上仅有高似兰一人在坚持工作。[③] 在这种情况下，博医会的很多工作无法充分展开，自在情理之中。虽然教案主要发生于天主教徒与普通民众之间，但也严重损害了新教在华人心目中的形象，尤其是对于一些轻信谣言、不明就里盲目排外仇外者来说，更是如此。

　　博医会成立之时，虽然基督教在华处于便利之门大开、医学传教及传教

① 顾长声：《传教士与近代中国》，第 136 页。
② 廖一中、李运华：《论近代教案》，载吴金钟等编《近代中国教案新探》，黄山书社，1993，第 7 页。
③ P. B. Cousland, "Medical Nomenclature in China," *CMMJ*, No. 2, 1905, p. 55.

事业迅猛发展之际，来华各差会纷纷派遣医学传教士来华辅助传教工作的开展，但由于来华的医学传教士分属不同的差会，又分散于中国辽阔疆域的各地，他们之间的联系交流比较困难。很多医学传教士对博医会认识不多，即便是有心加入，也因为联系不便而未能及时如愿。分处于各地的医学传教士既对在中国这样的环境下博医会到底能发挥多大的作用表示怀疑，又因为其在日常的工作生活中要应对繁忙的医务活动而无心他顾。

这一时期，博医会的各项工作非常依赖一些热心会员的个人努力，会务及学会领导成员的选举也主要是依靠通信的方式协商解决，耗费时间长，效率低下；一些工作往往因为这些成员的个人因素而陷于停顿。面对中国广袤国土中不断拓展的传教区域，大多数会员热衷于将主要精力放在个人在各地的医学传教事业，他们乐于在新的拓展区开辟医学传教的新局面，而对博医会的集体事业，还未上升到足够的认识高度，这就使博医会在1890年提出的各项工作目标都进展缓慢。正如惠亨通在对过往的《博医会报》进行仔细分析后所揭示的那样，十卷的《博医会报》中，415篇文章是由113位作者写成的；其中的127篇文章，即超过1/3的文章是由8个人写的；超过2/3的文章是由34位作者写的。或者换一句话说，8位作者贡献了1/3的文章，26位作者贡献了另外的1/3，79位作者贡献了最后的1/3。[①]

在《博医会报》1895年第3期的"编者按"栏目中，编者反思了博医会成立以来各项工作成效甚微的原因，认为主要有以下几点。其一，各委员任务繁重，加上通信条件很差和相隔较远，各委员会很难在较短时间内做出任何决议。其二，同一个人，参与了太多委员会的工作。比如有一人甚至参与了四个委员会的工作，有三人参与了三个部门的工作，考虑到他们自身繁重的医务工作，博医会各委员会众多的工作落在一个医学传教士身上，再好的工作也无法很好地完成就不难理解了。其三，各委员会委员分布极为分散。这样使得成员之间的联络变得很麻烦和烦琐，尤其是所

---

① 惠亨通认为这种现象很不正常，因为医学传教士都非常忙，将这样的文章写作比例加在少数人身上，实在不合理，因此学会有必要扩大《博医会报》作者的数量。惠亨通认为，中国是一个幅员辽阔的国家，各地情况不一，学会需要听到来自全国各地的声音并互相帮助，因此需要扩大《博医会报》的作者人数。惠亨通认为培养中国自己的医学生并使其成为全国各地医护工作的主力，也是学会在中国工作最主要的目的之一。H. T. Whitney, "President's Address," *CMMJ*, No. 1, 1897, pp. 1 – 3.

有的工作都只能通过通信方式完成，这样就使得工作很难开展下去。其四，列名各委员会的委员们没有进行有效的协商。有时，在当事人并未与会的情况下就将其选为委员，这样，如果他们对所要担负的工作兴趣不大，就很难取得有效的成果。委员会从事的工作中只有极少数是大众有足够兴趣的，而博医会却未将此有限的兴趣加以利用起来。最后，委员会只有在某种特定情况下才委任一名主任[①]，且大多数委员会并未将会议决议内容记录下来，所以很多情况下各部委员并不清楚自己的职责所在。这样，就导致了各委员会成果甚微。在各个委员会中有主任、有会议摘要记录下来的只有名词委员会，这也是这些年来唯一做过一些实质工作的委员会。[②] 基于以上情况，为加强管理，更有效地开展工作，博医会最后做出决定：①博医会主席主管除名词委员会和中国医药委员会之外的所有委员会的问题；②在各委员会中任命一名主任管理会务，以使大家及时明了职责所在；③主任负责管理他们的委员会，辞掉不能胜任的委员和自愿想离开者。[③]

1900 年，《博医会报》发表评论文章，总结反思博医会在以往的岁月中没有迅速壮大的原因。文章认为主要原因是博医会没有积极宣传、动员新来者加入博医会，致使 100 多位，即 2/5 的在华医学传教士没有订阅会刊，没能与这个在华唯一的医学传教组织取得联系。因此他倡导在今后引导新的来华医学传教士加入博医会。[④]

这一时期，博医会行政人员构成见表 1 - 3。

表 1 - 3　1886～1900 年博医会行政人员构成

任期	主席	副主席	审查部委员	秘书兼司库	会刊编辑	其他
1886～1888	嘉约翰	华北分会马根济、武昌和汉口分会丹斯、上海与南京分会文恒理、福建及台湾分会惠亨通、广东分会莱爱力	阿特波里、稻惟德、梅藤更、比必、马格利斯、云仁	格利弗斯		

① 博医会下属专业事务性机构，包括委员会和理事会的负责人称为"主任"，分会负责人称为"会长"。
② "Editorial," *CMMJ*, No. 3, 1895, pp. 151 - 152.
③ "Editorial," *CMMJ*, No. 3, 1895, pp. 152 - 153.
④ "Why Does the Association Not Grow More Rapidly," *CMMJ*, No. 2, 1900, p. 113.

续表

任期	主席	副主席	审查部委员	秘书兼司库	会刊编辑	其他
1889～1890	文恒理	华北分会阿特波里、武昌与汉口分会何福善、上海和南京分会梅藤更、福建及台湾分会惠亨通、广东分会嘉约翰	比必、聂会东、马格利斯、云仁、罗伯茨、老谭约瑟	格尔	莱爱力、文恒理、阿特波里、何福善、马帕里	
1891～1893	莱爱力	华北分会罗伯茨、武昌和汉口分会莫来、上海和南京分会比必、福建和台湾分会泰勒、广东分会富马利	丕查德、温顺、葛朗特、富克理、马林、关约翰	何福善任名誉秘书（后改为他人）、纪立生任名誉司库（后改为马帕里）	马帕里	
1893～1895	稻惟德	华北分会罗伯茨、上海分会文恒理、武昌和汉口分会莫来、广州和华南分会富马利、福建和台湾分会法米（A. Fahmy）	阿特波里、葛朗特、马卡林、关约翰、瓦遵、富克理	何福善任秘书，纪立生任司库		
1895～1897	阿特波里	华北分会玛法林（S. S. Mcfarlane）、上海分会马帕里、武昌和汉口分会笪达文、广州和华南分会云仁、福建和台湾分会法米	维纲卿、师图尔（George Arthur Stuart）、富克理	文恒理［后改为谭臣（John C. Thomson），1896年改为比必］、黎施德任司库（后改为马林）		禁烟事宜由嘉约翰、梅藤更、稻惟德和何福善负责
1897～1898	惠亨通	华北分会聂会东、上海和南京分会马林、广州和华南分会高似兰、福建和台湾分会布里斯（Bliss），武昌和汉口分会暂缺	纪立生	比必任秘书，梅藤更任司库	师图尔	
1899～1900	比必	黎施德		梅藤更（后改为师图尔）	师图尔，后为聂会东	文恒理任博物馆馆长［后改为林嘉连（Charles S. F. Lincoln）］

　　资料来源：笔者根据博医会会员通过通信投票选举、在《博医会报》上公布的选举结果整理而成。一般这样的选举结果刊登在《博医会报》的内封上。

这一时期，博医会的规章制度做了部分修订。1897 年，博医会修订学会章程，除了规定以后退休的博医会主席，自动成为学会的荣誉副主席外，主要修订内容有以下几点。①新加入的博医会正式会员须毕业于被认可的正规医学院校，并有差会提供的资助证明。他只有在获得至少一名会员的提议并经大多数会员投票通过，且名字被写入会章或被选备案时才能成为正式会员，并承担相关责任和义务。②学会管理层由一名主席、一名副主席、一名秘书、一名司库、一名编辑、一名博物馆馆长组成。所有这些成员由大多数会员选举产生，每两年选举一次。这些管理者有权从自己的团队成员中或学会积极分子中选出自己的执行委员会填补职位空缺，并可以就任何有关学会利益的事务提出自己的提案。③所有的提案必须由提案人签名，然后再直接交给学会总会或在会刊上发表。④博医会举行例会期间，在主席和副主席均缺席的情况下，会议可以选出自己的执行主席。⑤博医会将在会刊上通报新会员的当选，记录三种类型的会员，并每年在会刊上刊登会员名单。①

《博医会报》1896 年第 4 期刊登了广东汕头高似兰医生的来信。在信中高似兰指出，随着医院中行医的中国本土西医数量的增多，创办一份中文版医学传教杂志的重要性日益明显。这些人大多毕业于教会医学校，他们分散各处，没有什么能将他们联系在一起，没有什么相互交流的方式，对于其他同行如何生活、是什么维持并鼓舞着他们的生活，这些人一无所知。因此一份反映他们的旨趣、能够使他们共同参与并认识到自己工作重要性（不管是在宗教上还是在科学上）的刊物就成为必需的了。这起码可以提升他们探索科学的积极性，而不至于稍有所学就急着去开业赚钱；同时也可以防止在教会医院里学完医的这些中国医学中坚成为异教的信奉者。②

高似兰的提议获得惠亨通的认同。1897 年惠亨通在当选博医会的就职演说词中就提出，学会当下所要解决的任务除了补选学会部分行政人员外，第一，要尽早完成一部英中医学词典；第二，出版一份中文医学期刊；第三，尽量支持《博医会报》的发展，尽所能地将其办成一份有价值的医学传教杂志；第四，扩大学会的代表人数，使《博医会报》能够真正反映在华医

---

①　"Constitution and By-Laws of the Medical Missionary Association of China," *CMMJ*, No. 3 - 4, 1897, pp. 279 - 281.

②　P. B. Cousland, "A Medical Missionary Journal in Chinese," *CMMJ*, No. 4, 1896, p. 281.

学传教发展情况，推动学会在华各项事业的开展，尤其是推动在华医学教育事业的发展。① 他的演说词明确表达了对于出版中文医学期刊和编辑中英医学词典的支持。

其实，1880 年嘉约翰就创办过一份中文季刊——《西医新报》，但没有长期坚持下去。② 高似兰本人此前对此也很感兴趣并做了一些准备工作，但没能办成。实际上，创办中文医学期刊的议案在此后博医会的议程里又多次提起，但最终都没有办成。这一方面是博医会成员对于在华创办中文医学期刊的必要性认识不足；另一方面也反映了当时中国本土西医人才培养的不足，使这些外来的、对中文和中国医学词汇语言掌握并不算好的医学传教士们感到无从依靠，无法创办一本符合中国人语言习惯的专业期刊。创办中文医学期刊有赖于中国本土西医群体的进一步发展。经过多年的筹划和协商，虽然博医会先是借《格致汇编》发表中文医学文章，后又支持博医会会员在地方上创办中文医学刊物如嘉惠霖（William Warder Cadbury）于 1912 年在广州创办《中华医报》，山东齐鲁大学医科 1921 年创办《齐鲁医刊》，但筹议中的《博医会报》中文版最终没能办成。对此，高晞教授认为，"创设中文刊物是西人探索西医知识中文化迈出的重要一步，其创办过程举步维艰，究其原因：一方面是受制于西方医生在传播西医知识上的保留意识；另一方面又遭遇华人西医的突然崛起，西方医生在华的学术空间受到挤压，最终丧失学术话语权"③。高晞教授还试图从科学期刊史的角度对这一问题进行解读，认为科学原创（创新）和思想对话是科学期刊存在的两大基本要素，而"博医会从未设想过其中文医刊可以如英文版一样，为中国医学家或医生提供一个科学思想与成果交流的平台，西方医生对科学传播中文化的认知局限或保留意识，让中文医刊永远处在待

① H. T. Whitney, "President's Address," *CMMJ*, No. 1, 1897, pp. 1 – 3.
② 高似兰 "A Medical Missionary Journal in Chinese"（*CMMJ*, No. 4, 1896, p. 281）一文的记述有误，嘉约翰创办的中文医学期刊原称《广州新报》，后改为《西医新报》。该刊为季刊，创刊于 1880 年，出至第 8 号而止，并非其文中记载的八年前，即 1888 年创刊。
③ 高晞：《未竟之业：〈博医会报〉中文版的梦想与现实——清末民初传教士西医知识中文传播的探索与局限》，《四川大学学报》（哲学社会科学版）2018 年第 1 期。该文对于博医会成员出版中文医学期刊的努力与失败过程有非常详细的揭示。

机状态"①。笔者对此解释深表认同。同时认为，在博医会早期，主要是在华医学传教士人数较少，居住分散，多数医学传教士对于博医会的工作并不太上心，客观环境导致了初期《博医会报》中文版的筹划推进工作屡屡受阻。而到了20世纪，在西医引领世界医学发展的情况下，来自西方的在华医学传教士在理性上有创办中文西医期刊以扩大西医在华影响、达到借医传教目的的诉求，但从情感和潜意识上，除了博医会的领导层和正在从事西医书中译的医学传教士外，无人愿意去做此吃力不讨好的向中国人普及西医学知识的工作，其追求医学学术进步、争取在医学学术上有所创见的心态，阻碍了西医学知识传播中文化的步伐。而这一工作的实现，还需要中国籍西医队伍的成长和自觉意识的觉醒。也即，在中国西医群体迅猛增长的情况下，大多数在华医学传教士选择顺应西方医学发展潮流，追求医学的科学化和专业化，而非选择在华迎合中国人的需求，普及医学甚至平等地向中国同行用中文介绍西方医学发展前沿，导致酝酿多年的中文版《博医会报》胎死腹中，未能真正落地。

这一时期，值得注意的是1897年石美玉（Mary Stone，1872－1954）和康爱德（又名康成，Ida Kahn，1873－1931）两位中国籍医学传教士加入博医会并成为正式会员。她们和金韵梅（Yamei King，或写作 Y. May，Kin，1864－1934）、许金訇（Miss Hü King－eng，1865－1929）等，是我国第一批留美习医学成归国的女医生，也是我国第一批女留学生；同时她们又是我国第一批职业女性。② 她们之所以能够在男尊女卑的中国封建社会甚至在当时西方社会女性习医也属凤毛麟角的情况下（在美国，女性习医在19世纪八九十年代才开始被正式认可）成长为一代女医生，得益于个人和家庭的特殊性。一个很明显的因素是，她们四人受从小生活的基督教徒家庭环境影响，都未缠过脚，这是她们从事日后职业的必要身体条件。女孩子不缠脚，在当时的社会条件下是要承受很大压力的，可以说，

① 高晞：《未竟之业：〈博医会报〉中文版的梦想与现实——清末民初传教士西医知识中文传播的探索与局限》，《四川大学学报》（哲学社会科学版）2018年第1期。
② 关于金韵梅、石美玉、康爱德、许金訇等人相关情况及其中英文名字的问题，可以参看笔者《金韵梅与甲午中日战争红十字会救援辨——兼谈近代中国人名的英文回译问题》，《社会科学》2014年第10期。

石美玉、康爱德和许金訇都是在邻里的讥讽、嘲笑下长大的；而金韵梅，则主要因为跟着养父母麦嘉缔夫妇在日本长大，避免了这一尴尬。① 在她们学成归国之后，由于美国新教传教方式的改变和中国维新运动的发展，她们作为女性习医的事迹被教会和中国的维新人士大为宣传，教会将她们描述为在华成功传教的典型，维新人士也借她们来说明中国妇女拥有与男子同样的智力，她们的事迹广为传播。

不过，在她们成为成功女医生的同时，她们自己却不是从现代意义上的自我价值实现来看待她们不寻常的生活方式，而是从本质上把它看成是女性当做、能做的，同时也自认是在履行基督徒的职责。应该说，她们的这种自我身份认同的形成是民族、性别、宗教和职业等多种因素的综合。② 尤其需要指出的是，她们的看法在很大程度上受到当时美国在华女传教士亚文化的影响。通过对19世纪和20世纪之交在华美国女传教士的研究，简·亨特尔（Jane Hunter）指出，这一亚文化的"核心价值"是女性的同情心，乐于奉献是其最典型的表现形式；对自己，则崇尚"克己"，而非自我实现。作为这一亚文化的体现者，美国女传教士们把在"异教徒国家"教育儿童和看护病人视为对人类的服务。即使在工作中体验到独立、地位和权力，她们也是以自我牺牲的语言来表达自己的满足，以这种方式保持他们与传统女性道德的一致。③ 而林美玫在《妇女与差传：19世纪美国圣公会女传教士在华差传研究（1835—1900）》一书中将这一亚文化直接与19世纪美国盛行的"纯正妇女意识"和"妇女性别空间"这两个概念及理论对接起来，将其引入大批美国妇女为何从事教会工作的理性思考中，为我们认识美国女传教士及其抚养大、影响下的中国女孩子的传教、医务传教提供了一个新的解释路径。④ 所谓"纯正妇女意识"，总的来说

---

① 此处关于金、康、石、许这中国第一代女医生的论述，主要参考〔美〕叶维丽《为中国寻找现代之路：中国留学生在美国（1900—1927）》（周子平译，北京大学出版社，2012）一书相关章节（第110～145页）。

② 〔美〕叶维丽：《为中国寻找现代之路：中国留学生在美国（1900—1927）》，周子平译，第120页。

③ Jane Hunter, *The Gospel of Gentility*, New Haven, Conn.: Yale University Press, 1984, chapters 2 and 3.

④ 林美玫：《妇女与差传：19世纪美国圣公会女传教士在华差传研究（1835—1900）》，社会科学文献出版社，2011，第22页。

就是 19 世纪流行于美国的一种妇女意识，为当时的妇女杂志、宗教刊物所广传和倡导，其基本思想有四点：虔诚（Piety）、纯洁（Purity）、服从（Submissiveness）和爱家（Domesticity）。[①] 女医生们自幼与作为师长的美国女传教士们接触，此后又一道共事，这一亚文化对她们有潜移默化的深刻影响。从这四位女医生以后的行为来看，她们基本上都认同并在实践中践行了这一独特的女性文化。这对她们来说既意味着解放，也意味着束缚。虽然在自身生活中她们都已大大拓宽了传统女性的活动领域，但她们坚守"通常女性的德行"，看不惯年轻一代激进的、"非女性"的行为。[②] 她们把性别看作女性的首要特征，认为在中国 20 世纪初出现的女子参政和从军现象违背了女性的本质。这些在教会眼里代表了道德稳定和有序进步的女医生们，对小她们一辈的越来越重视女性政治权利和两性平等的中国女性来说，并未能起到进一步的模范指导作用。[③]

然而，她们的"女性的德行"并不是通过"通常的"家庭生活体现的，除了金韵梅，其余三位都未结过婚。她们的生活方式受到了美国独身女传教士的影响，这一群体 20 世纪初在传教士群体中呈增长趋势。女医生们的这一选择代表了一类新的中国女性，她们选择职业生涯而不是婚姻。[④] 从这种意义上说，职业成为定义她们身份角色极其重要的因素，是她们自尊和生活意义的主要来源。与事业相关的是活动空间，家庭已不再是限定和约束她们的场所。她们离开家庭，进入医院、课堂、办公室等公共领域。[⑤] 这或许可以认为是她们作为第一代的职业女性在事业和家庭的取舍上所面临的带有时代性的困惑和挑战。

这一时期，博医会成员还积极参与社会救助，在实际行动中塑造自身良

---

① Barbara Welter, "The Cult of True Womanhood: 1820 – 1860," *American Quarterly*, Vol. 18, No. 2, 1966, pp. 1, 152. 转引自林美玫《妇女与差传：19 世纪美国圣公会女传教士在华差传研究（1835—1900）》，第 22 页。

② 〔美〕叶维丽：《为中国寻找现代之路：中国留学生在美国（1900—1927）》，周子平译，第 123 页。

③ 〔美〕叶维丽：《为中国寻找现代之路：中国留学生在美国（1900—1927）》，周子平译，第 124 页。

④ 〔美〕叶维丽：《为中国寻找现代之路：中国留学生在美国（1900—1927）》，周子平译，第 123～124 页。

⑤ 〔美〕叶维丽：《为中国寻找现代之路：中国留学生在美国（1900—1927）》，周子平译，第 143～144 页。

好的社会形象。例如在甲午中日战争期间，博医会成员就积极参与救援活动。中日开战之后，在东北辽阳等地传教的苏格兰联合长老会传教士，即从内地教堂撤退至营口（牛庄），在那里他们与外国兵船人士建立了中国第一所红十字会医院，主要负责人是司督阁和戴利（Daly），时间是在1894年12月。① 在烟台的笪达文（Cecil John Davenport, 1863－1926）于1895年1月建立了烟台红十字会医院，只是由于距离战场较远，其收治规模不大。② 大约与烟台红十字会医院建立同时，天津也组建了专门救治中国伤兵的红十字会医院以及帮助治疗伤病的其他医院，参与的医院主要有贲医生（Dr. Benn）负责的卫理公会女子医院［即the Isabella Fisher Hospital，成员包括特艾达（Edna Terry）、里茨（Philip Leach）］，王医生（Dr. King)③ 负

<hr />

① 可参见〔英〕杜格拉德·克里斯蒂著，伊译·英格利斯编《奉天三十年（1883—1913）——杜格拉德·克里斯蒂的经历与回忆》，张士尊译，第84~91页；〔英〕伊泽·英格利斯：《东北西医的传播者——杜格拉德·克里斯蒂》（附有《满洲十年》），张士尊译，第89~101页；Dugald Christie, "The Red Cross Hospital," *CMMJ*, No. 4, 1895, pp. 283－284; Dugald Christie, "Notes of Red Cross Hospital Work in Newchwang," *CMMJ*, No. 3, 1896, pp. 91－95；《善会募捐》，《申报》1895年2月7日；《译营口红十字会致谢募费并述近状书》，《申报》1895年4月6日。

② 可参见 A. W. Douthwaite, "Red Cross Work in Chefoo," *CMMJ*, No. 1, 1895, pp. 10－15；《医院纪闻》，《申报》1895年2月15日；《医院述闻》，《申报》1895年4月25日。

③ 研究中国红十字会史的学者，在谈到甲午中日战争期间中方红十字救援工作时，常引用《申报》的如下报道："宸翰襃功：前年中日之战，直隶总督就牛庄设立野战医院以疗满洲受伤兵士。有中国妇人金氏者，前在美国习医，至此适卒业而归。遂与泰西某女医同立红十字会，更得奥国总领事相助为理，募诸各善士，集得洋银三千元，受伤者遂医药有资，渐渐痊愈。皇上闻而欣悦，特于事毕之后，赐以御书横额以奖其功……盖以中国政府有善必旌，故奏请皇上特颁此匾，此妇亦荣矣哉。"（见《申报》1897年2月8日，第1版。）论者多认为此"金氏"，即近代中国女性留美习医第一人之金韵梅，甚至更有人将金韵梅与孙淦于1911年底创办中国红十字会天津分会的时间提前，说成此时两人即已合作创办了该机构。笔者经过考证，发现此实为一误报的新闻。此金氏，实为负责天津女子医院的王医生（Dr. King），即王师母。其原名郝维得（又称郝维德、侯大夫，Leonora Annetta Howard），美以美会女医学传教士，1877年来华施医布道，驻北京。1879年她与马根济·伊尔文（Irwin）联手，医治好李鸿章侧室莫氏的病，后获李鸿章捐资支持，在天津创办女子医院（Hospital for Women，即今天津市儿童医院前身）。1884年其嫁于伦敦会传教士王山达（Alexander King），改称王师母（Mrs. A. King），改隶伦敦会。甲午中日战争期间因参与救治战场伤兵有功，她被清政府敕赐匾额，为西方妇女获此殊荣之第一人。1925年她因患流感在北戴河寓所去世。其夫姓氏中有"King"一词，他们自己译为中文"王"，而当时的中文媒体在报道她获匾额时将其称为"金氏"，后世研究者又将其与金韵梅（Yamei King）相混淆，于是就成了金韵梅参与甲午中日战争红十字会救援。可参见笔者《金韵梅与甲午中日战争红十字会救援辨——兼谈近代中国人名的英文回译问题》一文。

责的女子医院（Hospital for Women），史密斯（Smith）负责的伦敦会医院（London Mission Hospital），弗莱兹（Frazer）负责的红十字会医院，林联辉负责的总督医院（Viceroy's Hospital）。这些医院共同组成了一个"天津独立红十字会"（Tientsin Independent Red Cross Society），并向营口派遣了一支红十字会医疗队。红十字会医疗队主要是在战地帮助非红十字会系统的医院工作，而天津独立红十字会则负责红十字会医院的筹建、伤兵的治疗及与各方的协调等。由于在甲午战争时，直隶地区并未发生战事，故天津红十字会医院所收治的伤兵主要是从辽东前线转运过来的。为此，他们还在山海关设立了一个伤兵转运站，由两名红十字会成员负责，将前线撤退下来的伤兵妥善安置，需要治疗的再运往天津。① 可见，当时营口、烟台、天津等地所设立的红十字会医院多是自发形成的，其间并无一个统一的协调机构。在工作联系方面，天津自成一系，而营口和烟台则与上海的红十字会组织联系较紧密。② 因当时营口和烟台的红十字会医院经费紧张、难以为继，故通过在上海的外国领事与传教士向中外募捐，所得之款，供两地的红十字会医院分配使用。为此，上海地方的外籍人士在甲午战事期间成立了一个专门募捐筹款的红十字会。

　　1899 年 10 月 5 日，内地会医学传教士、博医会前主席稻惟德先生不幸在烟台去世。他出生于英国英格兰北部城市设菲尔德（Sheffield），1874 年来到上海。他是一个训练有素的化学家，并习过医，曾在绍兴、衢州（Kiu - chau）、宁波、温州等地工作，最后来到烟台。他是内地会地区负责人，负责山东教务。他的医疗工作主要在烟台，在他开办的教会医院和诊所中工作。在甲午中日战争时期，他创办了一所红十字会医院，在威海卫进行救护工作，受到当地道台的大力支持。1899 年他刚从英国返

---

① 可参见 B. C. Atterbury，"Red Cross Work in Tientsin"；Rachel Benn，"The Isabella Fisher Hospital"；G. P. Smith，"Tientsin Independent Red Cross Sociey（London Mission Hospital Report）"；以及 "Report of Doctor King of the Viceroy's Hospital，Tientsin"；"Report of Viceroy's Hospital"，这些文章和报告发表于 CMMJ，No. 4，1895，pp. 213 - 225。

② 靳永震：《论甲午战争时期的红十字会医院》，《湖南第一师范学报》2006 年第 2 期。关于红十字会在甲午战争中的救援工作研究，主要研究成果有周秋光《红十字会在中国（1904—1927）》，人民出版社，2008，第 9～15 页；孙洪军：《论甲午战争中清军的战地救护》，《江苏科技大学学报》（社会科学版）2009 年第 3 期；周秋光、靳环宇：《早期红十字会在中国的演变》，《光明日报》2006 年 2 月 21 日，第 11 版。笔者在这里也参考了他们的研究成果。

回，因感染痢疾而不幸逝世，终年 51 岁。①

　　在整个教会医学在华发展史上，对其打击最大的无疑是 19 世纪末 20 世纪初的义和团运动。义和团运动在反抗外来侵略和盲目排外的前提下对教会医疗事业予以沉重打击，使其遭受重大损失。一些新教医学传教士被杀，教会医院被毁。计有泰莱（George Yardley Taylor）、米勒（Millar Wilson）、华医生（Dr. C. V. R. Hodge）等四人在这次教难中丧命。② 各地医学传教士在本国领事的指示下，纷纷撤往沿海通商口岸和租界，许多地方的教会医院陷于瘫痪。但义和团在各地的发展情况和各地方政府态度不同，故义和团运动对各地教会医疗事业的打击程度也有所不同。北方是义和团运动的中心，故教会医疗事业所受打击也大，其中东北、直隶和山西损失最大。据报道，东北的沈阳、长春等地的 8 所教会医院遭到破坏。直隶的北京、保定等地的教会医院全被破坏，其中北京遭到破坏的教会医院最多。在山东，袁世凯继任巡抚后对义和团严厉镇压，故山东的传教事业所受的打击相对小些。③ 河南、山西两省的教会医院也遭到了破坏。事实上，因为调任山西巡抚的毓贤在境内支持反教，所以山西成为义和团运动期间所受打击最严重的地区之一。"医院和诊所或被焚毁，或遭受严重破坏，教会医疗事业一时停顿下来。"④

　　在南方，由于实行东南互保，教会医疗事业所受打击较小。但即使如此，受大环境制约，还是有一些教会医院受到影响，如湖北德安府的普爱医院遭到破坏，广州博济医院的华籍职员几乎全部离去。此外，由于很多医学传教士纷纷避难上海租界，许多医院、诊所停办。⑤

　　危机也是转机。经过义和团运动和八国联军侵华的打击，清政府的态度和政策、医学传教界的态度都发生了重大变化，中国社会对待教会医疗

① "Editorial," *CMMJ*, No. 1, 1900, pp. 48 – 49, 51 – 55.

② Harold Balme, *China and Modern Medicine: A Study in Medical Missionary Development*, p. 59.

③ 李传斌：《条约特权制度下的医疗事业——基督教在华医疗事业研究（1835—1937）》，第 60 页。

④ 山西史志研究院编《山西通志·民族宗教志》，中华书局，1997，第 494 页；转引自李传斌《条约特权制度下的医疗事业——基督教在华医疗事业研究（1835—1937）》，第 60 ~ 61 页。

⑤ 李传斌：《条约特权制度下的医疗事业——基督教在华医疗事业研究（1835—1937）》，第 61 页。

事业变得更加包容，而医学传教界在面对中国社会变化的现实情况下，也采取了更加融入的态度，积极有所作为，教会医疗事业得到了进一步发展。另外，义和团运动对教会医疗事业产生的意想不到的影响是：运动期间，很多医学传教士因为避难聚集到上海，使得博医会能够集中会员商讨会务，无形中解决了以往会员分处中国各地所带来的交流不便等问题，使得一些会务能够被集中、高效、深入地探讨和实施，对博医会的发展影响深远。其中最明显的就是对医学名词统一问题的探讨。而美国北长老会和英国浸礼会避难山东芝罘（今烟台）期间，多次聚谈，就发展教育事业进行规划，二者后来联合创办了共和医道学堂。

第二章 注重"学理"：清季民初的 博医会（1901～1915）

义和团运动深深地警醒了包括医学传教士在内的大多数在华传教士，使他们意识到了转变策略、加强各差会的合作和努力促进西学在华发展的重要性。随后清政府开展的"新政"运动着力引进西学，西学在中国的社会地位大大提升。辛亥革命后的南京临时政府和北洋政府，继续推行对外开放的政策，这都推动了包括西医学在内的西学在华传播与发展。博医会在此社会背景下组织活动逐渐恢复，并努力顺应社会变化，加强各差会间医疗事业的合作，制定医学教育课程，编写医书，建立教会医学高等教育体系，并开展医学名词统一和医学研究工作，初步开启公共卫生活动，迎来了博医会发展史上的黄金时代。

第一节 20世纪初西医学在华加速发展

义和团运动后，教会医疗事业的外部生存、发展环境有了重大变化。清末新政以及随后的民国政府为顺应时代潮流，发布了一系列改革措施，有力推动了社会的更新变化，社会上新生事物不断涌现，中国社会对于外来事物的接受程度大大提高。这些都为西医学在华加速发展创造了良好条件。

一 政局革新与医学事业的进步

义和团运动后，以慈禧太后为首的清政府痛定思痛，意识到再顽固阻碍西学的在华发展只能是自取灭亡。在遭受战争重创之后，从1901年开始，清政府开启了一场挽救危亡的新政运动。新政期间，清政府废除科举制度，提倡经世致用之学，在全国各地广泛开办各级新式学堂；并派遣留学生赴日、美、西欧各国学习；还顺应时代潮流，借鉴西方先进的制度设计，新设巡警部、邮传部、学部等各种新式官署，开启了近代以来中国最大规模的知识与制度转型。这些改革措施带动了中国社会的迅速变革，加速了近代中国社会的新陈代谢。改革将传统士人从八股文的束缚中解脱出来，他们开始瞩目世界，探求新知，学习西方各种先进文化知识，转变为新式知识分子；崇新崇西在社会上成为风气。大量留学人员的学成归国，为中国社会注入了许多新知，为社会发展注入了许多新鲜血液。清亡以后，继起的中华民国临时政府与袁世凯的北洋政府时期，社会虽曾有短暂的动荡，但在袁世凯的强权之下，国家维系了大体上的统一与稳定，再加上袁世凯虽系旧官僚、旧军阀出身，但也采取了一些改革举措，所以北洋政府时期，西学在华进一步发展，中国与西方的交往进一步加深。这些，都对西医学在华进一步发展极为有利。

这一时期中国医学事业的进步，首先体现在政府的医学政策方面，1902 年清政府颁布《钦定京师大学堂章程》，由于其时京师大学堂统辖全国教育事宜，故这份章程实为清政府制定的全国高等教育章程。在这份章程中，规定大学分科仿效日本体制，共七科，医科为第七科，分医学和药学两目。[①] 1903 年特别颁行的《京师大学堂医学实业堂章程》又规定医学实业馆分习医之习业所和诊治之卫生所两所，学习年限为三年，医学实业馆内中西医教育并行不悖。而 1904 年颁布的《奏定大学堂章程》中，医学被排在第四科，分医学和药学，医学有 29 种科目，第一种为中医学，其余为西医学的基础理论、诊断学和专科学，四年毕业；药学有 17 种科目，三年毕业。辛亥革命后，革命政府于 1912～1913 年制定《壬子癸丑学制》，规定医学学制为预科三年、本科四年、药科三年。[②] 1913 年，内务部颁布了解剖条例，打破了中国几千年来身体发肤受自父母、不可毁损的传统，中国从此有了第一份来自官方的尸体解剖规则。

20 世纪初，由开明官员和改良精英最早提出的学习日本医学的活动为清廷当局认可并予以推行，清政府积极派遣留学生赴日，并聘请日本教习来华任教，官办的医学堂、医院等医事机构也多仿效日本模式。这在英

---

① 马伯英、高晞、洪中立：《中外医学文化交流史》，第 438 页。

② 马伯英、高晞、洪中立：《中外医学文化交流史》，第 438～440 页。

美医学传教士在华所创办的教会医学校、医院系统之外，另辟了一条新径，而效仿各租借地建立起来的公共卫生设施也在全国各地推广开来。它们首先是在袁世凯任总督的直隶省建立，由巡警道负责监管所辖地区的卫生事宜，建立公共厕所、排水系统等城市公共卫生体系。中央一级的公共卫生管理部门，先是1905年巡警部之警保司下设卫生科，1906年改为内务部之卫生司。这一建制一直持续到1928年。① 1910～1911年暴发的东北大鼠疫是西医在华发展的一个转折点，经此公共卫生事件，西方公共卫生管理体制及西医的优势地位最终在华得以确立。② 1912年，李树芬在广东被任命为卫生司司长，总理全国卫生行政事宜，成为我国第一位政府卫生行政长官。

受新政的影响，一些中文医学期刊陆续创办，首先是在广东东莞的德国人权约翰（John E. Kuehne）于1907年前后创办的《西医知新报》，然后有梁培基等在广州创办的《医学卫生报》、汪惕予在上海创办的《医学世界》、广州光华医社创办的《光华医业卫生杂志》、中国医药学会创办的《医药学报》、中西医学研究会创办的《中西医学报》、德华医药学会编的《德华医学杂志》等。这些中文医学期刊虽存在时间长短不一，但它们的创办预示着中国人自主创办中文医学期刊高潮的到来。

20世纪初社会环境的变化客观上有利于教会医疗事业的发展。在新政背景下，中国政府与民间开始注重和扶持教会医疗卫生事业。一个典型的事例是1906年，得到清政府捐资的北京协和医学堂在清政府学部注册成功并举行了隆重的开学典礼。它是第一所由中国政府捐资，在华各差会联合创建的医学堂，也是第一所由中国政府认可的教会医学堂。随后，教会医学教育日益受重视，由各传教差会合办的"协和"医学院校纷纷建立，教会医学教育水平大大提高；护士教育也得到重视，专门的中华护士学会得以成立，教会医学教育体系在华基本形成。辛亥革命的爆发虽然短暂影响了教会医疗事业的正常工作，但革命并不排外，革命后形成的相对

---

① 有关巡警道的研究，可参见彭雪芹《纳民轨物：清末巡警道研究》，社会科学文献出版社，2022。

② 实际上，西医真正开始在中国传播，及为中国人所普遍接受，其标志性事件皆缘于公共卫生问题的解决。一是牛痘接种，一是1910～1911年鼠疫的被制服。这绝不是偶然的。因为只有大规模的公共卫生事件，才更容易在更大的范围内引起震撼和反响，同时具有普遍的教育意义。参见何小莲《西医东渐与文化调适》，第165页。

进步的政治和社会环境有力推动了教会医疗事业的发展。20 世纪最初的十多年构成了教会医疗事业在华发展的黄金时期。据统计，1907 年全球有 781 名医学传教士，其中英国派遣了 395 名，美国和加拿大派遣了 386 名，在华医学传教士有 398 名。① 中国会聚了全球半数以上的医学传教士，从而成为近代全球医学传教的中心，加之博医会会员并不限于中国，还包括朝鲜、东南亚等地的医学传教士，因此其人数最多时的 1929 年，一度拥有 649 名会员，其中中国医生 93 名。②

不仅如此，医学传教运动在德国、瑞士和瑞典等国也逐渐兴起，来自这些国家的医学传教士也活跃在中华大地上。他们的数量可能不足 20 人，但活动能力极强。这与欧美地区大学生自愿传教联盟（the Student Volunteer Missionary Union）发起的"宗教复兴运动"（God – inspired Movement）有很大关系。

20 世纪初，教会医院也得到恢复和发展。这一时期教会医院在沿海、沿江省份通商口岸及其附近地区的拓展达到一定程度后，开始以强大的势头向沿海省份的腹地和内陆省份发展。翻看全国的地市志，可以看到一个很明显的现象：全国大多数内陆省份西医的传入、西医院的开办基本上是在这个时期。在各传教差会中，伦敦会的医学传教活动最为活跃，成效也最大。以 1905 年为例，伦敦会开办有 24 家医院和 15 家诊所。居第二位的是美国长老会传教团，它开办有 23 家医院和 21 家诊所。③ 医院的专业水平也有所提高，专业护士开始逐渐配备和增加，医学传教士的行医责任被更多地重视，以至许多医院将专职布道制度化，行医与传教更加明显地分离；而教会医院的经费来源也越来越多地依靠自筹。

西医学在华经过近一个世纪的艰难发展后，在 20 世纪初在华得以全面发展。

---

① "Association Notes," No. 3, *CMMJ*, 1908, p. 196.
② 中华医学会编著《中华医学会纪事（1915—2010）》，中华医学会，2010，第 11 页。各种有关在华医学传教士人数的统计相差甚大。有统计，1890 年约有 125 名英国医学传教士在华活动；但到 1908 年，这个数字至少是 1890 年的 3 倍。也有统计认为，在 1908 年，共计约有 800 名新教医学传教士在华工作。见 W. Arthur Tatchell, *Medical Missions in China: In Connexion with the Wesleyan Methodist Church*, London: Robert Culley, 1909, pp. 58 – 60。
③ G. H. Choa, *"Heal The Sick," Was Their Motto*, The Chinese University Press, 1990, p. 220.

二 本土西医的成长与派系的形成

20 世纪最初的十多年，是教会医学事业在华发展的黄金时期，其中表现尤为明显的是教会医学教育。教会医学院校或为教会大学所设，或在教会医院附设的医校基础上发展起来，现代医学教育制度和医学教育体系因之得以确立。医学院校在几年内快速发展，在短时间内将中国的西医教育提高到正规化和体系化的层次，与以前的医院附带教学相比，已不可同日而语。教会医学院校多为在华的英美籍医学传教士创立，这些院校为中国培养了越来越多英美派的本土西医。

清末大量新政举措和留学生的派遣，使得中国西医人才的培养更加多元化，也为中国西医事业的发展注入了许多本土的鲜活力量，中国本土西医队伍不断成长。留学生留日习医及在华一些官办医学堂（包括一些德日籍西医在华设立的西医学堂）聘用德、日籍或留日归国医学生讲授西医学，使得中国的本土西医多了一条学习的途径。这样，在华的德日派西医逐渐形成。尤其是民初的北洋政府，仿效日本创办的 7 所医学院校（陆军军医学校、北京医学专门学校、浙江医学专门学校、江苏南通学院医科、江西省立医学专科学校、湖北日华同仁会医院附设医学校、河北省立医学校）多聘用日本人充当教员，所用教本也多译自日本，明显与英美教会医学院校形成对立的态势。[①] 它们不同的培养模式和体系使得在华形成了一个不同于英美系统的德日派西医群体，这为后来的德日派西医与英美派西医的矛盾和冲突埋下了伏笔。但不管如何，他们的活动，增强了西医在华的影响力。

第二节 分会重建与大会重开

这一时期，博医会摆脱前一阶段低迷缓慢的发展状态，进入到一个常规化发展阶段，其表现首先是各地分会的重建以及博医会全国代表大会的

---

① 李涛：《中国卫生的进展》，《中华新医学报》1951 年第 9 期；转引自龚纯《我国近百年来的医学教育》，《中华医史杂志》1982 年第 4 期。有关近代中国西医英美派与德日派之流派的划分与形成，还可参见金宝善《旧中国的西医派别与卫生事业的演变》，《报告文学》2003 年 7 月 5 日。

重开。

一　各地分会的重建

19世纪90年代中期以后，由于局势的动荡，博医会多数会员并不太重视学会的长期发展，仅靠一些热心会务的医学传教士维持，也没有刻意去宣传扩大影响，致使许多新近来华的医学传教士未能加入博医会。仅靠部分热心会员建立起来的博医会各地分会的组织活动也往往因这些人的个人因素停滞。如华北分会在马根济去世后便很少有活动记录；而在嘉约翰之后，华南分会亦日益局限于本地医务传教活动的开展，与外界联系锐减。博医会成员的流动性也很大，比如1897年统计的129名会员，到1905年时仅有70人仍在华；而自1897年起又有130名新成员加入了博医会，其中有3人已去世，有些人已迁往他处，另外有些人已改变了职业。[①]博医会的活动也多年无人组织，医学传教士们分处各地的教会医院或传教点，仅靠有限的联系交流着信息。尤其是义和团运动的打击，使得在华的医学传教士流离失所，博医会各地的分会更是遭到严重破坏。20世纪初清政府实行新政，大力引进西学的举措给了博医会难得一遇的发展机遇，促使博医会迅速行动起来，完善自身组织。在博医会的地方分会组织活动停滞几年后，1901年博医会提出倡议，像牯岭、烟台等有一定基础的地方应组织夏令集会或兴趣问题报告会，广州、北京、苏州、南京等大城市应成立长期性的分支机构。[②]

1903年夏，博医会福建分会率先实现重建。[③]福建分会最早起源于同在福州工作的医学传教士交流经验的"医学早餐"，即人们利用早餐时间交流行医心得，并讨论与医学有关的话题。1903年，在榕城的医学传教士们齐聚鼓岭（Ku-liang），正式重建博医会福建分会。1903年8月24日，福建分会选出行政人员：主席惠亨通，副主席宫维贤（George Wilkinson），秘书与司库为富克理（Kate Cecilia Woodhull），执行委员会委员为良医生

---

① "The Rolls," *CMMJ*, No. 4, 1905, pp. 154-155.

② "Local Branches of the China Medical Missionary Association," *CMMJ*, No. 3, 1901, pp. 222-223.

③ "The Summer Associations," *CMMJ*, No. 6, 1905, p. 255.

（Ellen M. Lyon）、苏雅各（James Edward Skinner）[1]、金雅各（Hardman N. Kinner）。行政人员每年一换届。分会在1904年召开了一次会议，1905年召开了两次会议。[2]

1905年，博医会牯岭分会成立。1905年8月22日牯岭分会章程获得通过，选举出为期一年的行政人员：会长罗感恩（Olive Tracy Logan），副会长谢路德，司库柏志道（James Butchart），名誉秘书戴尽心（A. Tatchell）。8月29日召开正式成立后的第一次例会，12名成员参加，总会员有20人。[3] 1907年华中分会成立。

1907年6月举行的苏格兰与爱尔兰满洲传教站年会上，医学传教士们成立博医会满洲分会。会址设在牛庄，高积善（James A. Greig）被选举为会长，费维德（Walter M. Phillips）被选为秘书。

1970年9月，博医会朝鲜分会成立，会址设在仁川。[4] 随后博医会成立了北戴河分会、上海分会。至此，博医会分会达到了六个。

1908年初，汉江医学传教会（Han Valley Medical Missionary Society）成立，成员有许长美（John Sjoquist）夫妇、洪大卫（I. M. J. Hotvedt）夫妇和安德森（Robert Adolph Anderson）。[5]

1908年博医会各分会情况为：华中分会会长马毅良（John Mac-Willie），副会长R. T. Booth，司库白桃（Emilie Bretthauer），秘书孔美格（J. G. Cormack），会址在汉口；满洲分会秘书费维德，会址在牛庄；朝鲜分会秘书H. H. Weir，会址在仁川；上海分会秘书德奥格（Augustine W. Tucker），会址在上海的同仁医院；牯岭分会会长纪立生，副会长戴尽心，司库胡美，秘书宋先生（Charles William Somerville），会址在汉口。

1908年底又增加了西江分会、汉江分会和莫干山分会。其中西江分会是1907年在Takhing酝酿成立的，会长美约瑟（Joseph Goy Meadows），副会长黎雅各（James M. Wright），秘书兼司库梁医生（Dr. Kate W. McBurney）。莫干山分会于1908年7月22日在杭州成立，会长施尔德

---

[1]　苏雅各，美国美以美会医学传教士，1897年来华。

[2]　"Fukien Medical Association," *CMMJ*, No. 6, 1905, p. 268.

[3]　"The Kuling Organization," *CMMJ*, No. 6, 1905, p. 267.

[4]　"The Kuling Organization," *CMMJ*, No. 5, 1907, p. 279.

[5]　"Editorial," *CMJ*, No. 2, 1908, p. 126.

（Randolph Tucker Shields），副会长文恒理，名誉秘书裴约翰（John C. P. Beatty）。

1908 年 12 月 30 日，博医会北京分会在协和医学堂成立。韩济京（William Harold Graham Aspland，? – 1942）任会长，狄珠（Frederick E-. Dilley）任秘书，惠义路（E. R. Wheeler）任司库。[①]

1909 年 3 月，华中分会经过整合，纪立生当选为会长，梅应时（Edward M. Merrins）任副会长，白桃任司库，包慧达（Hilda Margaret Byles）任名誉秘书。[②]

在 1913 年的博医会大会上，下列人员被委任为各地分会的负责人：广州的达保罗（Todd）与小谭约瑟（Joseph Oscar Thomson），上海的蒲小姐（E. L. Brown）与胡恒德（Henry Spence Houghton），汉口的马毅良（MacWillie）与傅乐仁（Henry Fowler），北京的 Christie 与贺迎，济南的聂会东与 Schultz。上海总会的组成人员有傅乐仁、蒲小姐、柯德义（Samuel Cochran）、聂会东、笪达文。护士委员会成员有：戴尽心、柯德仁、傅乐仁、宋先生与比必。

博医会各地分会的建立是博医会蓬勃发展的表现，它们建立后，以博医会分支机构的名义联络各地会员，既有利于博医会集中各地的医学传教士开展各项事业，也有利于博医会制度法规及各项计划在各地的实施，扩大了博医会在各地的影响。

二　博医会大会的召开

这一时期，博医会各项事业走向正规化的另一重要表现，是其全国代表大会的重开且从此有规律地召开。1890 年博医会大会召开后，长达十几年时间里，尽管有个别会员呼吁过召开新的代表大会（其中最主要是高似兰的呼吁[③]），但代表大会未能及时召开。这一时期的博医会更像

---

① "Peking Branch," *CMJ*, No. 2, 1909, p. 121.

② "Central China Branch, 1909," *CMJ*, No. 2, 1909, p. 123.

③ 如 1902 年底，高似兰在《博医会报》上倡议不久的将来召开一次博医会代表会议，以解决一些长期以来讨论而悬而未决的事情，例如创办一本中文医学期刊、将编辑工作与翻译工作分开、任命一个委员会来审查医学教科书、审议通过名词委员会报告等。除此之外，还有一些问题需要提出来加以讨论。例如医学教育的总体目标、医药收费与医院自养问题、医务工作的福音传播问题等。见 *CMMJ*, No. 4, 1902, pp. 197 – 199.

是在华各医学传教士之间的一个松散联合体，而非一个近代意义上的学术组织。

1903 年，长江中下游地区的医学传教士在江西庐山牯岭召开会议，呼吁两年后在上海召开博医会的代表大会。在他们的积极推动下，1905 年 2 月 6~8 日，博医会第二次代表大会召开，共有 22 个在华差会的 40 名代表参加会议。会议首先重申了博医会 1890 年会议的三项决定，即反对吸食鸦片、调查中医药情况、呼吁各差会母会向每个大的传教中心派遣 2 名医学传教士。会议期间与会成员宣读论文，对学会未来的发展和诸项事宜提出建议。

大会的重点是因应清末新政以来中国形势的变化，加强医学传教士在华的医学教育工作。清末新政的推行，使得社会上对西医、西药及西医书的需求量大大增加，人们对于西医的信任度普遍提高，西医在华几乎深入到每一个省份。面对社会上高涨的西医需求，在华医学传教士普遍感到依靠单个差会独力建立低层次的教会医学校或者医院附属医校，已经很难适应变化了的中国社会的需求。在这种情形下，会议讨论了在中国大的中心城市设立联合医学院事宜，委员们呼吁在华的各传教差会通力合作，建立协和医学院校。会议还讨论了在医学院中的教学语言问题，文恒理认为虽然五分之四的学生需要中文教学，但英文教学也是必要的。[①] 应该说，1906 年的北京协和医学堂，就是在京各传教差会响应博医会的号召而成立的。为了适应进入 20 世纪后教会医学教育及清季西学的蓬勃发展对西医教科书的需求，会议决定增设教科书委员会（the Committee on Medical Textbooks）和出版委员会（Publication Committee）这两个常设委员会，并组成由高似兰任主任，聂会东、盈亨利（James Henry Ingram）、孟合理（P. L. McAll）和师图尔[②]为委员的名词委员会（the Medical Terminology Committee）。会议对高似兰和聂会东以往的医学名词统一工作表示感谢，认为这是博医会各项事业中取得成绩最大的一项。会议希望中华基督教教育会尽快完成并公布一份高水平的物理学和有机化学名词词汇表，同时也希望中华基督教教育会和广学会在其出版物中使用博医会所颁布的医学名

---

① "The Conference of the China Medical Missionary Association," *CMMJ*, No. 2, 1905, p. 39.
② 师图尔为会后增加。

词。① 会议对教会医学教育、教科书及一般医书出版等问题的罕见重视，表明博医会在已经变化了的中国社会现实中，努力顺应时代发展潮流，增强自身影响，保持自身及医学传教士在中国医学教育发展中的领导地位。

会议讨论了《博医会报》的相关事宜，做出以下几点决定。①《博医会报》从 1905 年起改为双月刊。②成立一个会议期间的临时性委员会，负责拟定一份博医会今后的研究主题，然后分发给与会的会员们，希望他们在未来三年内就拟定的主题分头进行探讨和研究，写出研究论文来。《博医会报》是他们交流和展示研究成果的平台，其现任编辑必须作为一员参加该委员会，该委员会由林嘉连（Lincoln）、笪达文、小马雅各（James Laidlaw Maxwell, Jr., 1873 – 1951）、费启（Fitch）组成。③各会员今后每年须将其所在医院和诊所的报告寄给会刊编辑。②

会议还提出动议：为了使医学传教士们能够掌握汉语从而更好地开展工作，博医会建议母会对所有新派出的医学传教士根据其所被派往的目的地进行为期两年的语言教育和训练。③ 另外，此次会议决定，博医会选举及博医会代表大会由两年一次改为三年一次；但由于 1907 年新教代表大会要召开，所以 1907 年的博医会代表大会还按原计划召开。

会议欢迎在朝鲜的医学传教士参加博医会，也欢迎在各通商口岸工作、与博医会工作目标一致的医务人员成为博医会的名誉会员。值得注意的是，此次会议选举出三位中国籍的通讯会员，分别为翼懋恩（Kyong M. Y.）、谭以理（E. Day）和萧智吉（T. K. M. Siao），他们都是教会医学院校培养出来的具有医学传教士身份的中国籍西医。

自此直至博医会 1932 年与中华医学会合并，博医会每两年或三年召开一次代表大会，就会员共同关心的问题进行讨论，并确定博医会下一阶段的发展方向和目标。博医会的行政人员选举也不再通过信件来往投票选举，而是在大会上通过无记名投票来决定，这有利于博医会各项事务的加强。大会还正式确立了委员会模式为学会处理事务的方式，医学传教界的医书译、著及出版工作也因各委员会的成立而进入统一领导时代。

①　"The Conference of the China Medical Missionary Association," *CMMJ*, No. 2, 1905, p. 43.

②　"The Conference of the China Medical Missionary Association," *CMMJ*, No. 2, 1905, p. 40.

③　"The Conference of the China Medical Missionary Association," *CMMJ*, No. 2, 1905, p. 41.

这一时期，博医会一个很明显的变化就是注重从学理上加强自身的各项工作，将自身真正定位为一个在华联络各医学传教士友谊、加强信息交流、促进医学传播和发展的近代科学学术组织。博医会定期召开代表大会，出版医学教科书及一般医书，规范医学名词翻译，加强医学研究，制定教会医学教育规程，谋划建立全国性的教会医学教育体系，都是其具体体现。而这也体现在这一时期博医会召开的历次代表大会的各项决议及其会后的具体落实。

在 1907 年新教来华传教百年之际，在华传教士召开了纪念大会。同时，在华的医学传教士也提前召开了代表会议，参加会议的共有 80人。会议除了批准 16 名申请者成为博医会正式会员、选举各委员会组成人员外，主要内容有以下几点。①讨论学会及会刊的正式中文名称，"中国博医会"① 被确定为学会的官方中文名称，会刊中文名定为《博医会报》；将会刊英文名改为 *The China Medical Journal*，去掉 Missionary一词，改由中国博医会发行。改名后会刊的医学学术色彩加强，其宗教性相对减弱。《博医会报》由先前的季刊变为双月刊，以及其英文名称的改变，都具有重要的意义。它表明了博医会面对中国日益开放、对西医日渐渴求和推崇的社会氛围，通过加强各方面的工作，扩大博医会的社会影响，扩充博医会的社会基础。②批准出版委员会的工作。由于高似兰在医学名词和医书出版方面的突出贡献，学会特别强调要保证他的中文编辑秘书服务和资金的需要。③在 1905 年临时性的研究性委员会基础之上，博医会听从小马雅各的建议，成立了一个由小马雅各领导的常设性原创研究中心机构，即研究委员会（Research Committee），以便为博医会的原创研究筛选课题，提供方法和指导。会议选举了它的第一届领导组成员并讨论确立了接下来 3 年的研究重心。会后研究委员会开展了以调查中国各地的各种肠道和血液寄生虫病为重心的研究工作，②这一研究工作的中期报告发表在 1908 年的《博医会报》上，最终报告

---

① 其出版物中经常称其组织为"中国博医会"，简称"博医会"见"Our Chinese Name，"　*CMJ*，No. 4，1907，p. 221。

② *CMJ*，No. 3，1907，pp. 156，160.

发表在 1910 年的《博医会报》上。① 研究委员会的成立及其工作的开展，表明博医会在新形势下，日益注重自身作为一个科学组织的学术研究工作，表明博医会对于自身定位和意识的觉醒。④组织人员出版一本为新来到远东地区的传教士提供建议的健康手册。⑤制定一份博医会禁止鸦片和酗酒的规定。选举慕杂甫（Winfield F. Seymour）、韩维廉（Hamilton）、麻义士（Edward C. Machle）三人为戒酒委员会委员。⑥通过了修订后的章程。在本次会议上，还有一项重要决定，就是设立执行委员会（Executive Committee）。它由博医会主席、副主席、司库和会刊编辑组成，是该机构的当然委员，构成博医会的中枢机构，在平时召开执委会会议处理学会的日常事务，到后来博医会下属各理事会（Council）主任也被定为执委会委员。这是博医会发展史上一项重要决定。它的成立，保证了博医会在代表大会闭会后的正常运转和各项工作的正常进行。

1910 年 2 月 19～24 日博医会代表大会在汉口召开，400 名会员中的 68 名代表参加了会议。在正副主席都不在的情况下，高似兰提议名誉副主席聂会东主持会议。本次会议的主要内容同样体现了博医会对发展教会医学教育的重视，对医学教育标准问题和教会医院资源整合问题进行了深入探讨。会议决定将名词委员会和出版委员会合并为出版与名词委员会（the Publication and Terminology Committee），并在会后不久设立博医会医学课程与标准委员会（Committee on Medical Curricula and Standard of Attainment for Admission）和医学宣传委员会（Committee on Medical Tracts and Posters）。会议确定了研究委员会在未来三年内的工作重点，并选举出 13 名新会员。会议还对中国和英国政府的反鸦片贸易决议表示感谢。由于教会医学院校培养的西医及海外留学归国西医数量不断增多，中国本土西医队伍不断壮大，会议对是否允许中国本土西医参加博医会并成为正式会员问题进行了热烈讨论。②

1913 年 1 月 13～17 日，在北京协和医学院举行了博医会三年一度的

① "Research Committee, First Interim Report, March, 1908," *CMJ*, No. 4, 1908, pp. 213 - 224; "Research Committee: Final Report," *CMJ*, No. 3, 1910, pp. 163 - 169.

② "China Medical Missionary Association Triennial Conference," Hankow, February 19th to 24th, 1910, *CMJ*, No. 2, 1910, pp. 110 - 135.

代表大会。① 在主席高似兰不在的情况下，由副主席罗感恩主持会议。会议选举了研究委员会、出版与名词委员会、医学课程与标准委员会新一届组成人员，并对出版与名词委员会做了具体分工。大会任命柯德仁（T. Cochran）为博医会医学课程与标准委员会会长，并选举戴尽心等五人组成护士协会，委任了其各个分会的负责人。会议建议代表大会每两年召开一次；如果有可能，会刊每月出版一期。

值得一提的是，在此次会议上，身为北洋政府总统的袁世凯接见了与会的医学传教士代表，并给博医会回复了信件。在信中袁世凯肯定和赞扬了博医会历年在华救死扶伤的善举，并希望博医会能够进一步发扬光大。② 袁世凯的接见及回信，反映了博医会在华影响力的增强以及中国最高统治层面对西医的肯定，也奠定了以后西医占据中国医学学术主导地位的基础。

除了代表大会的定期召开，这一时期博医会还参加了新教传教士百年传教大会。1907 年 4 月 5 日至 5 月 8 日，新教传教士在华百年传教大会在上海召开。博医会派出的参会代表有：主席司督阁，上海的文恒理、黎施德，汉口的高逊（Agnes Lillie Cousin）、何福善，北海麻风病院的柯达（Eward George Horder），北京的贺庆（Nehemiah Somes Hopkins），河南彰德府的雷实礼（Percy C. Leslie），杭州的梅藤更，苏州的柏乐文，绥定（Hsuting）内地会的维纲卿等。③ 会议在讨论医学传教时再一次强调，医学传教是基督教达到在华传教目的的一个非常有效的手段。同时，医学传教也不只是传教工作的一个附庸，而是其不可分割的重要组成部分。当时医学传教还不能达到促进传教事业的巨大成功而替代直接传教的地步，所以直接的传教工作还是必需的。传教士大会呼吁西方母会派遣更多的医学传教士来华开展医学传教工作，使更多的人接受基督福音。医学传教士在来华前必须经过严格的专业训练，以提高其医学传教水平；医学传教士还应熟练掌握汉语。在经济上，为了减轻医学传教站的财政负担，教会应给予全力支持，当地的中国基督徒也应努

---

① "China Medical Missionary Association Triennial Conference, Peking, January 13th to 17th, 1913," *CMJ*, No. 2, 1913, pp. 51 - 98.

② 《大总统接见博医会外国医士答词》，*CMJ*, No. 2, 1913, p. 91。

③ "Research Committee, First Interim Report, March, 1908," *CMJ*, No. 4, 1908, pp. 213 - 224; "Research Committee: Final Report," No. 3, 1910, pp. 163 - 169.

力奉献。为了发展在华医学传教事业，各传教差会需要联合起来在中国的一些中心地区建立医学院校。为了解决医学教材不足的问题，医学传教士们应选择、指定专人来完成翻译出版西医学教材的任务。此外，通过中英政府及社会各界的努力，中英双方政府最终宣布鸦片贸易非法，医学传教士希望通过与中国社会各界的不断努力，在不久的将来尽可能降低鸦片贸易额、减少吸食鸦片的人数。由于嘉约翰所建立的芳村疯人院取得巨大成功，传教士大会决定在每一省都建立一所得到当地政府支持的精神病院。此外，传教士大会还特别强调要加强在麻风病人中间的传教工作。① 医学传教在传教界的地位得到提高，各传教差会更加注重医学传教中行医的水平，注重各传教差会间在医学教育和传教等领域的合作。而博医会主张医学传教站的自养和华人教徒的奉献，则加速了教会的本土化发展。

在清末新政和民国建立后推崇西学的大潮中，博医会大会的定期召开，各地分会实现重建，各委员会的建立及各项工作的加强，在华基本确立了现代意义上的西医职业活动模式，也使得博医会作为一个科学团体的各项功能日益完善，其科学团体的色彩更加明显。而在这一过程中，在华传教医生也基本上完成了由医学传教士到西医工作者、医学家身份的转变。

1901～1915 年，博医会行政人员构成见表 2－1。

表 2－1　1901～1915 年博医会行政人员构成

任期	主席	副主席	秘书兼司库	会刊编辑	博物馆馆长
1901～1902	何福善	郁约翰（Johannes Abraham Otte）	师图尔	聂会东	林嘉连
1903～1904	聂会东	高似兰	师图尔	林嘉连与杰弗里斯（W. Hamilton. Jefferys）	林嘉连

① 参见 "Centenary Conference Resolutions: Medical Work," *CMMJ*, No. 4, 1907, pp. 225 - 228, 或 *China Centenary Missionary Conference Records: Report of the Great Conference*, *Held at Shanghai*, *April 5th to May 8th*, American Tract Society, 1907, pp. 625 - 659。

续表

任期	主席	副主席	秘书兼司库	会刊编辑	博物馆馆长
1905～1906	司督阁	关约翰	布斯，1906年初时，林嘉连兼任，该年秋由笪达文接任	林嘉连与杰弗里斯	林嘉连
1907～1909	师图尔	J. C. McCartnne	高似兰，1907年夏改为笪达文	杰弗里斯，1907年夏改为杰弗里斯和布斯。会刊合作编辑：妇产科学为富克理，热带病学为马士敦（John Preston Maxwell, 1871–1965），病理学与细菌学为小马雅各，内科学为胡美，后增选邸尔（Adrian Stevenson Taylor）负责皮肤病栏目	
1910～1913	高似兰	罗感恩	笪达文	杰弗里斯、笪达文为会刊合作编辑	德奥格被选为会报销售经理
1913～1915	梅藤更	章嘉理（Charles Fletcher Johnson，济南府）	马立师（Harold H. Morris，上海）	会刊合作编辑：医学为胡美，病理学与细菌学为小马雅各，外科学为德奥格（Augustine W. Tucker），妇产科学为富克理，朝鲜部为 R. G. Mills	执行委员会组成成员为梅藤更、章嘉理、马立师、笪达文、比必、柯医生（A. F. Cole）、文渊博（Wade H. Venable）和柯德仁

资料来源：笔者根据在《博医会报》上公布的博医会历次大会选举结果整理而成。参见 *CMMJ*, No. 1, 1901, 内封面，*CMMJ*, No. 1, 1903, 内封面；*CMMJ*, No. 2, 1905 "内封面"；No. 4, 1906, 内封面；No. 4, 1907 "内封面"；No. 2, 1913 "内封面"。

三 关于吸纳中国籍会员的争论

这一时期，博医会内部出现了关于是否吸纳中国籍医生为正式会员的争论。虽然此前博医会已有石美玉、康爱德两名中国籍正式会员，但她们二人均是受雇于外国传教差会（美国海外妇女宣教会）的医学传教士，由于其自身的医学传教士身份以及作为女性的弱势地位，博医会内部对于她们二人并不存在争议。随着清末中国人出国留学习医和在国内教会医学院校受教育的中国西医人数的增多，以及通过其他途径培养起来的中国西医人数的增长，中国西医队伍不断壮大，逐渐形成群体，他们在中国西医界的影响不断扩大。面对如何扩大博医会的在华影响，是否应该吸纳中国籍医生，尤其是吸纳教会医学教育机构培养出来的西医和留学西方习医的西医入会的问题，博医会内部出现不同声音。先是在 1905 年的博医会大会上，吸纳了翼懋恩、谭以理和萧智吉三位中国籍的医学传教人员，但他们也只是通讯会员而已，并未获得正式会员资格，更不要说那些毕业于中国本土普通西医院校及留学海外但不具有传教士身份的西医了。

1908 年，就是否允许在华获得博医会承认大学学位的医务人员成为博医会会员，《博医会报》发表评论员文章，认为随着中国籍西医的不断成长，对于那些毕业于中国的西医院校、拥有合格医生资格且从事医学传教的从业者，如果博医会不吸纳，将会大大削弱博医会在华的影响力，且不利于博医会各项工作的开展。为此，作者倡议给予那些毕业于中国国内受博医会认可的医学院校、拥有医学学位并从事医学传教工作者会员身份。[①]

1910 年的汉口博医会大会上，由于胡美携毕业于耶鲁大学的颜福庆[②]前来参会，会议又一次对中国籍正式会员问题进行了热烈讨论。虽然最终仍未做出全面肯定性决定，但博医会成立了一个专门委员会来研究此事。会议最后通过的新章程中，明确强调博医会的会员不受国籍的限制，但那些毕业于国外医学院校的非教会身份的西医仍然只能成为博医会的荣誉会员。因此，中国著名医学家、公共卫生专家伍连德先生仍然只能以博医会荣誉会员的身份参会。尽管如此，颜福庆还是以其高超的医术和显赫的家族背景，以及服务于教会组织——雅礼会的身份，被博医会接纳为正式会员。[③] 从颜福庆在此后的博医会会务和教俗两界合办的湖南湘雅医学院工

---

① "Chinese Membership in the Association," *CMJ*, No. 3, 1908, pp. 191-192.

② 颜福庆（1882 年 7 月 28 日~1970 年 11 月 29 日），字克卿，江苏宝山人，中国近代著名医学教育家、西医科学家。先后参与创办湖南湘雅医科学校（现中南大学湘雅医学院前身）、国立上海医学院（现复旦大学上海医学院前身）、上海中山医院等。他是中华医学会成立后的首任会长。

③ 一般认为颜福庆是第一位中国籍的博医会会员（如钱益民、颜志渊所著《颜福庆传》及前引史如松之博士学位论文），但稍认真翻阅《博医会报》即可发现，石美玉与康爱德早在 1897 年即因毕业于美国密歇根大学医学院并在美以美会九江站工作而被吸收为博医会第一批中国籍会员，见 "Official Notices," *CMMJ*, No. 1, 1897, p. 88。至于中国早期留美习医的其他几位，如金韵梅、许金訇，目前尚无确凿的证据证明她们是否曾加入博医会（金韵梅应该是没有加入过；至于许金訇，尚不清楚）。可能是因为石美玉与康爱德皆为女性，在那个全世界女权尚未得到足够的应有尊重和发展的年代，二人可能在博医会内发挥作用不大，故人们可能忽视了两人的存在，而将颜福庆当作加入博医会的第一位中国籍会员。

作中发挥的重要作用来看，他的当选，绝对具有突破性意义。[1] 由于博医会仍然坚持正式会员的传教士资格，中国籍的会员数量并未迅速增长。直到1915年博医会大会，在博医会的300多名正式会员中，中国籍的还只有9人。[2]

辛亥革命后，西医得到新成立的中华民国政府的正式承认，它在中国医学学术体制中的主导地位开始凸显，中国政府也日益走向现代化。这对博医会来说既是一个巨大鼓励，也是一个极大挑战，它面临着是固守自己的外来特色还是走向本土化的十字路口。这一时期，由于中国本土西医队伍不断壮大，在中国西医队伍内部还出现了摆脱博医会对医学组织的垄断，建立真正由中国籍西医组成的医学组织的呼声。此呼声尤其得到了因主持东北防疫工作而暴得大名的伍连德的大力支持，伍氏曾多次登报呼吁成立中国人自己的医学学术组织。这些都对博医会造成了不小的冲击，除了引起有关中国籍会员问题的争论外，还体现在由此引发的改变博医会会名、改变博医会借医传教色彩、实现本土化发展等的争论。在1913年的博医会大会上，柯德仁指出博医会的正式会员是否仍限于医学传教士，是否应将中国博医会的名字由"China Medical Missionary Association"改为"China Medical Association"的问题值得深思。高似兰认为现阶段仍非常需要一个医学传教组织。他认为，将来中国医生成立中国人自己的医学会时，博医会成员可以个人名义加入。他还举印度的例子支持自己的观点。他说，在印度就既有印度医学会也有印度医务传道会。会议没有对此问题做出最后决议，但很明显的是，关于是否允许中国籍会员加入的问题已经引起了医学传教士们的高度重视。[3]

博医会有关中国籍正式会员问题的讨论，反映了新形势下中国籍西医队伍不断壮大的事实；而中国籍西医加入博医会，并在其中发挥作用，产

---

[1] "Constitution and By‐Laws of the China Medical Missionary Association," *CMJ*, No. 2, 1910, pp. 154–156.

[2] 据史如松所说，七名中国籍会员分别是：颜福庆、许金莺（应为"许金訇"）、赫尔德王、Chiang H. T.、John W. H. Chun、Li Chin Mu和曹丽云。所引用材料为 *List of Members of the Medical Missionary Association of China*, 1915, Shanghai Presbyterian Press, 1915, 见史如松《博医会研究：中国近代西医界职业活动模式的形成》，第37页。但实际上，他没有辨别出的 Mary Stone、Ida Kahn 分别是石美玉、康爱德，他们也是博医会正式会员。

[3] P. B. Cousland, "President's Letter," *CMJ*, No. 2, 1913, pp. 75–79.

生的影响是多方面的。对博医会而言，中国籍会员的加入丰富了其会员结构；尤其是到 1925 年，博医会放开正式会员的传教士资格限制后，中国籍会员大多没有教会背景，以专业医师身份入会，大大加强了博医会的医学专业性质。中国籍医生的加入，以及他们在中国社会的崇高地位和影响力，使博医会更容易被中国社会所接受，并得到政府的支持。比如，正是由于伍连德、颜福庆等一批在中国影响力巨大的西医成为博医会的各类会员以及 1913 年博医会大会在北京召开，才吸引了袁世凯、徐世昌等人的关注，袁世凯还亲自接见了博医会代表。这样博医会才更容易对中国社会尤其是中国的公共卫生事业产生影响。对中国籍西医来说，能够参加博医会这样一个在当时被全国医界公认的医学权威组织，本身就是对其职业地位的认可。而且，他们在参与博医会活动的过程中，其职业活动模式也被塑造，这为后来他们另组中华医学会，顺利开展其活动积累了重要的经验。作为外国来华医学传教士组织的医学团体，博医会移植了近代西方科学界成熟的职业活动模式，这种职业活动模式经由中国籍会员最终在中国扎根生长。①

第三节　医学学术和公共事业的开展

这一时期，博医会各项工作走向正规化，还体现在其医学学术工作有计划地开展。其中最主要的是清末新政和教会医学教育的开展带动的西医书出版。这也体现了博医会注重学理的倾向。

一　西医书的出版

在 1905 年博医会大会上，高似兰发表了主题报告，回顾了近代以来中文西医书翻译出版的历史，认为这些中文西医书已经构成比较完整的医学体系，但由于翻译的问题，特别是医学名词上的混乱，很多中文西医书缺乏可读性；也有一些已经过时，需要选译最新的相关书籍。因此，他建议成立一个专门的委员会来负责西医书的翻译出版工作。② 他的提议得到

---

① 参见史如松《博医会研究：中国近代西医界职业活动模式的形成》，第 46 页。

② P. B. Cousland, "Need of a Committee on Medical Publications in Chinese," *CMMJ*, No. 4, 1905, pp. 143 – 144.

与会多数医学传教士的赞同，经过讨论，博医会大会决定成立出版委员会和教科书委员会，以满足教会医学教育和新政西学教育蓬勃发展对西医书的渴求。出版委员会首任主任为聂会东，首任秘书为柏志道，成员有高似兰（英国长老会，汕头）、关约翰（美北长老会，广州）、纪立生（伦敦会，汉口）、笪达文（伦敦会，上海）、韦嵩山（H. Wittenberg，巴色会，嘉应州）、柏乐文（美国监理会，苏州）、文渊博（美南长老会，嘉兴）和赖马西（美北长老会，广州）；会报编辑在必要时也有权加入。而教科书委员会由高似兰、聂会东（美北长老会，济南）、文渊博、柏乐文、柏志道与富克理组成，后来增加了赖马西。博医会还决定在条件许可时出版中文医学期刊。① 1907 年博医会专门在上海设立了一个编辑秘书（editorial secretary）职位，负责监管西医书的翻译和出版，高似兰被任命为第一任编辑秘书。②

1907 年博医会代表大会决定每年拨款 1200 美元给高似兰以充作出版委员会的编辑经费，其中 800 美元用于租房和零星开支，400 美元用于聘请一位汉语助译者。聂会东留任新一届出版委员会主任，柏志道仍任秘书，委员有高似兰、笪达文、纪立生、赖马西等 8 人。后实际由师图尔担任主任，高似兰为秘书，成员有柏志道、司督阁、科龄（T. Cochrane）、笪达文、纪立生、赫怀仁（Edgerton. H. Hart）、杰弗里斯、布斯（R. T. Booth）、聂会东、赖马西、柏乐文、关约翰、文渊博、韦嵩山、惠更生（J. R. Wilkinson）。后又增补湖州的於友朋（M. D. Eubank）为委员。③

1913 年博医会大会，选举出新一届的医学课程委员会委员，章嘉理任主任，成员有纪立生、科龄、胡美、马卡林（J. C. McCracken）。1915 年初，医学课程委员会成员又增加了司督阁、布朗（N. W. Brown）、策切尔（H. N. Churchill）和启尔德（Omar. L. Kilborn）。

1907 年，身为出版委员会主任的聂会东在当年第 2 期的《博医会报》上发文提出，由于广州博济医局出版的医学教科书行销全国，所以出版委员会计划以博济医局出版之各医书为底本，修订后再版，以作为博医会发

① *CMMJ*, No. 2, 1905, p. 44.
② *CMJ*, No. 3, 1907, p. 154.
③ 见 *CMJ*, No. 5, 1907, 内封面。

行的医学教材使用。①

　　到了 1915 年，博医会大会出版委员会还做出以下几点决定。①任命 1 人常驻上海，担任编辑秘书一职，专职负责医书出版工作；此人应成为出版理事会的主要编辑和会刊的主要经营负责人。②编辑秘书应负责会刊中文版的编辑工作，如果此人不可得，会刊中文版将仍由华南分会负责，但应得到会刊的官方承认和全体会员的支持。③博医会建议在医院和医学校中工作的人士，应在编辑秘书的指导下，努力将必要的西医书翻译成中文。④为求中文医学名词统一，博医会决定派出 4 名代表，与中国政府合作进行医学名词统一工作，并将商定的统一的医学名词呈交给教育部，以求通过。同时，建议教育部任命一些中国代表，最好也是 4 人，和出版与名词委员会进行合作，以求最后统一医学名词。⑤为了保证能够为中国的医学教育事业提供合适的中文教材，出版与名词委员会敦促学会拨出专款以保证有 2 人专门作为文字事工，并解决他们的差旅费、儿童津贴、房屋租赁费等。② 由此可见博医会对医书出版的重视。博医会出版的医书参见本书附录九。

　　出版委员会最初对要出版医书的选择，一是翻译的在西方医学史上有一定影响力的书，如高似兰翻译的《哈氏生理学》（哈利伯顿原著）及《欧氏内科学》（欧司勒、Thomas McCrae 原著）、盈亨利翻译的《贺氏疗学》（贺德原著）、赖马西翻译的《伊氏产科学》（伊大卫原著）等；二是对博医会已出版的西医书根据医学名词审定的结果进行修订，如对嘉约翰初译的《嘉氏内科学》的修订，对聂会东译的《眼科证治》的修订，等等。对旧的译本进行修订，一方面是因为原有译本在医学名词上与名词委员会新审定统一的医学名词不一致，继续使用会给读者造成困扰；另一方面是一些旧译本语言可能不通、不准确，或者不恰当，需要重新修订以增加可读性。③ 需要说明的是，西医书的翻译，在很大程度上由一些负责译书的医学传教士自由选择，也就是说，是他们的一种自发行为。即便在出版委员会成立后，委员会也没有任何对医学传教士或者出版委员会成员在

① "James B. Neal, "From the Publication Committee," *CMJ*, No. 2, 1907, pp. 85 – 86.
② "China Medical Missionary Association Biennial Conference, Shanghai, February 1st – 5th, 1915," *CMJ*, No. 1, 1915, p. 102.
③ 史如松：《博医会研究：中国近代西医界职业活动模式的形成》，第 55 页。

医书翻译选择上的要求。出版委员会的工作只是选择西医书进行翻译，做好协调，避免不同译者翻译同一本书，同时保障这些医书的编辑、印刷、出版和资金支持。①

医书出版所需资金，在出版委员会成立之前，主要是靠益智书会和上海的美华书馆资助；在出版委员会成立后，先是通过在博医会代表大会或《博医会报》上发起募捐向会员募集资金，后募捐对象扩大到在华的和西方国家的商人、财团和差传母会。1910年英国维尔康财团（Wellcome Trust）在博医会设立维尔康基金会，其中大部分资金用于出版委员会的工作。需要说明的是，尽管1920年亨利·维尔康财团停止了该基金会的运作，但该财团仍继续对出版委员会给予资助。此外，1915年美国洛克菲勒基金会下属的中国医学基金会开始资助中国的医学教育后，也认可了出版委员会的工作，并出资帮助出版委员会翻译和出版西医书。② 1926年后，出版委员会改组为出版理事会（Council on Publication），继续负责博医会医书的出版工作。

关于医书出版的出版社，博医会并未立即建立自己的出版社，而是同早已存在的、在中国近代出版界有重要影响的美华书馆合作，由美华书馆负责出版，出版委员会选书，博医会署名。博医会在美华书馆设立账户，将出版资金存放在该账户中，需要出书时由美华书馆直接从该账户划转，美华书馆与博医会每年核算开支与节余。③ 医书的印刷，多由日本代印。因此高似兰还专门偕夫人居住在日本横滨，督率其事。

到1916年止，出版委员会共出版医书30多种，涉及外科、内科、眼科、皮肤科、妇产科、护理学、解剖学、生理学、病理学、医学名词词汇等领域。这些书中的相当一部分在市场上很受欢迎，被教会医学院校，甚至被中国公立、私立医学院校选为教材，这大大促进了西医学的在华传播。

二　公共事业的开展：禁烟运动

1886～1932年，博医会参与的另一项重要工作是开展禁烟运动，并取

---

① "Report of the Committee on Publication and Translation, 1917 - 1919," *CMJ*, No. 2, 1920, pp. 182 - 186.

② 史如松：《博医会研究：中国近代西医界职业活动模式的形成》，第53～54页。

③ 1907年后的 *CMJ* 上几乎每年都刊有博医会与美华书馆之间的账务报告，可参见史如松《博医会研究：中国近代西医界职业活动模式的形成》，第55页。

得了巨大成功。禁烟运动也是传教士在华进行时间最长、规模与影响最大的一项活动（在很多教会记录中常将此运动称为"去毒"运动）。这与近代烟害在我国影响至深、危害至烈有很大关系。鉴于吸食鸦片对个人、家庭、社会造成的巨大危害，许多差会几乎是一入华就举起了禁烟与戒烟的大旗。他们在各地开办戒烟诊所，登报谴责鸦片贸易并传授各种戒烟良方。一开始，这一运动似乎收效甚微，毫无取得成效的希望。但到20世纪初，随着社会风气的转变，这一运动终于取得巨大成功。来华传教士、中国社会各界和中国政府都纷纷加入声讨鸦片危害的运动中。翻看这一时期的报刊，有关禁烟的文章可以说是铺天盖地。在中外各界的共同努力下，中英两国政府最终于1907年签订协议，决定用十年的时间废止鸦片贸易，每年减少十分之一的鸦片进口额；相应地，在鸦片原产地的印度，每年也减少十分之一的种植面积。① 协议签订后，中国政府开展了大规模的禁烟活动，终于使这一危害中国一个多世纪的肮脏贸易在华受到重创。

在这一运动中，博医会也积极配合。博医会在1890年第一次代表大会上就成立了由嘉约翰、莱爱力、瓦遵任委员的反鸦片委员会。反鸦片委员会负责撰写一本治疗鸦片瘾的英文小册子，以便学会能更好地在各地的鸦片治疗所开展工作。作为一个人数甚少的外国人团体，他们的呼声是微弱的，但也可以说他们的呼吁为后来大规模的禁烟运动做了铺垫，为禁烟运动的成功打下了一定基础。在20世纪初禁烟运动汹涌澎湃之际，博医会在1907年的大会上，又制定了一份详尽的禁止鸦片和酗酒的规定，并选举慕杂甫、汉米尔顿（Hamilton）和马凯（Machle）为反鸦片委员会委员。在《博医会报》上，经常刊登有关鸦片危害和戒除鸦片瘾的文章，博医会会员的呼吁和努力，为在华去除鸦片危害作出了自己的贡献。②

第四节　与中外医学界的沟通

这一时期，博医会加强与中外医学界的交流与合作，在一定程度上起到了联结中外医界同人的作用。

---

① Wong K. Chimin& Wu Lien - teh, *History of Chinese Medicine*, p. 566.
② 例如，"The Hague and Opium"（*CMJ*, No. 5, 1913, p. 341.）一文，详细报道了在海牙召开的国际反鸦片会议。

一 博医会与中华护士会的创立

博医会在这一时期与中国医界的互动，突出体现在它孕育了中华护士会。中华护士会之所以能够成立，与这一时期西方女医学传教士及女护士大量来华，以及由她们培养的中国女护士的迅速增多有关。当然，也与以下因素有关。随着戊戌变法后中国社会的日益开化，大量家庭支持女性留学海外习医，这些中国女性出国后主要学习的是护理专业。近代西方来华的第一位正式护士是美国的麦克奇尼（Miss Elizabeth Mckechnie）。她1884年来华后，先是与美国圣公会女传教士黎施德（E. Reifsnyder）在上海合开诊所，后二人又一起在徐家汇创办了后来闻名于上海的西门妇孺医院。随后，一些受过系统护士教育的女医学传教士先后来华，她们开始在教会医院中从事护士教育，奠定了教会护士教育的基础。需要指出的是，许多护士来华后，都加入了博医会，成为博医会的会员。据统计，1890年有超过300名医学传教士分散在全世界各地，其中有约30名是全职受过良好训练的女医师，她们中有22名在中国。[①] 赖马西认为，虽然有时工作受限，但女医学传教士们的工作与男同行们一样多一样重要。在中国，女人不能如男人们那样自由地出入诊所和医院，巡回医疗在某种程度上是争取为她们服务。[②] 她认为，医学传教领域女性同工的大量加入，在很大程度上与郝维德（也称王医生，王师母）与马根济等一同治愈李鸿章侧室莫氏的病有很大关系。

清末新政时期，中国护士教育获得长足发展，护士队伍随之壮大。一些护士专门学校相继建立，主要有广州端纳护士学校（1902）、北京协和护士学校（1906）、南京协和护士学校（1908）、福州南丁格尔护士学校（1909）等。1908年，金韵梅在袁世凯的支持下在天津开办中国第一所官办护士学校。上海、汉口、重庆、杭州、安庆等地也借助于教会医院创办护士培训班。随着护士教育和护士队伍的壮大，一些医学传教士从专业发

---

① Miss Mary W. Niles, "Medical Missionary Work in China by Lady Physicians," *Records of the General Conference of the Protestant Missionaries of China*, held at Shanghai, May 7 – 20, 1890, pp. 279 – 285.

② Miss Mary W. Niles, "Medical Missionary Work in China by Lady Physicians," *Records of the General Conference of the Protestant Missionaries of China*, held at Shanghai, May 7 – 20, 1890, pp. 279 – 285.

展的角度出发，主张对其进行规范和协调。1907年来华的美国护士信宝珠（Cora Eiliza Simpson），结合自身在教会医院从事护理工作的经历，借鉴西方护理工作专业化发展的经验，积极倡议在华建立护士协会。1908年，她在《博医会报》上发表了一封公开信，认为中国人的护理观念非常落后，中国缺乏专业的护理人才，而护理工作是一份高尚的工作，因此她呼吁人们重视发展护理工作。她倡议在华建立护士协会，联络日益增多的护士间的情谊，加强经验和信息交流。①

　　这封公开信发表后，在中国护理界和医学界引发了一定的议论，高似兰积极支持信宝珠倡建护士协会的主张，还在《博医会报》上专门撰文表示支持在华护士创办自己的组织，发行自己的刊物，高似兰还自愿承担起协会酝酿成立初期来往信件的收发工作，并在《博医会报》上，每期留出1～2页的篇幅作为护士进行相互交流的园地。另外，1908年11月举行的最早的护士结业考试也是由博医会主持进行的。② 由于护士协会成立初期没有创办自己的会刊，所以报道护士协会最初的成立经过、章程、活动情

---

① 翻遍1908年的《博医会报》，暂未找到此信件。目前有关中华护士会起源的研究皆是根据辗转陈述的二手资料建构的相关史实。据信宝珠发表于《博医会报》1909年第6期上的信所述，她曾于1908年秋季给在华的医学传教士写信，呼吁成立中华护士会，但反应寥寥，于是她决定不能仅仅停留在口头和思想上，而应立即行动起来，成立相应组织。参见 Core E. Simpson, " Excellent Signs of the Times," *CMJ*, No. 6, 1909, p. 436. 王琇瑛编著的《护理发展简史》云，信宝珠"就是发起组织中华护士会设想的第一人。她写了一封公开信，第一次刊登在《医学杂志》上，诚挚友好，全国护士界受到很大鼓舞"（王琇瑛编著《护理发展简史》，上海科学技术出版社，1987，第78～79页）。《信宝珠女士略传》一文更进一步写道："信女士到福州后数月，渴欲知道其他地方对于护士的情形，有一天她写信给高似兰（即高似兰——引者注）医师，询问护士工作。此信和高医师的复函，都刊载在1908年的《中华医学杂志》（即《博医会报》——引者注）中，同时并通告注意筹组护士会的护士。此为中华护士会之真正起源，高士兰医师因此被称为中华护士会的父亲。"（王懿编《Who's Who 会员特写：信宝珠女士略传》，《中国护士季刊》第1卷第4期，1947，第41页）中华护士会编《中华护士会之起源及发展》（《中华护士季报》，第4卷第2期，1923，第29～31页）一文还摘录了信、高二人之信，但奇怪的是其信内容与刘干卿所译之《护病历史大纲》（上海广协书局发行，1936，第117～118页）所载的信件内容有较大不同。进一步查找，发现《博医会报》1908年第6期中有一条"学会消息"写道："在本期杂志中有4篇插页，分别是……'一个护士协会'……。"（ "Association Notes," *CMJ*, No. 6, 1908, p. 383）笔者推测此插页，即为信宝珠与高似兰来往讨论成立中华护士会的信件。只是目前查找了好几处收藏的《博医会报》，尚未发现这四个插页。或许这四个插页类似于夹在杂志中的活页，它们并未被后来杂志的保管者与杂志正文本身汇钉在一起，因而丢失了。

② J. G. Cormack, "Report of C. C. M. M. A. for 1908," *CMJ*, No. 2, 1909, p. 122.

形的文章都刊发在《博医会报》上。1909年夏，在信宝珠的倡议下，5名外籍护士和2名医师在牯岭集会，创立中华护士会（the Nurses' Association of China）。[①] 芜湖的卫理公会护士哈特（Mrs. Hart）任首任会长，汉口的私人护士邓涵（Miss Denham）任副会长，牯岭武穴（Wusueh）英国卫理公会的李夏丝（Mrs. Sylvester Lee）任编辑秘书，无锡的恒德逊（Miss M. T. Henderson）任秘书，牯岭医院的哈莉（Miss Hawley）任司库。从中华护士会的成立情况来看，它是由在教会医院工作的几位传教护士发起成立的。因此，中华护士会也是传教士在华医学传教运动的成果；而博医会是中华护士会的母体，它孕育了中华护士会。中华护士会是西医学在华发展到一定阶段，在华护士群体逐渐形成后分离出去的一个分支机构。和博医会的情形相似，中华护士会最初全是由来华外国护士组成，1914年始有第一位中国籍传教护士钟茂芳加入，1922年始正式允许中国籍护士加入。[②]

中华护士会成立初期，各机构均不健全，因此它在成立之初的几年里几乎没有开展什么有意义的团体工作。其成员中大多数仍旧依附于博医会，通过参加博医会大会来实现内部的交流；中华护士会内部行政人员的选举，有时也是在博医会大会上决定的。如1913年博医会大会选出戴尽心、柯德仁、傅乐仁、比必、宋先生组成中华护士会，并委任了各分会的负责人。[③]

二　博医会与国外医学界的互动

博医会是以参加1887年在华盛顿召开的国际医学大会为契机而成立的，其成立本身就具有鲜明的外向性，表明了在华医学传教士不甘于在学术上落后于西方，积极与西方主流医界交流互动的意愿。因此，博医会成立后，就积极加强与国外同行间的沟通交流，多次选派代表参加国际医学会议，在会议上发表演讲或主题报告，展示在华行医和科研情况。如1887年的华盛顿国际医学大会，博医会选派莱爱力、马卡提与文恒理三人，代表博医会参会；1890年在柏林举行的第十届国际医学大会，博医会共选派包括梅藤更、司督阁、洪士提反、黎施德等在内的在华6个差会的8名会员参会。即便是不能参加的会议，博医会也会在会刊上刊登其有关消

---

① "Nursing Department," *CMJ*, No. 1, 1910, pp. 81 – 83.
② Wong K. Chimin & Wu Lien – teh, *History of Chinese Medicine*, 2ed. , p. 561.
③ "Conference Minutes," *CMMJ*, No. 2, 1913, p. 74.

息。另外，医学传教士在华工作一段时间后，往往会获准回国休假，很多医学传教士就利用这一机会回到母国，到医学院进行"充电"，零距离地补充学习西医界最新的研究成果，有的人甚至又重新求学，获取医学学位。

进入 20 世纪后，博医会会员更加频繁地参与国际性的医学会议，如第十七届国际医学大会，伍连德作为中国官方代表，同时也作为博医会代表参加了会议。①

除了直接参与国际性的医学会议外，博医会还在会刊上及时报道国际医学界研究的最新动态和国际学术会议情况。1908 年 9 月 28 日至 10 月 3日，在美国华盛顿召开了国际肺结核会议，并在会上成立了国际肺结核研究会，《博医会报》对这次大会的情况进行了详细报道。博医会的成员也经常在国际性的医学期刊上发表文章，交流他们在华研究的经验和成果。

不仅如此，《博医会报》开设了"医学与外科学进展"栏目，报道西方医学界最新的医学研究信息和科学进展。尤其是 1905 年后，博医会更加注重利用"医学与外科学进展"栏目传播西方最新医学进展，"医学与外科学进展"栏目下设的子栏目几乎囊括了当时西方所有医学分科和最新研究热点，有妇产科学、热带病学、病理学、细菌学、内科学、外科学、皮肤病学、临床医学、产科学、预防医学、眼科学、儿科学等。有些子栏目的设置，明显带有时代特征。比如，热带病学栏目，就是于万巴德在英国创立热带病学学科不久后开设的，当时的用词并非现代所用的"Tropical Medicine"，而是"Diseases of Warm Climates"，说明当时"Tropical Medicine"一词尚未出现或未获得普遍认同。另外，"预防医学"（Preventive Medicine）栏目也是进入 20 世纪的第二个十年以后随着中国公共卫生运动逐渐兴起而开设的，显然有因应中国社会需要的成分在。为了满足读者日益专业的阅读需求和保证栏目的学术质量，《博医会报》针对该栏目下的各个子栏目任命了各有所长的不同人员负责，协助会刊总编辑做好编辑工作。比如，1907～1909 年，博医会就任命了富克理负责妇产科学栏目，马士敦负责热带病学栏目，小马雅各负责病理学与细菌学栏目，胡美

---

① "The Seventeenth International Medical Congress," *CMMJ*, No. 6, 1913, p. 406；伍连德《鼠疫斗士——伍连德自述》，程光胜、马学博译，湖南教育出版社，2012，第 651～655页。需要说明的是，这两处材料均未明确说伍连德是代表博医会参会的，只是由于伍连德其时是博医会的荣誉会员，故推测他参会在某种程度上也是代表博医会的。

负责内科学栏目，后来又增选泰安德负责皮肤病学栏目。

进入 20 世纪后，博医会在与西方医学界保持联系和交流的同时，也加强了与东方医学界的学术交流。这主要是因为在这一时期，亚洲最东部地区作为一个整体，在疾病尤其是烈性传染病来袭之时往往会同时遭受疾病的侵入，同时该地区同处在西方殖民语境中的"远东地区""热带地区"，共同面临着各种各样的热带疾病的侵袭。这样，该地区的医学界就很有必要加强彼此间的信息交流，在疾病预防方面的共同话题自然增多。于是，博医会与该地区各医学组织之间的学术交流与互动自然越来越多。比如 1910 年 3 月 5 日至 14 日，"远东热带医学会"第一次两年一度的会议在马尼拉召开，此医学会的目的便是会聚该地区热带医学研究者交流思想、培育对热带医学研究的科学精神。博医会就派代表参加了会议。[①]"远东热带医学会"第二次年会于 1912 年 1 月 20 日至 27 日在香港召开，博医会同样派代表参加了会议。[②] 而 1908 年 1 月 23 日，英国医学会"香港和中国分会"重新召开会议，声称所有居住在中国的该会会员都属于这个分会。这自然也包括很多隶属博医会的英籍医学传教士。

除了直接参与该地区国际医学会议外，博医会还在会刊上及时报道该地区医学界研究的最新进展和国际学术会议情况。如 1909 年第 1 期《博医会报》报道了英国医学会"香港和中国分会"的年会情况。关于博医会参与东亚地区医学交流与合作的情况，本书第七章做了专题论述。

三 医学传教的理论总结与代际传承

由于在半个多世纪的发展过程中，教会医疗事业对传教工作的促进作用得到了充分体现，这引起了更多在华传教差会的重视。在 19 世纪末 20 世纪初，国际医学传教界开始重视医学传教理论的总结，出版了一些有影响的专著。如曾任爱丁堡医务传道会秘书及其医学传教士培训机构负责人的路约翰（John Lowe）于 1895 年出版《医学传教：地位与作用》（*Medi-*

---

① "The Far Eastern Association of Tropical Medicine," *The British Medical Journal*, Vol. 1, No. 2573, 1910, p. 999.

② Francis Clark, "The Far Eastern Association of Tropical Medicine," *CMJ*, No. 6, 1911, pp. 403 – 406.

cal Missions: Their Place and Power）[1] 一书，并多次修订再版，成为有关医学传教的经典著作。曾任学生自愿传教运动旅行秘书，后任英国学生自愿传教运动联合会会长、英国医学会成员的威廉生（J. Rutter Williamson）于1899年出版《诊疗国家：论医学传教的现状与诉求》（The Healing of the Nations: A Treatise on Medical Missions Statement and Appeal）[2] 一书，成为即将参与医学传教工作者的教材。在华西协和医科大学工作的启尔德也于1910年出版《治病救人：呼吁对华派遣医学传教士》（Heal the Sick: An Appeal for Medical Missions in China）[3] 一书；曾在中日工作14年，后担任传教秘书18年之久的蓝华德也于1920年出版《医学传教：双重任务》（Medical Missions: The Twofold Task）一书，在书中作者主张应该将医学传教放在一个更重要的位置上，它有助于减轻人们的痛苦，提高健康水平，增强人们的体质和创造力，沟通宗教与世俗的分歧。更重要的是，它有助于增强人们的信仰，起到疗灵的功效。[4] 而曾在汉口卫理公会医院任职的戴尽心（W. Arthur Tatchell）则总结了卫理公会在华医学传教的历史，出版《医学传教在中国：卫理公会的工作》（Medical Missions in China: In Connexion with the Wesleyan Methodist Church）一书。[5] 此外，全球传教大会于1910年6月14～23日召开，这次会议正式确认医学传教应为基督传教事业中一项不可缺少的内容。[6] 会议决议指出：医学传教应该继续并扩大，各差会应选派合格的医学传教士，拥有具备一定人员和装备的医院。在必要的情况下，欧美地区的传教护士（Missionary Nurses）应负责培训当地的护士人员。会议还对各差会联合办学问题做出指示：由于教会医科大学已经在中

---

[1]　John Lowe, *Medical Missions: Their Place and Power*, Fleming H. Revell Company, 1895.

[2]　J. Rutter Williamson, *The Healing of the Nations: A Treatise on Medical Missions Statement and Appeal*, New York: Student Volunteer Movement for Foreign Missions, 1899.

[3]　O. L. Kilborn, *Heal the Sick: An Appeal for Medical Missions in China*, Toronto: The Missionary Society of the Methodist Church, 1910.

[4]　Walter R. Lambuth, *Medical Missions: The Twofold Task*, New York: Student Volunteer Movement for Foreign Missions, 1920, Preface.

[5]　W. Arthur Tatchell, *Medical Missions in China: In Connexion with the Wesleyan Methodist Church*, Robert Culley, 1908. 该书主要涉及卫理公会在湘鄂粤的医学传教活动。

[6]　该会议的决议以耶稣就曾借助行医向人们宣誓上帝的恩典作为教义依据，并以医学传教在不同地区的成功实践作为现实依据，证明医学传教是传教事业中的一个有效且必要的方式。

国和其他地方建立起来，在一些特定地区，不同教会之间进行联合办学是非常必要的，这不仅是联合牧养工作的需要，也是为了更加经济、有效和长期地为医学传教领域提供本土工作者。对于医学传教士与本土医务工作者的关系，全球传教大会则认为医学传教士应该加强与本土医务工作者的合作。①

　　一个值得注意的现象是，19 世纪末 20 世纪初，传教士二代及医学传教士二代群体开始形成。1908 年 8 月因感染流行性霍乱而去世的斯图克（George Frederick Stooke）就是一个典型例子。他 1876 年 3 月出生于英国布里斯托尔（Bristol），其父母是在烟台的内地会传教士。他 12 岁即随父母来到烟台，后毕业于爱丁堡大学医学院。1900 年，因为在华的冉克明（David Rankine）去世，他自告奋勇重来中国，接替冉克明在宜昌的行医传教工作。② 他是一个虔诚的医学传教士二代，其最大贡献是关于宜昌流行性感冒的报告。虽然此前也有传教士后代继承其父之志在华服务，如马儒翰继续其父马礼逊的足迹在华活动等，但因为那时来华传教士及医学传教士较少，未形成规模。随着 1860 年《北京条约》的签订，传教士获得了在中国内地传教的权利，大批传教士开始涌入中国，来华传教士持续增加，在全国很多地方都形成了传教士群体。他们的后代在中国长大，一般回到母国接受教育，在其大学毕业参加工作时，正好是 19 世纪末 20 世纪初。斯图克、小马雅各、欧礼斐（C. H. Oliver, 1857 - 1937，德贞之女婿）、司徒雷登等都是传教士二代。这样的传教士二代身份，注定了他们与周围的医学传教士的思想有所不同，甚至也与他们的父辈——传教士及医学传教士第一代不同。作为非政府派驻外地的人员，第一代的传教士及医学传教士们没有来自政府部门的固定薪金，而能够远涉千山万水，忍受与父母长久的远距离分离，在水土不服、低薪金情况下，来华从事传教和医疗工作（即疗灵和疗身），应该说他们的基督教信仰相较同龄人来说更为虔诚。此外，还有一个深层原因是，这些早期来华的传教士和医学传教士在其母国一般出自中下层家庭。这样的家庭背景，决定了他们能够吃苦，愿意并敢于为了改善家庭处境，以

---

① "World Missionary Conference," *CMJ*, No. 6, 1910, pp. 429 - 434.

② J. G. Cormack, "In Memoriam," *CMJ*, No. 6, 1908, pp. 375 - 378; "Dr. Grorge F. Stooke of Ichang," *CMJ*, No. 6, 1908, p. 379.

及为了信仰而远渡重洋进行冒险。他们来到陌生的地方后，其家庭和感情生活也是变故较多的。他们在华的努力，部分地改变了他们的生活境遇。而他们在华生育的子女，之所以在他们的母国完成正规的高等教育后愿意返回中国工作，更多的是他们对于这种传教身份的认同和幼时生活环境的眷恋，他们在内心深处已经对中国充满感情，并将中国视为他们的第二故乡。

第三章　合作与本土化：华人西医势力崛起后的博医会走向（1915～1932）

袁世凯死后，中国社会陷入军阀割据混战的状态，政局动荡不安。第一次世界大战、五四运动、非基督教运动、北伐战争都对教会医疗事业产生了巨大冲击，非基督教运动和北伐战争对教会在华事业的冲击最大。非基督教运动以反对帝国主义的"文化侵略"为由，以中国人强烈的民族意识为特征，要求抵制基督教在华传播，收回教会在华所办学校的教育权，取消教会学校宗教教育课程。受此影响，北洋政府颁布了要求教会学校在教育部立案的法令，并禁止教会学校进行强制宗教教育。1926～1927 年的北伐战争，以"打倒列强，除军阀"为口号，以革命和战争的形式，更进一步打击了西方国家的各种在华势力。这些，都不可避免地对博医会及其在华教会医疗事业造成冲击。教会医院、医学院校迫于形势，纷纷向中国政府申请立案，取消强制宗教教育，并逐步启用华人领导者。而博医会也终于在 1925 年改变了坚持多年的正式会员必须具有传教士身份的政策，凡是毕业于博医会认可的海内外各医学院校，取得学位，并具有良好医德者都可以成为博医会正式会员。

南京国民政府成立后，教会医疗事业迎来一个全新的环境。1928 年 6 月 15 日，南京国民政府宣告完成统一大业，在形式上完成了国家"统一"，多年动荡的局面暂时回归平静。对于南京国民政府这样一个日益现代化和西化的政府来说，恢复社会秩序，开展现代化的政府卫生行政工作是必不可少的。同时，加强政府对社会各方面的监督和管理也势在必行。在此情况下，博医会生存的内外环境都发生了很大变化，在各种因素的推动下，博医会进一步实行本土化的政策，并最终在 1932 年与中华医学会实现合并，真正完成了这样一个外国人在华创办的学术团体的在地化发展历程。

1915～1932年，中国本土西医团体不断成立。随着各种西医团体的建立，中国医学发展的话语权和主导权逐渐转移到中国人手中，他们开始决定中国西医学的发展方向，这必然会对博医会造成冲击，也促使了博医会方针政策的转变。

此外，这一时期洛克菲勒基金会来华，也对中国医学教育布局和教会医学教育事业产生了重要影响。面对财大气粗且雄心勃勃的洛氏基金会，博医会先是积极配合，后又集中力量重点发展齐鲁大学医学院，努力在中国西医高等教育中维持教会医学教育的影响。

第一节　携手中外医学势力

一　华人医学团体涌现与中华医学会的成立

随着留学海外和在中国本土官办医学堂以及包括教会医学院校在内的各种私立医学院校毕业的中国西医人数的增多，中国本土西医队伍不断壮大。要求建立中国人自己的医学团体，进而表达在医学上的愿望和诉求、联络同行同胞友谊的呼声越来越强。中国人仿效国外医学组织模式建立自己的医学团体，始于在日本留学的学习药学的学生。1907年冬，留学日本学习药学的王焕文、伍晟、曾贞、胡晴崖等人发起成立"中华药学会"。1909年，学会在东京明乐园召开第一次年会。辛亥革命后，因多数会员学成归国，学会也逐渐转至国内发展。① 自此以后，中国人自组的医学团体如雨后春笋般不断涌现。其中，既有如中华医学会和中华民国医药学会这样的综合性医学团体，也有各种全国或地方性的专科团体；既有各种西医团体，也有数量上占多数的中医界人士组成的团体，同时还有少量中西医结合的医学团体。据不完全统计，1915～1927年成立的医学团体有38个之多。此外，还有一些医学团体是由在华中外医学人士合作创立的，如北京协和医科大学的中外教师合组了"实验生物学和医学学会北京分会"（Peking Branch of the Society of Experimental Biology and Medicine）及"医科教员会和杂志俱乐部"（Faculty Medical Society and Journal Club），这两个组

---

① 邓铁涛、程之范主编《中国医学通史·近代卷》，第525页。

织与博医会以及中华医学会都有联系。1915～1932 年成立的主要西医学团体及成立情况见表 3-1。另外无具体成立情况之医学团体还有"德国医学会""俄国医学会""日本医学会""德语医生协会"等。关于近代西医药团体创办的整体情况，参看本书附录五。

表 3-1　1915～1932 年成立的主要西医学团体及成立情况

名称	创办地点	创办人	创办时间	附注
中华医学会	上海	伍连德、颜福庆、刁信德等 21 位医师	1915 年 2 月 5 日	学会以"巩固医家交谊、尊重医德医权、普及医学卫生、联络华洋医界"为宗旨
中华民国医药学会	北京	汤尔和、侯希民等归国留日医药学生和国内的医药专家	1915 年 8 月（一说 5 月）	1916 年第一次常会上决定：①推广分事务所；②发行年刊；③推定起草员，建议卫生行政法案，开展医事教育，请愿政府。1930 年修改后的学会章程第二条称：①研究日新之医药学，力求进步，以期学术之独立；②联合海内外同志交换智识，以期同轨之进行；③扶持我国医药教育；④建议制定卫生行政法案，请愿政府以促卫生行政之进行
中华卫生教育会	上海	博医会、中华医学会、中华基督教青年会全国协会共同组织	1916 年 3 月	1930 年宣布解散，是我国最早提倡公共卫生的机构，主要活动是进行公共卫生教育、卫生展览、报纸宣传、卫生讲演等公共卫生宣传
江苏公共卫生协会	南京		1916	
苏州医学公会	苏州	由中外开业医师合作成立	1918	
中华卫生学会		胡宣明	1921	开展卫生运动唤起民众
上海医学联合会	上海	由上海各国籍的医务人员组成	1921	其目的是通过讲课及临床，促进内外科及相关学科的发展

续表

名称	创办地点	创办人	创办时间	附注
中国生理学会	北京	林可胜、吴宪、伊博恩、福坦恩（Fortuyn A. B. D）等	1926 年 2 月	主要进行学术活动
中华麻风救济会	上海	唐绍仪为名誉会长，浸信会牧师邬志坚为秘书长	1926	主要工作为开展麻风病的教育宣传、促进和协助麻风医院的工作、供应治疗麻风病的药物，以及在海南诸岛移民中开展防治活动。1949 年起称"中国麻风协会"
全国医师联合会	上海	余云岫为执行委员会会长	1929 年 11 月	宗旨：①砥砺医德，研究学术，以谋医学及职务之进步；②联络感情，保障权利，以发挥互助之精神；③建议医事教育、卫生行政等原则，以适应社会之需要；④促进完善的医师法。1934 年在执委会下组织了专业委员会，其中"助产士教育研究委员会"是我国最早的妇产科学术团体。但因为执委中多持废止中医观点，联合会成为对抗中医的组织力量，发行《医事汇刊》为该会喉舌

资料来源：根据邓铁涛、程之范主编《中国医学通史·近代卷》第 523～530 页相关内容编制。

　　这一时期成立的众多医学团体中，尤为重要的是 1915 年创立的中华医学会和中华民国医药学会。中华医学会主要是由曾留学英美或在国内教会医学院校习医的西医——也就是近代医学界所称的"英美派西医"成立的，其创始会员都与博医会有着密切的关系，都曾是博医会的各类会员。

　　其实早在 1910 年，伍连德就曾想成立一个由中国西医组成的医学团体，并曾登报呼吁，但响应者寥寥。1913 年，一个名为中华医学会的组织曾在北京成立，它的成员积极参与了当年在北京召开的博医会的各类会议。据《博医会报》透露的消息，该组织英文名为"China Medical Association"，会长为"Fang Chiu"，秘书为"S. H. Chang"。并附有中华医学会章程，规定学会总目标为在华促进医学教育和卫生的发展，其具体目标为：①弘扬医学道德；②保障医学职业的合法权益；③协调医学教育；④宣传卫生常识。①

到1914年，关于成立一个全国性的医学组织的想法又被热烈地讨论起来，这首先需要确认那些符合条件的中国西医从业者。于是他们趁着参加1915年博医会上海大会之机，在会议的间隙，于当年2月5日宣布成立中华医学会（National Medical Association of China）。参加成立会议的有：伍连德、颜福庆、俞凤宾、刁信德、许世芳、古恩康、丁福保、陈天宠、高天养、萧智吉、唐乃安、康成（此处用的是康爱德的俗名）、陈颂文、李永和、刘湛燊、梁重良、钟拱辰、黄琼仙、石美玉、陶漱石、曹丽云等21人。会上，颜福庆回顾了为成立中华医学会所作的努力，萧智吉介绍了留日西医组织学会的经验，伍连德做了加强医德和医学专业化水平的报告，会议最后决定成立中华医学会，并选举了中华医学会的第一届行政组成人员：颜福庆为会长，伍连德任书记，刁信德任会计，俞凤宾任庶务，曹丽云、萧智吉任协助员。在1915年10月份出版的会刊中，规定了中华医学会的宗旨为"巩固医家交谊、尊重医德医权、普及医学卫生、联络华洋医界"②。在首次会议举行后，中华医学会发起了大规模的征集会员活动，在短时间内就吸引了232名中国籍西医师入会。③

具体考察、分析中华医学会的成立过程，可以发现它与博医会有着极深的渊源。刘明远在《中华医学会与博医会的合作及合并》一文中，从以下四个方面进行了论述。首先，"中华医学会的主要创会人曾是博医会会员或参加过博医会的活动"④。博医会最初的会员制度规定：西方正规医学院校毕业且获得学位证书、服务于差会组织的医师方能成为正式会员；而毕业于外国医学院校却非传教人员者，只能成为荣誉会员。因此，中国

---

① "China Medical Association," *CMJ*, pp. 94 - 96.

② 《中华医学会例言及附则》，《中华医学杂志（上海）》第1期，1915，第2～7页。

③ Wong K. Chimin & Wu Lien - teh, *History of Chinese Medicine*, p. 605.

④ 刘远明：《中华医学会与博医会的合作及合并》，《自然辩证法研究》2012年第2期。需要说明的是，这里有关中华医学会与博医会关系的论述，参考了刘远明先生的研究成果。

早期本土西医，虽然多服务于教会医疗机构，但因只是国内教会医学院校毕业，很难成为正式会员。在早期的会员中，只有石美玉、康爱德因为既毕业于海外正规医学院校（美国密歇根大学医学院），又以医学传教士身份在教会医院工作才成为正式会员。进入 20 世纪，博医会中的中国籍会员逐渐增加。1905 年博医会第二届全国代表大会时，毕业于国内教会医学院校的萧智吉、谭以礼和翼懋恩医生被吸收为通讯会员。① 1910 年博医会第四届全国代表大会时，毕业于美国耶鲁大学医学院且服务于长沙雅礼会的颜福庆被接纳为正式会员；然而，伍连德虽然拥有崇高声誉，也拥有英国剑桥大学医学博士学位，但因任职于天津陆军医学堂、没有教会身份而只能被吸收为荣誉会员。事实上，从 1905 年博医会全国代表大会起，部分服务于非宗教团体的中国籍医生均以嘉宾身份列席大会，而 1915 年中华医学会创会时的 21 名发起人，皆是博医会会员或曾来列席博医会大会的医生。

其次，"博医会的年会是中华医学会创建的中介与平台"②。近代中国本土西医群体的形成是 20 世纪初的事情，主要由国内教会医学院校毕业生和留日医学生组成，分布于上海、北京、广州、南京、长沙、汉口等大城市。虽然留日医学生已组成中华民国医药学会，但由于交通和通信不便，中国西医群体要建立一个全国性的医学团体还是有很大难度的。因此，博医会定期举行的年会客观上成了中国本土西医精英相互沟通交流的平台。事实上，中国西医精英正是借助于这一平台而创立中华医学会的。1913 年博医会在北京举行第五届年会期间，伍连德就曾试图联络与会的中国西医商议建立医学团体事宜，但因人数过少而作罢。1914 年 5 月，伍连德来到上海，与沪上西医颜福庆、俞凤宾、刁信德、萧智吉等人协商后，初步拟定了一份具备入会资格的人员名单。③ 次年，博医会在上海举行第六届年会时，参加博医会的 21 位中国籍与会代表，利用会议间隙正式成立了中华医学会。

① 参见刘远明《中华医学会与博医会的合作及合并》，《自然辩证法研究》2012 年第 2 期。原始文献见 *CMMJ*，No. 1，1905，pp. 38，47。需要说明的是三人还是有教会身份的：谭氏与翼氏为美国圣公会上海教会医院传教医生，萧氏为英国偕我公会温州传教站传教医生。

② 刘远明：《中华医学会与博医会的合作及合并》，《自然辩证法研究》2012 年第 2 期。

③ 刘远明：《中华医学会与博医会的合作及合并》，《自然辩证法研究》2012 年第 2 期。

再次，"博医会的组织结构与运行机制是中华医学会借鉴的'样板'"。中华医学会早期的组织结构、运行机制，都很明显地受到博医会的影响；其会刊《中华医学杂志》所设栏目，也与博医会会刊《博医会报》十分相似。事实上，在中华医学会的官方公告中，即明确表示："仿照博医会及西洋各学会之成例……"① 这无疑是将博医会及其他学术团体当作效法的"样板"。②

最后，两会成员还有互相加入的现象。中华医学会与博医会的关系，除了联合召开代表大会外，两会会员也有互相兼任。如1916年3月份召开的中华医学会第一次代表大会，就有梅藤更、司督阁、胡美、毕德辉（WilliamWesley Peter）、胡恒德（Henry Spence Houghton）、格莱德（George Douglas Gray）等博医会正式的外籍会员被选为中华医学会的荣誉会员。③

综上所述，可以说中华医学会是从博医会脱胎而来的。中华医学会的创立是中国近代医学史上的一件大事，它改变了近代中国的医学格局，也标志着中国本土西医开始真正走上历史舞台，左右中国医学发展的方向。它的出现，是博医会所无法漠视而置之不理的。

二 合作主办会议

中华医学会成立后，因其与博医会特殊的历史关系，不仅其成立大会有博医会会员参加并当选为荣誉会员。在其成立后，两会也多次举行联席开会，共同商讨和参与有关中国医学发展的各种工作。

1915年2月1～15日在上海召开的博医会大会是中华医学会成立的契机，在这次大会上，来自全国各地和日本、朝鲜两国的访客和会员共113人参加会议。④ 有关医学教育问题仍然是会议讨论的主要议题之一。小马雅各认为应该在华北、华东、华西、华中、华南各建立医科大学，理想的

---

① 《民国八年之职员》，《中华医学杂志》第5卷第1期，1919，第1页。

② 刘远明：《中华医学会与博医会的合作及合并》，《自然辩证法研究》2012年第2期。

③ Wong K. Chimin & Wu Lien - teh, *History of Chinese Medicine*, p. 607.

④ "Visitors and Members in Attendance at Biennial Conference," *CMJ*, No. 2, 1915, pp. 112 - 113.

方式是各地区各建一所以中文教学的医学院校和一所以英文教学的医学院校。① 达保罗（Todd，广州）、梅应时（Edward M. Merrins，上海）、颜福庆、柯德义分别发表了各自的看法。

在本次大会上，博医会组织机构的一个重要变化是决定设立两个常设性的理事会——医学教育理事会（Council on Medical Education）和公共卫生理事会（Council on Public Health），首次将下属分支机构分为委员会（Committee）和理事会（Council）两种。理事会与委员会组织结构相同，均设主任一人，成员若干。不同之处在于，理事会较之委员会有更大权限，其在博医会执委会中有一席位，能够代表自身利益和主张参与协会决策；另外，理事会还可以根据工作需要在其下设立几个委员会。② 理事会模式的出现，是进入 20 世纪后博医会组织机构健全化的又一重要表现。其中医学教育理事会的组成人员包括 1 名博医会执行秘书、4 名来自教会医学院的医学传教士和 2 名不在医学院任职的医学传教士。首任主任为胡美，秘书施尔德，成员有孔美格（J. G. Cormack）、柯德仁、林安德、笪达文、聂会东。博医会规定此理事会的职责为：①为医学校制定切实可行的考试标准；②总管医学教育相关事务；③通过博医会执行秘书，与所有教会医学院校保持联系；④与教育部及其他省级教育机构保持密切联系。公共卫生理事会的职责主要为制定工作方法，协调公共卫生工作，开拓新的工作领域。会议选举胡恒德为公共卫生理事会首任主任，毕辉德为理事会秘书，成员有康爱德、颜福庆、司美礼（Henry Jocelyn Smyly）、都格（Frederick Jagger Tooker），并决定与此前已开展此项工作的基督教青年会合作开展全国性的公共卫生工作。③

医学课程委员会讨论修订了 1912 年博医会医学教育政策，进行了更进一步的细化，对医学院的教育标准作出更详尽规定。会议随后选举出课程委员会成员：主任巴慕德（济南），秘书宝珍三（N. W. Brown，南京），

① "China Medical Missionary Association, Biennial Conference, Shanghai, February, 1st - 5th, 1915," *CMJ*, No. 2, 1915, pp. 105 - 106。

② 史如松：《博医会研究：中国近代西医界职业活动模式的形成》，第 114 页。

③ "China Medical Missionary Association Biennial Conference, Shanghai, February 1st - 5th, 1915," *CMJ*, No. 2, 1915, p. 105.

委员有莫约西（Josiah Calvin McCracken，上海）、胡美（长沙）、林安德（Andrew Henry Woods，广州）、达保罗、江医生（Jesse Earl Gossard，福州）①、狄珠（Frederick E. Dilley，北京）。②

胡恒德代表研究委员会在大会上作了报告，确立今后一段时间研究委员会的工作，重点研究中国人的正常体格水平。这项工作最早是由怀敦干（Duncan Whyte）提出的。③

1915 年大会是博医会发展史上一次非常重要的会议，在本次会议上确立的理事会模式对以后影响深远，它更有助于博医会各项工作在内部的协调和贯彻执行。在以后的发展过程中，博医会共设立有医学教育理事会、公共卫生理事会、医学研究理事会（Council on Medical Research）等理事会，几乎囊括博医会所从事的各主要工作。而此次大会上，博医会首次将公共卫生作为大会的重要议题进行讨论，反映了博医会顺应当时中国社会发展的形势，继医学教育问题之后，再一次努力在中国的医学发展大局中扮演重要角色，引领西医学在中国的进一步稳步发展。

1917 年 1 月 24～30 日，中华医学会成立后与博医会的首次联席会议在广州举行，共有 82 名博医会代表和 88 名中华医学会代表参加会议。会议得到了内政部部长朱庆澜的大力支持。会议选举笪达文为博医会主席，柯德义为副主席，马立师和比必为秘书，梅应时与郝济生（Allen Carrington Hutcheson）为会刊编辑。选举伍连德为中华医学会会长，汤尔和和俞凤宾为副会长，周逵与刘瑞恒各自为中英文秘书，刁信德为会计，萧智吉任庶务。④ 伍连德在大会发言中倡导建立医界行为道德规范，会员皆应努力遵守。他还呼吁为全国医学院校建立合理且统一的评价体系，为此需要在北京建立中央医学委员会，其职责是：确定全国医学院校的教学语言；划定入学者最低教育水平；规定最低限度的教学课程；督管全国医学

---

① 无法查证其具体姓名，江医生是当时当地人对他的称呼。

② "China Medical Missionary Association Biennial Conference, Shanghai, February 1st – 5th, 1915," *CMJ*, No. 2, 1915, pp. 107 – 108.

③ H. S. Houghton, "Preliminary Report of the Research Committee," *CMJ*, No. 1, 1915, pp. 123 – 124.

④ "Joint Conference of the China Medical Missionary Association and the National Medical Association of China," *CMJ*, No. 2, 1917, p. 144；"Minutes of the Joint Conference at Canton," *NMJC*, No. 1, 1917, pp. 4 – 12, 45 – 53.

考试，如有必要设立一个中央考务部；指定学生临床实习医院；制定全国医药行业法律法规；发行一部包含全国拥有行医资格之登记医师的《医界指南》（后来得以落实，连续发行）；采用统一的中文医学名词。① 大会同意了伍氏建立中央医学委员会的提议，并向教育部提交了一份强烈建议。

会议还讨论了公共卫生问题，决定在毕德辉返美期间由胡宣明（S. M. Woo）代行其责。会议督促政府采取切实措施管理吗啡，使其仅限于合法的药物使用。为了预防由寄生虫引起的疾病，巴姆德建议每所医院里应配备足够的床上用品、衣物和其他便利设施。

会议还讨论了在华护士教育问题，决定成立护士协会顾问委员会（Committee to Consult with Nurses' Association）来讨论其课程问题以及其他与护士协会相关的护士培训问题。

1920 年 2 月 21～28 日，在北京协和医学院新建的校园内，举行了两会又一次的联合。210 名博医会会员和 96 名中华医学会会员参加了会议。会议由博医会主席笪达文主持上午的会议，中华医学会会长伍连德主持晚上的大会；下午则进行分组讨论。大会选举章嘉理担任博医会新一任主席。

会议首先讨论了医学教育问题，决定在北京建立一所中文普通话教学的医学院校。在 23 日的晚间会议上，S. Koh 公布了一封教育部写来的关于官方医学院校规定的信件。在信中，教育部要求各省在条件许可情况下尽快建立一所医学院校，保证每省一所；已有医学院校应努力提高其办学水平；政府鼓励医学研究并给予有技术的医生一定的社会地位；要为医学研究提供一定的场所和设施；规范中医行医行为，以形成统一的医师行为规范。

在本次大会上，公共卫生教育联合会（Joint Council on Public Health Education）改为卫生教育协进会（Council on Health Education），有关各会均加强了公共卫生工作。会议还决定成立医院管理理事会（Council on Hospital Administration），傅乐仁等成为该理事会的首届委员。② 后来，该理事会下陆续设立了 X 光委员会（X - Ray Committee）、医院病案委员会（Hospital Records Committee）、病案记录与统计委员会、医学伦理委员会、医院

---

① "Joint Conference of the China Medical Missionary Association and the National Medical Association of China," *CMJ*, No. 2, 1917, pp. 122 – 125.

② "Proceedings of Peking Conference, 1920," *CMJ*, No. 4, 1920, p. 431, p. 436.

助理和技师培训委员会、医院福音委员会、药品采购和管理委员会等。①

在分组讨论会上，参会的医学传教士共提交了 26 篇以中国人的生理和解剖为主题的论文，会议最后决定成立中国解剖与人类学会（Anatomical and Anthropological Association of China），② 从多个角度进一步深入研究中国各地区人们的身体生理状况。

然而进入 20 世纪 20 年代后，随着非基督教运动的蓬勃发展，中国民众反对外来基督教的风潮愈演愈烈，两会联席会议变得不太现实，于是，两会只能各自单独召开代表大会。博医会原定于 1922 年召开的代表大会也被迫推迟到 1923 年举行。1923 年 2 月 14～20 日，博医会代表大会在上海举行。188 名会员和观礼成员参加了大会。在非基督教运动的影响下，博医会开始真正考虑学会的本土化进程，博医会执行秘书比必建议将博医会的英文名称改为 China Medical Association，以扩大博医会的会员基础，缓和中国西医和民众的反对情绪。而对于某些会内外人员提出的《博医会报》与《中华医学杂志》合并的呼声，梅应时表示在华坚持一份主要代表来华西方医生工作和研究旨趣，并以英文出版的西医学杂志是很有必要的；《中华医学杂志》应坚持以中文出版，或与齐鲁大学医学院主办之《齐鲁医刊》（the Tsinanfu Medical Review）合并。另外梅应时还建议《博医会报》从 1923 年 1 月份起改为月刊。③ 但是对于梅应时的建议，除了决定将《博医会报》改为月刊外，其他的建议博医会并未形成统一意见，这一问题留待下次代表大会进一步讨论以形成最后决议。

为了适应日益增加的各种医事机构在业务上的竞争，大多数医学传教士都认识到必须提高教会医院的专业化水平。鉴于教会医院获得训练有素的医生比较困难，医生们又过于忙于医务的事实，博医会在 1920 年的会议上就讨论过培养医院专业技术员的问题。在 1923 年博医会大会上，这项决议终于通过，博医会开始培养药剂师、化验员、X 光师、麻醉师等技术人员来协助医生工作。1925 年又依托安庆同仁医院

① "Proceedings of Peking Conference, 1920," *CMJ*, No. 4, 1920, p. 431, p. 446；Henry Fowler, "Report of Hospital Administration Council, 1920 – 1923," *CMJ*, No. 3, 1923, pp. 282 – 284.

② "Proceedings of Conference, China Medical Missionary Association, Peking, February 1920," *CMJ*, No. 4, 1920, pp. 416 – 451 & *Supplement*；《本会第三次大会纪要》，《中华医学杂志》1920 年第 6 卷第 1 期，第 41～46 页。

③ Wong K. Chimin & Wu Lien - teh, *History of Chinese Medicine*, pp. 670 – 671.

（St. James' Hospital）成立医院技术协会（Institute of Hospital Technology），主要由韩永禄（George Hadden）负责；而培养药剂师的工作主要由戴世璜（Harry B. Taylor）负责。[①] 在中华护士协会的培训下，教会医院里受过专业训练的护士不断增多。这样，教会医院有了专门人才从事管理和技术工作，医生们有精力得以从事更专业的医疗工作，提高自身的医疗水平，这对于教会医院整体水平的提高有着重要的积极意义。

在这次会议上，有关公共卫生的议题仍然是会议的重点之一。会议决定：医学传教士们应进一步加强预防医学的研究与实践，中外医学家应该在卫生教育协进会的指导之下，协力开展医学预防工作。博医会公共卫生理事会，其中包括各委员及那些致力于私人开业的医生们，应积极支持卫生教育协进会的工作，以便在学校和医院更好地开展卫生工作。

1925 年 1 月 20～28 日，博医会与英国医学会中国分会（the China Branch of the British Medical Association）在香港召开联席会议。165 名会员和 40 名非会员的内科医师参加了会议。会议授予胡恒德、高似兰、胡美、缪尔（Ernest Muir，印度医学传教会会长）名誉医学博士学位，并选举柯德义为博医会新一任主席。在 11 个分会场中，共宣读了 150余篇研究论文。这些论文主要就公共卫生、十二指肠疾病、麻风病等在华亟须解决的问题或比较严重的疾病展开讨论。会上，成立了一个中华十二指肠疾病委员会（China Hookworm Commission），以便在华更好地推动对此类疾病的研究和诊治工作。研究论文数量的逐年增多，表明了博医会越来越重视其科学研究工作，其作为科学团体的性质体现得更加明显。

本次会议最重要的变化是博医会名称以及相对应的博医会章程的改变。博医会英文名称由 China Medical Missionary Association 改为 China Medical Association，学会章程中也取消了原来正式会员必须为传教士的限制，由此，所有毕业于被博医会认可的西方及远东地区医学院校且具有良好职业道德的医生都可以成为博医会的正式会员。这一方面表明了医学传

---

① "Institute of Hospital Technollgy," *CMJ*, No. 8, 1925, pp. 745 – 746; Geo. Hadden, "The Institute of Hospital Technology," *CMJ*, No. 9, 1925, pp. 817 – 825.

教事工在博医会内部认可度的下降；另一方面说明了博医会面对中国民族主义情绪不断高涨的形势，试图适应中国社会已经变化了的现实，融入中国社会，加速本土化的进程。这也为中国籍会员加入博医会打开了大门，中国籍会员在学会中的地位大幅提高，影响力增强。会议还专门成立了教会医事委员会（Medical Missionary Division）以统筹医学传教事业，这一组织形式一直延续到博医会与中华医学会合并以后。这表明博医会受非基督教运动的冲击，开始真正从政策上实现医学传教事业的本土化，试图将在华医学传教的主要工作转移到中国本土教会医生手里。这种趋势导致在 1926 年的一次大会上傅乐仁当选为新一任博医会主席，而华人医生胡惠德（Arthur W. Woo）则当选为副主席。在 1928 年的改选中胡惠德进而当选为博医会主席，成为博医会历史上首位也是唯一一位中国籍主席；同时牛惠生（Way‐sung New）再次当选为执行委员会委员。①

此届执行委员会还制定并通过了医德条例（Code of Medical Ethics），②并成立了一个由戴世璜领导的医院技术委员会（Committeeon Hospital Technology）。由于公共卫生的绝大多数实际工作已由卫生教育协进会负责，博医会解散了该会的公共卫生理事会。③

1926 年 8 月 31 日至 9 月 8 日，博医会大会在北京举行。柯德义因病回国未能出席，会议由郭守道（John Kirk）主持。会议期间，医院技术委员会和卫生教育协进会各自进行了成果展览。与会代表参观了国家流行病防治处疫苗部。一系列有关公共卫生的论文被宣读，主要有 S. H. Chuan 的《医院和卫生》（*Hospitals and Health*）④、K. H. Li 的《教会医院的卫生职责》（*The Health Obligation of Mission Hospitals*）⑤ 以及 C. H. Han 的《山

---

① "China Medical Association, XVIIIth Biennial Conference, Peking, August 31st to September 8th, 1926," *CMJ*, No. 9, 1926, pp. 859 – 876；"Reports to Conference," *CMJ*, No. 9, 1926, pp. 881 – 915；"China Medical Association Section," *CMJ*, No. 10, 1926, pp. 1027 – 1043；"18th Biennial Conference of the China Medical Association, Peking, August 31 to September 8, 1926," *CMJ*, No. 11, 1926, pp. 142 – 1145.

② "China Medical Association Code of Medical Ethics," *CMJ*, No. 2, 1926, pp. 166 – 172.

③ *CMJ*, No. 3, 1925, pp. 241 – 268. especially W. W. Cadbury, "The Joint Medical Conference in Hongkong," *CMJ*, No. 3, 1925, pp. 241 – 242.

④ S. H. Chuan, "Hospitals and Health," *CMJ*, No. 3, 1927, pp. 229 – 234.

⑤ K. H. Li, "The Health Obligation of Mission Hospitals," *CMJ*, No. 3, 1927, pp. 222 – 228.

东初级教会学校卫生状况调查》（*A Survey of the Hygieneic Conditions of the Mission Primary Schools in the Province of Shantung*）①。会议决定在教会医院中开展一次卫生运动，并交由中华卫生教育委员会进行具体实施。工业卫生委员会（the Industrial Hygiene Committee）及基督教全国理事会（National Christian Council）还签署联合决议任命专业人员在工业卫生领域进行科学调查。

在本次会议上，博医会决定和中华护士会共同对毕业护士进行接生技术培训；并审议通过相关决议，规定那些正规医学院校的毕业生们在接受了完整的研究生训练后，可以获得医学院校的教师资格。20 世纪二三十年代我国开展了大规模的强制性规范妇产接生、改造旧有接生婆和培养现代助产士的活动，这是我国妇产科学领域内的一次重大变革，在这一变革中，博医会积极参与旧有接生婆改造工程，培养现代护士，为我国妇产科学的现代化、科学化做出了贡献。

会议还决定将研究委员会（the Research Committee）改为医学研究理事会（the Council on Medical Research），并对以往研究委员会的工作作了总结，认为研究委员会在人体测量学、外科学、生理学、寄生虫学、临床医学、妇产科学、新药品、饮食与新陈代谢等领域取得了一定成果，出版了一系列著作。博医会将研究委员会改为医学研究理事会，使得委员会在执委会中取得了一个代表名额，从此在博医会决策层有了自己的发言权。这也表明博医会对医学研究工作的重视。1915~1927 年博医会总会的行政机构构成见表 3-2。

表 3-2　1915~1927 年博医会总会行政机构构成

任期	主席	副主席	秘书兼司库	编辑	执行委员会
1915~1916	文渊博	小马雅各	马立师	柯医生（Arthur F. Cole）、梅应时（E. M. Merrins）	易文士、比必、梅应时、胡恒德（代表公共卫生理事会）、笪达文（代表医学教育理事会）

① C. H. Han, "A Survey of the Hygienic Conditions of the Mission Primary Schools in the Province of Shantung," *CMJ*, No. 3, 1927, pp. 206-221.

续表

任期	主席	副主席	秘书兼司库	编辑	执行委员会
1917～1920	笪达文	柯德义	马立师	郝济生、梅应时	比必为执行秘书，委员有笪达文、柯德义、比必、马立师、梅应时。选举出的委员有梅藤更、贾医生、文渊博、司督阁、纪立生、郭守道、司美礼
1920～1923	章嘉理	纪立生	比必、马立师	梅应时	比必为执行秘书。委员有章嘉理、比必、马立师、梅应时
1923～1925	郭守道	颜福庆	小马雅各	梅应时	郭守道、小马雅各、马立师、梅应时为当然委员；巴姆德、笪达文、傅乐仁、兰安生（John Black Grant）、胡恒德、牛惠生（Way Sung New）为选举出的委员
1925～1926	柯德义	陈纪仁（W. C. Grosvenor）	小马雅各	梅应时	柯德义、小马雅各、马立师、梅应时为当然委员；高似兰、笪达文、傅乐仁、McCracken、宓爱华（Iva M. Miller）、牛惠生为选举出的委员
1926～1927	傅乐仁	胡惠德 Arthur Woo	小马雅各		Arthur Woo，小马雅各为当然委员；Dr. Earle、刁信德、马立师、宓爱华、牛惠生、谭信（H. Gordon Thompson）为选举出的委员

资料来源：笔者根据在《博医会报》公布的博医会1915～1927年历次大会选举结果整理而成。可参见 *CMJ*，No. 2，1915；No. 2，1917；No. 2，1923；No. 3，1925；No. 9，1926。

三　与各团体合作开展医学名词、科学名词统一工作

在中国科学社团不断涌现的情况下，博医会改变了原来单纯依靠自身力量从事医学名词、科学名词翻译的做法，开始主动寻求与中国本土的医学、科学组织进行合作，共同协商完成这一工作，以便其医学名词、科学名词翻

译更加与中国实际相符，也使其工作能够更容易得到中国各界的认同。①

　　翻译医书是西医学中国化的一个重要途径，其中涉及一个非常重要的问题，就是译名问题。近代西医学要想在华获得较快传播和发展，西医学要想被广大的中国医生或西医爱好者普遍且较便宜地接受，就必须进行西医书中译，以中国人熟悉的语言来表达。而西医学与中国传统医学是两种不同的体系，西医学对于中国人而言是新鲜而陌生的，在中国传统医学的知识基础上也是难于理解的，它要在中国这样一个异质文化中传播，并最终为中国人所认同和接受，就势必要借助于作为"新思想之代表"的新语言，也即新的医学名词。②

　　同时，由于20世纪初期以后中国西学东渐的主流由英美来华传教士的在华译述转为留学东瀛和欧美的中国本土医学生的直接译介，中国本土西学群体开始形成。后世的研究者在考察这段时期的西学东渐史时，往往强调中国本土留学生和来自日本的影响而低估、忽视甚至不再关注传教士的作用，认为此一时期传教士的作用相较19世纪已经风光不再，无足轻

①　关于近代以来医学名词、科学名词统一问题的探讨，成果已有很多，比较重要的成果如下。王树槐：《清末翻译名词的统一问题》（载氏著《基督教与清季中国的教育与社会》，（台北）基督教宇宙光全人关怀机构，2006，此书 2011 年由广西师范大学出版社引入大陆出版）；王扬宗：《清末益智书会统一科技术语工作述评》，《中国科技史料》1991 年第 2 期；张大庆发表的系列文章：《早期医学名词统一工作：博医会的努力和影响》，《中华医史杂志》1994 年第 1 期；《中国近代的科学名词审查活动：1915—1927》，《自然辩证法通讯》1996 年第 5 期；《高似兰：医学名词翻译标准化的推动者》，《中国科技史料》2001 年第 4 期；李传斌：《医学传教士与近代中国西医翻译名词的确定和统一》，《中国文化研究》2005 年冬之卷；张剑：《近代科学名词术语审定统一中的合作、冲突与科学发展》，《史林》2007 年第 2 期；温昌斌的两篇文章：《中国近代的科学名词审查活动：1928—1949》，《自然辩证法通讯》2006 年第 2 期；《科学名词审查会》，《科技术语研究》2006 年第 3 期；沈国威：《近代中日词汇交流研究：汉字新词的创制、容受与共享》；袁媛：《中国早期部分生理学名词的翻译及演变的初步探讨》，《自然科学史研究》2006 年第 2 期；王红霞：《晚清的科学术语翻译——以傅兰雅为视点》，《福建论坛》（社科教育版）2009 年第 2 期；孙琢：《近代医学术语的创立——以合信及其〈医学英华字释〉为中心》，《自然科学史研究》2010 年第 4 期。总体来说，前期关于中国近代科技名词统一问题的研究以重视过程为主，侧重的是在名词统一过程中机构的变迁与合作、人事的组合等，而近几年的研究则注重科学名词"内史"的研究，即侧重从学理上探讨近代科学名词统一的成败，看其名词统一、科学名词汉字的创制是否符合汉字发生学、汉语术语形成的理据。这在某种程度上代表了近些年此领域研究的深化。有鉴于此，笔者努力在前人研究的基础上，注重从"内史"、医学、科学名词翻译原则的理路上分析博医会在医学、科学名词统一过程中的努力，并与其他人士研究的医学、科学名词统一活动进行对比，探讨其利弊得失。
②　孙琢：《近代医学术语的创立——以合信及其〈医学英华字释〉为中心》，《自然科学史研究》2010 年第 4 期。王国维也曾说：言语者，思想之代表也。故新思想之输入，即新言语输入之意味。

重。这就总体而言大体是不错的，但是在某些领域，却是有失偏颇的。就西医学东渐而言，即使是时光流转进入到 20 世纪，英美传教士发挥的作用仍是绝不容忽视的。不用说全国内地各地方的西医院绝大多数是到达该地的传教士们在这一时期首先开办起来的（这翻阅民国年间各地编撰的地方志可以明显地感受到），他们中的一些人，如高似兰、小马雅各、马士敦等，所发挥的作用也绝不在 19 世纪的合信、嘉约翰、傅兰雅等传播西医学的成就之下。而博医会参与的近代西医科学名词的审定工作，也是近代中外科学家合作交流中的一件大事，值得我们关注。

关于西方人士近代以来对西医名词中译问题的探讨，其实早在博医会成立之前即已开始。在近代中西交往的早期，一些来华人士（包括来华经商和传教人员）在同中国人打交道过程中，就已开始尝试编写中西字典，试图打通中西方不同文化间的隔阂。涉及医学方面的，早期的有德万（Thomas T. Devan）的《中国语启蒙》［*The Beginner's First Book in the Chinese Language（Canton Vernacular），Prepared for the Use of the House‐keeper，Merchant，Physician and Missionary*，1847］、罗存德的《英华行箧便览》（*The Tourists' Guide and Merchant's Manual，Being an English‐Chinese Vocabulary of Articles of Commerce of Domestic Use*，1864）和合信的《医学英华字释》（*A Medical Vocabulary in English and Chinese，Vocabulary of Terms Used in Anatomy，Materia Medica，and Natural Philosophy*，1858），但据中国科学院自然科学史研究所孙琢考证，《中国语启蒙》和《英华行箧便览》均只能算是医学词汇手册，算不上是医学术语词典。[①] 到 1887 年，外籍西医翻译出版的医书已有 70 余种之多，但由于多数中文医学名词缺乏统一的标准，这些书在涉及同一名词时翻译得五花八门，给阅读者造成很大困扰。为了避免这种困扰，一些医学传教士在译著后附录中英文医学名词对照表，以便读者参考比较，如嘉约翰的《西药略释》、柯为良（Dauphin W. Osgood）的《全体阐微》等书后均附有中英文医学名词对照表。也有一些人根据自己的译书经验编成单独的英汉医学名词和术语词典，如老谭约瑟的《中英病名词汇》和《英华医学名词》、德贞的《医学词汇》

---

① 孙琢:《近代医学术语的创立——以合信及其〈医学英华字释〉为中心》,《自然科学史研究》2010 年第 4 期。

等。中国人中较早注意医学名词翻译问题的人是尹端模（温天谋）（Wan Tun - mo），他参与了惠亨通整理、修订，嘉约翰编的《疾病名词词汇》的工作。1847～1890 年出版的有关医学词汇的书目见表 3 - 3。

表 3 - 3　1847～1890 年出版的有关医学词汇的书目

类别	书名	译、作者	出版地或出版社	出版年	备注
医学术语专书	《医学英华字释》（A Medical Vocabulary in English and Chinese, Vocabulary of Terms Used in Anatomy, Materia Medica, and Natural Philosophy）	〔英〕合信	上海	1858	
	《医学词汇》	〔英〕德贞		1887	
	《中英病名词汇》（Vocabulary of Diseases, in English and Chinese）	〔美〕老谭约瑟	广州博济医局	1887	见 CMMJ, No. 2, 1887, p. 144
	《英华医学名词》（Vocabulary of Medicines, in English and Chinese）	〔美〕老谭约瑟	广州博济医局	1889	
	《英汉解剖生理词汇》（A Vocabulary of Anatomical and Physiological Terms in English and Chinese）	〔美〕惠亨通	美华书馆，附于柯为良《全体阐微》（福州圣教医馆藏版）之后	1890	该书根据柯为良《全体阐微》卷末附表编写，除参考柯为良所定名词外，主要选自合信、嘉约翰、傅兰雅、博恒理、德贞和卢公明所定的名词
卷末术语表	《内科新说》	〔英〕合信	上海仁济医馆	1858	
	《西药略释》	〔美〕嘉约翰	广州博济医局	1871	
	《全体阐微》	〔美〕柯为良	福州圣教医馆	1881	
	《体用十章》	〔美〕嘉约翰	广州博济医局	1884	所用名目皆依《全体阐微》以划一
	《万国药方》	〔美〕洪士提反		1886	
	《省身指掌》	〔美〕博恒理	京都美华书馆排印	1886	参考了《全体阐微》所确定的名词
	《儒门医学》	〔英〕傅兰雅		1875	

续表

类别	书名	译、作者	出版地或出版社	出版年	备注
	《西药大成药品中西名目表》	〔英〕傅兰雅	江南制造总局	1887	
字典或汉语学习手册	《中国语启蒙》〔*The Beginner's First Book in the Chinese Language (Canton Vernacular), Prepared for the Use of the House-keeper, Merchant, Physician and Missionary*〕	〔德〕德万（Thomas T. Devan）		1847	德万属医学传教士。1847 年第 1 版，1858 年第 2 版，1861 年第 3 版
	《英华字句》（*The Household Companion and Student's First Assistant*）	〔德〕德万	Hong Kong: Daily Press	1867	
	《英华行箧便览》（*The Tourists' Guide and Merchant's Manual, Being an English-Chinese Vocabulary of Articles of Commerce of Domestic Use*）	罗存德		1864	
	《英华萃林韵府》（*Vocabulary and Handbook of the Chinese Language: Romanized in the Mandarin Dialect*）	〔美〕卢公明（Justus Doolittle）	Foochow（福州）：Rozario, Marcal, and Company	1872	该书药物学名词摘自嘉约翰《西药略释》，解剖学和生理学名词摘自合信《医学英华字释》

资料来源：参见孙琢《近代医学术语的创立——以合信及其〈医学英华字释〉为中心》（载《自然科学史研究》2010 年第 4 期）；P. B. Cousland, "Medical Nomenclature in China," *CMMJ*, No. 2, 1905, pp. 53-60。

总的来说，这一时期各种医学专名和术语词典的出版，对于统一人们的认识，促进西医学在华传播起到了一定作用。但由于这些词典是由个人独自完成的，虽然他们在编撰过程中互相有所借鉴，但因各人理念不同、认识不同，对于很多医学名词的中译还是有很大分歧的，医学名词的翻译问题，需要有一个专门的组织来统一协调。

1887 年 10 月医学传教士在香港爱丽斯纪念医院举行了一个专题讨论会，会议主题之一便是探讨医学名词翻译的标准化问题。通过讨论，与会代表大都意识到医学名词统一对西医知识在华传播的重要作用。但是，由

于缺乏必要的组织和物质条件，会议仅是有共同理念的医界人士的临时集
会，故此次会议仅起到呼吁作用，医学名词统一工作并未开展起来，但为
以后的医学名词统一做了舆论上的准备。①

博医会成立后，医学传教士们感到博医会应当承担起中文医学名词
统一的责任。为此，一些医学传教士纷纷提出建议，呼吁博医会成立相
应机构，推进医学名词统一。其中，惠亨通在最初表现最为积极。他认
为，应该把准确（accuracy）、简洁（conciseness）、文雅（euphony）作
为翻译的标准和次序，并提出翻译的三种方法：一是运用中医词汇表述
西医名词；二是运用字符合成词，包括使用能表示特征的数字（这种方
法主要借鉴自化学名词翻译）；三是音译。作者称这三种方法为"原创
法"、"合成法"和"音译法"。他认为"原创法"是最实用的，博医会
应尽可能使用中国原有文字表意西医学；"合成法"是无机化学最基本
的方法，也在有机化学领域适用；"音译法"一般不要用，除非在需要
简洁或其他方法都无法解决的情况下才使用。② 应该说惠亨通的建议还是
很恰当的，对于医学名词中译的原则方法是正确的。他进一步呼吁博医会应
成立一个五人委员会来承担起医学名词统一的重任。并建议选举在此方面
有翻译经验的嘉约翰任主任，由傅兰雅、德贞、戴沙仁（B. Van Someren
Taylor）和洪士提反组成委员会。③ 另外，阿特伯里也在 1888 年第 2 期的
《博医会报》上发表《西医书中译》（*The Translation of Medical Books into
Chinese*）一文。

1890 年惠亨通又撰文就翻译原则提出进一步的思考，认为西医学名
词中译应该讲求准确、简洁和文雅；并特别强调应力求避免拖沓冗长。因
为中国的文化和表达注重简洁，而西医学名词的词源（the fons et origo of

---

① J. C. Thomson, "The Chinese Language as a Medium of Scientific Instruction," *CMMJ*, No. 1,
1888, p. 28. 需要说明的是，本篇文章的作者 J. C. Thomson，即为曾任广州博济医院院长
（1884～1885）的老谭约瑟，隶属北美长老会。此时是嘉约翰任博医会主席，在博医会
刚成立的情况下，受嘉约翰的影响，作为在同一单位共事的老谭约瑟，经常在《博医会
报》上发表文章。他与曾任香港爱丽斯纪念医院院长的谭臣（John C. Thomson）并非一
人，谭臣隶属伦敦会，他是在 1889 年才来港就任爱丽斯纪念医院院长的。

② B. C. Atterbury, "The Translation of Medical Books into Chinese," *CMMJ*, No. 1, 1888,
pp. 1–2.

③ H. T. Whitney, "An Anglo–Chinese Standard Vocabulary of Medical Scientific and Philosophi-
cal Terms," *CMMJ*, No. 4, 1887, pp. 143–155.

medical terms）来源于解剖学，所以他提醒要重视与解剖学相关的医学名词的翻译，尤其是骨科学（Osteology）名词翻译的简洁。他提出应该将原有的一些骨科学名词进一步简化。如将"蝴蝶骨"（Sphenoid bone）简化为"蝶骨"，"鼻梁骨"（Nasal bone）可以简称为"鼻骨"等，而一些西医学骨科名词在翻译时可直接借用其中文同义词，比如颅顶骨（Parietal）。

1890 年博医会第一届会员大会在上海举行，医学名词统一问题是会议的中心议题之一。洪士提反以"医学名词"为主题提交报告，指出完整、准确的专业名词术语体系是任何科学知识发展进步的重要标志和体现。要想把西医学知识介绍给中国人，必须首先解决语言障碍问题，为此就必须要统一医学名词，并要努力寻求中国学者的帮助。为此，他提出自己对于名词翻译方法、原则的思考。① 惠亨通进一步呼吁医学传教士协作编制医学名词词汇表，以便为进一步翻译西医书和进行西医教学打下基础。② 会议最终成立了一个名词委员会专门负责医学名词的统一工作。委员会由嘉约翰任主任，成员有维纲卿、洪士提反、稻惟德、博恒理、高似兰。③ 名词委员会是博医会成立后的第一个常设委员会，它的成立标志着在华医学名词统一工作进入了一个有组织协调进行的新阶段。

名词委员会成立后，首先关注的主要是骨骼、肌肉、脏器等解剖学名词。因为解剖学是西方医学的基础，没有解剖学名词译名的确定，就无法完整、准确地翻译医书。④ 在随后的岁月中，名词委员会花费了大量时间和精力从英语大词典和《康熙字典》中寻找适当字词来进行英语医学名词的翻译。1896 年，高似兰提出他医学名词翻译的标准，其中认为应该用带"疒"的汉字来翻译英文中某些疾病或症状的名词。例如，他将 Abscess 译为"疮"，将 Ulcer 译为"疡"，将 Crust 译为"痂"。⑤ 次年，名词委员会以柯为良和惠亨通在《全体阐微》中所翻译的解剖学关键名词（主要是骨骼和身体部位名词）为基础，进行了进一步修订，提出了自己的翻译方法。如 innominate bone，惠亨通译为"髋"，名词委员会认为译

---

① Stephen A. Hunter, "Medical Nomenclature," *CMMJ*, No. 3, 1890, pp. 148－156.

② H. T. Whitney, "Advantages of Co－operation in Teaching and Uniformity in the Nature and Length of the Course of Study," *CMMJ*, No. 3, 1890, pp. 198－203.

③ "Society Proceedings," *CMMJ*, No. 3, 1890, p. 209.

④ 邓铁涛、程之范主编《中国医学通史·近代卷》，第 359 页。

⑤ P. B. Cousland, "Medical Nomenclature," *CMMJ*, No. 3, 1896, pp. 184－187.

为"髋"更为合适；他们认为先前译者用"核"表示 gland 的概念是不准确的，"核"更多的是表示 nut 或者 kernel 的含义，他们认为借用日译经验，用"腺"表示 gland 的含义是比较确切的。这些原则，后来部分地被本土的中国西医所采用，成为现代汉语西医名词的一部分。但也应该看到，他们的一些译名方法，也是非常麻烦的，例如，他们将 the cervic 译为"项脊骨"，将 the thoracic 译为"胸脊骨"，显得有些啰唆。①

　　虽然名词委员会的成立，有助于医学名词统一工作的开展，但同时必须承认，名词委员会在成立后相当一段时期内工作进展非常缓慢。究其原因有三，其一，正如前所言，当时虽有许多医学传教士来华，但相较于广袤的中国国土而言，他们显得稀少且居住过于分散，他们之间的联系方式仅是通信。在任务繁重的情况下，单靠名词委员会委员及个别感兴趣的少数人通过周期漫长的通信联系，很难完成有效的工作。其二是博医会大多数会员对名词统一工作也并不重视，他们在华更看重的是借医传教而非学术，事业上的两难境地也使得他们很难平衡兼顾，以致高似兰曾多次抱怨发出的征求名词的意见书得不到博医会会员的积极回应。② 其三是名词委员会本身也不是一个健全完善的机构。在 1890 年成立的六个博医会分支机构中，一个委员往往参加多个委员会的工作，如嘉约翰除参加名词委员会工作外，还参加了反鸦片委员会的工作；稻惟德参加了名词委员会、中医药调查委员会、医学传教促进委员会的工作；而维纲卿则参加了名词委员会、中医药调查委员会的工作。这意味着一个委员要完成多个委员会交给的各种任务，在医学传教士在华居住如此分散的情况下，再重要的工作也无法很好地完成。此外，有些会员更是在不知情、并未与会的情况下被选为名词委员会会员的，如洪士提反。③ 在这种情况下，其对工作的热心程度就可想而知了。委员会成立后不久，洪士提反便离华回国了，接着稻惟德（1899 年）和嘉约翰（1901 年）相继去世，博恒理一直身体欠佳，

---

① "Anatomical Terms," *CMMJ*, No. 1, 1897, pp. 67 - 70.
② 参见张大庆《早期医学名词统一工作：博医会的努力和影响》，《中华医史杂志》1994年第 1 期。
③ "Notes and Items," *CMMJ*, No. 3, 1889, pp. 177 - 178.

而维纲卿则对工作不甚热心，实际上仅有高似兰一人在坚持工作。[①]

尽管如此，名词委员会还是取得了一些成绩，1894 年出版嘉约翰的《疾病名词词汇》，1898 年出版《眼科名词》和尹端模编辑的《疾病词汇》[②]，另外还有惠亨通的《解剖学词汇》和博恒理的《生理学词汇》等。只是，这些成果并不代表名词委员会对这些名词的译法取得了一致意见；除了与基督教教育会协定好的有关身体器官名词外，名词委员会没有颁布更多官方标准化的名词词汇。

很明显，名词统一的工作做得还很不够。因此委员们强烈要求加强医学名词统一工作，以期能在 1901 年编制出一个比较完善、有权威性且切实可行的医学词汇表，以结束医学名词混乱的状况。[③]

1901 年 1 月中旬至 3 月份第 2 周，名词委员会的主要成员利用在上海租界内躲避义和团运动之机，举行了六周的会议，这是名词委员会自 1890 年成立以来举行的第一次委员会议，主要参加者有惠亨通、高似兰、师图尔和聂会东。委员会主任嘉约翰因年老体衰未能参加，委员之一的博恒理因身在美国也未能参加。与会委员们对委员会进行了改选，选举惠亨通为名词委员会新任主任，高似兰为秘书。并增补聂会东、师图尔和纪立生为委员。[④] 在这六周的时间里，他们每天进行五至六个小时的讨论，对组织学、解剖学、生理学、药理学、药物学等方面的名词进行了深入讨论。会议还讨论了一些名词翻译规则，尤其是在基础领域内。首先得到关注的是骨科学，为了准确地命名各种骨骼，William、Giles 和 Kang Hsi 经过漫长的研究探讨，正式确立了以下翻译原则：凡是骨骼一类名词，在其中文名称前加一定偏旁（除头部骨骼名词外），一般是加"骨"字旁。手部骨骼加"扌"旁；脚部骨骼加"𧾷"旁；头部骨骼被认为没

---

① P. B. Cousland, "Medical Nomenclature in China," *CMMJ*, No. 2, 1905, p. 55；另可参见张大庆《早期医学名词统一工作：博医会的努力和影响》，《中华医史杂志》1994 年第 1 期。

② 此处应为尹端模编辑的《病症名目》。有学者认为此处是温天谋著的《疾病词汇》，但据笔者考证，"温天谋"一名应是尹端模英文名回译的误译。详见笔者《金韵梅与甲午中日战争红十字会救援辨——兼谈近代中国人名的英文回译问题》，《社会科学》2014 年第 10 期。

③ "The Committee on Nomenclature," *CMMJ*, No. 2, 1900, pp. 114 - 115.

④ P. B. Cousland, "Medical Nomenclature in China," *CMMJ*, No. 2, 1905, p. 55.

有必要加偏旁。① 会议最后将确立的医学名词编印成册，寄发给博医会的各位会员，要求他们在工作和翻译中采用审定的名词，同时也希望提出进一步的修改意见。②

1904 年名词委员会举行第二次会议，参会者有聂会东、纪立生和高似兰，主要讨论审定了病理学、内科学、外科学和妇产科学名词，并校订和增补了 1901 年审定的名词。同年 12 月，在博医会 1905 年大会前夕，委员会举行第三次会议，主要讨论了药物学和细菌学名词，并将结果提交博医会大会审议。③ 在 1905 年博医会第二次代表大会上，博医会审议并肯定了名词委员会的工作，确定将名词委员会作为博医会的常设委员会，并再版了他们的名词词汇表。会议还呼吁中华基督教教育会和广学会尽快完成并公布一份高水平的物理学与组织学名词词汇表，同时希望中华基督教教育会和广学会在其出版物中使用博医会所颁布的医学名词。④ 在本次大会上设立出版委员会，决定将名词委员会审定的成果运用到医书的翻译与出版中。

在这一过程中，高似兰的作用得以凸显。高似兰⑤，出生于苏格兰格拉斯哥，在他 12 岁时父殁。父亲的早亡，使他立志习医。1882 年他毕业于爱丁堡大学医学院，获医学学士学位。1883 年受苏格兰长老会派遣，来到中国潮汕地区行医传教，在华达 40 余年之久。在华期间他参与近代中国教会医学教育、医学名词统一、医书出版等重要工作，为西医在华传播与发展作出了巨大贡献，可以说是博医会在 19 世纪末 20 世纪初的灵魂式人物。他在华最早呼吁重视医学统计学，并为医学名词统一事业而积极奔走。19 世纪 90 年代，他在异常艰难情况下几乎独立支撑着医学名词委员会的工作。1896 年，他在《博医会报》上刊登了

---

① "Work of the Nomenclature Committee," *CMMJ*, No. 2, 1901, pp. 151 – 156.

② 张大庆：《早期医学名词统一工作：博医会的努力和影响》，《中华医史杂志》1994 年第 1 期。

③ P. B. Cousland, "Medical Nomenclature in China," *CMMJ*, No. 2, 1905, p. 55.

④ *CMMJ*, No. 2, 1905, p. 43.

⑤ 鲁德馨：《高似兰博士事略》，《中华医学杂志》1931 年第 17 卷第 1 期；Thomas Gillison, "To the Memory of Philip Cousland, M. B.；C. M.（Edin）. L. L. D.（Univ. of Hong-kong），" *CMJ*, No. 9, 1930, pp. 984 – 986.；P. L. M., "In Memoriam——Dr. Philip B. Cousland, M. B., C. M. L. L. D," *CMJ*, No. 9, 1930, pp. 986 – 988。关于高似兰的专门研究，可参看张大庆《高似兰：医学名词翻译标准化的推动者》，《中国科技史料》2001 年第 4 期。

"医学名词表"的草案，并提出自己的医学名词翻译原则。1901年他被委任为名词委员会秘书。1901～1905年博医会的医学名词统一工作，主要是在他的带领下完成的。在1905年博医会大会上，他呼吁并促成了出版委员会的成立。随后，以名词委员会审订的名词为依据的一系列西医译著出版。由于他在医学名词标准化过程中的突出贡献，1908年博医会在正式出版经审定的标准医学名词词汇时，特意将此书命名为《高氏医学词汇》。此书的出版具有重要意义，它是博医会在医学名词标准化道路上的标志性成果，标志着中国医学名词翻译从此有了初步的统一标准。这部医学词典也可以说是近代中国最重要的名词工具书，① 自其1908年面世到新中国成立，就先后有1908年、1915年、1917年、1923年、1924年、1926年、1930年、1931年、1934年、1939年、1949年共11个版本，此外在各版期间还有多个重印版、修订增补版，而每次再版都会根据最新医学名词审定的成果进行及时修订。在1910年汉口博医会代表大会上，名词委员会和出版委员会合并成新的出版委员会。②

名词委员会有关西医学名词翻译标准化的努力取得了很大成效，其中一些医学名词被沿用至今，他们为西医学在华发展作出了重要贡献，也对西医名词汉译标准化的确立起到开创之功。但是，不可忽视的是博医会的主要成员毕竟是来华的外国医学传教士，尽管他们在华生活多年，但中英文毕竟是两种不同的语言系统，受自身中文水平的限制，他们根据自己的翻译原则所确定的很多中文医学名词，并不符合中国人的表达习惯；他们在找不到合适的汉字表达西医意思的时候，所生造出来的许多西医名词，也一直未能被中国学者接受。比如他们给几乎所有与人体血液有关的新造字加"血"字旁，如将ventricle译为"䐉"；给所有与人体肌肉有关的新造字加"月"字旁，如将cell译为"朒"，将tissue译为"胭"，不仅生僻，也令人费解。博医会的新造字侧重"会意"，注重新造字的理据，很多与汉字造字的原则相悖。③ 尤其是其坚持

---

① 在清末民国，中国影响较大的医学名词词典，还有丁福保《汉译临床医典》、刘汝刚《汉英医学词典》、赵师震《赵氏英汉医学词典》等。
② "Triennial Conference," *CMJ*, No. 2, 1910, p. 153.
③ 沈国威：《近代中日词汇交流研究：汉字新词的创制、容受与共享》，第145页。

"一字原则"，如将 uterus 译为新造字"㺊"，albumin 译为新造字"䏣"，这违背了汉语的发展方向，是错误的。① 对于中国人来讲，造字是"古圣先贤专断独行之事"，现代人是万万不可随意造次的，近代以来汉语新词的增加只能采用复合词的形式。② 博医会在新造字方面违背了汉字造字原则，正如中华医学会的创始人之一俞凤宾在一篇文章中所指出的，博医会那些西医学者虽然博学，但在医学名词翻译上仍会面临很大困难，他们常依靠那些没有太高专业水平的非医学助手来完成，其弊端不言自明。因此，他认为新成立的主要由中国本土西医组成的中华医学会应担负起医学名词统一的重任。③

　　20 世纪的第二个十年，中国本土医学团体纷纷成立，尤其是 1915 年中华医学会成立后，鉴于医学名词标准化是一个庞大系统的工程，需要大量学者长时间的参与努力，博医会也意识到加强与中国相关医学、科学界合作的必要性。因此，在中华医学会成立的当年，博医会就联合中华医学会、江苏省教育会、中华民国医药学会召开座谈会，商讨医学名词统一问题，并于 1916 年联合成立了"医学名词审查会"。1918 年医学名词审查会扩大审查范围，其名称改为"科学名词审查会"，参加的团体也由医学协会与教育机构扩大为包括农学会、工程学会、理学会等在内的涉及众多科学学科的更大范围的科学社团。

　　到 1927 年底，科学名词审查会的工作基本结束。在 12 年的时间里，医学名词审查会和科学名词审查会共召开了 12 次集中的医学、科学名词审查会议，已审查并按学科分类编辑成册的有医学 17 册，化学、植物学各 6 册，物理学、动物学和算学各 4 册，共 41 册，其中已出版 11 册。④ 而博医会主要参加审议的，是有关医学及有机化学、药物学方面的名词。参与团体由最初的 4 个扩展到后来的 11 个，另外还有一些临时邀请到的团体。它可以说是近代中国科学史上历时最长、参与人数最多的一次科学

① 沈国威：《近代中日词汇交流研究：汉字新词的创制、容受与共享》，第 145 页。
② 沈国威：《近代中日词汇交流研究：汉字新词的创制、容受与共享》，第 145 页。
③ 俞凤宾：《医学名词意见书》，《中华医学杂志》（中文版）1916 年第 1 期。
④ 张大庆：《中国近代的科学名词审查活动：1915—1927》，《自然辩证法通讯》1996 年第 5 期。

活动。① 这其中具体的会议审查经过这里不再一一叙述，只将有关情况整理成表 3 － 4。

表 3 － 4　医学名词审查会、科学名词审查会历届会议（1916～1927）

届次	时间	地点	参加团体*	审查内容及其他
1	1916 年 8 月 5～12 日	上海	博、教、医学、医药	专论解剖学名词，尤其是中华医药学会提出的骨科学名词
2	1917 年 1 月 11～17 日	上海	博、教、医学、医药、理	审查解剖学名词和化学名词，最后完成了包括韧带学、肌肉学、内脏学等在内的所有解剖学名词审查。化学名词审查完成了元素名词审查，并确定了化学名词审查的基本原则。本次会议还确定在医学名词审查会内部设立一个执行委员会，余日章任会长，成员有比必、俞凤宾、汪尊美、Messrs、Sung Hsin－ching、彭树滋②
3	1917 年 8 月 1～8 日	上海	博、教、医学、医药、理、华东、部	审查解剖学名词
4	1918 年 7 月 5～20 日	上海	博、教、医学、医药、理、科	审查解剖学、细菌学和化学名词。完成解剖学、无机化学名词
5	1919 年 7 月 5～12 日	上海	博、教、医学、医药、理、博物、科、部	审查细菌学、组织学、胚胎学和化学名词
6	1920 年 7 月 5～12 日	北京	不详	
7	1921 年 7 月 4～12 日	南京	博、教、医学、医药、理、华东、博物、部、科、农、南、高、厦门	审查病理学、物理学（磁学、电力学）、有机化学、植物学、动物学名词
8	1922 年 7 月 4～12 日	上海	博、教、医学、医药、理、华东、博物、部、科、农	审查病理学、有机化学、物理学、植物学、动物学名词
9	1923 年 7 月 4～12 日	上海	博、教、医学、医药、理、华东、博物、部、科、农	审查医学、算学、植物学、动物学名词

---

① 张大庆：《中国近代的科学名词审查活动：1915—1927》，《自然辩证法通讯》1996 年第 5 期。

届次	时间	地点	参加团体	审查内容及其他
10	1924 年 7 月 4～12 日	苏州	博、教、医学、医药、理、华东、博物、部、科、农、协和	审查医学、矿物、植物学、动物学名词
11	1925 年 7 月 4～12 日	杭州	博、教、医学、医药、理、华东、博物、科、农、协和、东南	审查有机化学、植物学、动物学、算学、生理、生化、药理名词
12	1926 年 7 月 4～12 日	上海	博、教、医学、医药、广东、华东、工程、科、农、同济、东华、武昌	审查内科学、植物学、动物学、算学、生理学、药学名词

注：＊博代表中国博医会；教代表江苏省教育会；医学代表中华医学会；医药代表中华民国医药学会；理代表理科教授研究会；部代表教育部；华东代表华东教育会；科代表中国科学社；博物代表中国博物学会；南代表南京高等师范学校；工程代表中国工程学会；农代表中国农学会；协和代表北京协和医学院；高代表广东高等师范学校；厦门代表厦门大学；东南代表国立东南大学；广东代表广东大学；同济代表同济大学；东华代表东华大学；武昌代表武昌大学。

资料来源：根据发表在《博医会报》《中华医学杂志》上有关医学名词审查会、科学名词审查会历届会议的记录整理，参考王吉民、伍连德所著《中国医史》（History of Chinese Medicine）和张大庆的文章《中国近代的科学名词审查活动：1915—1927》（《自然辩证法通讯》1996 年第 5 期）等绘制而成。

在名词审查过程中，科学名词审查会提出的原则是：①宜多用二字以上，少用单字（这是因为单字同音异义者多，易造成混淆）；②但立新名不造新字；③名词取其应用，不可存雅俗成见，但旧义与新意相合者应尽先采用，不可得再定新名；④汉语中所无之固定名词，可采取意译原词方式；⑤音译，应是在不得已时才使用，以药名居多；⑥造新字，多用于化学名词，但要有极严密的标准。[①] 其中第④、⑤二原则与博医会名词委员会审查名词的原则相近。科学名词审查与博医会名词委员会在审定名词

① 鲁德馨：《中国医学文字事业》，《中西医药》1933 年第 6 期；《审定科学名词准则意见书》，《中华医学杂志》1921 年第 3 期；张大庆：《中国近代的科学名词审查活动：1915—1927》，《自然辩证法通讯》1996 年第 5 期。

程序上也非常接近，都是先由专家提出名词草案，在开会时组织专家逐一讨论确定，然后装订成册，印发给会内外其他专家以征求意见，最后再次修订。① 相近的审查原则和程序，说明了博医会名词委员会的工作为包括中国各科学界在内的科学家所接受，博医会名词委员会成员在近代中国科学名词统一过程中作出了自己的贡献。

科学名词审查会审查的科学名词，大多得到了教育部的认可。尤其值得一提的是，根据科学名词审查会审定的结果，卫生部和教育部于1929年颁布了最后统一的科学名词，其中药学部分最终被吸收进1930年颁布的《中华药典》（Chinese Pharmacopoeia）中。② 科学名词审查会统一近代科学名词的努力，为近代西方科学在华传播与发展做了大量的基础性工作。一个名词的最终确定过程，也是人们思想认识逐渐统一的过程。医学名词统一与医书出版工作紧密相连，它是西医书在华出版达到一定规模和影响的必然要求和结果。医学名词统一后大大扩大了西医书在华的传播和影响。

博医会能够在统一名词方面取得一些成就，是和当时来华教会界普遍重视英文名词汉译统一工作分不开的。1877年成立的益智书会（The School and Text Book Series Committee）曾决定统一译名，其中有伟烈亚力的天文、数学、机器等名词，艾约瑟的佛教名词，察麦尔（Chalmers）的道教名词，李凤苞的地理名词［系由林乐知和金楷理（Kreyer）协助辑成］。中华基督教教育会（The Educational Asscoiation of China）成立后，成立了科技名词审查委员会（Committee on Technical and Scientific Terms），在科学、工艺、人名、地名名词译名统一方面取得了一些进展。教育会甚至邀请博医会进行合作，组成联合委员会，谋求议定化学（包括无机化学和有机化学）名词。但必须指出的是，最初根据博医会统一的医学名词出版的西医书主要在教会医学院校内通用，中国官方和中国私人独立开业医师对之并不感兴趣，这主要是因为博医会公布的一些新医学名词是生造的，一些翻译也太随意。名词委员会及出版与名词委员会组成人员见表3-5。

①　史如松：《博医会研究：中国近代西医界职业活动模式的形成》，第52页。

②　Wong K. Chimin & Wu Lien-teh, *History of Chinese Medicine*, 2ed., pp. 724-725.

表3-5　名词委员会及出版与名词委员会组成人员

任职时间	主席	秘书	编辑	其他成员
1905～1907	高似兰			聂会东、盈亨利、孟合理、师图尔
1907～1910	高似兰		高似兰	聂会东、师图尔、纪立生、盈亨利、孟合理、毛理（或作毛粹章，Arthur Morley）、文渊博。后又增补孔美格（James Grieve Cormack，北京）为委员
1910～1913				师图尔、聂会东、纪立生、盈亨利、孟合理、孔美格、施尔德
1913～1915	孟合理	高似兰	高似兰	聂会东、纪立生、盈亨利、孔美格、施尔德、文渊博、贺庆（Nehemiah Somes Hopkins，北京）、贺迎（Francis Jenkins Hall）、富马利、赖马西、颜福庆
1915～1917	孟合理	约克汉姆（C. M. Yokohama）	高似兰	聂会东、纪立生、盈亨利、孔美格、施尔德、文渊博
1917～1920				孟合理、高似兰、聂会东、孔美格、盈亨利、纪立生、施尔德和比必
1920～1923				纪立生、高似兰、聂会东、孔美格、孟合理、施尔德、E. T. Hsieh、Peter Kiang、比必
1923～1925	高似兰			

资料来源：根据在《博医会报》上公布的博医会历次代表大会选举结果整理而成。

1927年底，鉴于新成立的南京国民政府所设立的中华民国大学院已筹备设立译名统一委员会，名词统一工作理应由国家教育行政机关直接负责办理，也会更有效，因此科学名词审查会决定俟译名统一委员会成立，审查会的工作即刻主动移交和停止活动。因此，委员会在该年年底主动停止了进一步的科学名词审查工作。由博医会和官、民间各科学团体广泛参与的科学名词审查工作至此基本结束。

四　"迎合"洛氏基金会

这一时期，对中国西医学教育发展产生重要影响的是洛克菲勒基金会来华，它不仅在经费和人员上支持和重组教会医疗事业，尤其是教会医学教育事业，而且还对教会医疗事业的发展产生极大刺激，某种程度上影响和改变了教会医疗事业的格局。①

（一）洛氏基金会来华

洛克菲勒基金会（The Rockefeller Foundation）是由美国石油大王洛克菲勒（John D. Rockefeller Sr.，1839－1937）于1913年所创设的慈善基金会。20世纪初，洛氏开始对美国的医疗事业进行资助，并在美国纽约创办洛克菲勒医学研究院。在公司总经理、后来的洛氏基金会会长弗里德里克·T. 盖茨（Frederick T. Gates）的建议下，他将目光转向中国等东方国家。1909年，洛氏派出"东方教育考察团"考察中国、日本、印度等国的医学教育。考察团认为应在华发展医学教育，但由于当时洛氏的注意力主要还集中在国内，所以这一想法一时未获采纳。1913年洛克菲勒基金会甫一成立，就于1914年和1915年两次派出专业考察团来华，以调查中国的"医学教育、医院和公共卫生状况"。在做了充分的旅行调查，考察了中国几乎所有的医学院校和88所医院后，考察团建议：基金会应在华发展医学教育事业，并尽可能地与现存的、在华已取得一定成绩的教会医学教育机构合作；基金会应集中财力在北京和上海这两个中心城市发展医学教育，同时给予广州岭南大学和长沙雅礼会的医学事业以一定的支持；基金会的医学教育应维持在较高水平，以英文作为教学语言；同时，基金会应支持在华各种专科医院的发展，尤其是那些受基金会支持的医学院附属医院，基金会应为它们提供医护人员、资金支持和医疗设备；并且基金会应鼓励护士教育的发展。

洛氏基金会采纳了考察团的建议，并在华专门设立"中国医学委员

---

① 关于洛克菲勒基金会与中国医疗事业关系的研究，笔者所见，中文的主要有：李传斌《条约特权制度下的医疗事业：基督教在华医疗事业研究（1835—1937）》第二章第一节第一个目相关部分；王宁：《协和医学院、洛氏基金会对中国医学进步的贡献》[收入章开沅、〔美〕林蔚主编《中西文化与教会大学：首届中国教会大学史学术研讨会论文集》，湖北教育出版社，1991，第271～300页]；张大庆：《中国现代医学初建时期的布局：洛克菲勒基金会的影响》，《自然科学史研究》2009年第2期；王勇、王影：《北京协和医学院创办时期社会历史背景分析》，《医学与哲学》（人文社会医学版）2011年第11期；卢宜宜：《洛克菲勒基金会的中国项目（1913—1941）》，《中国科技史料》1998年第2期；王伟玲：《洛克菲勒基金会研究》，硕士学位论文，南京师范大学，2011；东梅等：《洛克菲勒基金会与医学教育》，《医学与哲学》（人文社会医学版）2009年第8期；资中筠：《洛克菲勒基金会与中国》，《美国研究》1996年第1期。近期，旅美学者马秋莎著《改变中国：洛克菲勒基金会在华百年》。

会"（China Medical Board，简称 CMB，1914 年设立，1928 年在纽约改组为一个独立的基金会，中文名为"美国中华医学基金会"）。自此，中国医学委员会与在华教会医疗机构展开合作，资助教会医学教育和教会医院，建立校舍、提供资金和设备，合并医学院校，开展了大手笔的医学规划，对中国现代医学教育初建时期的布局产生了深远影响。

（二）"迎合"洛氏基金会

面对财大气粗的洛氏基金会，博医会与在华医学传教士采取了主动迎合的态度。这一时期教会医疗事业及博医会与洛氏基金会的关系，主要体现在以下方面。

首先，洛氏基金会来华之前，在华医学传教士及博医会曾积极促成基金会来华。在清末新政的浪潮中，中国国家和社会对西医学的接受度大大提高，中国社会迫切需要西医教育。虽然这一时期来华各差会积极创办多家协和医学院，但差会作为传教组织和慈善团体，财力毕竟有限。虽然他们在 1913 年做出决议，在现有的协和医学院有效运作之前不再设立新的医学院，[①] 但现有的医学院的运作也超过了教会的能力。因此，当看到洛氏基金会在美国及世界其他地方日益显现出对医学慈善事业的浓厚兴趣时，他们就非常希望洛氏基金会能够来华资助西医学的发展。据马秋莎《改变中国：洛克菲勒基金会在华百年》一书考证，博医会会员苏班克（M. D. Subank）就曾于 1907 年代表博医会向时任洛氏集团总经理的盖茨写信，向他描述中国社会逐渐开放，迫切需要也非常欢迎西医学到来的事实；并向他解释，教会在华已经有好几所医学院，并已打下良好基础，但需要来自外界的资助，所以他认为洛克菲勒可以通过帮助教会医学院的方式来对华进行慈善投资。[②] 正是在苏班克等人的力促下，洛氏基金会才最终决定来华进行慈善投资，成立中国医学委员会，发展中国的医学教育事业的。

其次，洛氏基金会中国医学委员会的工作对教会医学教育产生了巨大影响。1915 年，中国医学委员会决定在北京的医学教育以北京协和医学堂为基础，与先前合办医学堂的 6 个差会达成协议，由洛氏基金会从差会

---

① Harold Balme, *China and Modern Medicine: A Study in Medical Missionary Development*, pp. 114 – 117.

② "M. D. Subank to Frederick T. Gates," Dec. 13, 1907, Rockefeller Archive Center. 参看马秋莎《改变中国：洛克菲勒基金会在华百年》，第 140～141 页。

手中购得学校全部资产，扩充校舍，增选教师，并组成董事会，在 13 名董事中中国医学委员会占 7 名，其他 6 个原办差会各占 1 个名额。同时，资助将原校的低年级学生转至济南共和医道学堂。这样，中国医学委员会将北京协和医学堂改造成了一所非教会医学校，原创办差会成了参与者。[1] 接办后的医学校被改造成北京协和医学院，成为中国首屈一指的医学院校，提高了整个现代医学和医学教育的声望。[2] 中国医学委员会的另一所学校计划建在上海，受其影响，圣约翰大学医学院准备交由中国医学委员会接办。此外，和上海圣约翰大学医学院以英文教学为主情况相似的长沙湘雅医学院，也得到了中国医学委员会的重视。洛氏基金会每年资助湘雅医学院 1.5 万美元。1921 年，因洛氏基金会的规划，维持多年的苏州福音医院附属医专也被停办。[3] 洛氏基金会对教会医学教育事业的改造，使得它们的宗教色彩逐渐变淡，加速了它们的世俗化进程。

　　同时，洛氏基金会在华开展医学教育事业，引入西方最先进的医学技术和教育，使得在华从事医学教育工作的医学传教士面临两大难题，其一是使得他们的在华医学教育显得处于较低水平。为此，虽然一些医学传教士认为在某些地方维持较低水平的医学教育是必要的，但大多数医学传教士认为差会应集中力量发展几所教会医学院校，差会不应放弃如此好的在华发展教会医学教育的机遇。其二，洛氏基金会主张发展以英语为教学语言的医学教育，它支持的北京协和医学院、湘雅医学院、上海圣约翰大学医学院都是以英文教学为主。这使得博医会在欣喜之余，也担心其在华开展的中文医学名词统一、中文医书编译等工作陷入停顿。在关于中文与英语何为其时最佳教学语言问题上，医学传教士们的意见虽出现分歧，但他们一致认为两种教学方式都应该保持，并且相信未来中文肯定会成为在华科学教育最主要的教学语言。他们认为必须做好中英文医学的跨文化汇通工作，因此，保持一两所中文教学的医学院校是必要的，这也有助于医学毕业生们在中国民众中扩大西医学的影响。为此，1915 年成立的博医会医学教育理事会向中国医学委员会建议，中国医学委员会应资助至少一所

---

①　李传斌：《条约特权制度下的医疗事业：基督教在华医疗事业研究（1835—1937）》，第 77 页。

②　Harold Balme, *China and Modern Medicine*, pp. 121 – 122.

③　《地方通信·苏州》，《申报》1921 年 5 月 29 日。

以中文教学的医学院校，最好是目前工作开展较好的济南共和医道学堂。[①]
并且，医学教育理事会还呼吁所有在中国中东部地区有志于医学教育工作
的差会都应支持济南共和医道学堂的发展。这样，济南共和医道学堂得到
了洛氏基金会和博医会的共同重视。在这种情况下，1917 年金陵大学医
科停办，与汉口大同医学堂一起，并入济南共和医道学堂。济南共和医道
学堂的实力因此大大增强。1917 年齐鲁大学成立时，济南共和医道学堂
成为该校的医学院，成为一所主要以中文教学的中国一流医学院，有来自
英、美、加三国的 9 个传教差会参与其中。1923～1924 年，北京女子协和
医科大学又并入进来，更加强了齐鲁大学医学院的实力。洛氏基金会又捐
赠给济南共和医道学堂 15 万元，其中 5 万元为建校舍和购买仪器、药材
之用，10 万元为五年内的补助费。[②] 此外，医学教育理事会还支持奉天医
科大学和成都华西协和大学医学院使用中文官话教学。[③]

再次，洛氏基金会对部分教会医院和医学翻译事业提供资助，促进了
这些教会医疗事业的在华发展。中国医学委员会重点资助那些与在华所资
助的医学院有关的医院，以及重要城市有一定发展基础的医院；并规定未
经中国医学委员会同意，受资助职员不得随意更改工作地点。中国医学委
员会还资助一些外国医生来华工作及中国医护人员出国进修。截至 1918
年，洛氏基金会已资助了 9 家不同教会开办的医院。此外，洛氏基金会还
资助医学传教士的翻译工作，曾给予中华护士协会 1300 元作为翻译护理
教科书之用；1917 年，又拨款给博医会编译委员会 4500 元。[④]

然而，由于一战的影响，加上北京协和医学院的运转需要大量资
金，洛氏基金会不得不压缩先前所制订的计划，放弃在上海创办另一所
医学院的打算，并压缩所资助教会医校和医院的数量。这样，上海的教
会医学教育未有大的变动，圣约翰大学医学院得以继续举办。即便如
此，洛氏基金会对教会医疗事业、中国医疗事业发展的影响仍是不可小
觑的。

① 〔美〕郭查理：《齐鲁大学》，陶飞亚、鲁娜译，珠海出版社，1999，第 111 页。
② 中华续行委办会编《中华基督教会年鉴》第 3 期，商务印书馆，1916，第 78 页。
③ 关于洛氏基金会在华发展中国医疗事业的决策过程及影响，可参见张大庆《中国现代医
  学初建时期的布局：洛克菲勒基金会的影响》，《自然科学史研究》2009 年第 2 期。
④ 李传斌：《条约特权制度下的医疗事业：基督教在华医疗事业研究（1835—1937）》，第
  78 页。

当然，洛氏基金会在华资助医疗事业发展，与博医会及医学传教士还是有一些分歧之处的，主要体现在两点。一是医学教育目的的分歧。博医会及医学传教士在华兴办医学教育的目的，很大程度上是为了借医传教，虽然进入20世纪后医学传教士借医传教的色彩淡了很多，但传教仍是其在华进行医学教育活动的重要部分，正如丁韪良所说的："科学也许是行箭的风，但宗教才是箭的靶子。"① 而洛氏基金会的一些人虽然也具有基督徒的身份，但是他们主动超越了传教士的意识形态，认为应该在华发展世俗性的医学教育，着重强调通过自己的努力改变中国的医学面貌，医学本身就是目的。因此，当洛氏基金会的专家在批评教会医疗机构不够资格和不够专业时，博医会和在华的医学传教士们却在担心洛氏在华项目的科学性与宗教性的分道扬镳。② 也正是因为有如此的分歧，洛氏基金会的在华医疗事业才会努力去除医学教育的基督教色彩，其对北京协和医学院的改造就说明了这一点。

二是精英教育与大众教育的分歧。博医会及医学传教士借医传教的目的本身就决定了其在华创办医学教育，目标对象瞄准的是大众而不是精英。传统上对医学传教工作的衡量标准也主要是看借医传道所归化的信徒人数的多少，这就决定了他们在华兴办医学教育重视数量而不重视质量。虽然进入20世纪后，他们对个人皈依不再强调太多，更加重视教会医学教育的水平，但其思维方式和对传教使命的认识却并没有改变，再加上医学传教士们大多受的是相对有限的正规医学教育且离开西方医学教育中心太久，以及资金、医院人员与设备不足，其在华所办医学院校教育水平相比于蓬勃发展的西方医学教育落后很多。尽管如此，他们在华还是非常重视对普罗大众的基础医学教育的。③ 也正因此，洛氏基金会来华后，才注重改善教会医学院和医院的开办条件和提高它们的水平。正是由于洛氏基金会的强大压力，博医会及在华医学传教士才合力试图将齐鲁大学医学院办好。

---

① W. A. P. Martin, *Western Science as Auxiliary to the Spread of the Gospel*, p. 116，转引自马秋莎《改变中国：洛克菲勒基金会在华百年》，第152页。

② 马秋莎：《改变中国：洛克菲勒基金会在华百年》，第152～157页。

③ 马秋莎：《改变中国：洛克菲勒基金会在华百年》，第157～166页。

第二节　本土化发展

这一时期，博医会及在华教会医疗事业所发生的重要变化，还在于迫于非基督教运动和中国民族主义情绪不断高涨的压力，教会医疗事业开始向中国政府立案，并允许教外人士加入博医会，成为正式会员，从而开启了博医会真正意义上的本土化进程。

一　非基督教运动与中国政府的"立案令"

非基督教运动可以追溯到五四时期的非宗教主张，1922 年世界基督教青年大会即将在清华大学召开的消息点燃了中国人民反对外来宗教的民族主义情绪，非基督教运动由此爆发。非基督教运动是近代中国民众自发组织参加的一场借反对外来基督教来反对西方文化侵略，并要求收回教育权的运动。它以中国各界民众的广泛参与为特征，表明中国人民族意识的普遍觉醒。最初，非基督教运动以反对基督教在华传播、限制人们信教、反对宗教对教育的过多干预为主要内容，待到 1924 年非基督教运动再次兴起时，反对西方国家的文化侵略和收回教育权成为最重要议题。各种游行示威和抗议活动纷纷爆发，要求在华教会组织交出教会学校的教育权，取消学校的宗教教育必修课程，甚至取缔教会学校等，吁求不一而足。在这股风潮中，奉天教育厅率先于 1924 年 4 月份宣布收回教育权。规定嗣后外国人在东北设立学校须经省教育厅批准，外国人不得干涉中国教育，外国人在奉天设立学校，须遵守中国法律。李传斌：《条约特权制度下的医疗事业：基督教在华医疗事业研究（1835—1937）》，第 90 页。[①] 在此情况下，许多教会学校因不同意非基督教人士提出的取消宗教教育的要求，因而未能及时向中国教育部立案。这进一步引起中国社会的不满，甚至那些教会学校的学生也走上街头，反对在华差会继续控制教会学校的教育权。五卅惨案后，中国社会又掀起新一波反对帝国主义的浪潮，基督教在华传教事业再次面临严重冲击，许多教会学校或被迫关闭或提前放假。

---

① 杨天宏：《基督教与民国知识分子：1922 年—1927 年中国非基督教运动研究》，人民出版社，2005，第 403 页。

北伐战争开始后，非基督教运动借着战争的炮火，态势进一步蔓延。教堂、教会学校、教会医院等机构成了军队中中国民族主义者的攻击目标。其中南方是战争的主战场，教会在华医疗事业所受损失相对较大。各地教会医院或遭军队占用，或被政府收回，或因外籍传教医生逃走而停办，或由华籍职员勉强维持，不一而足。据1927年的统计数据，在南方12个省（华中、华南、华西）的170所教会医院中，只有35所在中外职员的努力下正常开办，71所暂由中国职员维持，55所则被迫关闭，另有4所被军队抢占，5所医院情况不明。① 北方省份的教会医院所受影响有所不同，其中受影响最小的是东三省的教会医院，而地处中原的河南省因为位处战略要冲，军事意义重要，在这里发生了多次拉锯战，故这里的教会医院所受影响也最大，除1所继续开办外，其余均遭关闭。② 对于多数的教会医学院校而言，因有此前非基督教运动的冲击，他们已经做了一些应变，选举一些中籍人员担任领导职务，所以在北伐战争中，这些教会医学院校基本还能维持开办，只是也受到很大冲击，一些校舍被军队占用，外籍人员被驱赶或者逃走避难，情形不一。在此情形下，教会开办的诸如公共卫生、医学研究等项工作，也不可避免地受到很大影响。

当然，非基督教运动和北伐战争对教会医疗事业也有积极影响，主要体现在其促进了教会医疗事业的世俗化和本土化发展。世俗化的影响主要体现在教会医学院校开始放弃强迫性宗教教育，而本土化主要体现在中国职员在教会医学院校和医院中地位的提高。③

南京国民政府成立后，中国社会多年的动荡局面逐渐归于平静。在国家趋于统一的情况下，南京国民政府开始重新强调社会秩序的建立和加强，并陆续开展国家各项事业的重建工作。就卫生行政而言，这一时期最重要的事件是南京政府于1928年11月1日设立卫生部，统管全国卫生行政；下设总务、医政、保健、防疫、统计五司，分管全国各项卫生事宜，并在各省设卫生处，市设卫生局，另外设立中央卫生实验所、中央防疫

---

① James L. Maxwell, "Present Position of Medical Missions in China: Hospitals in the Southern and Central Provinces," *CMJ*, No. 5, 1927, pp. 472 – 480.

② James L. Maxwell, "Present Position of Medical Missions in China: Hospitals in the Northern Provinces," *CMJ*, No. 12, 1927, pp. 806 – 810.

③ 李传斌：《条约特权制度下的医疗事业：基督教在华医疗事业研究（1835—1937）》，第90页。

处、国家助产教育委员会，制定全国卫生法规。① 先前受政局动荡影响未能较好开展的中国市政卫生工程，自此才成为经常性的工作。中国整体的全国卫生行政功能自此真正建立，西方卫生管理体制在中国得到真正推行并生根发芽。

同时，南京国民政府也加强了对教会医疗事业的规范化管理。虽然南京国民政府建立后扬弃了国民党先前在非基督教运动时期的很多激进做法，开始注重维护西方教会在华传教和教会不动产等的合法权益，但这并不意味着其在涉及国家利益和教育自主权益上的盲目让步。1929 年4 月23 日，南京国民政府教育部颁布了《取缔宗教团体私立各学校办法》4 条决议，要求包括教会医学院校在内的教会在华教育机构全面向中国政府注册立案，接受中国政府的管理和指导。② 这样，一个相对有力且日益现代化和西化的南京国民政府成为国家加强对教会教育管理的有力保障。继北洋政府加强教会医学院校的注册管理之后，南京国民政府开始要求包括教会医疗事业在内的所有医疗机构、团体和个人，向政府登记注册立案。

二　向中国政府立案与允许教外人士入会

这一时期，受教会自身发展影响，以及中国非基督教运动和北伐战争的冲击，基督教在华传教政策发生了重大变化。1922 年基督教全国大会主张"造成一个合作的事业……在以后西教师得以逐渐减轻他们管理的责任，并引起中国教会自立自养自传的进行"③。这说明，在华建立本土化的教会医疗事业，实现西方医学真正的在地化发展已成为基督教界的共识。④

在非基督教运动和民族主义运动的冲击下，一些教会医学校开始考虑向中国政府立案，将学院管理权移交给华人教会中的医界人士，将宗教课程改为选修课。1926 年中华全国基督教协进会发出指示，敦促各教会学

---

① 马伯英、高晞、洪中立：《中外医学文化交流史》，第 441～442 页。
② 杨天宏：《基督教与民国知识分子：1922 年—1927 年中国非基督教运动研究》，第 411 页。
③ 中华全国基督教协进会编《中华基督教会年鉴》第 7 期，1924，第 61 页。
④ 李传斌：《条约特权制度下的医疗事业：基督教在华医疗事业研究（1835—1937）》，第 79 页。

校在实际操作中灵活处理，向中国政府注册备案；收回教育权进入实际实施阶段。① 1927 年 1 月 26 日，美国纽约万国传道总会主办的岭南大学率先由中国人收回办理，成为收回教育权运动中最早被中国人收回教育权的教会院校。随后，包括教会医学院校在内的其他教会院校纷纷响应，向中国政府备案注册，选举中国籍教育家在院务管理中担任重要职务。也正因为这些教会医学院校有这些应变举措，它们在北伐战争中才没有受太大的冲击。

与此同时，一些教会医院因受非基运动和北伐战争的冲击，外籍传教医生撤离，以致医院停办，他们也开始考虑向中国本土教会移交和向中国政府备案问题。1926 年中国基督教代表开会讨论了这一问题，提出华人教会接收教会医院的标准，即"把一个教会的力量所能够担负，并且同时也愿意把该项事业的责任接收过来作为标准"②。虽然教会通过了此项华人教会接收标准，但环顾当时国内，有此能力的华人教会很难找到，这些教会所办的机构还无法实现与西方母会的"断奶"，尤其是在经济上；而且即便华人教会有此能力，一些差会也不会轻言放弃自己在华经营多年的产业。结果，许多地方的教会医院虽然选出了华人担任院长，但实权仍掌握在外国传教医生之手，经济上也长期依靠西方母会的接济。③

在此情况下，博医会一改多年来坚守的原则，在 1925 年的代表大会上，将博医会英文名称由 China Medical Missionary Association 改为 China Medical Association，学会章程中也取消了原来的正式会员必须为传教士的限制。自此，所有毕业于被博医会认可的西方及远东地区医学院校且具有良好职业道德的医生都可以成为博医会的正式会员，而不再仅仅局限于医学传教士。博医会在中国民族主义情绪不断高涨的形势下加快了本土化的进程。这为中国籍会员加入博医会打开了大门，中国籍会员在学会中地位大幅上升，影响力增强。

---

① 杨天宏：《基督教与民国知识分子：1922 年—1927 年中国非基督教运动研究》，第 409 页。
② 中华全国基督教协进会编《中华基督教会年鉴》第 10 期，1928，第 4 页。
③ 赵广军：《自立之基：中国基督教信众捐输之研究》，《闽台区域研究丛刊》第 3 辑《闽台基督教问题研究专辑》，海洋出版社，2003，第 42～44 页。也参看笔者的《民国时期福州基督教慈善事业研究（1912—1949）》，第 67～70 页。

　　南京国民政府成立后，要求所有的教会机构、团体和个人向政府注册立案。迫于形势，教会医院、医学校及个人开始全面向政府注册登记。如1930 年美国长老会将广州夏葛医学院交由中国人管理，并在 1932 年在教育部核准立案。[①] 在此前后，上海女子医学院、齐鲁大学、华西协和大学等机构也先后向中国政府立案。在华各医学传教士也陆续向中国相关机构进行备案登记。这样，教会医学教育事业从此基本上处于中国政府的管辖之下，这是以前晚清政府和北洋政府时代所不具有的新特点，也显示了南京国民政府开始艰难摆脱不平等条约、构建现代民族国家的努力。在此情况下，寻求与中国政府尽可能多方位的合作，成为教会医疗事业在华继续发展的关键。正如胡美所说："毫无疑问，如果教会医疗机构能够找到尽可能多的与中国政府卫生计划合作的方式，他们在中国的存在将会得到延续和加强。"[②]

　　由于这一时期来华的医学传教士减少，以及中国渴求高素质的西医的强烈现实，医学传教士更加重视在华发展教会医学教育，他们主要通过选聘中国籍最优秀的西医毕业生来充实教师队伍。这使得这一时期教会医学院校中的中国籍教师在数量上明显超过外籍教师；也使得在中国人越来越多地开办公、私立医学院校的情况下，教会医学院校教育水平仍能继续保持优势。这一时期，教会医疗事业基本定型，在注重质量的情况下，除护士教育在规模上有所扩充外，教会在华医学教育事业没有大的扩展。同时，受非基督教运动、中国民族主义情绪日益高涨的影响，教会医护教育也日益走向本土化方向。

　　与此同时，教会医院也纷纷向中国政府注册备案，并继续向本土化方向发展，教会医院中中国职员的数量不断增加。在有些教会医院中，中国人在医院管理上开始发挥前所未有的作用，医院经费也越来越倚重于中国地方社会。尤其是 1929 年世界经济危机爆发后，差会经费来源顿减，教会医院对中国社会的依赖加强，教会医院的本土化体现得愈加明显。

---

①　夏葛医学院编《本学院史略》，《私立夏葛医学院章程》，夏葛医学院，1934，第 6 页。

②　*The China Christian Year Book*, 19th Issue, 1934 - 1935, p. 358. 转引自李传斌《条约特权制度下的医疗事业：基督教在华医疗事业研究（1835—1937）》，第 95 页。

在此形势影响下，教会医疗事业在华发生的最大转变，就是在 1932 年，博医会实现了与中华医学会的合并。

第三节 与中华医学会合并

一 合并的进程

其实，医学传教士对于培育中国本土医学及医学传教人才，加强与中国社会的合作早已存在，只是一直进展缓慢。在华医学传教士比较深刻地认识到这一点并大力提倡合作是在义和团运动以后。义和团运动后，教会人士深刻反思了以往教会在华事业的缺陷及补救方式，认识到要想既达到医学传教、传播福音目的，又尽可能地避免中国人的敌对情绪，最好的方式是培养中国自己的医学传教工作者，"以华牧华"，变"输血"为"造血"，才能最终解决中国人的心灵信仰与归宿问题。他们早在被义和团运动破坏后各地医学传教工作尚未恢复时，便热烈地讨论起来。这从 1900 年后《博医会报》上连篇累牍地刊登讨论在华兴办医科专业院校、培养中国医师的辩论文章可见一斑。

清末新政后期至辛亥革命前后，面对日益增长的中国本土西医群体势力和日趋走向现代化的中国政府，医学传教士们认识到加强与中国政府、中国本土西医群体合作的必要性。① 因此，这一时期博医会内部出现了关于是否允许中国籍西医成为博医会正式会员的激烈讨论。虽然博医会最后仍然坚持正式会员的医学传教士身份，但也承认了国籍不是问题，中国籍医学传教人员同样可以加入博医会并发挥重要作用。一战后期，一些医学传教士回国参战，其中很多没有再回到中国。会员的损失削弱了博医会的力量。一战后发生在西方国家的经济萧条和 1929 年的经济危机也造成了博医会经费困难，博医会募集到的资金减少，他们不得不靠提高会员的年费和会刊的定价来维持经费来源，1923 年会员年费由原来的 4 元涨到 7

---

① P. J. Todd, "Co-operation with the Chinese in Medical Educational Work," *CMMJ*, No. 3, 1913, pp. 143-147; Dugald Christie, "Co-operation with the Chinese in Medical Educational," *CMMJ*, No. 3, 1913, pp. 148-153.

元，非会员订阅会刊的定价也提高到每年 10 元。[①] 会员的减少和经费的困难，使得博医会开始转而谋求融入中国社会，依靠中国人的力量。

但直至 1925 年，博医会仍坚持正式会员必须为医学传教士。坚持学会宗教性的一面，说明它仍是传教士医生的职业组织而非单纯的医学学术团体。[②] 非基督教运动、收回教育权运动相继兴起，将矛头直指教会教育，对教会医护教育产生了极大冲击。1925 年博医会大会最终取消了会员的传教士资格限制，使得学会中中国人的数量大大增多。许多入博医会的中国籍会员与中华医学会有着千丝万缕的联系，有的会员同时也是中华医学会的会员，这更加强了两会之间的联系，为以后两会的合并创造了条件。中国籍西医人数的增加，其在教会医学组织中地位的提高，不仅表现在博医会的变化上，就连最初完全由各差会的外国护士发起组成的中华护士会，随着中国人护士职业观念的转变、教会护士教育的发展，中国籍护士也日益增多。到 1926 年，中华护士会 1100 余名会员中，华人已经达到了近 700 名，以至传教士们都认为中华护士会已经转变为一个"中国人的基督教组织"[③]。

与此同时，随着中国教会医护教育的发展以及海外留学习医人员的归国，从事医护教育的中国人日渐增多，他们的地位日益提高，作用日益增强。1915 年，主要由英美派西医师所组成的中华医学会和主要由德日派西医组成的中华民国医药学会的诞生，标志着中国人自主传播与发展西医时代的到来。[④] 1919 年后，还出现了华人创办的私立医学院。外国人在教会医护教育及整个中国西医教育中的主导作用日渐削弱，教会医护教育日益本土化。同时，华人自立教会不断增多，并要求实现教会的"自立、自传、自养"。1928 年，在蒋介石实现全国形式上的统一后，中央政府建立卫生部，国家对于西医队伍的管理日益规范化。此时，谁来代表全国西医职业就成了一个需要解决的问题。[⑤] 而中华医学会作为中国人自己

① "With the Editor," *CMJ*, No. 5, 1923, pp. 446-447.
② 史如松：《博医会研究：中国近代西医界职业活动模式的形成》，第 45 页。
③ *The China Christian Year Book*, 14th Issue, 1926, p. 354. 转引自李传斌《条约特权制度下的医疗事业：基督教在华医疗事业研究（1835—1937）》，第 102 页。
④ 刘远明：《中华医学会与博医会的合作及合并》，《自然辩证法研究》2012 年第 2 期。
⑤ 史如松：《博医会研究：中国近代西医界职业活动模式的形成》，第 39 页。

创办的职业协会，受到了中国政府和中国籍医生的青睐，发展迅速，会员也大多受过良好教育，1932年中华医学会公布会员的教育背景，几乎囊括了当时欧美所有的著名医学院校，中华医学会和博医会的职业权势已经悄然发生变化。① 1927年，小马雅各在谈到1925年以来的教会医疗事业时，指出教会医院应交由华人管理，其理由是：医学传教士来华并不是专为中国人和传教士的医药需要而来，他们是为传播基督教而来，"中国教会既已造有若干曾受充分训练之医生，故由中国教会自行办理此项工作，为极合理与自然之建议焉"②。考虑到中国医院水平的落后，其办法是保留少数设备好的医院由差会经营，作为华人开办医院的模范并诊治华人疾病；剩余的鼓励中国教会自行接办。③

关于合并医界团体，后来与博医会合并的中华医学会，最初设想是与中华民国医药学会而非博医会合并的。1928年1月27日至2月2日在北京举行的两年一度的中华医学会大会第七届大会上，包括博医会在内的四个医学组织列席了会议。中华医学会的会长刘瑞恒在致辞中谈道："我们很高兴地看到更多的中国人代替外国人担任领导职务，现代医学在中国的开拓性工作是由外国医学传教士完成的，我们应该感谢他们；但不仅是他们还有我们都欣喜地看到中国自身合格的医务工作者的数量在不断增长。我们感到由中国人担任医疗事业领导职务的时代已经到来。所以医务工作者应努力提高自身能力和素质……"④ 此外，颜福庆亦发表题为《成立一个全国性医学组织对中国的意义》（The Significance of Having One National Association for China）的演讲。本次大会决定争取实现中华医学会与中华民国医药学会的合并，并决定与中华民国医药学会合办中文版医学刊物，与博医会合办拟议中的英文版《中华医学杂志》（The Chinese Medical Journal）⑤。

1929年，中国医学界德高望重的伍连德，也在一篇名为《医学会亟宜统一论》的文章中，表达了对实现全国医界统一的期待。他说："远东

---

① 史如松：《博医会研究：中国近代西医界职业活动模式的形成》，第39页。
② 〔英〕马雅各：《一九二五年中及以后之教会医务状况》，《中华基督教会年鉴》第9期，1927，第66~68页。
③ 〔英〕马雅各：《一九二五年中及以后之教会医务状况》，《中华基督教会年鉴》第9期，1927，第66~68页。
④ Wong K. Chimin & Wu Lien-teh, *History of Chinese Medicine*, p. 766.
⑤ "Resolutions Passed," *NMJC*, No. 1, 1928, p. 39.

病夫之讥，国人蒙羞久矣。推其故，穷其源，曰医学卫生不发达而已……然苟欲整顿医业卫生，当先荟集全国医界团体，使其团结一致，始克有成。遂有统一医权之决议……兹为整顿一般医业起见，不论毕业于医校与否，宜重行严格分别取缔。并宜在各省设立医师会，以期发扬医术。且使在整顿期内可得进行无阻之利……吾更有望于有力同志者，速将现有中华医学会、中华医药学会合并，改为中国医学会，以符名实。同时望博医会诸同胞，不论障碍有无，牺牲何若，速为加入此会。"但是在这里，伍连德还只是表达了统一中国人医界的愿望，而对于主要为外国人组成的博医会，他表达了强烈的民族情感式的不满和深深的遗憾。他说："考其（指博医会——引者注）会员名册，六百四十九名中有吾国同志九十三名之多。何可久附于外人医团之下乎？"并指出："尝考文明先进诸邦，莫不有正式政府许可之医学会，督促政府，鼓吹民众，以便改良医术卫生事业。例如美国有美国医学会，英国有英国医学会等。此所以中国为环境关系，亦当有正式中国医学会。始克助吾国医术处于巩固地位。若外人在吾国境内设立之医学会，会务当为外人所主持，对于吾国，终觉裨益甚鲜，殊非得计。故非从根本解决，无以补于实际。"①

虽然中华医学会一开始谋求与中华民国医药学会实现合并，但由于两会分属医学上的英美派和德日派两个不同派系，双方在合作领导权问题上争执不下，观念也不大一致，两会很难实现合并。于是，中华医学会转而寻求与同属英美派的博医会合并。1930年2月2日开幕的中华医学会会议上，中华医学会表示与博医会仍在协商合并两份杂志及更进一步合作的问题，最后肯定会成功。同时谋求与中华民国医药学会合办中文版医学杂志的努力宣告停止，转而谋求与由医学传教士创办、齐鲁大学医学院主办的《齐鲁医刊》实现合并。

1929年2月6~13日，博医会代表大会在上海召开，出席会议的有144名会员，中华医学会和中华护士会也派代表列席会议。会议由执行主席胡惠德主持。会议选举马立师为博医会主席，巴得巽（James Lee Hamilton Paterson）为副主席。在被选出的5名执行委员会委员中，有2名中国

① 伍连德：《医学会亟宜统一论》，《中华医学杂志》第15卷第5期，1929，第457~458页。

人：牛惠生和颜福庆。① 值得注意的是在这次会议上博医会主席胡惠德的发言。在发言中他首先对中国重新实现国家统一和建立卫生部表示高兴和欣慰。但是，他对中国落后的公共卫生状况表示遗憾，认为这是由于贫穷、愚昧和自私造成的。他认为医务人员应努力向公众灌输科学知识和社会责任意识。他认为只有博医会、中华医学会、卫生教育委员会以及各医学机构和出版社等全社会的齐心协力方能完成此项艰巨任务。关于博医会的未来，他表示将来博医会的大多数会员必然是中国人，学会的管理权也必然会转到中国人手中。因为无人能够否认中国医学的未来必然会掌握在中国人的手中，中文也必将成为未来中国医学科学发展的官方语言。但胡惠德同时也认识到这一想法在当时还很难实现，因为在博医会近 700 名的会员中，只有不到 100 名是中国人。他认为一个比较好的解决方法是实现博医会与其他西医学组织的合并，建立一个强有力的医学组织。胡惠德明显表达了对博医会与中华医学会即将合并的期待。

实际上，经过北伐战争，包括医学传教士在内的医护人员在战争中救死扶伤的重要性被更多的人看到，人们也越发清楚地认识到中国社会缺医少药、医护人员缺乏的现状；实现全国医学组织统一、组成真正代表全国医界之机构和团体、提高医疗水平的重要性成为越来越多人的共识。历经多次社会动荡，在华外国医学传教士对于战争给教会医疗事业造成的沉重打击也心有余悸。他们急切地希望真正看到中国西医学力量的兴起，以便和中国的西医学力量共同维持、发展在华医疗事业，使其在华医疗事业免受再一次的打击。

中华医学会自从成立的那一天起，便与博医会有着千丝万缕的联系。中华医学会的创会会员是趁着参加博医会大会的间隙成立中华医学会的；自中华医学会成立到 1932 年，两个学会的全国大会多是重合着一起召开的。正如一位医学人士所言："夫博医会与医学会声气相通，谊同手足。对于医事之规划，向来此起彼携，相辅而行、患难与共，由来已久。合并动机，早已潜伏。酝酿迄今，时机成熟。乃由理想发为现实，其意义甚为

---

① "China Medical Association Section, XIXth Biennial Conference, Shanghai, February 6th to 13th, 1929," *CMJ*, No. 2, 1929, pp. 141 – 180; "Editorials", "China Medical Association Section," *CMJ*, No. 3. 1929, pp. 281 – 289; "The Secretaryship of the China Medical Association," *CMJ*, No. 8, 1929, pp. 817 – 818.

重大。"① 两会由于先天的紧密关系，多次举行联席会议，并联合其他机构合作开展医学名词统一、公共卫生工作。历年来的良好合作，为两会的最终合并奠定了良好基础。

在非基督教运动和北伐战争的冲击下，博医会各个委员会的工作都不尽如人意。除了出版委员会外，其他委员会基本上处于停顿状态，医院行政也陷于荒废。实际上，随着中国自身西医学力量的兴起和各项医疗事业的开办，博医会为在华开办各项医疗事业所成立的各种委员会和理事会，其作为独立机构是否应继续存在，已经成为人们考虑的问题。1930 年 6 月，为博医会出版和翻译事业作出巨大贡献，甚至在某种程度上可以看作博医会中期发展灵魂人物的高似兰因病去世，成为博医会的莫大损失。他的工作由在齐鲁大学医学院工作的孟合理接任，齐鲁大学医学院遂成为博医会的出版中心。② 1931 年，由于曾出版了博医会大量图书、拥有 87 年历史的美华书馆关闭，以及曾与博医会有业务往来的商务印书馆在日本入侵的炮火中被炸毁，博医会书稿不幸全部遗失；同时，销售博医会图书的协和书局（The Mission Book Company）关闭。③ 这一切似乎都预示着曾经引领中国西医学发展、于清末新政时期和中华民国初期在医界大展拳脚的博医会即将退出历史舞台。

这样，在各方力量和因素的推动之下，博医会与中华医学会的合并进入到实际操作阶段。作为两会协商合并的结果，改版后的《中华医学杂志》英文版（英文名改为 The Chinese Medical Journal）于 1932 年 1 月率先发行，代替之前的《博医会报》（其英文名自 1925 年起为 The China Medical Journal）和《中华医学杂志》英文版（英文名为 The National Medical Journal of China）。改版后的刊物沿用了《博医会报》先前的期号，以示刊物发行的延续性，每月发行一期。另外，由齐鲁大学医学院主办之《齐鲁医刊》亦同时与《中华医学杂志》中文版合并，合并后的刊物沿用《中华医学杂志》的刊名和期号，每两月发行一期。④

① 中华医学会编《中国医界指南》第 3 版，中华医学会，1932，第 3 页。
② ThomasGillison，"To the Memory of Philip B. Cousland，M. B.；C. M.（Edin）. L. L. D.（Univ. of Hongkong），" CMJ，No. 9，1930，pp. 984 - 986；P. L. M.，"In Memoriam—Dr. Philip B. Cousland，M. B.，C. M.，L. L. D.，" CMJ，No. 9，1930，pp. 986 - 988.
③ Wong K. Chimin& Wu Lien - teh，History of Chinese Medicine，p. 776.
④ 《中华医学会博医会执委会联席会议》，《中华医学杂志》第 3 期，1932。

1932年初，虽然受到日本侵略上海战事的影响，博医会执行委员会和中华医学会还是积极地努力着，两会分别通过通信投票的方式，征求全体会员公意，结果两会绝大多数会员都赞成合并。同年4月15日，博医会与中华医学会执委会联席会议终于在上海香港路4号召开。出席会议者有牛惠生、马立师、小马雅各、朱恒璧、乐文照、萧智吉、巴得巽、颜福庆、莫约西（Josiah Calvin McCracken）、劳合理（Josephine C. Lawney）、梅藤更、苏达立（Stephen Douglas Sturton）、厄尔（H. G. Earle）、孟杰（Fred. P. Manget）。会议由颜福庆主持，小马雅各代表博医会，朱恒璧代表中华医学会，分别报告了各自学会商议合并事宜的经过。在两会大多数会员赞成合并的情况下，两会共同宣布合并成立。会议决定合并后的医学会英文名为 Chinese Medical Association，中文名继续沿用"中华医学会"的名称；在新学会内设立一专门的教会医事委员会，以统管在华教会医疗事业；各自的执行委员全体辞职，由联席会议重新推举新会执委。由医学会干事朱恒璧提议，博医会干事小马雅各附议，会议选出了合并后的新中华医学会执委会名单：会长牛惠生；副会长马立师、胡惠德；总干事朱恒璧；会计方嘉成；编辑为林宗扬和小马雅各；委员有巴得巽、乐文照、T. W. King、萧智吉。[①]

此后不久，4月20日，在上海山东路仁济医院，新中华医学会召开了第一次执委会会议。选举出了新学会的庶务员、账务员、书记、副干事等人员，以及教育委员会、国家医学委员会、出版委员会、医院注册委员会和教会医事委员会的各主要负责人，并计划组织法医委员会和监察委员会。进而，在同年的9月29日至10月6日，新组织之中华医学会第一次大会便在上海爱文义路李斯德医学研究院召开了！

二　合并的意义

客观地说，博医会与中华医学会的合并属于强强联手。合并以后，中华医学会各专业委员会的实力显著增强，会员遍布全国各地。在华的中外医学界人士也从此共处一会，密切合作。尤其是到抗日战争时期，中外两种医药团体及其成员间相互竞争被紧密合作所取代。这使得新的中华医学会带有非

---

① 《中华医学会博医会执委会联席会议》，《中华医学杂志》第3期，1932。

常鲜明的"国际色彩"，非常有利于中华医学会开展国际合作与交流，为以后新的中华医学会更多地参与国际医学事务打下了良好基础。例如，1934年，中华医学会在南京承办了远东热带医学会第九次大会；它还多次派代表参加其他各种国际性会议；抗战期间《中华医学杂志》（英文版）甚至一度在美国出版。[①] 此外，中华医学会的这一国际色彩也非常有利于它争取国内外各种机构的资助，从而有利于它更好地开展自身的各项工作。[②]

就博医会自身而言，这个主要由外国来华医学传教士组成的科学团体，本身属于外国人在华创建的一个医学"飞地"，它曾经在近代中国的西医学发展中起到领跑和西医东渐的传送带作用。它为近代中国西医学高等教育的发展作出了重要的贡献，为中国培养了大批掌握近代西医科学的医生；它在华开展的医学研究，医学、科学名词统一，公共卫生运动等，为中国医学界引进了近代西方的医学职业活动模式，为中国现代西医学的发展打下了坚实基础，从而也为近代中国的中西医学术地位的置换作出了重要贡献。但作为一个外国人在华开办的学术机构，实现在华的本土化发展是其最终必须面对的不可避免的现实。它在为中国培养大批西医的同时，也是在造就自身的"掘墓人"：中国的西医学发展不可能长久地依赖外来机构推动。当中国的西医被大量培养出来，并形成一定群体之后，由中国籍西医自主地决定本国西医学发展就成了中国西医群体的一种强烈的现实需求；而此时中国社会各方面的变化，尤其是中国民族主义运动的迅猛发展也彻底动摇了其在华继续存在和发展的根基。因此，这样一个外国人在华创办的学术机构在中国的西医学术力量强大以后，最后与中国同类机构实现合并，完成其在地化发展就成了博医会的不二选择。博医会也由原来西医在华发展的引领者，最终淹没在中国西医学发展的汹涌浪潮中，并在与中华医学会合并以后，以保留的中华医学会教会医事委员会这一独特的方式继续发挥着作用，延续着自己的生命。一个真正由中国西医主导的医学时代已然到来，中国本土力量开始全面主导西医的传播与发展。而中华医学会在合并以后，力量更为充实，从而在中国西医学发展中得以发挥更重要的作用，并且一直延续至今，成为当代中国医学界最主要的学术机构。

---

① 刘远明：《中华医学会与博医会的合作及合并》，《自然辩证法研究》2012 年第 2 期。

② 刘远明：《中华医学会与博医会的合作及合并》，《自然辩证法研究》2012 年第 2 期。

第四章　博医会的医书出版与医学教育

博医会处在近代中国中西医学术地位发生置换和西医学术体制确立的时期。作为 19 世纪末 20 世纪初中国唯一的西医学术及职业团体，它通过翻译出版西医学书、在华协调发展教会医学教育、开展医学研究、进行公共卫生教育运动等方式，增加了中国人的西医学知识，植入了近代西方的西医职业活动模式，为中国西医学术体制的建立作出了贡献，并进一步为在近代中国中西医学术地位发生置换做了铺垫。

第一节　医书出版工作——以妇产科译著为探讨中心

近代中国出版的中文西医学著作，最初以来华传教士的译述为主，其代表人物有合信、嘉约翰、德贞和傅兰雅等。其中，合信与嘉约翰开创了较为系统地在华译述近代西医学著作的先河。依照创办时间，清末西医书翻译出版机构主要有博济医局（1859 年）、美华书馆（American Presbyterian Mission Press，1860 年）、京师同文馆（1862 年）、江南制造总局翻译馆（1868 年）、益智书会（School and Text book Series Committee，1877 年）、广学会（Christian Literature Society for China，1887 年）等。而博医会开创了由学术团体编译西医书籍的传统。

博医会于 1890 年成立名词委员会着手医学名词和术语的统一和规范工作。1905 年成立编译委员会，1910 年名词委员会和编译委员会合并为出版委员会，由高似兰任主编干事。相较于其他委员会，出版委员会人数相对固定，常年维持在 10 人左右，且成员变动不大。高似兰长期担任编辑秘书一职，是出版委员会中最重要的成员。其他较重要的成员还有惠亨通、聂会东、富马利、盈亨利、孔美格、赖马西等人。1918 年出版委员会从上海搬到济南，由鲁德馨负责，但医书的出版仍在上海。据中华续行委办会调查特委会出版的《1901—1920 年中国基督教调查资料（原〈中华归主〉修订版）》统计，这一时期在华出版西医学图书的西方人主要为博医会医学传教士。中国作者出版的西医学图书中约 2/3 是在 1911 年以后出版的。[①] 1901～1920 年中国出版西医学图书情况见表 4 - 1。

表 4 - 1　1901～1920 年中国出版西医学图书情况

	以中国人的名义出版的书	以外国人的名义出版的书	以中外人士合著的名义出版的书	合计
图书种类（种）	17	50	17	84
总页数（页）	1341	14895	4549	20785
小册子种类（种）	3	29	—	32
页数（页）	41	116	—	157
图书售出册数（册）	4750	9321	2410	16481
共值（美元）	618	12658	1879	15155
小册子售出册数（册）	262	51848	—	52110
共值（美元）	14	218	—	232

资料来源：表格节录自中华续行委办会调查特委会编《1901—1920 年中国基督教调查资料（原〈中华归主〉修订版）》（下卷），蔡詠春、文庸、段琦、杨周怀译，第 1220 页。

　　博医会的医书出版，在清末新政时期是一个高峰，由于第二章第三节已经对相关内容做过详细介绍，这里不再重复。这里着重对博医会出版的妇产科译著做一深入分析，以窥探当时西医学图书出版情况，并力求与之前来华医学传教士所译西医妇产科著作进行对比分析，以展现博医会对于相关西医科学知识的在华传播与发展所做的贡献。博医会出版的妇产科方面的图书，主要有赖马西编译的《伊氏产科学》、富马利译述的《卞劳妇科学》和孔美格编译的《葛氏妇科全书》。之前医学传教士出版的西医妇产科译著还有合信译的《妇婴新说》、孔庆高译的《妇科精蕴图说》、尹端模译的《西医胎产举要》等。

　　西方医学自明末即已直接传入中国，但影响甚小；而自 1805 年英国东印度公司广州商馆医生皮尔逊（George Pearson）在广州接种牛痘疫苗

　　①　中华续行委办会调查特委会编《1901—1920 年中国基督教调查资料（原〈中华归主〉修订版）》（下卷），蔡詠春、文庸、段琦、杨周怀译，第 1221 页。

并撰述《嘆咭唎国新出种痘奇书》以来，西方医学在华传播虽历经挫折，但潜移默化地改变了中国人的就医习惯，并最终在民国初年与中国传统医学实现学科体制地位的置换，成为中国现代医学的主流。在西医东渐过程中，来华传教士发挥了非常重要的作用，是一支不可忽视的力量；而西医学译著又是西医东渐过程中一个非常重要的方面（虽然清末“新政”开始后留日学生在西医东渐过程中发挥了越来越大的作用，但西方来华医学传教士的余威尚在。近代中国医学界德日派与英美派之类派系，到民国初年才逐渐成形并对中国的医学发展和医务开展产生重要影响）。现代西医学各科的第一部汉语译著（或编著），绝大多数出自来华传教士之手。在西医学入华并逐渐衍变成长为中国现代医学主流的过程中，汉语西医学文本是其重要载体。通过比较、对照近代入华的各科汉语西医学文本，尤其是对有代表性的西医学译著文本进行详细分析，不仅可以了解近代西医学各科的知识体系、重要观点和专业概念术语，及其所代表的西方医学学术思想入华的情形，还可以厘清以下史实：近代西医学的汉语译著，究竟给中国人带来哪些重要的新知识点；增加了哪些知识量；其所输入的医学卫生知识点及知识体系，对中国人医学知识结构从传统到现代的转换产生了哪些重要影响；从晚清知识界和思想界更宏观的角度看，汉语西医学译著所引入的新知识体系和专业概念术语，在晚清中国知识界的传播和扩散中，产生了怎样的学术影响和社会效应；西医学的在华传播，给中国近代思想观念演变提供了怎样的知识背景及多大程度上的帮助。

基于此，本部分的研究试图以近代来华传教士的中文妇产科译著为考察对象，来考察近代基督教传教士西医学译著与西医东渐的关系。需要说明的是，考虑到近代中国本土西医群体的成长过程，其在中国医学发展和医学事务中作用的逐渐发挥，以及近代来华传教士，主要是医学传教士在这一过程中影响力的日衰，本部分研究的时间下限，定于1932年——来华医学传教士团体中国博医会与中国本土西医团体中华医学会合并之时。选取近代来华医学传教士的主要妇产科译著，对他们进行详细的文本分析，利用书籍史和阅读史的相关研究方法，考证著译者进行译述的具体情况、合作者的身份、版本印刷、资料来源、该书及随后的西医妇产科译著在翻译术语上的前后相继、相关医学知识的递进输入，及其所传达的西医妇产科知识与中医的不同和对后者的影响，并结合报刊、文集地方志等资料考察西医妇产科知识在华传播途径以及西医妇产科学传入对我国妇婴卫生问题的影响。研究近代西医妇产科知识的在华传播，可以一窥自19世纪下半叶以来中西文化的碰撞交流，以及中国传统知识在近代的嬗变与转型。此外，进入民国后，虽然西医在华传播的方式日渐多样，报刊上的医学文章专业性逐步加强，科学性进一步提高，并一定程度上代表着其时西医相关学科发展的最新高度，教科书、译著中的医学知识滞后性对比日益明显，但考虑到教科书、西医学译著仍能代表当时西医学发展的普遍水平和医学界普遍接受的知识情况，所以在进入民国后仍然选择借西医妇产科译著来观察相关西医妇产科知识的在华传播情况。

目前学界关于近代来华医学传教士西医妇产科译著的研究成果并不太多，专门的研究论著很少，主要有香港学者陈万成、罗婉薇和邝咏衡合著的《晚清西医学的译述：以〈西医略论〉〈妇婴新说〉两个稿本为例》[1]、余园园的《从〈妇婴新说〉中医词汇看辞书书证溯源问题》[2]、吴苗的《中国近代首部产科学译著〈胎产举要〉探析》[3]、林星廷的《从天理到手技：清末西医妇产科译书与知识传递》[4]。还有一些论著能在研究方向、方法等方面提供参考，如张瑞嵘的《近代中国"西医东渐"的先声：合信医学著作〈全体新论〉译本探源》[5]和陈万成的《〈全体新论〉的撰译与早期版本》[6]《西医东传史的一个侧面："脑筋"一词的来历》《Pancreas的汉译与近代中医学》[7]三文。目前研究鲜有对来华医学传教士的妇产科译著进行全面系统地研究与分析的，也没有从其知识体系、遣词用语的进步等方面来系统讨论近代中国妇产科学的发展。而本部分的重心将放在上

---

①　陈万成、罗婉薇、邝咏衡：《晚清西医学的译述：以〈西医略论〉〈妇婴新说〉两个稿本为例》，《中国文化研究所学报》第56期，2013。

②　余园园：《从〈妇婴新说〉中医词汇看辞书书证溯源问题》，《汉字文化》2012年第2期。

③　吴苗：《中国近代首部产科学译著〈胎产举要〉探析》，《中华医史杂志》2018年第1期。

④　林星廷：《从天理到手技：清末西医妇产科译书与知识传递》，（台北）中研院近代史研究所、近代中国妇女史研究编辑委员会编《近代中国妇女史研究》第35期，（台北）中研院近代史研究所，2020。

⑤　张瑞嵘：《近代中国"西医东渐"的先声：合信医学著作〈全体新论〉译本探源》，《江汉论坛》2017年第8期。

⑥　陈万成：《〈全体新论〉的撰译与早期版本》，《中国典籍与文化》编辑部编《中国典籍与文化论丛》第13辑，凤凰出版社，2011，第200～221页。

⑦　后两文见陈万成《中外文化交流探绎：星学·医学·其他》，中华书局，2010，第130～188页。

述几个方面。

一 传统中医与近代西医妇产科知识的传入

在西医为大多数人接受并成为中国主流诊疗模式之前，中医（或称中国传统医学）是中国人信赖并习以为常的诊病模式。中医是中国本土产生并发展起来的医学，有着悠久的历史，相关的医学理论、观念根深蒂固，这也能说明为什么西医经历了很长一段时间才使中医在华的地位发生动摇。传统中医和现代西医无论在诊疗理念、方法，还是身体观上都相去甚远。现代西医讲究实证，讲求建立在实验室数据基础上的病理分析，而中医则以气血、阴阳五行之类的哲学理论为基础，重视整体观念和身体内部的自然和谐，理论偏向于形而上。近代西医学的传入对传统中医学产生了剧烈冲击。

（一）传统中医理念与传统中医妇产科

中医传统的药物"方剂"早在商代即已产生。春秋时期逐渐形成中医"气"的理论。战国两汉之间，《黄帝内经》的出现确立了以脏腑、经络、气血为核心的中医理论体系。而自东汉张仲景《伤寒杂病论》起，中医逐渐形成后世所称的理、法、方、药的"辨证论治"原则，涵盖汗、吐、下、温、清、和、补、消八法，并在后世尤其是明清时期得到进一步充实和完善。[①] 中医代表性的辨证论治方法是"八纲辨证法"，即以脏腑、经络、气血津液、病因等理论为依据，对通过望、闻、问、切四诊所搜集的症状、体征等进行综合分析，以探求疾病的性质、病变部位、病势的轻重、机体反应的强弱、正邪双方力量的对比等情况，归纳为阴、阳、表、里、寒、热、虚、实八类证候。中医认为，尽管疾病的原因、表现症状各不相同，但究其根本逃脱不了以上八纲。中医还崇尚"气血相生"理论，用"气""血"来解释很多疾病的病因，治疗所用方剂也多是根据实际补气、补血或反之。这种方法也被大量运用于妇产科相关疾病的认识和治疗上。此外，晋代王叔和撰《脉经》，确立了"寸口诊脉法"并归纳了二十四种脉象。明代以后太极理论被广泛运用于中医医疗实践中。

---

① 李成文编《中医发展史》，人民军医出版社，2004，第3~106页。

　　具体到中医妇产科，有其独到的理念和方法。传统中医认为性交日期与时间的选择可以决定胎儿性别，生儿生女由妇人决定，因此传统社会很多妇人因生不出儿子而备受冷落甚至遭虐待，这也是影响家庭和睦的重要因素。① 中医妇科书多提到妇科疾病会导致不孕。中国传统社会重男轻女思想非常严重，为了生子为男，甚至发明"转女为男"之法，主要是通过服用药物和随身佩戴代表"阳"的物件，甚至在产妇床下放斧头、弓箭等代表男性阳刚之物以达到"转女为男"的目的，迷信色彩浓厚。② 中医重视胎教，认为怀孕期间产妇的视、听、食、动、情绪、行为等，都会影响胎儿的生理及心理发展。中医还认为受孕成胎的日期、性交的环境、父母的状态都会影响孩子出生后的身体状况和性格发展。③ 关于分娩，中医认为是极危险之事。生产方式基本是让足月产妇服用滑胎药，使其顺产。中医对于产妇分娩时的坐卧姿势颇有讲究，认为这会影响生产顺利与否。④ 中医还认为产后百日的休养对妇女和孩子都很重要，要特别重视。在中国传统的生殖文化中，胎盘被认为是神圣之物，因此胎盘脱出后要妥善埋藏，其方位及埋藏时间都颇有讲究；也有人将胎盘作为补药。⑤ 针对妇产科的一些疾病，中医多将其归结为体内之气郁结于五脏六腑，气不利，气不足，或是体内湿气、水、火等太旺或太虚。中医重视脾、肺、心、肾、肝，往往将疾病出现原因归结为这些器官异于常态，从而引发一系列身体反应。治疗方法多是对症下药，进行补气、补血、补火、降火、活血、化瘀、解郁、滋阴、补阳等，使体内的气、血、火等达到正常水平，重建平衡。

（二）近代西医妇产科知识的传入

　　西洋医学早在明末即已通过天主教传教士直接传入中国，一些西方科技和医药学知识也是从那时起传入华夏大地。明末入华的西医知识主要是一些基础的解剖学知识，产生了几部西洋解剖生理学译著，如《泰西人身图说》《泰西人身说概》等，但影响甚微。直到1805年英国东印

---

① 马伯英：《中国医学文化史》，上海人民出版社，1994，第648～649页。
② 马伯英：《中国医学文化史》，第649～650页。
③ 马伯英：《中国医学文化史》，第654～655页。
④ 马伯英：《中国医学文化史》，第658～659页。
⑤ 马伯英：《中国医学文化史》，第665～667页。

度公司广州商馆医生皮尔逊在广州接种牛痘疫苗并撰述《嘆咭唎国新出种痘奇书》，西医才开始在华产生实质性影响。19世纪中期西方传教士开始有计划地翻译西医学图书、传播西医知识，西医学的影响力进一步扩大，也逐渐为更多中国人所接受和认可，从而潜移默化地改变了中国人的就医习惯。经过1910年东北大鼠疫，西医在华的官方主流地位正式确立。

西医传华的过程是漫长且多途径的。西医开始大范围地在华产生影响始于19世纪中叶，这与西方传教士出于医疗传教的意图，大量译介西医学图书密切相关。除了翻译出版医学书刊外，传教士还创办了许多教会医院和医学校，招收华人学徒，开设西药房等，但其中对中国医学体系影响最显著、最深远的还是翻译出版西医学图书。编译"西医书五种"、对西医学知识在华传播产生重要影响的英国传教士合信，曾指出："欲将西国医法流传中土，大是难事。盖华人偏信本国古书，西国医理非所习闻，每多不信，此一难也。泰西所用药品，各国皆同，中土未能通行，此二难也。西国医书未经翻译唐文，中土人不能遍读，此三难也。中土医学官吏不加考察，人皆墨守古法，不知集思广益，此四难也。"① 可见合信苦恼于在华传播西医知识之阻力重重，中医的理论和观念太过深入人心是重要原因，不论普通百姓还是医者都坚信中医的理论和知识，很难接受理论体系完全不同的现代西医知识。中国人不仅对西医不信任，对基督教和传教士也十分抵触。中国人一度把基督教看成一种标签，凡是跟基督教相关的，包括传教士编印的图书，都拒绝接受。② 合信1851年写给伦敦会秘书梯德曼（Arthur Tidman）的一封信中讲到他们分发传教书册的遭遇："在街道上和店铺中，这些书经常被人撕碎，或当作废纸，更经常遭人拒绝。"③ 此外，其时中国人还常拿中医的传统理论去解释西医的一些疗法，视其为邪术。比如将西医常见的解剖法视为中国道教方术，因为《本草纲目》中就有邪术家利用人体器官来做药引的内容。④ 最先接近西医的是当

---

① 〔英〕合信：《医理杂述》，《内科新说》卷上，江苏上海仁济医馆，1858，第6页。
② 苏精：《仁济济人：仁济医院早期故事》，上海交通大学出版社，2019，第67页。
③ LMS/CH/SC.，5.2.A.，B. Hobson to A. Tidman, Canton：August 20, 1851，转引自苏精《仁济济人：仁济医院早期故事》，第67页。
④ 参见皮国立《近代中医的身体观与思想转型：唐宗海与中西医汇通时代》，生活·读书·新知三联书店，2008，第79页。

时的下层民众，他们迫于经济压力，前去其时免费诊疗的教会医院求医看病，开始接触西医。而有钱的上层阶级还是愿意花高价钱请医术高明的中医，后来他们发现西医治疗效果较好后，才逐渐转变对西医的态度，越来越多的知识分子、医者开始认可、接受西医。19世纪80年代，深居内地的成都人罗定昌就非常想阅读上海出版的西医书，于1886年终于购得《全体新论》《妇婴新说》，后据此撰著了《中西医粹》，并将此二书中的解剖图与王清任《医林改错》中的脏腑图说进行对照，进行"合璧"式的参照研究。① 20世纪初清末新政期间新式学堂中开设的课程，西医课程数量远超中医。西医在华经历了一段相对低沉的传播时期后，最终凭借其科学性和实用性站稳了脚跟。

二　来华医学传教士西医妇产科译著概述

近代基督教医学传教士在华出版的西医妇产科译著，主要有《妇婴新说》《妇科精蕴图说》《西医胎产举要》《伊氏产科学》《卞劳妇科学》《葛氏妇科全书》六部，以下分别对各书情况作一介绍。

（一）《妇婴新说》

《妇婴新说》的编译者是英国传教士合信，他于伦敦大学医学专业毕业后加入伦敦会（London Missionary Society），旋被派往中国传教，1839年来华。先后在澳门、香港、广州传教行医，1857年2月抵达上海，任职于上海仁济医馆。在上海期间，合信与华人助手管嗣复合译《妇婴新说》等书。1859年初他因病最终返回英国。

合信在华生活近20年，其所做的医书翻译工作，为近代西医学的在华传播作出不可磨灭的贡献。1849～1858年，合信先后编译出版《全体新论》《博物新编》《西医略论》《妇婴新说》《内科新说》五部医学和科技著作，被称为合信"西医书五种"。② 合信以"译述"来概括自己做的工作。他在《全体新论》的序中说"删烦撮要，译述成书"③；在《妇婴

---

① 郝先中：《晚清中国对西洋医学的社会认同》，《学术月刊》2005年第5期。
② 《博物新编》不能算是严格意义上的医学著作，只是部分涉医。学界习惯性地将合信五书称为"合信西医书五种"。
③ 〔英〕合信：《全体新论》，中华书局，1991，第2页。

新说》的"序"中又说："因更译述疗治内证之法，以语华人。"① 可见合信认为自己的工作只是翻译西医学著作。医务传道是当时传教士普遍采用的方式，合信把西医知识介绍入华，目的是让中国人认可西医学说以减少对基督教的抗拒，最终引导中国人信奉基督教，达到传教目的。除了传教士普遍的传教目的外，合信在《妇婴新说》序言中还提到他编译此书的另一层目的，即补充中医的不足。合信发现中国人少用"割锯之法"（即外科手术），因此很多疾病得不到治愈。他认为江南人体质柔弱，仅依靠中医很难有效医治，因此为了治病不能舍弃西医之法。加之中国的内科医书"大抵游移鲜授，不似欧罗巴人所述确凿精详"②，因此很有必要向中国人介绍西医知识，以弥补中土医学的"拘古之风"。合信编译西医各书，其设定的潜在阅读对象是掌握文本阅读与写作能力的知识分子，有与其建立沟通对话渠道，进而可依靠他们实现在华传播西医学和建立中文西医学知识体系的意图。③

与合信一起编译《妇婴新说》的华人助手是管嗣复。管嗣复（？－1860），字小异，江苏上元（今属南京江宁县）人，中过秀才（也称"茂才"），其父管同是桐城派重要人物。合信在《内科新说》的序中提及管嗣复："近岁来上海，因华友管茂才喜谈医学，遂与商酌，复著《西医略论》、《妇婴新说》及《内科新说》三书，皆发明《全体新论》，以广其用。"④ 说明管嗣复对于推动合信翻译西医图书产生了一定影响。合信也非常认可管嗣复的才能，在一篇名为《中国医学的历史与现状》（*The History and Present State of Medicine in China*）的文章中，他写道："（管嗣复）是一名非常优秀的中医，在我准备医药学论著和英国药典摘要的过程中帮了不少忙。"⑤ 可见管嗣复有着突出的中医水平。此外管嗣复的家庭教育使得他拥有深厚的古文基础，在合信译书过程中帮了不少忙，学界多称

---

① 〔英〕合信：《妇婴新说》，上海仁济医馆，1858，第 3 页。

② 〔英〕合信：《妇婴新说》，第 3 页。

③ 林星廷：《从天理到手技：清末西医妇产科译书与知识传递》，（台北）中研院近代史研究所、近代中国妇女史研究编辑委员会编《近代中国妇女史研究》第 35 期，2020。

④ 〔英〕合信：《内科新说》，第 1 页。

⑤ 原文为：a very intelligent Chinese Physician, who aided me in preparing a work on Medicine, and a digest of the British Pharmacopoea. 见 Benjamin Hobson, "The History and Present State of Medicine in China," *Medical Times & Gazette*, November 17, 1859, p. 478。

他是"上海第一位兼通中西医的人"①。这为担任传教士编译助手工作提供了得天独厚的条件，在评价合信对西医东渐所做的贡献时，不能忽视管嗣复所做的努力。

《妇婴新说》最早由上海仁济医馆于咸丰八年（1858 年）出版。仁济医馆由英国伦敦会传教士雒颉于 1844 年创办于上海东门外，1846 年最终落成于麦家圈，其当时出版的图书主要由合信主导编译。仁济医馆主要是接待病人的医院，只是因为合信在此工作，此处才留有他译述的底本。《妇婴新说》一书扉页上有份特别说明，说仁济医馆内有可以印《全体新论》《博物新编》《西医略论》《妇婴新说》《内科新说》的"版片"，想要看这些书的读者可以自备纸墨进行印刷，医馆不收任何费用。这是个很新颖的做法，仁济医馆作为上海最早的西医院，口碑甚好，每日访问者不断。如果印刷收费的话必会增加医馆收入，但仁济医馆却选择免费提供资源，目的是拓宽中国人的医学视野，使其了解、接受西医学知识。这为中国人接触西医学知识提供了方便，促进了西医学知识在上海乃至全国的传播。

作为近代中国第一部西医妇产科学译著，《妇婴新说》的重要性不可忽视。它的很多观点、内容都对中国西医妇产科学乃至中医妇产科学的发展产生了重要影响。全书分上下两卷。上卷篇幅较大，主要介绍与妇女相关的医学知识，从生殖器的构造到相应病症的病因分析、治法，还包括受孕、怀孕、分娩各阶段的医学原理、病症分析、疗法等。下卷篇幅较小，主要介绍与新生儿和幼儿相关的医学知识，如哺乳时的注意事项、新生儿常见病症及疗法、生牙换牙、接种疫苗等。最后附有一些药剂的配方，并注明其对应病症及服用方法。在正文前作者还附有多幅解剖示意图，包括子宫、骨盆的结构图、临盆时不同胎位的示意图及相应的接生手法示意图，图例清晰，标记准确，能够辅助理解正文内容。合信自己在《妇婴新说》的序言中提到希望借此书"讲明产孕之理，即养育婴儿之法"②。

---

① 陈万成、罗婉薇、邝咏衡：《晚清西医学的译述：以〈西医略论〉〈妇婴新说〉两个稿本为例》，《中国文化研究所学报》2013 年第 56 期。
② 〔英〕合信：《妇婴新说》，第 4 页。

（二）《妇科精蕴图说》

《妇科精蕴图说》于 1889 年由广州博济医院出版，由美国人妥玛原著，沈阳人孔庆高等笔译，美国医学传教士嘉约翰校译。

博济医局的医书编译事业主要是在嘉约翰的主持下完成的。从最初择定英文原本，到组织翻译人手、安排具体事宜，嘉约翰运筹帷幄、总体规划。当然，中国译者也功不可没，他们协助嘉约翰一同完成医书编译工作。嘉约翰组织编译的西医书，实用性是其显著特征。他秉承"本局医法不欲秘而弗宣"的原则，将自己在日常诊治中遇到的各种问题，参考西方原版医书，加以编译成书，既是为了满足博济医学班的教学需要，也是为了流传社会，为中国社会在医院中实习的学生或助手提供基本的医疗操作手册，产生更大的社会影响。[1]

《妇科精蕴图说》的中国译者孔庆高，又名孔继良，继良应为其字，沈阳人，属正蓝旗汉军。他曾在广州同文馆学习外文，毕业时因考核优秀，授予翻译生员。1880 年后，孔庆高逐渐参与到博济医局的西医书著译事业中，先后译有《西医热症总论》《西医内科全书》《体质穷源》《体用十章》《妇科精蕴图说》等书。

笔者目前所看到的《妇科精蕴图说》版本是广东省图书馆所藏初版本，没有看到书的序言，封面过后直接是卷一第一章。该书卷一第一章"总论妇女致病之源"，第二章"总论子宫各症及治法"，第三章"论治理子宫症最要之法"，第四章"论辩认子宫各症"。随后各章基本围绕妇产科各详细病症展开，比如第五章"论阴具病症"，第六章"阴府脑筋不安症（即阴痒症）"；又如卷五第三十八章"经难经痛症"，第三十九章"经太多与妄行等症"，第四十章"无经症"，第四十一章"白带症"，第四十二章"妇女不能生育"，等等。观各章名，可知其书直接谈论各种妇科疾病，特点是图文并茂，易于理解。与《妇婴新说》刻意删除有关女性盆骨构造与骨盆测量、产科器械的内容，以迎合中国人的医学水平和认知程度不同，《妇婴新说》对这些内容毫不避讳，进行了详细介绍和图例说明，显示了博济医局译者更加实用的务实态度，也反映了此时西医在华传播又

---

[1] 可参见林星廷《从天理到手技：清末西医妇产科译书与知识传递》，（台北）"中研院"近代史研究所、近代中国妇女史研究编辑委员会编《近代中国妇女研究》第 35 期，2020。

前进了一步。

（三）《西医胎产举要》

《西医胎产举要》是由美国人阿庶顿原辑、华人医师尹端模译的产科学专著，1893 年由广州博济医局出版。原书名是 *W. R. Ashton's Essential of Obstetrics*，本是医学院学生自我测验和考试用书，是医学院学生必备的工具书和参考书。可见博济医局翻译此书，仍是秉持了简单、实用的原则。

译者尹端模，字文楷，广东东莞人，天津总督医院附设医学校毕业，曾任海军医官，后回广州协助处理博济医局、医学班事务，闲暇时参与译书工作。因为参与孙中山领导的革命活动，1895 年革命党人广州起义失败后，尹氏避难香港行医，1927 年病逝。[1] 著名医史学家王吉民曾称赞他，"尹氏为人温文尔雅，恂恂儒者，通晓国学，善操英语。尝一度为香港雅丽氏医院驻院医师，光绪三十一年渡英深造，民元香港大学创立，氏为筹备委员之一，襄襄赞划，深著劳绩"[2]。尹端模所译医书有《医理略述》《病理撮要》《儿科撮要》《西医胎产举要》等。

《西医胎产举要》为中国近代首部专论胎产问题的西医译著。[3] 全书分为三部分，第一部分为 75 幅与生产、子宫、新生儿相关的配图；第二部分论骨盘体、子宫生育器官的基本构造和怀孕症状、妊娠诸病、胎儿形

---

① 虎门镇人民政府编《王吉民中华医史研究》，广东人民出版社，2011，第 265～266 页。

② 虎门镇人民政府编《王吉民中华医史研究》，第 266 页。

③ 吴苗：《中国近代首部产科学著译〈胎产举要〉探析》，《中华医史杂志》2018 年第 1 期。吴苗认为该书使产科从妇幼学中脱离出来，成为一门独立的学科，但一门学科的建立仅依据一本书的出版为依据，是有很大争议或者说是极不准确的。2007 年由复旦大学历史学系和复旦大学中外现代化进程研究中心编纂的论文集《中国现代学科的形成》一书，对现代学科形成标准问题做了一定的理论思考："大致说来，基于中国背景检讨中国现代学科的形成，则需要考虑到两类相互联系的问题：一是与'西学'传入相关的著作、文章，包括译作及独立文本；各学科专门术语的翻译及标准术语词汇的出现；新术语在中国思想发展新的历史阶段的应用。二是对'知识分科'发生的制度和社会背景进行详细分析。主要关注下列三个方面的问题：各层次教育中新课程的输入和介绍；相关研究机构的建立和发展；公众对新学科的反响及对这段历史的重构。大概包含着这样一些层面的问题：第一是各学术术语在中国的译介，以及形成规范性用语的过程；第二是有关某一学科论著的系统出版，包括翻译和编译的论著；第三是在教育体制中各学科在各级课程中的设置；第四是相关的研究机构在中国的建立；第五是各学科中国历史的书写；第六是社会舆论方面对各学科知识的反映。"（可参见复旦大学历史学系、复旦大学中外现代化进程研究中心编《中国现代学科的形成》，上海古籍出版社，2007，"编者的话"第 10 页）在诸多要素中，一门学科的建立，尤其关键的是其在所在国家教育体制中确立的情况。

状、意外流血等产前的各种情况；第三部分为产动法、理产诸法、产后血崩、产后血毒症等生产时和产后的相关知识。全书采用一问一答的形式，条理清晰且便于阅读。书中的生产麻醉技术、重视生产消毒、产钳使用、剖宫产的生产方法，皆与传统医学不同，是科学卫生地保护产妇和胎儿安全的近代西医生产知识。生产麻醉中介绍了"伊打""哥罗方""绿养冰""嚤啡"四种药物。"绿养冰，此药在产之第一级最需之，当产痛辛苦非凡，惟子宫颈绝少开展之意，则当用之矣"①；"当以十五西厘为一服，每二十分钟一次，足三服为度，有者去未一服一小时后，又或须再加一服也"②，详细介绍了麻醉药物何时用、用多少。从中可知，此时西医在华已十分重视生产时的卫生消毒，"未探阴之先，医者宜慎杀手毒，其法如后，先以温水胰子透洗，用刷将指甲擦净后，浸汞绿毒水内"③；"所有器具必须放沸水内以杀生"④；"产妇须以温水濯体，而用汞绿毒水透洗外阴"⑤，对房屋、侍妇（即护士）、医生双手、生产器具、产妇的消毒杀菌作出要求。这反映了19世纪后半期西方细菌学说的巨大影响。此外，该书也从为何用、如何用，到有何作用，详细介绍产钳这一生产工具。⑥在此基础上，分12步阐述剖宫产，"先事预备——割开腹部——割破子宫——取儿及牵子宫出腹外——流血——取出胎盘——缝合子宫——除树胶管——复置子宫入腹内——打整腹穴——缝合腹口——善后之法"⑦，从最初的术前消毒到结束善后，每一步骤都详细论说。可见，《西医胎产

---

① 〔美〕阿庶顿辑《西医胎产举要》，尹端模译，羊城博济医局，清光绪十九年（1893），重印本收入陈建华主编《广州大典》（376），第44辑子部医家类第15册，第192页。

② 〔美〕阿庶顿辑《西医胎产举要》，尹端模译，羊城博济医局，清光绪十九年（1893），重印本收入陈建华主编《广州大典》（376），第44辑子部医家类第15册，第192页。

③ 〔美〕阿庶顿辑《西医胎产举要》，尹端模译，羊城博济医局，清光绪十九年（1893），重印本收入陈建华主编《广州大典》（376），第44辑子部医家类第15册，第200页。

④ 〔美〕阿庶顿辑《西医胎产举要》，尹端模译，羊城博济医局，清光绪十九年（1893），重印本收入陈建华主编《广州大典》（376），第44辑子部医家类第15册，第200页。

⑤ 〔美〕阿庶顿辑《西医胎产举要》，尹端模译，羊城博济医局，清光绪十九年（1893），重印本收入陈建华主编《广州大典》（376），第44辑子部医家类第15册，第200页。

⑥ 〔美〕阿庶顿辑《西医胎产举要》，尹端模译，羊城博济医局，清光绪十九年（1893），重印本收入陈建华主编《广州大典》（376），第44辑子部医家类第15册，第224页。

⑦ 〔美〕阿庶顿辑《西医胎产举要》，尹端模译，羊城博济医局，清光绪十九年（1893），重印本收入陈建华主编《广州大典》（376），第44辑子部医家类第15册，第230～231页。

举要》是建立在西医产科学知识上，为一部指导妇女妊娠、产时、产后如何调理的实用医书。

（四）《伊氏产科学》

《伊氏产科学》英文名为 *Obstetrics: A Manual for Students and Practitioners*，原作者为伊大卫，由美北长老会医学传教士赖马西口述，潘江等笔译，黄雪贞等校，于1908年翻译成中文。1912年出版第2版，1917年出版第3版，1921年出版第4版，1923年出版第5版。笔者所看到的是1930年中国博医会校订重印的第5版。这一版与之前的第4版差别较小，唯一差别的是根据科学名词审查会审定的专有名词做了修订。①

赖马西，美北长老会医学传教士，1882年毕业于纽约女子医学院（Women's Medical College），所学专业为妇产科。同年加入美北长老会，被派来华，任职于广州博济医院。从1885年起负责博济医院的女病人区。1899年她离开博济医院，创办盲童学校——广州明心书院。1928年赖马西退休返美，1933年在美国去世。

在该书序言中，赖马西提到"1894年，嘉约翰出版了他的系列医学教科书之一《西医胎产举要》……博医会准备出版它的系列医学教科书时，有人提出要将《西医胎产举要》修订再版，而此时她已经将伊大卫的《伊氏产科学》翻译一半了。于是很自然地，广州医务传道会和博医会都赞成出版《伊氏产科学》而非《西医胎产举要》"②。广东新会人许颂瀛为此书写的序中提及：

> 自美国嘉约翰先生来粤开幕博济医院，而后人知重西医；自赖女医士左右嘉先生以行其术，而以产科为专门，而后人知西医产科学之效。夫产科之学渺乎微哉，非洞明夫人身血脉之源，及屡经考察实验，则无以为其学。非得夫精美之图、显易之说为之书以著其理，则其学亦不传。曩者嘉氏曾译《胎产举要》一书，与赖女医士定为课本传诸其徒，十数年来中华女士得以习晓产科，活人无算者，繄惟此书

---

① 〔英〕伊大卫原著《伊氏产科学》第5版，〔美〕赖马西编译，中国博医会编译部校订，中国博医会，1930，"Preface to Fifth Edition Revised"。

② 〔英〕伊大卫原著《伊氏产科学》第5版，〔美〕赖马西编译，中国博医会编译部校订，"Preface to the First Edition"。

是赖。顾西人之于科学日异月新，锲而不舍，有前视为精诣、今则弃同糟粕者。赖女医士惧嘉氏之书久而将废也，于是更取美国伊氏所著产科学重为订译，并将嘉氏旧本存其四之一而去其四之三，并入兹卷蔚成完书。①

该序言指明了嘉约翰和赖马西，尤其是赖马西在近代中国产科学发展中的重要作用，其对中国产科学专科的发展作出了重要贡献。而赖马西编译《伊氏产科学》，除了编译此书外，还将嘉约翰《西医胎产举要》摘要进行编译。

（五）《卞劳妇科学》

《卞劳妇科学》原书作者为卞劳（Penrose）。该书由富马利口述为中文。富马利，1884 年获宾夕法尼亚女子医学院医学博士学位，同年来华，曾在广西桂平、广州博济医局进行医学传教。1899 年在广州西关存善大街创立广东女医学堂，1902～1904 年创建三位一体的夏葛医学院、柔济医院、端拿护士学校。1915 年离任，赴沪从事医书翻译著述工作，1917 年返美。1927 年 1 月 8 日因病逝世，享年 65 岁。该书译订者、东莞周仲彝在序言中谈及参与该书译述的经过：

> 余世业医，历三代矣。家藏中土之妇科书亦颇不少，然皆据外以意断究，未从内而体验，所以定症用药终渺渺而无凭也。客岁仲冬，柔济医院监督富医博士以《妇科学》一书举示嘱译第，余蝟务纷繁，日无少暇，诚恐有负所托。转思此书大有裨于华医，惠我国妇，富医博士身兼医院、学堂之责，诊视教授日晷不遑，尚竭余力以尽义务，而余敢不惟命是从耶？是以每日到院二小时，相与商订，幸有林女医士旁通西文互为参译，庶书中奥旨弗致多遗耳。②

再版序中周仲彝谈道：

---

① 〔英〕伊大卫原著《伊氏产科学》第 5 版，〔美〕赖马西编译，中国博医会编译部校订，许颂澂"原序"。

② 〔美〕卞劳：《卞劳妇科学》第 2 版，〔美〕富马利口述，周仲彝译订，林怜恩助述，张素华再校，中国博医会印，1914，"序"。

是书词意简略，与原著殊多欠详，自前清光绪丁未出版后，距今七载，售书数千，其中用笔措词只求鲜明，不事深曲，阅者之心知难尽惬。惟不胫而走，谅于妇科一学不无少补。兹存书告罄，博医会及各书肆学堂恐无以应学子之求，函促再版。适余远仕廉阳，未能襄助。富医博士因请张素华医士复校全书，于排印之误处及症药之旧名略为参订，更易版脱。①

据英文前言介绍，提供译述帮助的还有一叫 Mr. Chau Chung I 的人。该书共分43章，分别论述妇科病因和外阴、阴道诸症，并论述会阴体学及其功用、相关病症，子宫的位置及其各种相关疾病（包括子宫脱落、子宫前屈、子宫屈后与子宫倒后、子宫颈扯破、子宫颈泗膜炎、胎生子宫颈溃蚀及裂、子宫颈瘟、子宫颈月罔过长、子宫颈瘤初疮、子宫颈瘰粒、子宫颈疽、子宫体诸症、产后子宫不复原及子宫缩过度、子宫疽与子宫疣、子宫诸筋瘤、子宫困血、子宫困液、子宫困脓、子宫瘰症、子宫内翻），卵脂（即输卵管）诸病，卵腺诸病，输卵管怀孕，卵腺诸袋瘤，卵腺冠袋瘤，卵腺实瘤，孪生异形，阴具诸漏，月经不调，经绝，尿管与膀胱诸病，妇科手术技艺，剖宫产后调理法等。该书再版时加入了加利（Howard Kelly）原著中有而初版时未能翻译的有关手淫的内容。

（六）《葛氏妇科全书》

湖北天门人鲁德馨、英国医学传教士孔美格、美国医学传教士雷白菊（Margaret Phillips）等人编译的《葛氏妇科全书》一书，1926年由中国博医会出版发行，1930年再版。原书作者格雷夫斯（William P. Graves），为哈佛医学院妇科学教授、美国缅因州布鲁克林公益妇科医院（the Free Hospital for Women）外科主治医师、波士顿卧床医院（the Boston Lying - in Hospital）咨询医师。该书原书名为 *Manual of Gynecology*，是欧美经典的妇科学著作。鲁德馨在选择译书书单时得到诸多美国著名妇科学家的推荐，从中可以看出博医会遴选译书是有一定程序的。鲁氏翻译的是此书第2版，历时三年方成。该译著绝大部分由鲁德馨翻译，负责全书语言风格

---

① 〔美〕卞劳：《卞劳妇科学》第2版，〔美〕富马利口述，周仲彝译订，林怜恩助述，张素华再校，"重叙"。在英文版前言（Preface）中，张素华的名字写为 Cheung So Wa。

的统一，并负责该书的后续跟进出版事宜。只有发育不全，胎儿异位、损伤和妇科特殊病部分系由美国雷白菊女医师所译，炎病部分和手术部分由英国孔美格医师翻译，这些部分均经北通州管国全（Mr. Kuan Kuoh Chien）笔述，鲁德馨手校。此外，卷一的节译得到了魏亨利夫人（Helena R. Wright）的帮助。华美书馆也在出版技术上提供了指导。① 该书由博医会出版理事会孟合理、江苏医科大学吴济时作序。②

该书共分三卷，卷一记述妇科与人体各部分之关系，包括生殖器之生理等；卷二详述妇科病症，内分特殊炎症、普通炎症、生殖器结核病、赘生物（各种肿瘤）、发育不全及异位、生产所致的伤害与特殊妇科症等，主要为在校学生提供基础的妇科学知识；卷三则为妇科手术学及妇科技术。卷一系节译，其余部分除数段纯属外科范围不便收入外，其余一概照原文译出。可以看出，到了《葛氏妇科全书》时期，西医妇产科学的在华传播，开始注意起学科知识的完整性和系统性，从基本的女性生理讲起，不再如博济医局时期过分强调译书的实用性、技术性。

需要注意的是，该书中所用术语，凡是科学名词审查会已审定者，悉采用之；其余遵从《高氏医学词汇》所定，译音之字则多根据江苏省教育会编撰之人名、地名译音表，说明了科学名词审查会的重要影响。

三 译作与原著

近代来华医学传教士的西医学译作，多是在与中国助手合作的情况下，根据西文原著进行编译的。有的采取节译的方式，有的采取整本翻译的方式，有的是杂糅几本西方流行的相关医籍内容进行的编译，方式不一而足。但他们多结合中国社会的实际情况进行选本，或进行节译，这是考察译本与其西文原著之间关系时需要注意的。以下以《妇婴新说》为例加以说明。

《妇婴新说》是合信编译而非原创的一部译著，是根据西方的医学著

---

① 〔英〕格雷夫斯（W. P. Graves）：《葛氏妇科全书》第 2 版，〔英〕孔美格、鲁德馨、〔美〕雷白菊编译，鲁德馨校订，中国博医会，1930，"preface""弁言""译例"。
② 〔英〕格雷夫斯（W. P. Graves）：《葛氏妇科全书》第 2 版，〔英〕孔美格、鲁德馨、〔美〕雷白菊编译，鲁德馨校订，"preface""弁言""译例"。

作半翻译半改写而来的。① 据香港学者陈万成等人的研究，《妇婴新说》参考了当时很多医学著作，根据所需进行择摘，其主要参考的是邱吉尔（Fleetwood Churchill）的《助产理论与实践》（On the Theory and Practice of Midwifery），此外也部分参考了拉姆斯博顿（Francis Henry Ramsbotham）的《助产医学与外科学的理论与实践》（The Principles and Practice of Obstetric Medicine and Surgery，1841）②。《妇婴新说》内容的主要来源是邱吉尔的《助产理论与实践》，因此这里主要对此书进行分析。邱吉尔此书系统介绍了西医妇产科的相关知识，内容涵盖非常广，从女性身体构造、怀孕生产过程出现的问题乃其疗法，无所不包。由该书目录可知，全书分为三大部分，48 章，共 600 多页。第一部分详细介绍骨盆及相关器官的生理结构。第二部分针对女性的生理现象、怀孕过程中的症状及常见疾病进行介绍。第三部分则介绍生产过程及分娩后可能出现的情况及相应疗法。而《妇婴新说》仅分为上下两卷，33 章，全书不到 100 页。可见原著对于妇产科学相关知识的阐述更加详细，内容分类更加细化，更注重知识的系统性和科学性；而《妇婴新说》显然在邱吉尔原书基础上进行了大量删减和整合。从目录中可以明显看出原著的章节更为详细，甚至把一些手术疗法或某一种症状作为单独的一章进行介绍，如 version or turning（转胎位术）、cesarean section（剖宫产术）、symphyseotomy（耻骨联合切开术）、puerperal fever（产褥热）、phleguasiadolens（产褥股白肿）等。而有关剖宫产术、产褥股白肿等的内容，比如产钳（forceps）等医疗器械的使用，原著虽有详细介绍，但《妇婴新说》并未收录这部分内容，主要是由于中国传统医学自魏晋以后，受"身体发肤受之父母，不敢毁损"观念的影响，比较避讳外科手段，多通过服用方剂、汤药达到体内的气血平衡，从而恢复健康。这导致传统中医外科发展落后，理论虚无，不擅长也避讳开刀动手术，也没有剖宫产术，能够治愈的疾病非常有限。合信在编译此书时考虑到其时中国人的这一医学观念，认为中国人不具备理解或接受这种先进知识和疗法的水平，故将其略去不译。他在该书"序"中言道："西医接

---

① 陈万成、罗婉薇、邝咏衡：《晚清西医学的译述：以〈西医略论〉〈妇婴新说〉两个稿本为例》，《中国文化研究所学报》2013 年第 56 期。
② 陈万成、罗婉薇、邝咏衡：《晚清西医学的译述：以〈西医略论〉〈妇婴新说〉两个稿本为例》，《中国文化研究所学报》2013 年第 56 期。

生，遇难产之证，间用各种器械，恐中土一时未习，姑置不录。"①

中医和西医出现这样的差异与二者身体观的不同密切相关。西医认为身体里的孔洞是排泄过剩物质的通道，是对身体有利的存在。而中医恰恰相反，认为这些孔洞会成为有害物质入侵的通道，会对身体健康产生威胁。② 不管是《孝经》"身体发肤受之父母，不敢毁损"的儒家伦理，还是民间有关发须爪的信仰，身体的组成部分很多时候被认为与本主有共感关系，"即使已经同本主分离，所受的待遇、所处的境况，仍被认为能影响到本主的寿命、健康、心情"，因此，不可随意除去和丢弃，以免使本主陷入生病、灾难、心思迷乱、神魂不安的危险境地。③ 中医持这样的身体观，我们便很容易理解为什么传统中医会如此避讳手术的诊疗手段。手术带来的创口令中医师们十分担忧，手术过程中血液的流失也是中医所避之不及的。此外，中医比起西医更加重视"延长寿命论"。在西方，"延长寿命论"被置于"理智世界的外围，甚至被赶到地下"；西医不太追求延长寿命，碰到一些问题时敢于尝试新的或者较"剧烈"的方法。而在中国，这种理论被置于中心位置。④ 中医面对同样问题时采取的方式要"温和"许多。他们对于延长寿命有较强烈追求，在治病时采用的手段较为保守，以服用方剂汤药为主，而不做对身体有创伤之事。这种身体观体现在传统中医妇产科上，较典型的表现即是传统中医产科并无剖宫产这种分娩方式，传统女性都是足月临产时服用滑胎药，在接生婆的帮助下顺产。中国传统的接生婆具备的医学知识有限，多未经系统训练，接生往往依靠经验，在助产过程中也不使用精密器械，只是徒手帮助产妇调整胎儿、产妇的位置以利生产。剪脐带时使用经热水简单消毒后的剪刀，整个接生过程比较粗糙。传统中医应对难产也没有有效的解决方法，仅仅让产妇服用催产之药。因此合信在《妇婴新说》的序言中特别提到中国产科设备的缺

---

① 〔英〕合信：《妇婴新说》，"序"，第1页。

② 〔日〕栗山茂久：《身体的语言——古希腊医学和中医之比较》，陈信宏、张轩辞译，张轩辞校，上海书店出版社，2009，第208页。

③ 江绍原：《发须爪——关于它们的风俗》，开明书店，1928，第71～72页。

④ Gerald J. Gruman, *A History of Ideas about the Prolongation of life: The Evolution of Prolongevity Hypotheses to 1800*（《生命延长的观念史：直至1800年的生命延长假设的演化》），Philadelphia: American Philosophical Society, 1966, p. 28，转引自〔日〕栗山茂久《身体的语言——古希腊医学和中医之比较》，陈信宏、张轩辞译，张轩辞校，第208页。

乏，一定程度上反映出当时中医产科医疗水平的低下。

四　西医妇科知识的在华传播

来华医学传教士的妇产科译著，不仅接续之前零星传华的西医妇产科学知识，也以系统化、逐渐规范化的传播方式，极大地扩充了西医妇产科知识在华传播的内容，形塑了以后中国西医妇产科学发展最基本的底色和初始样态。通过排比分析来华医学传教士的重要西医妇产科译著，可以很好地展现西医妇产科知识在华传播的递进关系，以及近代中国西医妇产科知识的持续革新进程。随着西医相关知识传播的深入，中医妇科在西医的冲击下也进行了一定调整和完善。以下先谈西医妇科知识在华传播的情况。

（一）《妇婴新说》对《全体新论》的补充发展

《妇婴新说》作为近代中国第一部西医妇产科专著，不仅扩充了《全体新论》提到的比较简略的妇科学说，对之后出版的西医妇科论著也产生了一定影响。《全体新论》出版于1851年，是一部介绍西医学尤其是西医人体解剖学知识的译著，作者也是合信，出版时间比《妇婴新说》早7年。这部译著系统介绍了西医学各科知识，其中第三十四至三十八章介绍了有关妇产科学的知识。《全体新论》中的妇产科知识介绍不甚详细，所涉有限。对比可知，之后出版的《妇婴新说》基本上接续了《全体新论》中提到的内容，并对其进行了细化和再论述。妇科方面《妇婴新说》主要接续了《全体新论》中"阴经""月水论"两章的内容。

《妇婴新说》"总论子宫精珠"一章接续《全体新论》"阴经"一章的部分内容，主要论述子宫的构造，《妇婴新说》在其基础上进行了详细论述。在论述子宫各部分构成时，《妇婴新说》省去了有关与子宫底部相连的一圆一扁两条筋带的文字描述，仅在子宫解剖图做了相应标注，而《全体新论》则对此有较具体介绍："底之外有两筋带悬之，一圆一扁，圆筋系于交骨，扁筋即大小肠夹膜与胯骨粘连。若筋带无力或产后行动，即有子宫下坠之忧。"①

《妇婴新说》"总论月经"一章涵盖了《全体新论》"月水论"的内容。《妇婴新说》除介绍月经正常形态和正常女性月经来止时间及特殊情

---

① 〔英〕合信：《全体新论》，第254页。

况外，还针对不同月经病症，如无经、经停、月经妄行、经不得出、经水太多等，介绍其病因并给出相应疗法；但省略了《全体新论》中最后介绍的关于动植物受精繁衍的内容。

（二）《妇科精蕴图说》

《妇科精蕴图说》出版时间晚于《妇婴新说》约 30 年，其使用的妇科名词如子颈、子核、子管等，沿用了《妇婴新说》的译法。在具体的西医妇科学知识方面，也多有引用之处，但更多地表现出相关妇科知识的在华更新与发展。

《妇科精蕴图说》关于经水太多的疗法、无经症的原因、白带症的原因及疗法等方面，多与《妇婴新说》内容相似，翻译时很大程度上借鉴了《妇婴新说》或者受其影响。

在治疗经水过多的方法上，两书都提到用凉水洗下身，服用收敛药物、鸦片、印度坚那拜等。比如在药物治疗方面，《妇婴新说》提到"内服补药如人参、鹿茸、黄连、鸡哪、铁酒之类，收敛药如铅散鸦片及青矾、没药、苏打丸之类"①；《妇科精蕴图说》则言道："饮以冷水与酸敛之物……更服鸦片之剂以静脑……然后佐以一切止血之剂，其中则以加播泐酸、了葛，与印度坚那拜等药为最妙，而印度坚那拜一味尤胜一筹。"②鸦片、酸敛或收敛之物都在两书中被提到用来治疗经水太多，坚那拜和鸡哪发音相似，疑为同一药物。

关于无经症的原因，两书都提到卵巢（书中称为"子核"）的问题。《妇婴新说》谈道："其故尽在子宫之核。平人子宫之核长一寸，阔五分，厚三四分。若子核变小，或生病，皆不能生子。若无子核，则无月经。"③《妇科精蕴图说》也论及子核出问题导致无经的情况："禀赋无子颈子核，子颈子核生不足……左右子核失养，子核生囊袋。"④《妇婴新说》只介绍了没有子核导致无经这一种情况，《妇科精蕴图说》在此基础上有所发展，将无经的原因分为三类："一曰子宫内各体反常，一曰血经受病，一曰脑

---

① 〔英〕合信：《妇婴新说·卷上》，第 6 页。
② 〔美〕妥玛：《妇科精蕴图说》第 5 卷，孔庆高笔译，〔美〕嘉约翰校，第 23 页。
③ 〔英〕合信：《妇婴新说·卷上》，第 3 页。
④ 〔美〕妥玛：《妇科精蕴图说》第 5 卷，孔庆高笔译，〔美〕嘉约翰校，第 27 页。

结虚弱。"① 子核出问题属于"子宫各体反常"。此外，《妇科精蕴图说》还提到子颈、阴道、骨盆统膜等出问题也会导致无经。血经受病主要指血脉太旺或身体内部器官出问题导致血坏。脑结虚弱则与情绪、个性、缺乏运动有关，也有身体过于虚弱积成内伤的情况。

关于白带异常的原因，二者论述有颇多相似之处。两书都提到身体虚弱、房事过多、阴道内皮不安、阴部溃烂、乳儿太久等原因。此外，《妇婴新说》还提到女性过于操劳或安逸导致身体虚弱从而引发病症："贫人劳役辛苦，饥饿寒冻，能令身弱；富人深宫洞房，安逸纵恣，食则肥醲甘脆，衣则繁缛杂沓，亦能令身弱，此皆白带之由。"② 而《妇科精蕴图说》除无以上内容外，大部分与《妇婴新说》对于白带异常病症的表述一致，并加以更细致的补充分析。如对白带产生的位置及其相关性状进行分析，提到白带可以由阴户、子颈、子房产生；产生位置不同，其性状及相应的病症也不同。

在治疗白带症方面，两者都甚重视滋补身体，因为身体虚弱是产生白带的重要原因。《妇婴新说》中，治法第一条即是"补身体，使之壮健。服补药，节劳加养"③。《妇科精蕴图说》则提到"惟当先以补益之剂壮其身"④。此外，二者都介绍了以白矾、没石子为主要成分的药水射入阴道的治法。《妇婴新说》曰："自阴道射入或几茶、白矾、石榴皮、没石子等水。"⑤《妇科精蕴图说》曰："复以敛药水射入，朝晚一次，敛药之中，如白矾、没石子霜、槲树皮，与鍟铅等类皆佳。"⑥ 可见《妇科精蕴图说》与大部分《妇婴新说》的内容相一致。比较而言，《妇婴新说》的内容较为简略，治法较单一。而《妇科精蕴图说》则针对不同的病因给出不同的疗法，描述更加详细；对于治疗的时间、次数等都有更为完整的介绍，对于收敛药适合治疗怎样的症状也有详细说明。

总体来看，《妇科精蕴图说》远远超出了《妇婴新说》的内容，介绍的妇科疾病更为详尽，论述更为科学。

---

① 〔美〕妥玛：《妇科精蕴图说》第5卷，孔庆高笔译，〔美〕嘉约翰校，第27页。
② 〔英〕合信：《妇婴新说·卷上》，第7页。
③ 〔英〕合信：《妇婴新说·卷上》，第7页。
④ 〔美〕妥玛：《妇科精蕴图说》第5卷，孔庆高笔译，〔美〕嘉约翰校，第35页。
⑤ 〔英〕合信：《妇婴新说·卷上》，第7页。
⑥ 〔美〕妥玛：《妇科精蕴图说》第5卷，孔庆高笔译，〔美〕嘉约翰校，第35页。

（三）《西医胎产举要》

《西医胎产举要》是一部专门介绍产科知识的医书，所以对妇科方面的内容涉及不多，但在某些方面与《妇婴新说》有一致的认识。

比如对于月经，两者对于月经的间隔期和适中的绝经年龄段有较一致的看法。二者都提到月经间隔期一般为 28～30 日，绝经年龄段在 45～50 岁为适中。但对于绝经规律和行经之前、绝经之后能否怀孕两者有不同的认识。关于绝经时间，《妇婴新说》认为"绝经之期，早至则早绝，迟至则迟绝"[①]；《西医胎产举要》则说"若成人早，则经多是迟绝。至成人晚，则指经早绝矣"[②]。由此可以看出两者的论断明显是相反的，一个认为月经早来早停，一个则认为早来晚停，说明这个问题争议较大。而关于行经之前和绝经之后能否怀孕，《妇婴新说》认为不可以，而《西医胎产举要》认为只要还有卵子就有可能怀孕。

（四）《伊氏产科学》

作为一部产科学专著，《伊氏产科学》中有关妇科的内容非常少，相关论述更加接近于现代产科学。其中值得玩味的观点是作者认为妇人在经期，"子宫腺之作用增加，所生之粘液亦过多。经者，即此粘液与渗出之血等所成也。经之初至，大率始自成童，迟早因地而异，南方早于北方，居温道之人约十四岁始行，居乡村者较居城邑者为迟"[③]。这明显受到近代环境决定论思想的影响，现在的西医产科学著作中已无此类表述。

（五）《卞劳妇科学》

除了医学用语上的差异，就目录编排上，《卞劳妇科学》与《妇科精蕴图说》、《西医胎产举要》相差不大，所差别的是具体的妇科知识。

关于阴道筋月罔瘤，书中讲道："此瘤有时在阴道处，平常乃在阴道前壁略上之处。然亦有粘贴尿月罔者。寻常不甚大，其径线或大至六英寸耳。治法：必须割之疽与疝，亦有时患在阴道，但初起在此处甚罕。若可

---

①　〔英〕合信：《妇婴新说·卷上》，第 3 页。

②　〔美〕阿庶顿辑《西医胎产举要》，尹端模译，清光绪十九年（1893）羊城博济医局刻本，重印本收入陈建华主编《广州大典》（376），第 44 辑子部医家类第 15 册，第 144 页。

③　〔英〕伊大卫：《伊氏产科学》第 5 版，〔美〕赖马西编译，中国博医会编译部校订，第 1 页。

割之则割之。"①

而关于子宫颈瘜、子宫颈月罔过长、子宫颈瘰初疮、子宫颈瘰粒，书中论述道："各种瘜瘤，皆由于子宫颈道之泗膜。在子宫颈道增长，或从子宫颈外口凸出。凡子宫颈患瘤，以此种泗膜，瘜为最常之患。此瘜是由子宫颈泗膜之子宫颈腺变坏为袋瘤而致。有时此瘜由阴道口凸出，或在子宫颈之泗膜，或在子宫颈外口处。子宫颈外口与子宫颈道每被瘜以致略展。盖子宫瘜之病状乃无表状。但有瘜或能令子宫颈泗膜炎与子宫颈泗炎。在子宫颈外或有少少流血，然罕见多流血者。其血每随努力、交媾、久立、体操等事而流。或在经绝时，与经绝后流血者。医者每疑其子宫颈患疽（即口奸吵）。瘜之蒂，割与扭，俱能断之。当其断时，流血甚少。若其底阔如子宫瘤，则宜割之。割口须达瘤底及子宫颈无病之月罔处。其伤口宜用步结缝缝合。此瘤，若以显微镜小心察之，可决其毒与不毒。"②这段话所讲内容需要再考证。从用语来看，此书使用了较多博医会医学传教士自造的专有名词，以致很多地方比较难懂，对于相关医学知识的传播造成了较大障碍。

（六）《葛氏妇科全书》

从医学用语来看，《葛氏妇科全书》所使用的各类专业名词更接近于当代的医学术语，整本书的结构也更加合理，知识介绍更加系统完善，语言更加严密，阅读起来相对易懂。《葛氏妇科全书》已普遍使用医（科）学名词审定委员会审定过的专有名词，可见医学名词规范化后，更有利于医学知识的传播。

尤值得关注者，是该书对于手淫的详细论述，书中称其为"生殖器之乖戾"。关于妇女手淫的问题，《卞劳妇科学》虽然已有所论述，但较简略，其书言道："加利医士谓此症（指妇女手淫——引者注）本不宜载之于书，然不表彰其害，无以警后来，故不得不言也。"如果说《卞劳妇科学》对于手淫的论述尚有些碍于世俗而显得犹抱琵琶半遮面，只能在附录

---

① 〔美〕卞劳：《卞劳妇科学》第2版，〔美〕富马利口述，周仲彝译订，林怜恩助述，张素华再校，第34页。

② 〔美〕卞劳：《卞劳妇科学》第2版，〔美〕富马利口述，周仲彝译订，林怜恩助述，张素华再校，第149页。本段话中的"子宫"二字在原文中为一个字"宿"，乃博医会传教士自造字。

中简单提及的话，《葛氏妇科全书》对于手淫的论述已经是毫不避讳地在正文中论述。

很有可能，《卞劳妇科学》是在中文语境中第一次明确地提及手淫问题。其关于手淫的论述，带有明显的道德说教色彩，也带有一定臆想色彩。其言道："彼野居之妇，及僻处之贫女，常易犯此。……犯此者，以成童时为最多，孀妇及妇人经绝期时，亦易犯此。……一因其父母好酒，二或因其父母情欲过度，致所生子女，有此偏向性。凡人之有脑力衰弱症，多半因手淫所致。……且妇女多不执业，终日无事，饱暖思淫欲，亦理之至常。其余观淫戏看淫书等，皆足以动情，最易助其犯此病。故其根本治法，断不可使儿女终日危坐。应使之执业，或运动。……在中国犯此病者最多，盖中国风俗，以褓负小儿于背，阴具与背相摩擦，即生情感。故凡为父母者，宜杜绝背负小儿，且于男孩尤甚，偶一不慎，则贻害匪浅矣。不论男女小童，皆不可被人搔其背，或拍其背，又不可使其俯身而坐，前后摇动。小儿睡时，不可拍其背或搔背以速其睡。此等习惯，在中国颇多。……为医者，当力劝此等妇女，力行卫生之法。每日在空旷之地体操、运动，呼吸新鲜空气。又与有德行之人为伍，禁污言秽语，常往道德场所，如礼拜堂及讲修身之学校等，观听练习，使知礼义廉耻之道，如是则德性自生矣。"① 其谈到手淫问题，完全未提受他人影响的因素；也多从道德上进行批判，极言其危害，一味规劝、恐吓，未能从心理上对手淫妇女进行疏导，恐怕会适得其反，加剧手淫妇女心理上的扭曲，不利于此症的真正恢复。

相比而言，《葛氏妇科全书》对于手淫的论述较为科学。作者引用弗洛伊德（Freud）的观点认为："小儿当哺乳期及四五岁时，其生殖器特呈敏活之现象，男女小儿皆然。并非关遗传退化，实为生理上之前驱作用。然倘不能天然制止，则成病理的素因矣。除有时为才智退化之一种合并症外，寻常手淫之儿多系开知识及发达较早者。在恬不知羞之儿则为之若行所无事，且多不必然妨害其身体。"② 相比《卞劳妇科学》有关手淫的论

---

① 〔美〕卞劳：《卞劳妇科学》第 2 版，〔美〕富马利口述，周仲彝译订，林怜恩助述，张素华再校，附页，"妇女手淫"，三十之甲～丁页。

② 〔英〕格雷夫斯：《葛氏妇科全书》第 2 版，〔英〕孔美格、鲁德馨、〔美〕雷白菊编译，鲁德馨校订，第 60 页。

述较为客观，不再危言耸听，不再似乎是不可饶恕之罪过。但关于手淫的很多内容，《葛氏妇科全书》与《卞劳妇科学》的内容还是一致的，只是用词不再那么带有道德评判色彩。《葛氏妇科全书》中的一观点也值得注意，其言道："女子成年后之犯手淫者较男子为多，因男子二十五岁后比较的少有此习惯也。"①

五　西医产科知识的在华传播

除妇科内容外，近代西医妇产科译著还介绍了大量西医产科知识，包括妊娠过程、分娩过程、接生方法等，也介绍了分娩前后出现的病症病因及疗法。这些内容不仅影响了中国西医产科的发展，对传统的中医产科也产生了不可忽视的影响。

（一）《妇婴新说》对《全体新论》的补充发展

《妇婴新说》中"论妊娠胚胎"一章承继了《全体新论》中"阴经"一章的部分内容，主要讲述受孕成胎过程及子宫口随孕期变化的内容；也基本涵盖了《全体新论》中"胎盘论"一章的内容，内容包括胎盘、脐带的发育生长及其作用。《妇婴新说》还另外介绍了胎盘中羊水的作用。

《妇婴新说》中"总论子宫精珠""论妊娠胚胎""男女不生育之故"三章则承继了《全体新论》中"胎论"一章的内容，主要介绍胚珠形成初期的发展过程、胎儿的血液循环、男女容易生育的条件及不孕不育的原因等。相较而言，《妇婴新说》论述得更加细致，但有关胚胎发育过程中不同时期的形态变化，《全体新论》论述较详细，而《妇婴新说》只讲到胚珠生长到十二日的情况，后续情况没有介绍。关于男子不育的原因，《妇婴新说》认为有以下几种："以手泄精，一也；童年受室，二也；房事无度，三也；多置妾媵，四也；拥妓宿娼，五也；鸡奸乱常，六也。有一于此，害即随之，或阳萎（瘘）不举，或精薄无力，或甫交即流，或身生疔毒，皆虚弱所致。盖恃力纵恣，必有衰败之忧。"② 可见其对于不育的原因分析，充满了道德说教。但这也是合信针对中国人一夫多妻状况而

---

① 〔英〕格雷夫斯：《葛氏妇科全书》第2版，〔英〕孔美格、鲁德馨、〔美〕雷白菊编译，鲁德馨校订，第62页。

② 〔英〕合信：《妇婴新说·卷上》，第13页（上）。

作出的分析。虽有偏颇之处，但针砭时弊，用心良苦。不过合信也认识到精管或溺管堵塞，或外肾收缩而小，或外肾变大而软，或外肾缩入腹内，不落肾囊，或跌打伤外肾，或久病虚弱不能行房，这些都可能导致不育。当然，关于不能生育，尚有妇女生理上的数种原因，合信在书中也作了说明。① 但他更强调一夫一妻制、房事有度的益处。

《妇婴新说》中"论乳""论别母之乳"两章对应于《全体新论》中"乳论"一章。《全体新论》叙述较简略，只介绍了乳汁的来源、产后初出之乳的易泻性质以及产妇无乳时的应对；《妇婴新说》省略了乳汁来源的内容而补充了母乳喂养的好处、断乳的注意事项、用动物之乳的注意事项等内容。《全体新论》如此论述乳汁的形成："乳者赤血所生，乳头有管渐入渐分如树分枝，行至乳核即与血脉管相接，乳汁由是渗入。"②

（二）《妇科精蕴图说》与《妇婴新说》

关于男女不孕不育的原因，《妇科精蕴图说》大部分内容与《妇婴新说》的一致，并在其基础上有所深化补充。二者都提到男女双方的原因，论及男性方面较简略，女性方面叙述较详细。关于男性不育的原因，《妇婴新说》主要介绍了精管堵塞、外肾受损、感染疗毒、纵欲过度导致身体虚弱等病因。《妇科精蕴图说》则没有介绍具体原因，只提到如果女性生理上没有问题的话就是男性的问题。

至于女性不孕的原因，二者都提到子宫、子核、子管和阴道出问题或天生缺陷导致不孕的情况。关于子宫方面的原因，《妇婴新说》提到无子宫、子宫颈变窄、子宫生瘤、子宫翻转、子宫落出等情况，《妇科精蕴图说》则提到无子宫、子宫生歪、子宫口内外过小、子宫房内皮发炎、子宫连网长厚、子宫弯曲或翻转、子宫生瘤等病因。两书都谈到无子宫、子宫口过小过窄、子宫翻转或生瘤等情况，重合的部分较多，但《妇科精蕴图说》的论述更加细致全面和科学化。关于子核方面的原因，《妇婴新说》提到子核病变和无子核两种情况，《妇科精蕴图说》也提到这两点："二因子核之故，致精珠不能生，此亦不育之原，如一子核发旧炎，二子核生

---

① 〔英〕合信：《妇婴新说·卷上》，第13页（下）~14页（上）。

② 〔英〕合信：《全体新论》，第262页。

衣囊，……四无子核等。"① 从子管方面分析原因，《妇婴新说》认为："或子管塞住，或子管之尾与他处相连。"② 《妇科精蕴图说》也提到子管塞住或位置不正的问题："一子管生窄或黐塞，二无子管，三子管离落不正等。"③ 从阴道方面分析原因，《妇婴新说》曰："或阴道太短、太直、太小，或阴道不通，或阴道内有瘤，或阴户塞住，或无阴道。"④ 《妇科精蕴图说》曰："二，阴膜塞闭阴道；三，阴户畏痛；四，阴道因发炎，两边黐埋。"⑤ 二者都提到阴道阻塞的情况。

关于男女不孕不育的原因分析，《妇婴新说》篇幅较小，而且把各种原因都放在一起，没有进行细致分析。而《妇科精蕴图说》将不孕不育的原因分为四大类，分别是男精不能进入子宫房、子核问题导致不生精珠、精珠不能进入子宫、伤坏男精即精珠不能黏住子宫。以此四大类为基础再细致分析四种情况出现的原因，以及具体的身体器官出现的问题。更细致的划分反映出对男女不孕不育原因的认识更加深入，治疗也更加专门化。

（三）《西医胎产举要》与《妇婴新说》

《西医胎产举要》与《妇婴新说》两书都介绍了羊水对于养胎、保护胎儿及生产的重要性，《妇婴新说》讲到"母或倾跌，此水能保护婴儿不震动"⑥，《西医胎产举要》把羊水的作用分为怀孕中和生产时两个阶段，在怀孕中，羊水可"免藏于子宫内之质受伤"⑦，与《妇婴新说》同义。至于分娩时羊水的作用，《妇婴新说》提到"此水能涨逼子宫之口令易开"⑧；《西医胎产举要》则认为其能"佐子宫口舒松"⑨，此外还补充称羊水可以使胎儿和脐带免受挤压，同时也能润滑产道。但《西医胎产举

---

①　〔美〕妥玛：《妇科精蕴图说》第5卷，孔庆高笔译，〔美〕嘉约翰校，第38页。

②　〔英〕合信：《妇婴新说·卷上》，第13页。

③　〔美〕妥玛：《妇科精蕴图说》第5卷，孔庆高笔译，〔美〕嘉约翰校，第38页。

④　〔英〕合信：《妇婴新说·卷上》，第14页。

⑤　〔美〕妥玛：《妇科精蕴图说》第5卷，孔庆高笔译，〔美〕嘉约翰校，第38页。

⑥　〔英〕合信：《妇婴新说·卷上》，第10页。

⑦　〔美〕阿庶顿辑《西医胎产举要》，尹端模译，清光绪十九年（1893）羊城博济医局刻本，重印本收入陈建华主编《广州大典》（376），第44辑子部医家类第15册，第132页。

⑧　〔英〕合信：《妇婴新说·卷上》，第10页。

⑨　〔美〕阿庶顿辑《西医胎产举要》，尹端模译，清光绪十九年（1893）羊城博济医局刻本，重印本收入陈建华主编《广州大典》（376），第44辑子部医家类第15册，第132页。

要》省略了《妇婴新说》中认为羊水能保持胚胎环境恒温的内容。

对于怀孕期间子宫的位置，两书的描述比较接近。都认为怀孕四个月时子宫大致位于骨盆内接近盆口的地方，五个月时腹部明显凸出；六个月时两书都提到子宫大致与肚脐齐平，《妇婴新说》曰，"六月当脐"①，《西医胎产举要》曰，"六月则与脐齐"②。到七个月时，两书都提到子宫位于肚脐之上。九个月以后，《妇婴新说》曰，子宫"九月直抵胸骨"③；《西医胎产举要》曰：子宫"恰在胸骨尾韧下矣"④。可见两者都认为九个月以后子宫的位置接近胸骨。

关于受胎证据，两书也有不少重合之处。《妇婴新说》认为有无经、欲呕、口中多水、乳渐大、略生乳汁、腹大、胎动等妊娠特征，《西医胎产举要》则指出无经、恶心呕吐、多生口津、脑筋诸种失调、乳发大、流白带、胎动等妊娠特征，可见两者在无经、恶心呕吐、口水多、乳房变大、胎动这几方面认识一致，都认为它们是典型的受胎特征。

关于判断多胞胎的依据，两者都提到腹部形状中间偏平。《妇婴新说》曰，"摸试子宫之底，中平而左右并大"⑤；《西医胎产举要》曰，"腹异常形，腰旁臁凸，中线平塌"⑥。胎动更加明显也是重要的判断依据，"胎盘声更大易听"⑦ 或 "胎动更猛更频"⑧。至于腹大过度，《西医胎产举要》认为也是判断的重要依据，而《妇婴新说》则认为子宫内羊水过多也能导致腹大，所以不能将其作为多胞胎的确证。此外，两书都提到水肿的症状，多因为胎儿较重，压迫腿部血管，血流不畅导致腿脚浮肿。

---

① 〔英〕合信：《妇婴新说·卷上》，第9页。
② 〔美〕阿庶顿辑《西医胎产举要》，尹端模译，清光绪十九年（1893）羊城博济医局刻本，重印本收入陈建华主编《广州大典》（376），第44辑子部医家类第15册，第146页。
③ 〔英〕合信：《妇婴新说·卷上》，第9页。
④ 〔美〕阿庶顿辑《西医胎产举要》，尹端模译，清光绪十九年（1893）羊城博济医局刻本，重印本收入陈建华主编《广州大典》（376），第44辑子部医家类第15册，第146页。
⑤ 〔英〕合信：《妇婴新说·卷上》，第12页。
⑥ 〔美〕阿庶顿辑《西医胎产举要》，尹端模译，清光绪十九年（1893）羊城博济医局刻本，重印本收入陈建华主编《广州大典》（376），第44辑子部医家类第15册，第154页。
⑦ 〔英〕合信：《妇婴新说·卷上》，第12页。
⑧ 〔美〕阿庶顿辑《西医胎产举要》，尹端模译，清光绪十九年（1893）羊城博济医局刻本，重印本收入陈建华主编《广州大典》（376），第44辑子部医家类第15册，第154页。

关于小产的原因，《妇婴新说》认为："推缘半产之故，大概因身体虚弱，或劳力勤苦，或倾跌震动，或房事过数，或喜乐无极，或忧闷惊恐，或因便秘，多服泻药，或因大咳大呕扰动子宫，或因痔疮多血辛苦，或因红白痢，或因脱牙，或因寒热，或因麻痘等症，皆能至此。"① 《西医胎产举要》将小产原因分为父、母、孕蛋（即受精卵）三部分，其中母亲方面的原因又分内因和外因两方面，外因为："一，做大费力之消遣；二，外伤、意外者，或故意者；三，小衣过紧；四，压着胀结之回管；五，外科治法；六，房劳；七，居处地土高峻；八，热水濯体，或射热水入阴内。"② 内因主要有染病、子宫错位，以及"喷嚏、咳嗽、呕吐、泄泻、痢疾"③ 等，可见两者对于小产原因的认识有诸多一致之处，都提到身体过劳、外伤、房事过度、咳嗽呕吐、泄泻等原因，说明《妇婴新说》中传播的一些产科知识得到了后出的《西医胎产举要》的认可。但《西医胎产举要》对小产原因的划分更细致，说明对这一常见问题认识更加深入全面。

关于应对流产的措施，两书都提到把手巾塞入阴道这一点。《妇婴新说》讲到"一用手巾入矾冻水内，浸湿，塞入阴道"④，《西医胎产举要》则曰，"乃塞湮后发胀之物入内"⑤，可以发现塞入之物都是经过特殊处理的，一般含有止血消炎的药物成分，以帮助子宫等器官恢复。此外，两书都提到将水射入阴道、肛门的方法，虽然射入的物质不完全一样，《妇婴新说》是射入冻水，而《西医胎产举要》则是把鸦片酒射入肛门，但总体治疗思路和方法一致。

两书都提到临产前后抽搐的症状，且在原因方面都提到脑部充血或积血，认识上非常一致。《妇婴新说》曰，"因临蓐用力过多，血逼入脑"⑥，

---

① 〔英〕合信：《妇婴新说·卷上》，第15页。
② 〔美〕阿庶顿辑《西医胎产举要》，尹端模译，清光绪十九年（1893）羊城博济医局刻本，重印本收入陈建华主编《广州大典》（376），第44辑子部医家类第15册，第164页。
③ 〔美〕阿庶顿辑《西医胎产举要》，尹端模译，清光绪十九年（1893）羊城博济医局刻本，重印本收入陈建华主编《广州大典》（376），第44辑子部医家类第15册，第164页。
④ 〔英〕合信：《妇婴新说·卷上》，第16页。
⑤ 〔美〕阿庶顿辑《西医胎产举要》，尹端模译，清光绪十九年（1893）羊城博济医局刻本，重印本收入陈建华主编《广州大典》（376），第44辑子部医家类第15册，第165页。
⑥ 〔英〕合信：《妇婴新说·卷上》，第23页。

即认为脑部充血导致抽搐。而《西医胎产举要》把原因分为五种，但都与血有关："一，脑脊部积血；二，浑处血亏或脑部血亏；三，脑脊部之脑筋中亏血；四是病乃脑筋之病；五是病乃由血内有毒，此令血未能如常行于脑筋中。"① 根据《西医胎产举要》的阐述，虽然出现问题的具体部位不同，但临产前后抽搐都是由于血液问题导致的脑部积血或血亏。

两书都提到临产的征兆，且内容非常类似，都提到肚腹松小、常有尿意便意、腹内收缩、阴道宽松、胶液流出增多等情况。关于肚腹松小，两书都认为是子宫下落至骨盆的原因。《妇婴新说》认为"盖因子宫下落，婴儿头至尻骨盆之故"②；《西医胎产举要》则曰，"此乃胎头包裹于子宫下截，降落盆穴也"③，论述类似。同时两书都提及子宫下坠压迫膀胱和肛门导致"时觉欲溺"的情况，《西医胎产举要》曰，"惟盆内诸经，则为所压，膀胱直肠，因而具恼"④，《妇婴新说》则曰，"盖因子宫下落，略压膀胱之故"⑤。关于腹内收缩，《西医胎产举要》说是"子宫无痛收缩"⑥，《妇婴新说》则曰"自觉腹内收束"⑦，表述类似。此外，关于胶液流出，《妇婴新说》提到"胶涎多过平日"⑧，《西医胎产举要》则提到"宫颈之核，是时生有许多胶黏之液"⑨，特别指出胶液产生的位置。《西医胎产举要》几乎继承了《妇婴新说》对于临产征兆分析的全部内容，但省略了精神状态、胃口、身体状态一反常日等症状的描述。总体而言，《西医胎产举要》与《妇婴新说》有关临产征兆的内容基本一致。

---

① 〔美〕阿庶顿辑《西医胎产举要》，尹端模译，清光绪十九年（1893）羊城博济医局刻本，重印本收入陈建华主编《广州大典》（376），第44辑子部医家类第15册，第174页。

② 〔英〕合信：《妇婴新说·卷上》，第18页。

③ 〔美〕阿庶顿辑《西医胎产举要》，尹端模译，清光绪十九年（1893）羊城博济医局刻本，重印本收入陈建华主编《广州大典》（376），第44辑子部医家类第15册，第178页。

④ 〔美〕阿庶顿辑《西医胎产举要》，尹端模译，清光绪十九年（1893）羊城博济医局刻本，重印本收入陈建华主编《广州大典》（376），第44辑子部医家类第15册，第178页。

⑤ 〔英〕合信：《妇婴新说·卷上》，第18页。

⑥ 〔美〕阿庶顿辑《西医胎产举要》，尹端模译，清光绪十九年（1893）羊城博济医局刻本，重印本收入陈建华主编《广州大典》（376），第44辑子部医家类第15册，第178页。

⑦ 〔英〕合信：《妇婴新说·卷上》，第18页。

⑧ 〔英〕合信：《妇婴新说·卷上》，第18页。

⑨ 〔美〕阿庶顿辑《西医胎产举要》，尹端模译，清光绪十九年（1893）羊城博济医局刻本，重印本收入陈建华主编《广州大典》（376），第44辑子部医家类第15册，第178页。

关于生产后剪脐带的方法，两书的论述也基本相同。两书都提到用线在脐带两端绑紧，再于两线之间剪断。《妇婴新说》曰："剪脐带之法，应离儿脐寸许，用线绑紧，若更欲稳妥，隔寸许，又用线绑紧，当两线之中剪断，可无血溢之虑。"①《西医胎产举要》则曰："用数条棉线分绑两处，一绑于去肚脐约三指阔，一绑于去初绑处约二西寸，向胎盘一边，随在两绑处当中分断……看所绑之线，果能制截血管否。"② 从两书的表述中不仅能看出操作手法基本一致，都是离胎儿肚脐几寸处分绑两线，于两线之间剪断，其目的也是相同的，即避免血液溢出。

有关产后逼出胎盘的方法，两书都讲到揉搓肚腹和轻轻牵引脐带的方法，《妇婴新说》曰："用手搓肚腹，或以冷水浸手，按压小腹，或将脐带轻力徐徐牵引。"③《西医胎产举要》则提到"法在隔腹搓擦宫顶……迨其已逼落阴道，可牵脐带缓缓抽出"④。两书都强调借助外力逼出胎盘，在牵引脐带时，都强调轻缓用力，不可大力或急遽，以免造成伤害。此外，在胎儿、胎盘都顺利产出后，《妇婴新说》和《西医胎产举要》都提到用大手巾裹紧肚腹，以帮助子宫收敛。

两书都谈到产后血崩的症状，在治疗方法上也有不少相似之处。产后血崩指产妇分娩后，突然阴道大量出血的状况，又称为"产后暴崩""产后崩中"，相当于西医学的产后出血。若救治不及时，可引起昏厥欲脱，甚至危及产妇生命，故为急危重症之一。两书都提到用子宫敛缩之法进行应对，其中特别指出用手压住子宫和利用冻水使子宫收缩。《妇婴新说》曰："急用两手隔腹大力捉压子宫，如能即时敛缩，血即止。若不止，别令一人用冻水浇泼产妇下身，或取冰块纳入阴道或用冻水贮水节射入。仍不止，医者用手入冻水内浸冷，由阴道入子宫……取冷水洗面，服耳卧达及冷茶。"⑤《西医胎产举要》则曰："可伸一手入子宫穴内，他手在腹外压下，如是便将子宫压在两手之间……此外尚有用冷一法，是或敷冰于腹

---

① 〔英〕合信：《妇婴新说·卷上》，第29页。
② 〔美〕阿庶顿辑《西医胎产举要》，尹端模译，清光绪十九年（1893）羊城博济医局刻本，重印本收入陈建华主编《广州大典》（376），第44辑子部医家类第15册，第195页。
③ 〔英〕合信：《妇婴新说·卷上》，第24页。
④ 〔美〕阿庶顿辑《西医胎产举要》，尹端模译，清光绪十九年（1893）羊城博济医局刻本，重印本收入陈建华主编《广州大典》（376），第44辑子部医家类第15册，第195页。
⑤ 〔英〕合信：《妇婴新说·卷上》，第28页。

外，或导入子宫内。"① 而"产后血崩"之名，本身即为中医常用病名，现代西医常称之为"产后出血"。可见西医传入之初，在西医病名翻译过程中，借鉴了与中医相类似的术语。

（四）《伊氏产科学》

《伊氏产科学》共分十章，依次论述行经泌卵、怀孕及胎生学、分娩解剖学、正常产及产动理、正常产之处理法、产后期、孕期疾病及病理、异常之分娩、产后期疾病、产科手术等内容。与《西医胎产举要》先讲妇女生殖器官不同，《伊氏产科学》直接讲授行经及怀孕和胚胎学，盖这一时期女性生理学已经在我国得到了极大传播，已有专门图书谈到，不必再在专门的产科学著作中详细论述。比较而言，《西医胎产举要》正如其书名揭示的，主要针对女性在孕产中的主要问题进行论述，是"举要"，内容更简略，也更实用，说明编译者在译述过程中考虑到了中国民众的接受程度和实用性；而《伊氏产科学》的内容更加学理化，介绍也更为详尽；而在专业术语运用上，《伊氏产科学》也比《西医胎产举要》更加规范专业，更加符合当代的表述，显示了这一时期西医产科学在华传播更加规范化、专业化的发展趋势。

六　子核、子管、子颈等译名与相关知识的演变

作为中国早期西医妇产科著作，基督教传教士的西医妇产科译著所用的一些妇产科专业术语、名词非常值得关注。由于近代西医解剖学的发展，其对人体器官、构造的认识相较中医要专业、精确很多。传统中医由于缺乏解剖学知识，对于女性的生殖器官很难有全面准确的认识，对于一些生理和医学现象的解释也较模糊，多是从人与自然的相互关系中，以自然类比人体从而认识人体。因此近代基督教传教士西医学译著中提到的一些医学词语，对于当时的大多数中国人来说是陌生而新鲜的。对这些名词稍加注意，便会发现近代西医妇产科所使用过的专业词汇有一发展演变并最终确立为现代词汇的过程，这反映了西医学在华发展经历了医学名词统一的过程。通过考察这些妇产科专业名词的发展演变，可以窥知相关妇产

① 〔美〕阿庶顿辑《西医胎产举要》，尹端模译，清光绪十九年（1893）羊城博济医局刻本，重印本收入陈建华主编《广州大典》（376），第44辑子部医家类第15册，第215页。

科知识的在华传播、发展情况。这里主要撷取"子核""子颈""子管""精珠"这组重要名词加以考察，借以说明情况。这些名词最早出现于合信1851年出版的《全体新论》中。通过合信对这几个名词的叙述及《妇婴新说》中解剖示意图的标示，可以很容易断定其现今的名称，即"卵巢""子宫颈""输卵管""卵子"。下文将分别对这组名词在华的演变过程进行分析。

在《妇婴新说》中，合信称输卵管为"子管"。在全书第一章"总论子宫精珠"中就对子管进行了介绍："房底左右各有一小孔，甚细，仅容猪毛，房底外左右各有一管，曰子管，长二寸五分，一端与底角之孔相通，一端略阔，披展如丝。"① 这里的房就是指子宫，因为形如三角，也称三角房，根据位置的描述和附在正文前的示意图，很容易能判断出子管就是今天所称的输卵管。但子管在最终确定为"输卵管"这一名称前，还经历了其他称呼的变化。如光绪十九年（1893）出版的《西医胎产举要》中，就将输卵管称为"蛋管"，在该书《论女育具》一章中曰："蛋管有何功用？——为生元至蛋核，及泡蛋至子宫之路。"② 《西医胎产举要》的撰述方式是问答式的，从这一问一答中，便能借助如今的医学知识判断这里的"蛋管"就是输卵管，因为输卵管是卵子从卵巢产生到子宫的必经之路。到了20世纪的第一个十年，又出现了新的称呼"卵脂"。这是来华医学传教士出于在华传播西医学的需要，自己创制出来的汉字和名词。民国3年（1914）出版的《卞劳妇科学》中，有一章专门论述卵脂诸病，其中有段描述卵脂的文字："其近子宫之一端，即卵脂内口，阔仅容一猪毛耳。"③ 这与《妇婴新说》对子管的叙述一致，可以肯定这里的卵脂即指输卵管。随着1916年中华医学会、中国博医会联合其他团体成立医学名词审查会，进而于1918年成立规模更大的科学名词审查会，进行更广泛的科学名词审查工作，包括医学名词在内的科学名词逐渐统一和规范起来。20世纪20年代以后，在一些西医妇产科的论著中，如1926年中国博医会的《葛氏妇科全书》、马士敦的《产妇科讲演集》、汤尔和译的《近

---

① 〔英〕合信：《妇婴新说·卷上》，第1页。

② 〔美〕阿庶顿辑《西医胎产举要》，尹端模译，清光绪十九年（1893）羊城博济医局刻本，重印本收入陈建华主编《广州大典》（376），第44辑子部医家类第15册，第130页。

③ 《卞劳妇科学》，〔美〕富马利译，第241页。

世妇人科学》，便只能看到"输卵管"这一种称呼了。

卵巢在《妇婴新说》中被称为"子核"。"子核在子宫左右，有蒂，与子宫相连，向外一端有筋带，与子管相系，通于子管之尾。"① 而在《西医胎产举要》中，则用"蛋核"指代卵巢。其中也有一问一答说明蛋核的功用："蛋核有何功用？——自生泡蛋。"② 这里的"泡蛋"是由"蛋核"所生，联系现代医学知识，卵巢产生卵子，即可以确定"泡蛋"即是卵子，"蛋核"即是卵巢。在20世纪的第二个十年，卵巢又有新的称呼，即"卵腺"。这可从1914年出版的《卞劳妇科学》中看出，该书有专门论述卵腺的一章，"卵腺分有二份，其一份能生卵，一份则不能也"③。对卵腺功用的描述与上述类似。其中对卵腺位置的介绍更能确定卵腺所指："卵腺筋，由卵腺内端起，至子宫三角，即卵脂之起端略下之处。"④ 从这段描述可知它既与子宫相连，又与输卵管相接，因此可以确定卵腺为卵巢。与输卵管的情况一样，20世纪20年代之后在西医妇产科图书中便几乎只能看到"卵巢"的说法了。不过在1930年版的《伊氏产科学》中，开篇第一章提到卵巢时后面用括号标注"又称为'卵腺'"，说明卵腺的译法在当时社会还是有一定影响力的。但是之后的内容中便只见卵巢不见卵腺了。

至于卵巢所生的卵子，其名称也经历了一定变化。《妇婴新说》称其为"精珠"。"核内有泡，大或如绿豆，小或如鱼虾之子，内贮清液，是为阴精，故名之曰精珠"⑤，这里明确指出了精珠的位置，即子核内，因此可以确定所指为卵子。在《西医胎产举要》里则将卵子称为"蛋泡"或"泡蛋"，受精后的受精卵称为"孕蛋"。1914年的《卞劳妇科学》则直接称"卵"。之后则将"卵子"作为定称不再变动。

至于子宫颈，其译名相比于上述名词，变化不大。在《妇婴新说》中省略"宫"字，称"子颈"，到1893年的《西医胎产举要》，已正式称之为"子宫颈"了。在讲到妊娠诸病时，就提到"若子宫颈损溃，每两三

①　〔英〕合信：《妇婴新说·卷上》，第1页。
②　〔美〕阿庶顿辑《西医胎产举要》，尹端模译，清光绪十九年（1893）羊城博济医局刻本，重印本收入陈建华主编《广州大典》（376），第44辑子部医家类第15册，第130页。
③　〔美〕卞劳：《卞劳妇科学》，〔美〕富马利译，第296页。
④　〔美〕卞劳：《卞劳妇科学》，〔美〕富马利译，第295页。
⑤　〔英〕合信：《妇婴新说·卷上》，第1页。

日间，可涂每百分十分之银淡养水一次"①。此后的医书中也多见"子宫颈"一词，可见"子宫颈"一词相较其他妇产科名词被较早地确定了下来。

　　各个时期的西医妇产科图书对上述妇产科名词的使用是有一定规律的，从中也可看出西医妇产科知识在华传播的过程。与如今比较科学的固定名称相比，可以发现合信在《妇婴新说》中几乎是用"子"代替后来的"卵"。合信采用这种译名很可能是考虑到当时中国人的医学理念。因为缺乏解剖学的知识，传统中医只知道受孕需要阴精和阳精交合，未能科学地认知受精卵形成的过程，也不清楚其在体内形成胎儿又经历了怎样的变化，比较确定的是最后的结果，即分娩后孩子出生了。因此，比起"卵"这个概念，中国人对"子"更加亲切也更加熟悉。在这些名词后带上"子"，人们便能知晓这些都是跟与生殖有关的器官，更易于理解。而30多年后出版的《西医胎产举要》，我们发现原来的"子"换成了"蛋"一字，这个改变是很微妙的。卵子的形状确实跟蛋比较类似，因此用"蛋"取代原来的"子"，显然更具科学性。这反映出19世纪90年代的在华医学传教士和中国助手，对于女性身体，尤其是对于生育相关的器官、构造、部位和功能的认识更加科学化。到了1914年的《卞劳妇科学》，为了更科学地描述女性身体器官，来华的医学传教士通过生造汉字的方式，创造了"卵脂"表示输卵管；也改变名称，称卵巢为"卵腺"。然而，科学并不一定表明易于被普通民众接受，所以在由越来越多的中国科学家参与的医（科）学名词审查会成立后，这些由医学传教士生造出来的、不符合汉字造字规律的医学名词就逐渐被淘汰了。

　　值得注意的是，以往已经写成"子宫"的词语，在《卞劳妇科学》中又被缩写成了一个字"宫"，这是医学传教士在华新造字，反映了医学传教士在华造字和传播医学知识走向了岔路。

　　以上对《妇婴新说》中出现的妇产科相关医学名词演变的分析，一方面反映出西医理念和知识在华传播发展的过程和演化，另一方面也说明20

① 〔美〕阿庶顿辑《西医胎产举要》，尹端模译，清光绪十九年（1893）羊城博济医局刻本，重印本收入陈建华主编《广州大典》（376），第44辑子部医家类第15册，第155页。

世纪 20 年代以前，这些西医名词的译名呈现相对混乱的局面，并未得到统一的审查与认定。尤其像输卵管、卵巢、子宫颈、卵子等名词，中西医对其认知有很大差别，在西医传华之初，对于中医已有的对应的名词，他们为了便于中国人接受，乃沿用中医名词称呼之，如上文提到的"产后血崩"。此外，像"子宫""白带""月经""阴精""阳精"这些中医固有词汇，也在近代西医妇产科译著中被沿用。但随着西医的在华传播，西医越来越认识到中医的"非科学性"，开始有意识地选用特有的名词以与中医相区别，甚而自创汉字加以表示。而这些西医妇产科名词中文译名的确定全靠西方传教士及其华人助手，因此出现了译者各自翻译、一个译者一个译名的情况。为了进一步推动西医学的在华发展及与各界交流，统一医学名词是大势所趋。在此过程中，中国博医会医学传教士高似兰发挥了重要作用。他是最早呼吁、推动统一医学名词翻译的人。1890 年在博医会第一届大会上，高似兰就倡导成立了名词委员会，由此开始了中国医学名词统一的进程，并为此编写了《高氏医学词汇》。该书 1908 年出版第 1 版，随后不断进行修订，到 1949 年已出版至第 10 版。后来高似兰推动与中国医学家合作以进行医学名词统一的工作得到全国范围内的认同，由此开始了全国性的医学名词统一工作。1916 年，中华医学会、中华民国医药学会、中国博医会、江苏省教育会及教育部的代表共 24 人在上海举行医学名词会议，并于 1917 年 8 月经教育部批准正式成立"医学名词审查会"①，我国医学名词的统一工作开始取得实质性进展。这也能解释为何 20 世纪 20 年代后西医妇产科图书中的用词逐渐趋于统一。

七　西医妇产科译著的影响

西医译著的在华出版，产生了积极而重要的影响，不仅促进了西医学的在华传播，也对中医的发展和现代化转型造成了显而易见的影响。以下以《妇婴新说》为例，谈论一下近代医学传教士的西医妇产科译著的影响。

---

① 张大庆：《早期医学名词统一工作：博医会的努力和影响》，《中华医史杂志》1994 年第 1 期。

（一）《妇婴新说》的传播力

《妇婴新说》出版后，在国内产生了不小的影响，其重要性得到一定认可。

首先，《合信西医书五种》（包括《妇婴新说》在内）在华屡有翻印。1858 年合信离华返英以前，据其所言，又有"西人在沪贸易者，取余前后所著各书（即《全体新论》及其他的医学译述——引者注）汇印千本，广为流布"①。这大概是《合信西医书五种》汇印之始。其后，中国医务传道会在 1865 年的报告中提到嘉约翰将合信五书重新出版。②同年德贞写的《北京医院年报》（*Report of the Peking Hospital*）也提到曾把《合信西医书五种》呈赠给御史胡庆源以及太医院的院史、院判（此处原文为"President and Vice President"），今天故宫藏书中还存有合信的《妇婴新说》一册。③晚至 1871 年，德贞提到西人的译著中，销量最大的还是《合信西医书五种》。④事实上，直到甲午以前，最为中国人所熟悉的西医书，就是《合信西医书五种》。而且《妇婴新说》初版的翌年，即 1859 年，就已有日本刻本，即平安天香堂［安政六年］刻本，可见包括《妇婴新说》在内的合信西医书在中国及东亚地区的重要影响。

其次，《妇婴新说》作为重要的西医学图书被收录进近代很多书目提要中，如清末《广学会译著新书总目》、1902 年徐维则的《增版东西学书

① ［英］合信：《内科新说》，"序"，第 1 页。其事亦载于 William Lockhart, *The Medical Missionary in China: A Narrative of Twenty Years' Experience*, London: Hurst and Blackett, 1861, pp. 160 – 161。

② "Report of the Medical Missionary Society in China for the year 1865," in MHA ［Morrison – Hobson Archive］, Wellcome Library, MS 5852/38, p. 8: "Dr. Kerr has been authorized ［by the Medical Missionary Society］ to publish a new edition of the valuable medical and philosophical works of Dr. Hobson."

③ "The Fourth Annual Report of the Peking Hospital under the Care of John Dudgeon for the Year 1865," in MHA, Wellcome Library, MS 5852/50, p. 40: "This censor Hu Ching Yuan 胡庆源（按：中文姓名为原文所有）along with the president and vice president of the College have been presented with Dr. Hobson's able and useful translation of some of our medical and surgical works…These works are being studied at present with the view of reporting to the Emperor and forming some plan for future operations."

④ John Dudgeon, "The Tenth Annual Report of the Peking Hospital for 1871," in MHA, Wellcome Library, MS 5852/25, p. 12: "The books most in demand have been Hobson's complete medical works in 5 volumes."

录》、1901 年赵惟熙的《西学书目答问》。其中广学会是 19 世纪末在上海设立的全国最大的教会出版机构，在国内颇具影响力，在当时多翻译图书介绍西学，企图影响中国的社会与政治。《妇婴新说》被收录在它的译著总目中，也可说明其在当时的社会所产生的重要影响。

再次，《妇婴新说》作为清末书商重点销售的医书之一，也频繁出现在报纸广告上，其中就包括近代中国发行时间最久、具有广泛社会影响力的《申报》。《申报》曾于 1886 年 6 月 30 日、1886 年 7 月 3 日、1886 年 7 月 7 日、1886 年 7 月 10 日、1886 年 7 月 18 日、1887 年 9 月 26 日、1887 年 9 月 28 日、1887 年 9 月 30 日、1887 年 10 月 10 日、1888 年 3 月 26 日、1888 年 3 月 29 日、1888 年 4 月 5 日、1888 年 4 月 16 日、1888 年 8 月 31 日、1888 年 9 月 3 日、1888 年 9 月 7 日、1890 年 7 月 9 日刊登包括《妇婴新说》在内的图书广告，且占据不小的版面。仅在《申报》上，销售《妇婴新说》的广告就出现 17 次。这在一定程度上说明《妇婴新说》在当时社会上具有一定的热度和影响力，销量不会太差，否则书商看到无利可图便不会继续给《妇婴新说》进行广告宣传。这反映出自 1858 年在上海出版后，《妇婴新说》在国内产生了较大影响。

最后，《妇婴新说》作为打破国人成见的西医学代表作之一，深刻影响了清末人们的医学观念，也使得一些有识之士认识到中国和西方的差距，并呼吁、寻求一些改变和进步。如 1892 年 12 月 10 日《申报》刊登了一篇名为《书华英大药房活人秘宝书后》的文章，批评国内医疗的弊病，认可西医的治疗方式；并对合信所撰的医书进行了简要介绍，说《妇婴新说》"保婴治产尤极周备"[①]。由此可见，《妇婴新说》已经得到部分时人的重视和认可。1893 年 7 月 2 日，《申报》上登载了一产妇因稳婆接生时手术操作失误而去世的事情，作者评论道："曷不取《达生编》及西人所著《妇婴新说》而读之?"[②] 从中可以看出《妇婴新说》已被时人视为接生时的重要参考依据，或者说以西医妇产科学著作的代表来看待，与清代发行最广的中医妇产科学著作《达生篇》等量齐观。《妇婴新说》在当时社会流传之广、影响之深可见一斑。此外，1896 年 5 月 10 日《申

---

① 佚名：《书华英大药房活人秘宝书后》，《申报》1892 年 12 月 10 日，第 1 版。
② 佚名：《沪滨琐事》，《申报》1893 年 7 月 2 日，第 9 页。

报》刊登《劝妇女习医学说》一文，在阐述妇女习医的好处时，提到生产时碰到一些意外可以运用医学知识做到"成竹在胸，临事毫无慌乱"①，特别讲到这些医学知识"见于《妇婴新说》《妇科精蕴图说》者，俱有名人译成华字，不难读而知之"，于此可知时人将《妇婴新说》视为妇女学医的重要参考书。1896 年 12 月 28 日《申报》上一篇名为《阅昨报记稳婆害人事试申论之》的文章，也提到《妇婴新说》："尝读英合信氏《妇婴新说》一书中，谓有一医生接生至两万五百十七次，顺产者一万九千八百一十次，逆产者只六百一十余次，然从无一人因产厄而亡焉。"② 作者引用《妇婴新说》的内容是为了说明西方产科的专业性和科学性，批评当时中国传统粗糙、盲目的接生手法。作者读过《妇婴新说》一书并能举出书中的内容，说明该书对作者影响颇深，在当时的社会上已有较高传阅度，也能反映《妇婴新说》对时人医疗观念的影响。

（二）《妇婴新说》对传统中医妇科的影响

《妇婴新说》将西医妇科学知识介绍进中国，在华产生了广泛影响，也对传统中医妇科体系造成一定冲击。面对西医的强势传入，中医妇科一定程度上吸收了西医学中与中医核心理论不冲突的内容，完善了自身的内容和结构。例如《妇婴新说》出版前，中医妇科没有涉及气候影响月经初次来潮的时间，只提到气温冷热会影响月经的量。一般天气冷或饮食生冷，会导致经血凝结不下，而天气热的时候经血的量则会相对大。在民国广东中医药专门学校的中医讲义中，可以看到它在按语中补充了《妇婴新说》介绍的相关内容。《妇婴新说》提到"经至迟早，视乎国土寒热，寒则迟至，热则早至"③，而《民国广东中医药专门学校中医讲义系列·妇儿五官类》中也讲到类似内容，在对《素问》的"女子二七而天癸至"④的补充按语中讲到"而土地方位，天气寒温，亦有关焉。热带之人，多不及而至，寒带之人，多逾期而至，可知也"⑤，其意思与《妇婴新说》表

---

① 佚名：《劝妇女习医学说》，《申报》1896 年 5 月 10 日，第 1 版。
② 佚名：《阅昨报记稳婆害人事试申论之》，《申报》1896 年 12 月 28 日，第 1 版。
③ 〔英〕合信：《内科新说》，"序"第 3 页。
④ 邓铁涛总主编，郑洪、刘小斌主编《民国广东中医药专门学校中医讲义系列·妇儿五官类》，上海科学技术出版社，2017，第 17 页。
⑤ 邓铁涛总主编，郑洪、刘小斌主编《民国广东中医药专门学校中医讲义系列·妇儿五官类》，第 17 页。

达的是一致的。说明在民国时期，西医妇科知识已对中医产生一定影响，中医妇科为了完善自身的知识体系，适当补充了西医的相关内容。但关于相关妇科疾病病因的探究和治疗方法的选择，中医并没有吸收太多西医的观点和方法，两者的认知、理论体系差别较大，中医总体上还是坚持其阴阳五行、八纲辩证的认知体系。

（三）《妇婴新说》对传统中医产科的影响

以《妇婴新说》为起点的西医产科知识在华传播，对原本发展缓慢的传统中医产科产生了较大冲击。到了民国时期，中医已对传统产科进行了一定调整，以适应科学的进步演化。

民国时期广东医药专门学校使用的中医妇儿五官讲义，基本继承了清代中医妇产科代表著作——《傅青主女科》的内容，只有个别内容没有完全采纳《傅青主女科》的论述，但针对的问题是与《傅青主女科》一致的。然而在《傅青主女科》中详细叙述的一些内容，在《民国广东中医药专门学校中医讲义系列·妇儿五官类》中却不见踪影，很显然这是由于时代的发展、科学的进步，后者有意省略或删去了这部分过时的内容。

比如《傅青主女科》"妊娠"一章中介绍"妊娠中恶"的情况，对于此情况出现原因的探讨颇具玄学意味，认为妇女在怀孕时碰到了鬼神崇恶，胎儿被一股不正之气所伤，因此孕妇会感到腹痛，建议"有孕之妇，断不宜入庙烧香与僻静阴寒之地，如古洞、幽岩皆不可登。盖邪崇多在神宇潜踪，幽阴岩洞亦其往来游戏之所，触之最易相犯，不可不深戒也"[1]。这里傅青主不建议孕妇进入寺庙和僻静阴寒之地。在其时中国人的观念中，孕期女性不被允许进入寺庙等祭祀场所，也不能参加家族的祭祖、祭神活动。中国传统观念认为孕妇是不洁、不吉的象征。除了孕期外，女性的月经、分娩过程也被认为是污秽、不吉利的。因此傅青主所讲的"妊娠中恶"，很可能是给当时的迷信观念赋予了一种看似合理的医学解释。

清代，人们的科学意识不是很强，遇病求助于巫术、鬼神等寻求帮助，因此上述《傅青主女科》的观点能够被时人接受和认可。但到了中西

---

[1] （清）傅山：《傅青主女科》，中国医药科技出版社，2016，第66页。

医学术体制已经在华发生逆转、西医成为中国医学学术主流的民国时期，中国人已经树立起一定的西医理念，尤其是在一些城市知识分子中间，科学意识已经深入人心。在此情况下，这种明显没有科学依据、带有迷信玄学意味的论调已经不入流了，甚至不能说服当时的中医学者，故此时广东中医学校的教材删除了此部分内容。从中可以看出西医对传统中医的挑战和冲击。《妇婴新说》第一次系统地向国人介绍了先进、科学的妇产科学说，其崇尚实证、科学的医学理论体系，一定程度上影响了后来的医学风气。中医为了适应这股社会潮流，不得不做出一定改变。《妇婴新说》对近代中医妇产科的影响由此可见一斑。

西医和中医原本在各自的轨道上发展演化，就像两条平行线一样没有交集。两者真正有显著的交集、碰撞和融合始于19世纪初，一批基督教新教传教士带着传播上帝"福音"的愿景来到中国，从南洋一隅开始向中国传播西方的宗教信仰。为了减少中国人对基督教的抵触，他们调整了先前刻板生硬的传教方式，改为先向中国人介绍、传授实用性的西方科学知识，从而让中国人认可西方文化后再入教。如此一来，可以说传教士是无心插柳般地给中国大地带来了先进的西方现代文明和理念。

医疗便是当时传教士采用的常见传教方式。西方妇产科学是近代传入中国的西医知识中非常重要的部分。由于解剖知识的缺乏，妇产科学又涉及女性私密的身体部位，在传统中国"男女授受不亲"的性别隔离观念影响下，传统中医妇产科很难取得突破性进展，产科方面尤其薄弱。因此广大女性的身体得不到很好照顾和治疗。医学传教士的妇产科译著，可以说是用笔一字一划、一页一章地逐步打破了中国人心头的思想禁锢，在华传播了西医先进的妇产科知识。在此过程中，他们也对西医学专业术语的汉译做了积极探索，虽然走过弯路，但积累了宝贵经验，为20世纪初西医学专业名词的最终确立与统一打下了坚实基础。西医译著所带来的西医妇产科知识，也对传统中医妇产科产生了不小冲击。受西医的科学、实证观念影响，中医也剔除了部分迷信落后的医学理论。其中传统中医尤其是落后的产科在发展中逐渐弱化，直至被西医产科取代，现在我们已很难再见到传统中医产科的踪影。

西医妇产科知识入华是近代西学东渐中的一个分支，以此为切入点可以窥知当时西学与中国传统文化是如何共存的；在西学影响下，中国传统理念是怎样得到改造的，也即传统社会是如何一步步迈向现代化的。以近代来华医学传教士的西医妇产科译著为考察中心，不仅有利于我们了解近代西医妇产科知识的传播情况，也能一窥西学东渐尤其是西医东渐下的近代中国社会形态和样貌的变化。

第二节　博医会与教会医学教育

教会医学院校并非博医会所直接建立，但与博医会有密切关系。博医会着重关注教会医学教育事业的发展，主要是在进入 20 世纪后。清末新政时期，因应中国社会对西医学的强烈需求，各差会纷纷在华举办教会医学教育，它们或独办，或联合几个差会办理，教会医学教育开始普遍出现并走向正轨，其办学层次也不断提高。在这一过程中，博医会发挥了协调各差会办学和为教会医学教育谋划布局的作用。

一　医学传教士与医学教育

中国西医学教育的出现始于来华的医学传教士。早期来华医学传教士一般在行医传教局面打开之后，面对中国民众日益增多的就医需求，在人地生疏、孤立寡援的情况下，为了达到借医传教的目的，不得不注重培养中国助手，以便更好地开展医疗救助工作。比如伯驾在广州眼科医院工作期间，"三个充满希望的年轻人，年龄分别为 16、17、19 岁，正在医院中接受教育"[①]。三人中最为著名的是关韬，他可以说是近代中国第一位本土籍西医，后来为中国西医学和军医学的发展作出了重要贡献。可以说，早期来华的医学传教士，基本上都有过招收培养中国本土学徒和助手的经历。这一时期的西医学教育，还停留在以师带徒的阶段，规模还很小，医学教育也很不正规很不系统，基本上是这些医学传教士根据实际医学传教工作的需要，为解决医院人才不足的难题，有选择性地讲授内容，培养短、平、快的本土助手。随着时间的推移和来到一地的医学传教士数量逐渐增多，在一些条件较好的沿海地区，开始创办早期的医学院校，如嘉约

---

① Peter Parker, "Ophthalmic Hospital at Canton: Seventh Report, Being That for the Term Ending on the 31st of December, 1837," *The Chinese Repository*, No. 9, 1838, p. 445.

翰于 1866 年在广州创办了近代中国第一个医学教学班，开始较正规系统的医学教育。① 而马根济依靠成功治愈晚清重臣李鸿章亲属的声誉于 1881 年参与创办的天津总督医学堂，则是近代中国最早的官办医学堂。此外，北京同文馆自 1871 年始亦开设有生理学和医学讲座。不过总体来说，由于这一时期的医学教育主要由各个差会单独创办，医学教育规模仍然很小，在校人数有限，多数学校一般只有 2～6 名的学生，全国只有 5 所医学院校的学生人数超过 10 人。② 医学教育也多以医院教学为主，医学院校多附属于教会医院，医学生平时大多数时间在教会医院中实习，医学教育还带有较明显的以师带徒色彩。授课老师也很缺乏，极少有专职教师，医学传教士是教会医学教育的直接执行者。他们多数身兼教会医院医生、学校教师和传教士三重身份，授课内容也不够全面和系统。据 1897 年统计，当时中国共有 598 名西医毕业生，在校者 194 名。③ 这一时期的医学院校数量也很少。不管是医学传教士自身的能量，还是中国社会现实的需求，都还不足以支撑医学传教士们在华大展拳脚地开办医学教育。中国西医学教育的发展，还处在"润物细无声"地潜移默化改变局面的状态。他们在积聚力量，而这种力量的长达几十年的积聚和不断改变中国人对于西医印象的努力，已足以使医学传教士们在外部条件改善的大背景下一展拳脚，引领在华西医学的发展。1901 年之前中国西医院校设置情况可参见本书附录四。

---

① 王芳：《嘉约翰与晚清西方医学在广州的传播（1853～1901）》，第 104～110 页。有论者试图推翻学界相沿已久的博济医校创办于 1866 年这一定论，将 1862 年嘉约翰在广州增沙培养中国助手的行为定为博济医校开办的起点。殊不知，那只能算是嘉约翰早期的医学教育，而绝对不能称得上是医学院校教育这样正规的医学教育。医学教育的出现和医学院校的创办不是一个概念。只要是有师带徒培养医学专业技能的行为，就可以说是医学教育的出现。但确认医学院校创办的标准，除了有师有徒进行教育这一点外，还应该有固定正规的教学场所、较为系统的教学大纲和内容。这正如政党的出现和政党制度的形成不是一个概念一样，政党肯定是先出现，在发展一段时间以后，确立一定的规则才形成政党制度。同样，医学教育可以是多种形式的，但医学校的创办肯定是正规的医学教育。所以医学院校肯定是在医学教育出现以后才逐渐建立。实际上，即便是 1866 年成立的所谓"博济医学校"也只是医学班教学，招收了几个学生进行授课，学制、校舍、系统的教学大纲都很难谈得上。故而，即便是 1866 年以后，也很难如一般的医史著作中所认为的那样，称博济医学校已经开办。在原始文献中，也常把这一时期的医学教育称作"medical class"，故这里将其译为"博济医学班"，以更加名实相副。

② James Boyd Neal, "Medical Teaching in China," *CMMJ*, No. 2, 1897, pp. 89～91.

③ 赵洪钧：《近代中西医论争史》，学苑出版社，2012，第 31 页。

二　博医会与教会医学教育

博医会成立后，即表示了对西医学教育的一定兴趣。在 1890 年博医会第一次代表大会上，文恒理发表题为"对中国人的医学教育"的主席致辞。他表示博医会应在医学教育上投入更多精力，争取国际医学界和基督教传教差会的支持。[①] 与会代表们纷纷对医学教育年限、教科书的选择、课程设置、教育目标、教学语言、招生方式及教育中国医学生所存在的实际困难等发表看法。博医会对医学教育的观点代表了在华医学传教界的普遍观点，不可避免对医学传教士在各地实行的医学教育产生一定影响。不过在 20 世纪之前，教会医学院校基本上为单个传教差会创办，不同的差会有自己不同的医学教育政策，博医会只是呼吁各差会更多地支持医学教育的发展，其会员在不同差会创办的医学院校中任职，通过博医会这一平台探讨一些具体的医学教育问题，尚未能制定统一的教育政策以规划医学教育的发展。[②]

经过义和团运动的打击，在华各差会普遍认识到必须转变传教政策，以使传教事业与中国社会相融洽，减少与中国社会的冲突。他们认识到在华兴办教育、培养中国籍合格人才是教会各项事业在未来发展过程中减少风险的必要手段，同时兴办教育也是改变中国人愚昧落后状况的重要途径。鉴于义和团运动期间一些医学传教士或撤离或被杀，教会医学教育蒙受巨大损失；同时由于没有能够胜任的中国医生，许多医院不得不关闭，医学传教士们也认识到培养中国籍医生的重要性。再加上这一时期清政府开始推行新政，西医学在华传播发展限制解除，有力推动了西医学的在华发展；由于西医在华影响日增，中国人不断增加的对西医学的信任与依赖也给了医学传教士很大的信心。这些迫切的现实使博医会成员认识到在未来的岁月中学会着重做的工作，首先就是要训练培养中国医生。这项工作是博医会应倾全力推进的工作。[③]

---

① H. W. Boone, "Medical Education for the Chinese," *CMMJ*, No. 3, 1890, pp. 109 – 114.

② 史如松：《博医会研究：中国近代西医界职业活动模式的形成》，第 62 页。

③ Sydney R. Hodge, "Presidents Address," *CMMJ*, No. 2, 1901, pp. 148 – 149. 另外，文恒理也发文强调教育与培训中国医学生的重要性。见 H. W. Boone, "The Education and Training of Chinese Medical Students," *CMMJ*, No. 3, 1901, pp. 173 – 175。

　　1900 年，华中地区的美以美会传教士开会时，提出要建立一所中央医学院（Central Medical College）的主张。不过由于对于开办地点的意见不统一，有的主张设在上海，有的主张设在南京，大会没有做出最终决定，而是留到下次会议再表决。[①] 在 20 世纪初的《博医会报》上，也曾多次出现关于建立中央医学院的建议与争论性的文章。争论的问题主要涉及：①中央医学院设立的必要性问题，大多数人认为亟须设立一所中央医学院，但也有人认为现在设立中央医学院的时机不成熟；[②] ②关于设立地点问题，有的建议设立于上海，有的主张设立于南京，还有的主张设立于汉口，但大多数人认为南京和汉口是更合适的地点；③关于教学所使用语言问题，有的主张使用英语，有的主张使用中国官话，当然，也有人主张使用中国方言，大多数人主张使用中国官话，认为这样更有利于培养中国医生，扩大教会医学事业在华的影响力。虽然有着这些争论，但因为来华各差会分属各母会，对各问题的认识也不同，建立一个统一的中央医学院的想法最终没能实现。但不管怎么说，对创立中央医学院校的越来越多的讨论起码说明了博医会及医学传教界开始从政策层面上重视在华发展医学教育事业，并开始着力推进西医学的本土化进程。在这一政策的推动下，在 20 世纪初的十几年（1901～1918 年）中，教会医学教育在华实现蓬勃发展。教会医学教育基本摆脱了原来以师带徒的传统培养模式，开始越来越多地重视开办医学校，大力发展正规医学教育。

　　由于义和团运动的打击，在华医学传教士认识到在华各传教差会联合开办医学教育的必要性。面对清政府施行"新政"、中国社会日益重视西医学教育、大量留学海外的人员选择学医等"不断增长的竞争"，在华传教士认识到，在发展教会医疗事业的同时，"更好的设施和更好的服务是相当必要的"[③]。但对于很多差会来说，依靠自身的力量是难以实现的。于是，合作开办医疗事业得到许多差会的重视，日后在教会医

---

① Edgerton H. Hart, "Needed! A Central Medical College," *CMMJ*, No. 2, 1905, pp. 76–77.

② 如高似兰、聂会东等人在《博医会报》1900 年第 3 期、1901 年第 3 期上刊文建议设立中央医学院，但也有人在《博医会报》1901 年第 4 期上质疑设立中央医学院这一建议的可行性。

③ Cecil J. Davenport, "Medical Missionary Work," *The China Mission Year Book*, 1st issue, 1910, p. 213.

学界普遍使用的"协和"模式开始出现。其实，早在1890年博医会大会上，聂会东和惠亨通就已提出过各差会联合办学的建议，[①] 只是当时未能得到与会者们的重视。在新的形势下，来华各差会在博医会的支持和策划下，开始联合兴办教会医学教育。1903年在博医会华中分会上，建立协和医学院成为此次会议的主要议题之一。此后，有关各差会协和办学的讨论不断增多，[②] 1905年中华基督教教育会大会和同年举行的博医会大会关于合作办学的意见，为随后的各差会合办医学院校提供了政策上的指导。[③] 随后，"协和"办学进入正式实施阶段。教会医学教育也经历了一番资源整合和重组的过程。这一阶段开办的主要协和医学院校见表4-2。

表4-2　各地创办的主要协和医学院校

开办时间	开办地点	合作差会	医院名称	备注
1906	北京	美部会、美国长老会、伦敦医学传道会、华北安立甘会、英国伦敦会、美以美会	北京协和医学堂	
1906	济南	美国长老会、英国浸礼会	济南共和医道学堂	由聂会东、武成献、巴德顺（Dr. Paterson）、章嘉礼分别开办的医校联合而成
1908	北京	美以美会、英国伦敦会、美国长老会、美部会	北京华北协和女子医学堂	官话教学
1908	汉口	英国循道会、美国浸礼会、英国伦敦会	汉口大同医学院	该医学院是在纪立生1902年创办的英国伦敦会医学堂的基础上，与英国循道会、美国浸礼会合办而成

① James Boyd Neal, "Training of Medical Students and their Prospects of Success"; H. T. Whitney, "Advantages of Co-operation in Teaching and Uniformity in the Nature and Length of the Course of Study," *CMMJ*, No. 3, 1890, pp. 198-203.

② 这一时期有关各差会协和办学的讨论，主要有: T. G. Gillison, "The Training of Medical Students in Medical Mission Colleges," *CMMJ*, No. 3, 1905, pp. 97-105; Dugald Christie, "President Address," *CMMJ*, No. 1, 1905, pp. 48-49; Maxwell, "Christian Medical School in China, Correspondence," *CMMJ*, No. 3, 1905, pp. 118-119。

③ P. B. Cousland, "Medical Publications in Chinese," *CMJ*, No. 3, 1907, p. 149.

续表

开办时间	开办地点	合作差会	医院名称	备注
1911	南京	七个教会	华东协和医学院（East China Union Medical College）	官话教学，1917 年合并入山东齐鲁大学医学院
1912	沈阳	苏格兰长老会、丹麦教会	奉天医科大学	1917 年改为奉天医科专门学校
1912	福州	英国圣公会、美以美会、美部会	福州协和医学校	
1914	成都	在成都各差会	华西协和大学医科	

资料来源：根据李传斌《条约特权制度下的医疗事业：基督教在华医疗事业研究（1835—1937)》一书第二章第一节相关内容整理而得。

　　此外，这一时期，由各差会参与的其他形式的联合医学教育活动还有：1904 年，美国宾夕法尼亚大学与广州岭南大学合办广州医学预科（英语教学，两年后停办）；1907 年，武昌文华大学联合其他教会开办医药专业（英语教学，两年半后与上海哈佛医学院合并）；1909 年，美北长老会的达保罗与他人合办私立广东公医专门学校。而主要由一个差会创办的教会医学院校有：广州的广东女医学堂（富马利于 1899 年创立，1905年改称"夏葛女子医学校"，英文名为 Hackett Medical College for Women，使用广州白话，为中国最早的女医学堂）、苏州女子医学院（1901 年创立，先中英文并用，后只用英文教学）、汉口伦敦会医学堂（纪立生于1902 年创立，用中国官话教学）、广州南华医学堂（1904 年创立，用广州白话教学）、福建汀州的亚盛顿医馆（1908 年创立）。另外，苏州的博习医院在 1904 年将开办多年的医科教育归并入东吴大学，成立东吴大学医学院；同年，在浙江台州的内地会传教士开办了内地会医学院；[1] 在东北的司督阁也开始筹办奉天医科大学。另外，原来已开办的上海圣约翰大学医学院（为 1896 年由文恒理创办的仁济医校并入圣约翰大学）继续开办。

---

[1]　Wong K. Chimin & Wu Lien - teh, *History of Chinese Medicine*, 2ed. , p. 554.

　　这里，需要我们注意博医会与各差会之间的关系。作为跨宗派的专业组织，博医会与各差会之间并无隶属关系，而只是协作关系。博医会制定的有关教会医疗事业的政策，需要各差会的积极配合执行，需要它们允许所属的博医会员在差会任务之外去执行。遇到博医会有重大决策时，也需要博医会先向各差会建议，再由这些差会向各自西方母会请示征得同意，最后方能执行。① 另外，博医会在人事上还依赖各差会。传教差会选派来华的医学传教士是博医会成员的最重要来源。作为博医会会员，医学传教士虽可参加博医会，参与博医会的各项工作；但作为个体，各医学传教士仍分属于英美各传教差会，接受这些差会的资助，其工作也受这些差会的约束，对他们负责；以行医为方式推动福音的在华传播依然是医学传教士的主要目的。为此，医学传教士为了论证自己工作的正当性、必要性，经常需要在包括《博医会报》在内的各种媒体、场合与同行论证，向一般的传教士强调，希望获得他们对医学传教工作的支持，并增强同行之间的凝聚力。各在华差会除向其所属教会医院提供经费、为其所属的医学传教士发放工资外，也通过资助或合作的形式支持博医会的具体工作。博医会积极推动的协和医学教育工作，就是获得各差会的积极支持和参与才取得成效的；而博医会为发展教会医学教育的努力，也促进了传教差会之间的合作。因此可以说，在各地协和医学院校的建立过程中，博医会的调和之功不可或缺。而博医会制定的教会医学教育政策也对各差会的医学教育活动具有指导意义。随着博医会影响的扩大，进入 20 世纪后，博医会在与各传教差会的交往中越来越多地以医学职业权威的面貌出现，教会医学诸事务逐渐转变为博医会向各传教差会和财团募捐、由博医会主导实施的模式。②

　　这里还需要说明的是，教会走联合或"协和"办学的道路，不全是为了因应中国社会挑战的需要，也有他们自身传教理念和传教实际的需要。有关这一点，在此不再赘述。各差会协和办学，这类大规模的医学传教活动和大宗社会事业的兴办，也改变了早期少数人单独发展医学教育的历史。

　　在清末新政的影响下，经过 20 世纪最初 10 年的发展，教会医学教育

---

① 李传斌：《条约特权制度下的医疗事业：基督教在华医疗事业研究（1835—1937）》，第 104～111 页。

② 史如松：《博医会研究：中国近代西医界职业活动模式的形成》，博士学位论文，北京大学，2010，第 44 页。

有了很大变化。至 1914 年时，全国主要的教会医学院校已有 13 所，除了表 4-2 中的 8 所协和医学院校外，还有杭州的广济西医学堂（1914 年扩充为浙江广济医科大学，旋又改为广济医专）、上海的圣约翰大学医学院、广州的夏葛医学院、苏州女子医学院和苏州福音医院医专。此外，武昌文华大学、长沙雅礼大学等也办有医科，成都的华西协和大学医科也在筹办医学院，有的教会医院仍附设有小型医学校。其中，夏葛医学院、苏州女子医学院和北京华北协和女子医学堂是专收女学生的，其余的是收男学生。而另一份资料统计显示，截至 1909 年，医学传教士已在几乎全国各省都建立了程度不同的医学教育机构，共有 800 多名医学传教士、40 多名受过专门训练的护士服务于全国 350 多所医院和诊所，每年的接诊量达到 200 万人次。①

洛克菲勒基金会携巨资来华资助发展医学教育事业，对教会医学院校的发展产生了深远影响。教会医学院校实现资源整合，深深地改变了中国医学教育的布局。在此情况下，北京协和医学堂被改造成一所非教会医学校，改称北京协和医学院，成为中国首屈一指的医学院。同时，以英语为教学语言的上海圣约翰大学医学院和长沙湘雅医学院、以中文官话为教学语言的奉天医科大学和华西协和大学医科的办学实力也得到加强。而苏州女子医学院和苏州福音医院附属医专则因洛氏基金会中华医学部的规划遭遇停办。在洛氏基金会的刺激下，博医会决定集中力量着重发展济南共和医道学堂，金陵大学医科、汉口大同医学堂、北京华北协和女子医学堂先后被整合进济南共和医道学堂，共和医道学堂的实力因此大大增强。在这一过程中，博医会对教会医学院校的影响力也随着洛氏基金会的介入而得到加强。到 1921 年，中国所有 24 所医学院校中，教会独办的有 8 所，分别是齐鲁大学医学院、华西协和大学牙学院、圣约翰大学医学院、福州协和医学院、北京华北协和女子医学堂、广济医专、奉天医科大学、夏葛医科大学，加上合办性质的湘雅医学院共 9 所。此外，东吴大学、雅礼大学、华

---

① 《博医会报》1909 年第 5 期可谓教会医学教育的专刊，刊登了多篇文章，对中国全国教会医学教育的现状进行了详细介绍。先总论全国教会医学教育发展情况，后对中国的主要教会医学院校分别进行了详细介绍。详见 *CMJ*, No. 5, 1909, pp. 289 - 349.

中大学等教会大学亦举办有医预科教育。[①] 此后，受中国基督教教育调查会及洛氏基金会的影响，教会医学院校数量从 1922 年起，又有所变化，福州协和医学院停办，北京华北协和女子医学堂并入齐鲁大学医学院，先前停办的苏州女子医学院的设备并入该校。1925 年湘雅医学院改称湘雅医科大学，学校由湖南育群学会负责，该校遂成为一所私立性质的医科大学。

1928 年后，教会医学院校不再开办医学预科，预科交由各教会大学举办。到 1936 年，中国共有 5 所教会医学院校，在校生 419 人。[②] 总体而言，1928 年后，教会医疗事业基本定型，在注重质量情况下，除护士教育在规模上有所扩充外，教会在华医学教育事业没有大的扩展。同时，受非基督教运动、中国民族主义情绪日益高涨的影响，教会医护教育日益走向本土化。

当然，博医会谋划教会医学教育的发展，离不开医学教育课程计划的制订。为此，1905 年博医会第二次代表大会时，成立了医学教科书委员会，专职负责为教会医学教育编译教科书。[③] 1910 年，博医会又设立博医会课程与标准委员会，规范医学教育的课程标准。[④]

在中国社会新陈代谢加速、中国自主创办的医学院校不断出现的情况下，博医会决定集中力量办学以应对竞争，于 1912 年通过决议，制定了发展教会医学教育的新规：①关于学校数量，在沈阳、北京、济南、成都、汉口、南京、福州和广州等地的协和医学院校得到充分的人员和设备配置之前，博医会不再在华开办新的医学院；②关于入学条件，入学者必须是中学毕业，并至少在大学学习过两年，外语是必修课之一；③关于学习年限，应延长至五年，由课程委员会制订详细的课程计划；④关于教师配置，至少应有 10 名教师进行教学，考虑到休假和语言学习等因素，每所学校应有 15 名教师的编制；⑤关于教学设施，学校要有充足的教室和教学实习设备；⑥博医会成立一个协调和指导委员会，以便在教会、医学

---

① 李传斌：《条约特权制度下的医疗事业：基督教在华医疗事业研究（1835—1937）》，第 82~83 页。

② *The China Christian Year Book*, 21st issue, 1938 – 1939, p. 335. 此统计数据不包括当时已经处于沦陷区的辽宁医专。

③ "Conference of the China Medical Missionary Association," *CMMJ*, No. 3, 1905, p. 40.

④ "Minutes of Triennial Conference," *CMJ*, No. 2, 1910, p. 125.

院校及中国人和政府之间进行协调。①

　　民国成立后，博医会积极寻求将教会医学教育纳入中国教育部的教育体系中，并根据教育部规定的医学院课程标准来规范教会医学教育。②1915 年，医学课程委员会进一步对 1912 年博医会医学教育政策作了修订和细化，对医学院的教育标准作了更详细规定。规定凡欲获得博医会认可的医学校须具备以下条件。①课程设置与要求：学制五年，每年至少 32 周的教学时间；使用教材与教授方法应与欧美国家水平一致；在课程设置上，须有人体解剖和完整的实验室教育课程。②入学要求：投考者应毕业于中国教育部认可的高中，另还须有至少一年的物理、化学、生物实验训练。③医院实习：医学生在完成五年的正规学习后，须在被认可的医院中或一些特殊医疗机构中临床实习一年。④学位：医学生完成所需课程和临床实习后，根据实习经验撰写一篇合格的学术论文，方能获得学位。此外，医学课程委员会还就医学院的教职人员、教学设施、教学医院配备等方面作出规定，符合规定标准的医学校将被认为是合格学校，被认定为 A 级，其余的则被认定为 B 级或遭停办。③

　　此外，教会医学教育的发展也离不开教科书的出版，为此，1905 年博医会大会还成立教科书委员会。有关博医会医书出版的情况，本章第一节已有论述，此处不赘。

---

① Wong K. Chimin & Wu Lien - teh, *History of Chinese Medicine*, 2ed. , p. 608.

② 如在 1913 年博医会大会上，司督阁就表达了医学传教士在华开办的医学院校，应逐渐地在人员、资金和管理上，都由中国人负责的想法，并强调教会医学院校应与中国政府合作，他们的教学应符合中国教育部的规定。为了便于与中国政府打交道，博医会还专门成立了一个由司督阁、聂会东、柯德仁（T. Cochrane）组成的委员会。参看 *CMJ*, No. 2, 1913, pp. 87 - 90。

③ "Curriculum Committee Report," *CMJ*, No. 2, 1915, pp. 107 - 108.

第五章　博医会的医学研究工作

近代科技革命以来，科技进步的动力逐渐由原来单个科学家仅仅依靠个人兴趣、家庭作坊式的研究，转变为群体职业科学家的体制化研究，科学家依靠群体的力量和自身的努力，通过他们的科学研究成果赢取在该学科领域的荣誉和声望。博医会作为一个带有现代色彩的医学职业学术社团，推动医学科学的进步是它应尽的职责。在中国的医学科学建制之前，博医会组成研究委员会，就一些特定医学问题展开专题研究；而学会的大会、会刊成为在华医学传教士进行学术交流的舞台。他们在博医会和中国西医群体内部，率先将医学科学研究确立为他们职业活动的主要内容。这显示了一部分在华医学传教士职业身份的明显转变，开始由借医传教的医学传教士，逐渐转变为医学科学家。①

第一节　博医会研究委员会的成立及其演变

一　来华医学传教士与现代西医学研究

19 世纪是西方医学取得重大进展并最终确立现代西医学研究方法的时代。在这一时代，一系列新的高精密度和先进科学的医学仪器先后被研制出来，细菌学、病理解剖学的进步彻底改变了人们对于疾病的认识。医学科学家们更加注重在实验室里通过显微镜所观测到的细微结果来分析病人发病的原因。随着 19 世纪后半期资本主义世界体系的逐步确立，部分是为了帝国建设的需要，部分是出于探索未知疾病和未知医学发展的追

①　史如松：《博医会研究：中国近代西医界职业活动模式的形成》，第 68 页；史如松、张大庆：《从医疗到研究：传教士医生的再转向——以博医会研究委员会为中心》，《自然科学史研究》2010 年第 4 期。

求，许多欧美的医学科学家和医学传教士来到新近的殖民地、半殖民地探索新的疾病。在他们看来，有着辽阔土地和众多人口的中国和印度一样，有着巨大的疾病库，是他们从事医学研究的理想区域。为此，他们积极开展在华的医学研究，并与印度的情况进行对比分析，这直接催生了一个医学分支学科——热带医学。它的创始人万巴德博士就曾在台湾及厦门海关医务所工作七年，对当地的疾病流行情况进行了长期的调查和记录，发现了与象皮肿等传染病相关的"蚊－疟学说"，被誉为"热带医学之父"。①1871 年开始出版的《海关医报》（*The Medical Reports of the China Imperial Maritime Customs*，半年一集，1871 年 8 月至 1904 年 3 月共 67 集），以及每隔十年编辑一期的《海关十年报告》（1882～1931 年共 5 期），也陆续刊登了中国各海关所辖地区的疾病流行情况。对各地寄生虫病、流行性疾病的分布和发病情况有详尽的调查研究记录，有助于人们对中国各地地方病的认识与研究，也开启了中国疾病地理学和公共卫生问题研究的先河。

　　当然，西方人士对中国地方疾病的研究并非自万巴德和海关医官始。19 世纪 30 年代以来的在华西方医学传教士，就已经有人在繁忙的行医传教之余，凭着对未知知识的好奇心和热情，陆续开展了一些医学研究工作。他们总结自己行医传教经验，梳理在行医过程中所遇到的各种疾病的发病特征和治疗方法，并留意观察和评判中国本地医药的药效，对中医药的药性进行西医学的研究，这些形成了他们在中国最早的医学研究成果。早期来华的医学传教士，从伯驾、合信、雒颉、嘉约翰到德贞等，主要在

① 万巴德（Patrick Manson，1844 - 1922），英籍医生。1866 年受台湾传教士马雅各医师的推荐，从苏格兰来到打狗（高雄），从事港口的检疫，同时担任驻在地欧洲人的医疗工作。他在留台岛五年期间曾研究当地常见的热带病——象皮肿和麻风病，并做了详细记录。1871 年转往厦门，在那里一直待到 1883 年。其间，他对班克罗夫特氏丝虫、肺吸虫及万巴德氏裂头虫的研究留下了不朽的业绩。他发现库蚊是传播象皮肿等传染病的媒介，并在此基础上提出"蚊－疟学说"。万巴德于 1897 年出版名著《热带病》，回英国后创设伦敦热带医学校，并于 1907 年热带病学会成立时当选为第一任会长，被称为"热带病学之父"。可参见李尚仁《万巴德、罗斯与十九世纪末英国热带医学研究的物质文化》，《新史学》2006 年第 4 期；马伯英、高晞、洪中立：《中外医学文化交流史》，文汇出版社，1993，第 406～408 页；高田、哈鸿潜：《台湾早期之教会医学》，《中华医史杂志》1995 年第 2 期；李尚仁：《帝国的医师：万巴德与英国热带医学的创建》，（台北）允晨文化实业股份有限公司，2012。

以下四大领域取得突出的医学成效，确立了西医在华的重要地位：一是预防天花的种牛痘术的推广；二是对眼病的诊治；三是外科手术；四是对鼠疫、麻风病、霍乱等流行病的预防和治疗。其中有三个领域与公共卫生问题直接相关。[①] 这一时期来华医学传教士的中国疾病研究出版成专著的中国地方疾病研究成果，据笔者所见，较早的有 1877 年由著名传教医生德贞所著的《中国疾病：与欧洲疾病的状况和患病率对比》（*The Diseases of China: Their Conditions and Prevalence Contrasted with Those of Europe*, Glasgow: Dunn & Wright, 1877）一书，是为第一部西医中国疾病分类学著作，但随着时间的推移，这一研究成果因过时而无甚价值；在山东通州医务传道的满乐道（Robert Coltman, Jr.）于 1890 年发表的一篇长文也对当时中国几种传染发热性疾病的地理分布做了初步勾勒，并将其收在他的《中国人，他们的现状及未来：医学、政治与社会》一书中，但研究极为粗糙；[②] 此外，施古柏（Scheube）还描绘了一幅中国疾病分布图，但也因大量影响严重的重要疾病没有统计在内而不甚可靠。[③]

　　作为一个以参加国际医学大会为契机而成立、由具有传教士身份的在华西医师组成的团体组织，虽然借医传教是他们的最终目的，但博医会还是发挥了它作为一个医学团体应有的科学功能。在 1886 年博医会成立时，即将促进医学发展作为协会的基本目标之一写入会章，并在创会之初的《中国行医传教会启》中明确声明："欲将中国所有奇难杂症为西人所无者，系告之现居西国诸医，俾互相参究，得以精益求精，登峰造极。"[④] 在此后虽然博医会章程多有变动，但这一条一直保留了下来。[⑤]

　　不过，由于前面多次提到的因素，成立之初的博医会并未将在华开展医学研究作为工作重点，在华的医学传教士们忙着在新开辟的传教区域借

① 何小莲：《西医东渐与文化调适》，第 164 页。

② Robert Coltman, Jr. , *The Chinese, Their Present and Future: Medical, Political and Social*, Philandelphia and London: F. A. Davis, Publisher, 1891.

③ 参见笔者《中国博医会与中国地方疾病研究——以〈中国疾病〉一书为中心的考察》，《自然辩证法通讯》2010 年第 5 期。

④ 《中国行医传教会启》，*CMMJ*, No. 1, 1887, p. 74。

⑤ W. Hamilton Jefferys and James Laidlaw Maxwell, *The Diseases of China: Including Formosa and Korea*, p. 25.

医传教、巩固传教阵地；而他们彼此天各一方的工作状态也使得他们相互联系非常困难。在彼此沟通交流甚少情况下，他们的医学研究大受影响。据史如松博士统计的1887～1900年发表在《博医会报》上的在华医学传教士科研成果来看，这一时期博医会成员的医学研究选题随意性很大，主题分散，同一研究者对同一问题的研究很少有连续性。这一时期《博医会报》上共刊登研究性文章136篇，涉及作者57人，平均每人仅发表2.4篇；发表文章在10篇以上者仅2人，发表文章在5～9篇者也仅4人。从研究内容来看，涉及麻风病的文章有5篇，有关伤寒及其他发热性疾病的7篇、胸科5篇、泌尿系统7篇、肿瘤疾病7篇、骨科8篇、中药研究7篇。然而，这些相对集中的研究文章只占全部研究成果的34%，同一主题的文章很少属于同一作者，这说明研究主题选择的随意性、无计划性。[①]他们的这些研究成果，主要是在各自行医过程中针对所遇到的医学问题的探讨，很少有相互之间的协作研究。此时西医学研究尚处于拓荒阶段，为数不多、精力有限的医学传教士只能在行医传教的间隙开展有关中国的西医学研究；他们的研究难免肤浅粗糙、宽泛，难以深入下去。他们的功绩也正在于其开拓意义，其研究是后世研究者所无法绕开的。需要说明的是，博医会员的医学科研究成果，除主要发表在《博医会报》上外，还有些发表在英国《热带医学杂志》等国外医学期刊杂志上。[②]

　　1896年，作为博医会在艰难时期坚持各项工作的高似兰，在当年3月份的《博医会报》上刊登了一封写给所有在华的医学传教士的信，号召他们进行各地医学统计，统计当地疾病状况、医疗卫生条件、医务传道人员状况等。此信还曾在1897年3～4期合刊的《博医会报》上再次重登。[③]在随后的时间里，一些地方的教会医院负责人也进行了响应，对所在医院和地区的疾病流行和诊治情况进行统计，并将这些统计数据刊登在《博医会报》上。很显然，此项统计活动有利于增强博医会成员的联系与凝聚力。这也有助于对中国疾病流行情况的掌握，为后来博医会开展对华疾病、医学研究，规划在华医院、医学院校建设等都有先期资料准备的作

---

① 史如松：《博医会研究：中国近代西医界职业活动模式的形成》，第69～70页。
② 史如松：《博医会研究：中国近代西医界职业活动模式的形成》，第69、79～81页。
③ P. B. Cousland, "A Plea for Medical Statistics," *CMMJ*, No. 1, 1896, p. 54; No. 3～4, 1897, p. 273.

用。但也不得不承认的是，响应高似兰呼吁的医学传教士和医院比较少，《博医会报》这方面的稿源也经常出现断稿情况，博医会会员的医学统计和研究意识需要进一步加强。

二　研究委员会的成立及其机构演变

经过义和团运动的打击，在清末新政的新形势下，西方差会在华的各组织机构逐渐得到恢复。博医会的各地分会组织重新建立，总会代表大会也逐渐有规律地召开。在此情况下，面对中国社会越来越强烈的西医需求，加强博医会的各项工作，重视对中国各地疾病的研究，逐渐成为博医会会员的共识。

1901年英国长老会医学传教士小马雅各来华，他继承其父马雅各在台湾的医学传教工作。当时，小马雅各的兄长马士敦在闽南地区开展医学传教工作并已加入博医会。在马士敦的介绍下，小马雅各顺利加入博医会。小马雅各和马士敦都是典型的医学传教士二代，思想、性情中都有医学传教士及传教士二代某些普遍的因素；但他与马士敦不同的是，他一开始就对医学研究非常感兴趣，有一种年轻人为了科学研究而努力的激情和领导才能。他积极倡导医学传教士们在已发生改变的中国社会从事医学研究，努力保持他们在华西医发展过程中的领导地位。他在行医传教之余努力开展医学研究，并将其成果发表在《博医会报》上，在1905～1907年共发表4篇论文。在1907年在上海召开的博医会大会上，小马雅各以"博医会在推动科学进步上实现她的目标了吗？"为题进行发言，呼吁医学传教士在华开展医学研究，并提出他认为应该加强的医学研究方向，并建议博医会成立一个专门的委员会，选择一些方面开展专题调查研究。[①] 他的发言得到先前已在汉口博医会华中分会开展医学研究工作的何福善及其他代表的积极支持。何福善也曾撰文讨论医学传教士在华开展医学研究的可行性，并倡导医学传教士在华协作开展医学研究。[②] 他还在汉口成立一个调查委员会（Committee of Investigation），以调查和汇总各分会及各成员的

---

① James Laidlaw Maxwell, "Does the Association Fulfill Its Objects in Relation to the Progress of the Scientific Knowledge?" *CMMJ*, No. 4, 1907, pp. 206 – 214.

② Sydney Rupert Hodge, "The Possibilities of Scientific Research in Medical Mission Work," *CMMJ*, No. 5, 1907, pp. 204 – 206.

研究工作，以便集中会员之间普遍存在的问题。由于华中分会在此方面已先期进行了一些工作，积累了一些经验，故博医会先前主要委托华中分会进行医学研究调查工作。

会议经过热烈讨论，决定成立一个常设性的委员会，即研究委员会（Research Committee），来推进在华医学研究工作。大会最终任命小马雅各为新成立的研究委员会主任，成员包括杰弗里斯（上海）、宋先生（C. W. Somerville，武昌）、布斯（R. T. Booth，汉口）、马约翰（John MacWillie，武昌）、罗感恩（湖南常德）、胡恒德（芜湖）、马士敦（厦门永春）、韦尔（H. H. Weir，韩国仁川）、权约翰（John E. Kuhne，广州东莞）等九人。[①] 19 世纪后期，医学传教士的职业倾向发生由传教行医向行医传教的转变，医疗成了他们的工作重心，博医会的成立可以说是这一转变的标志。而此时，随着研究委员会的成立，部分传教医生又经历了从医疗到研究的转变，医学研究成为博医会的一种重要职业活动方式。[②] 如果说 1886 年博医会的成立，显示了在华的医学传教士们不甘心只做治病救人的医生，而希望能够成为在医学研究上有所贡献的医学科学家，并且试图参与世界医学研究大潮的群体主动意愿；那么研究委员会的成立及其随后所开展的各项工作，则更明显地表现了博医会会员试图将这一意愿更好更有效地坚持下去，使博医会变成更合乎西方医学团体学术研究职业活动规范的科学研究团体。

研究委员会设主任一人，委员若干名，1920 年后委员人数维持在 10 名左右。小马雅各认为研究委员会委员应来自中国的不同地区，具有全国性，只有这样才能保证委员会的调查研究工作在更广阔的地域内进行。[③] 为此，研究委员会在以后的换届选举过程中，非常注重新当选成员的地域分布。为了更好地开展医学研究工作，研究委员会还鼓励非委员会成员的医学传教士积极参与到其设定的研究项目中，在研究委员会第一个主题研究（肠寄生虫病的调查研究）的参与者中，就有怀敦干（George Duncan Whyte）等 14 位来自全国各地的非研究委员会成员。小马雅各提出，研究委员会委员的职责包括：在其所在地区，唤起其他医学传教士的研究热情，鼓励他们参与研究委员会设定的主题研究；汇集所在地区医生的研究

---

①　*CMMJ*，No. 2，1907，附页。

②　史如松：《博医会研究：中国近代西医界职业活动模式的形成》，第 68 页。

③　James Laidlaw Maxwell，"China M. M. A. Research Committee," *CMJ*，No. 6，1907，pp. 346－347.

成果形成报告，并将这些报告在规定时间内提交给研究委员会主任；帮助所在地区医生处理其（在医学研究中）遇到的各种难题。① 非研究委员会成员参与研究委员会的主题研究，丰富和深化了研究成果，并在博医会内部形成一个以研究委员会为中心，有在各地医学传教士甚至世俗西医参与的医学研究团体，扩大了研究委员会在中国医学研究中的社会影响。②

在医学研究第一个高潮期，1910 年博医会曾决定设立研究委员，各分会设立单独的研究委员会，各自执行研究工作，最后由研究委员汇总成果形成研究报告，提交给博医会。③ 不过这一模式并未持续下去，不久研究委员会就恢复了它最初的形式。研究委员会作为博医会的下属委员会，向博医会负责，其工作周期从博医会的一次代表大会开始到它的下次代表会议结束，研究委员会各项事务也都在大会上由博医会决定。一般在代表大会召开时，由大会临时成立的提名委员会（Nominating Committee）提议博医会下属包括研究委员会在内的各委员会的人事人选，最终名单由大会讨论决定。研究委员会组成人员改选完成后，在大会上讨论确定本届委员会的研究主题，大会结束后开始展开研究，历时两到三年，最后将研究成果汇总提交给委员会主任，由他在下次代表大会上向博医会提交研究报告，结束一个工作周期。④

经过多年的研究工作，博医会逐渐走向正轨。在 1926 年博医会大会上，研究委员会改名为研究理事会（Council on Medical Research）⑤，并根据博医会章程相应地在执委会获得了一个代表资格，成为博医会少有的几个理事会之一（除了研究理事会外，当时博医会还有医学教育理事会，也就是在这次代表大会上，博医会公共卫生理事会被撤销）。但随着博医会与中华医学会合并进程的加速，在 1929 年博医会代表大会上，研究委员会提交了他们最后一次研究报告，之后研究委员会加强了与中华医学会的合作，并最终随着博医会退出了历史舞台，被两会合并后新成立的中华医学会研究委员会所取代。博医会研究委员会（含研究理事会）历届组成人员见表 5 – 1。

① James Laidlaw Maxwell, "China M. M. A. Research Committee," *CMJ*, No. 6, 1907, pp. 346 – 347.
② 史如松：《博医会研究：中国近代西医界职业活动模式的形成》，第 71 页。
③ "China Medical Missionary Association Triennial Conference. Hankow, February 19th to 24th, 1910," *CMJ*, No. 2, 1910, p. 121.
④ 史如松：《博医会研究：中国近代西医界职业活动模式的形成》，第 70 ~ 71 页。
⑤ 为行文方便，文章中统一用"研究委员会"的名称。

表 5－1　博医会研究委员会（含研究理事会）历届组成人员

任期	主席	委员
1907～1910	小马雅各	杰弗里斯（上海）、宋先生（武昌）、布斯（汉口）、马约翰（武昌）、罗感恩（湖南常德）、胡恒德（芜湖）、马士敦（厦门永春）、韦尔（朝鲜济物浦）、权约翰（广州东莞）
1910～1913		本届不设立专门的研究委员会，各分会设立单独的研究委员会，各自执行研究工作，最后由研究委员汇总成果形成研究报告，提交给博医会。
1913～1915		胡恒德、马立师、柯医生（A. F. Cole）
1915～1917	怀敦干	鲍德（R. A. Bolt）、泰医生（Dr. E. S. Tyau）、艾格斯（H. E. Eggers）、胡恒德
1917～1920		怀敦干、郝济生、荣安居（Andrew Young）、贾医生、韩永禄、嘉惠霖、比必
1920～1923		郝济生、杨怀德（C. W. Young）、怀敦干、高医生（E. V. Cowdry）、宝福德（Louis H. Braafladt）、嘉惠霖、巴斯柯克（J. D. Van Buskirk）、步达生（Davidson Black）
1923～1925	嘉惠霖	克鲁克香克（Cruickshank）、步达生、史蒂文森（Paul Stevenson）、何医生（John H. Foster）、杨怀德、怀敦干、麦克比恩（J. A. McBean）、鲍尔禄（C. Herman Barlow）、安连生（V. B. Appleton）、巴斯柯克
1925～1926	嘉惠霖	小马雅各、安德孙（Bert G Anderson）、步达生、厄尔、费博士、何医生、边恩赐（Macbean）、谢尔希尔（Shellshear）、史蒂文森、黄医生（Wong）、麦克洛伊（C. H. McCloy）、伊博恩
1926～1929		安德孙、费博士、步达生、林医生（Dr. R. K. S. Lim）、厄尔、伊博恩、小马雅各

资料来源：笔者根据《博医会报》公布的博医会历届代表大会选举结果整理而成。

第二节　中国地方疾病研究

　　博医会进行中国地方疾病研究，有其特定的历史背景。这一研究也是博医会各项活动中极为重要的一项，它以探讨中国地方疾病的独特性并造成此独特性的原因、中国特定环境对在华中外人士不同病况的影响为目的，其对中国地方疾病和病因的研究，勾勒了当时流行于中国的各类疾病的谱系，在一定程度上引导了中国人对于自身生存的生态环境和疾病地理的认识，成为我国热带医学学科和公共卫生研究的发源所在，也有助于西方正确认识华人种族性问题，有其客观的进步性和历史实用价值。

一　前期研究工作

关于博医会成员在华的中国地方疾病研究，最值得称道者，一为在台湾之马偕（George Leslie Mackay）医生。[①] 马偕的医学贡献除施医拔牙为台岛民众解除病痛外，最重要的是他在兰大卫（Ringer）医师发现寄生于人体的肺吸虫后，在热带医学研究上首次推定了肺吸虫的传染路径。兰氏于 1879 年 6 月在淡水解剖一位因升主动脉瘤破裂而死的葡萄牙籍水手尸体时，在其肺脏组织内检出一圆形、豌豆状的寄生成虫（后证实为肺吸虫）。此虫后与万巴德在一病患咳出的锈红色痰中检出的同类虫卵一并被送往伦敦的科博尔德（Cobbold）处鉴定，科博尔德认为此系未知之新虫，遂将其命名为兰氏二口吸虫（Distoma Ringeri），即今所称的卫氏并殖吸虫（Paragonimus Westermani）。兰氏发现首例寄生于人体之肺吸虫，引起了医学界的重视，开台湾寄生虫学研究的先河。事后，马偕博士积极寻求肺吸虫侵入人体之途径，经过不懈努力，终于发现台湾民众嗜食淡水螃蟹而致感染的事实。近代寄生虫学研究显示，肺吸虫卵在淡水中孵化成幼虫后，进入淡水螺（第一中间宿主）体内，在淡水溪流中尾动幼虫从螺蛳体中出来，钻入螃蟹（第二中间宿主）体内，随后借人们吃螃蟹的机会而进入人体，证实了马偕博士当初的推定是正确的。[②]

博医会研究委员会在其存在的 20 余年时间里，根据博医会确定的研究范围及每次代表大会议决的研究主题，开展了一系列的专题研究，这些研究往往带有持续性，对同一主题展开系统的多次研究，其中最重要的是对中国寄生虫病的研究和对中国人身体和生理数据的调查。他们的研究主题的选择，一般并非西方医学界研究的主流，他们往往根据中国具体的情况，选择在中国社会高发的各种热带病、流行病进行研究，并试图从人种学的角度来考察中外人士在面对相同疾病时的不同表现，以回应中外人种

---

①　马偕，1871～1901 年在台工作，后死于台湾。

②　高田、哈鸿潜：《台湾早期之教会医学》，《中华医史杂志》1995 年第 2 期。

上差异的观点。① 这一时期，世界医学研究潮流对热带疾病研究的重视也深深影响了博医会研究委员会的工作，研究委员会对在中国流行的各种寄生虫病的研究就是这种潮流的体现。而他们选用的研究方法，也主要是这一时期在西方蓬勃发展并日渐成熟的实验医学方法和临床医学方法。

　　在前期（1907～1915年），研究委员会开展的研究工作主要是对在中国流行的各种肠道寄生虫病进行研究，这主要通过分析人体排泄物进行调查研究。从1908年秋季开始，博医会研究委员会先后分五次对研究成果进行了汇报，这些研究成果都及时地刊登在了当年出版的《博医会报》上（见表5-2）。通过3年左右的中国疾病调研，研究委员会积累了中国各地丰富的疾病知识，医学传教士对于中国各地疾病的认识更加全面深刻；这些研究工作的开展，也激发了各地会员，包括原来不太重视医学研究的会员参与调查和研究的积极性。他们的研究注重疾病研究的中国特色，试图通过在华的医学研究，为国际医学研究提供来自中国的经验，丰富国际细菌学、病理学的研究内容，并找出中国在疾病流行学方面的独特性。

表5-2　博医会研究委员会早期的研究情况

序号	刊发情况	内容简介	内容说明
1	*CMJ*, No. 4, 1908	①上海的杰弗里斯和戴医生（Dr. Day）的报告；②怀敦干所做的潮州府粪便调查结果；③小马雅各所做的台湾台南教会医院1000名男士、50名女士粪便分析报告；④在朝鲜济物浦的韦尔写给研究委员会的报告；⑤鲍理茂（W. E. Plummer）所做的温州13名病人粪便统计数字；⑥马士敦所做的粪便统计数字；⑦罗感恩报告了美国强直肠、新旧寄生虫这两种病虫的分布情况	所获得的统计数据主要来自沿海省份和口岸城市，钩虫病在包括台湾在内的中国的五个省份和朝鲜都很流行，但内地农村的情况还需要进一步加强研究。另外，对于强直肠、新旧寄生虫、绦虫、华支睾吸虫等病虫的分布情况需要进一步研究（小马雅各总结）

---

① 怀敦干在1917年博医会大会研究委员会报告中解释了研究委员会选择一般人不太感兴趣的解剖学和生理学作为研究对象的原因。他说，即便是西方研究的主流疾病，在中国也会因为中国特色而发生变异，博医会应主要专注于中国地方疾病的独特性，以这些变异的以及有中国特色的地方疾病为研究对象，这样才更有现实意义。参看 "General Report of the Research Committee," *CMJ*, No. 2, 1917, pp. 162 - 164。

续表

序号	刊发情况	内容简介	内容说明
2	*CMJ*, No. 5, 1908	汉口布斯、宜昌斯图克（George F. Stooke）、四川仁寿县康德昭（James R. Cox）的研究报告	主要是对一些寄生虫（包括绦虫、蛔虫、钩口线虫、吸虫）的调查研究
3	*CMJ*, No. 1, 1910	①华中分会研究委员会、湖北 Tsao - shih 的威尔斯（D. E. F. Wills）所做的日本血吸虫病理研究及给研究委员会主任的一封信的摘要；②重庆的阿斯弥（Assmy）写给委员会主任的一封信的摘要；③福建兴化府（今福建莆田）的桑格（F. Sanger）所做的系列粪便排泄物研究的摘要；④四川仁寿县的康德昭所做的系列排泄物研究摘要；⑤上海同仁医院所做的粪便排泄物检测报告	
4	*CMJ*, No. 2, 1910	①胡恒德关于芜湖医院的报告；②马士敦在福建永春所做的 1000 例粪便排泄物的调查报告；③符克德（Volrath Vogt）在湖南益阳挪威传教会医院所做的粪便排泄物调查报告；④山东潍县罗嘉礼（Charles K. Roys）所写的一封信的摘要，内含德国政府医学人员在青岛所做的一个肠内寄生物的列表；⑤小马雅各根据在包括东北、台湾、香港在内的中国各地以及朝鲜、暹罗所做的调查而写的一个热带医学报告	
5	*CMJ*, No. 3, 1910	研究委员会的最后一次报告	
6	*CMJ*, No. 2, 1911	①广州达保罗的《肺结核患者疗养地》；②广东阳江的都信德（William Hervice Dobson）的《肺结核的临床治疗阶段》；③梧州美约瑟（Joseph Goy Meadows）的《肺结核治疗建议》；④广州嘉惠霖的《肺结核的治疗建议》	肺结核专题研究

序号	刊发情况	内容简介	内容说明
7	*CMJ*, No. 6, 1911	①华南分会研究报告；②胡恒德的小袋虫属感染论文；③贝医生（Albert P. Laycock）关于甘肃疾病地理的通信摘要；④云南的赖宏恩（Walter T. Clark）关于绦虫的通信；⑤奉天嘉克森（Arthur C. Jackson）的来信；⑥台南医院报告摘要	

资料来源：笔者根据 *The China Medical Journal* 各期内容整理而成。

博医会开展中国地方疾病研究是必要的，同时汇集历来博医会成员相关研究成果也是不可缺少的，它对于传教医生们总结中国地方疾病研究状况、系统认知中国生态环境和疾病地理、探究中国地方疾病之独特性、诊治中国病人和保证来华西人的身体健康都有非常重要的意义。研究委员会成立前后，时任《博医会报》编辑的杰弗里斯和时任博医会研究委员会主任的小马雅各即开始尝试对中国流行的各种重要疾病做总体上的把握，他们努力吸纳了研究委员会及《海关医报》等先前有关中国医学研究的各种成果，并号召每一位会员都力所能及地向他们提交一份有关所在地区寄生虫病的发病情况报告或研究文章。[①] 1911 年，美国费城的 P. Blakiston's Son & Co. 出版了二人合著的《华人病证篇》一书。由于该书资料的主要来源即为历年发表在《博医会报》上论述中国地方疾病的文章，所以该书可谓 1911 年前博医会成员对中国地方疾病研究成果的汇集和总结。[②]

在《华人病证篇》一书中，作者研究了中国的疾病地理学，总体上按决定疾病地理状况的气候因素将全国分为华北、华中和华南三大区

① James L. Maxwell, "The Research Committee," *CMJ*, No. 2, 1909, p. 108.
② 杰弗里斯和小马雅各于 1929 年出版此书的第 2 版，此书列出的资料来源先后依次是：《博医会报》，《中华帝国海关医务报告》，《上海和香港卫生部报告》，作为编辑工作的副产品、长期以来与同事的通信和交往感悟、热带医学研究的一些成果，中国教会医院报告，1929 年之前的 40 年间偶尔发表在专业期刊上的有关论文，他们自己的经验，各种文献上的零散信息。

域。又根据各地气候、疾病不同特点和当时研究状况细分为七个区。①
作者统计了各区域的疾病流行状况，并对之进行了分类。作者对中国的
各类疾病，包括传染性疾病、麻风病和脚气病、原生物引起的疾病、寄
生虫病、食道疾病、肝脏和脾疾病、神经系统疾病、儿科疾病、鸦片瘾
和自杀、中国特有疾病、中国的通行性发热（Undifferentiated Fevers）、
腹部疾病、骨关节疾病、皮肤病、肿瘤、生殖泌尿系统疾病和结石、
梅毒和性病、妇产科疾病及眼耳疾病等的流行状况、病因、临床特
征、类别、死亡率、诊断与治疗等方面做了分门别类的分析介绍，并
采用大量图片和地图来辅助说明，以便于读者更好地理解这些疾病。
全书篇幅较大，共716页，可以说是当时中国地方疾病研究的集大成
之作。

　　总体而论，作者认为当时对中国影响极大的疾病有以下几种：①肺
结核；②梅毒；③痢疾；④鼠疫；⑤霍乱；⑥口炎性腹泻；⑦麻风病，
此病是其时蔓延全国的一种重要慢性传染性疾病，鲁、粤两省受害最
重；⑧脚气病；⑨疟疾；⑩黑热病；⑪回归热；⑫卫氏血吸虫病；⑬象
虫病、丝虫病，虽然万巴德博士对此两类疾病进行了大量研究并在国
际上获得巨大轰动，说明此两类疾病在华广泛存在，但在华开业的许
多医生和作者本人都认为此两类疾病是否真的在中国大量存在尚待进
一步证实或证伪；⑭日本血吸虫病；⑮钩虫病；⑯美国板口线虫病，
此病在汕头和常德有报道；⑰姜片虫病；⑱华支睾吸虫病；⑲甲状腺
肿，崇明岛、湘南边境的一个小镇、台中等地为此病的三个高发中

----

① 其中华北，即北纬35°以北，作者称为地区1，包括今华北、东北和朝鲜半岛大部；晋
　　西黄河以西，作者在地区1范围内分出地区4，包括今西北地区及西藏自治区。华中，
　　即北纬28°～35°，包括长江流域大部，作者称为地区2；再往西但仍在110°经线内，
　　作者分出地区5，主要指长江上游的四川省。华南地区，属亚热带及热带气候，作者
　　所述的地区3包括今闽、台、琼、粤四省；闽粤以西，当时了解不多，被划为地区6。
　　最后是地区7，作者称为"狭长的与外部接触地带"，包括北到牛庄南至香港的整个沿海
　　地区及长江下游沿江地带。作者对我国区域的划分，既未严格按自然地理区划划分，也
　　与现行的行政地理区划不同，作者是根据自己研究的需要并大体参照我国自然地理区划
　　而划分的，有时分区稍显重叠。作者分别介绍了各地的气候环境和流行疾病。关于对博
　　医会研究委员会前期成果及小马雅各和杰弗里斯此书的分析，可看笔者《中国博医会
　　与中国地方疾病研究——以〈中国疾病〉一书为中心的考察》，《自然辩证法通讯》2010
　　年第5期。

心，华北也有零星报道；⑳膀胱结石。对照现在的疾病地理学研究成果可以看出，当时的研究虽有不足，但基本与现今研究结果是相吻合的。

该书的出版向世人证明：医学传教士在华完全可以凭借自己的努力取得科学研究上的成就。当然，由于中国的各种疾病纷繁复杂，加之二人精力有限，其研究不可能穷尽一切疾病并对每一种研究的疾病进行全面细致准确的分析判断，故书中的错漏之处还是有的。另外，作者在对中国地方疾病进行研究时，将当时盛行的酗酒、抽鸦片、役使太监、缠足、乞丐自残等社会陋习也视为中国疾病，并将这些社会陋习视为中国特有的疾病而大加挞伐。一方面反映了他们对中国的偏见；另一方面他们将这些陋习视为不可理喻的行为而深恶痛绝，呼吁在华取消这些陋习，也客观上促进了中国社会风俗的改良。

从研究委员会前期的工作我们可以看出，疟疾、血吸虫病、黑热病、钩虫病、血丝虫病等寄生虫病在近代中国非常流行，对社会的危害相当大，是威胁我国人民群众生命健康的重要热带疾病。① 为此，研究委员会对寄生虫病的调查研究成了一个贯穿始终的研究课题，尤其是重视肠道寄生虫病和血液寄生虫病的研究。也正因为如此，研究委员会的第一个研究主题便是调查中国肠道寄生虫病的分布情况。1910 年研究委员会在提交给博医会大会最终报告后，除开展血液寄生虫病的研究外，还继续坚持肠道寄生虫病的调查研究。1910 年以后的《博医会报》上，也几乎每卷都刊登有关于寄生虫病的文章。②

除了寄生虫病外，研究委员会还调查了其他一些中国地方性疾病，尤其是斑疹伤寒、麻风病、脚气病和象皮肿。博医会对中国地方疾病的研究，是以探究中国地方疾病之独特性并造成此种独特性之原因、中国特定环境对在华中外人士不同病况的影响为目的的，实际上包含了当时因应热带医学发展的需要，探究中国人与西人在人种学上、抵抗疾病方面有无区

---

① 张大庆：《中国近代疾病社会史（1912—1937）》，第 29 页。

② "Amended Report of the Research Committee, 1923 - 1925," *CMJ*, No. 5, 1925, pp. 452 - 456; "Research Committee Report," *CMJ*, No. 9, 1926, pp. 897 - 902.

别的动机在内。[①] 这些有关各种寄生虫病和地方病调查研究工作的开展，积累了相关疾病和医学知识，描绘了近代中国的疾病地理学图谱，其对中国地方疾病和病因的研究剖析，勾勒了其时流行于中国的各类疾病的谱系，一定程度上引导了中国人对于自身生存的生态环境和疾病地理的认识；对我国热带医学学科及公共卫生的兴起与发展，起了必不可少的前期铺垫和推动作用；也有利于纠正西方对我国的一些错误看法，有其客观的进步和历史实用价值。这些调查研究工作对中国特定地方疾病的研究，也加深了人们对这些疾病的认识，丰富了人类的医学知识，为世界医学科学的发展作出了一定的贡献。[②]

二 后期研究工作

1915 年以后，博医会研究委员会除了继续对在华流行的各种疾病进行深入调查研究外，收集整理中国人的身体和生理数据，对中国人体格进行分析研究成为其第二阶段的主要工作内容。他们希望通过对中国人身体生理数据的测量和调查，建立一个可供医学研究和临床治疗所参考的、不同于欧美人群的中国人身体生理指标。这是研究委员会对西方医学界认为的所谓"普世的"身体生理指标在华的本土化尝试。[③] 但其实，提倡对中国人身体和生理数据进行调查研究的体格检查的言论，早在清末甲午战后就已出现，到了民国时期体格检查工作逐渐开展起来。它表达了中国人试图洗脱"东亚病夫"污名、增强体质、强身健体的诉求和努力。在此过程中，人们注意到体格存在种族差异，于是中国人开始呼吁建立适合自身的体格标准，来作为判断中国人体格强弱的依据。但首先真正将这一想法落到实处，对中国人身体、体格数据进行收集的却并非中国人，而是在华的博医会医学传教士。[④] 他们在平时行医过程中发现，对于某些疾病，中国人和欧美白种人症状会有很大区别，并认为这可能是因为人种不同而造成的。为此，他们迫切希望获得中国人身体生

---

① 参见笔者《中国博医会与中国地方疾病研究——以〈中国疾病〉一书为中心的考察》，《自然辩证法通讯》2010 年第 5 期。

② 参见笔者《中国博医会与中国地方疾病研究——以〈中国疾病〉一书为中心的考察》，《自然辩证法通讯》2010 年第 5 期。

③ 史如松：《博医会研究：中国近代西医界职业活动模式的形成》，第 76 页。

④ 张华：《清末民初体格检查论的兴起及其实践》，《历史教学》2012 年第 22 期。

理的精确数据，以便与同龄的欧美人相比。1912 年汕头教会医院的怀敦干医生率先撰文呼吁研究中国人生理常数的特殊性，并积极展开相关研究。在他的倡议下，博医会于 1915 年提出这方面研究的基本框架，主张身体方面的数据应包括成年人和发育中的儿童和青少年的身高、体重、胸围，成年女性骨盆，婴儿头骨大小等数据；生理指标包括血液、尿液、循环系统和消化道等方面的数据。[①] 这一研究最初由汕头的怀敦干和北京的舒美柯（Arthur Shoemaker）主持，各地的医学传教士负责收集当地的数据提供给他们。1917 年博医会大会上，怀敦干提交了有关中国成年男女身高、体重和胸围的调查报告；[②] 上海的贾医生提交了她主要在上海地区测量的成年女性和胎儿的头骨数据。[③] 这些测量调查显示：中国北方青春期男女比南方同性别的青春期男女高约 7.6cm，而与欧洲人相比，南方中国人无论性别，不论是体重和身高，还是身高/体重比例，都没有达到欧洲人的标准。[④]

为了使调查的结果更具有广泛性，研究委员会继续在更广泛的区域从事这项测量调查工作。1920 年博医会代表大会召开，共收到 26 篇有关中国人生理和解剖方面的论文。大会为此专门设立了解剖和人类学专题会场。在此次大会上，博医会联合中华医学会成立了中国解剖与人类学学会（Anatomical and Anthropological Association of China）。研究委员会除了在更广泛的区域内测量普通成年男女的身高、体重和胸围等数据外，还进一步测量中国人的脉搏、呼吸、体温、血压、血压中红细胞和白细胞含量和尿液成分等数据。[⑤] 还有人统计了中国儿童身体发育的各项生理数据，并对儿童营养与身体发育之间的关系作出研究。[⑥] 更进一步的，还有人从饮食入手，探究东西方人种身体和生理差异的原因，并通过分析普通人日常食

---

① "Research Work by the CMMA," *CMJ*, No. 2, 1915, pp. 130 – 131.

② Ducan Whyte, "The Height, Weight, and Measurements of Healthy Chinese," *CMJ*, No. 3, 1917, pp. 210 – 216; *CMJ*, No. 4, 1917, pp. 322 – 328.

③ Emily Garner, "Pelvimetry and Cepvimetry of China," *CMJ*, No. 2, 1918, pp. 121 – 125.

④ Ducan Whyte, "The Height, Weight, and Measurements of Healthy Chinese," *CMJ*, No. 3, 1917, pp. 210 – 216; *CMJ*, No. 3, 1917, pp. 210 – 216; No. 4, 1917, pp. 322 – 328.

⑤ "Medical Research, 1920 – 1922," *CMJ*, No. 3, 1920, pp. 278 – 279.

⑥ "Amended Report of the Research Committee, 1923 – 1925," *CMJ*, No. 5, 1925, pp. 452 – 456; Shirokogoroff, S. M., and Appleton, V. B., "Physical Growth of Chinese," *CMJ*, No. 5, 1924, pp. 400 – 413.

物所含的各种营养元素，来统计一个健康人每天所需的各种物质的摄入量。①

　　研究委员会对中国人身体和生理各项数据的调查研究，揭示了中国人有异于西方人的体格上的种族差异，积累了有关中国人种、民族体格方面的常识，成为博医会成员——在这些知识扩散给其他中国医生后——也成为其他中国西医行医和从事其他相关研究工作的重要参考，促进了近代中国的生理、人体体质学等学科的发展。在研究委员会对中国人身体生理数据的测量中，人种差异是他们调查中国人生理数据的动力之一，也是最基本的基调。这种人种学上的差异论调也深深影响了后来从事此项研究的中国人。这不仅表现在促使中国人意识到进行自身体格数据统计的必要性，更重要的是通过强调体格数据差异形成的不同原因，使中国人产生了一种较为矛盾的文化认知。这种矛盾性的认知，一方面表现在通过强调中西种族有差异，来强调中国人有自己的体格标准，不必屈求欧美的标准；另一方面又强调中国人的体格弱小缘于后天营养缺乏和疾病损伤，只要悉心地养育后代，中国人的体格必将达到或超过欧美人，于是又常常援引欧美标准作为参考。这种欲拒还迎的心态，也正反映了近代中国人对欧美文化的整体心态。②

　　通过包括博医会会员在内的中外人士反复强调体格检查的必要性与有利性，中国社会普遍意识到加强体格检查的紧迫性。民国 17 年（1928），民国政府出台了《学校学生健康检查规则》，号召全国学校每学年对在校学生进行体格检查，体格检查工作正式得到了政府认可。③

　　1929 年博医会大会后，博医会研究委员会加强了与中华医学会的合作。尽管新成立的李斯德研究院已经展开了相近的工作，但博医会认为自己仍然应该继续开展医学研究工作。博医会开展的饮食与新陈代谢调查工作得到了卡耐基营养学研究室的贝内迪克特（F. G. Benedict）的帮

---

① 这方面的研究，有 James Boyd Neal，"Diet List for Use in Hospital of Union Medical College, Tsinanfu, Shantung," *CMJ*, No. 1, 1916, pp. 9 – 14; Harold Balme, *China and Modern Medicine: A Study in Medical Missionary Development*（p. 166）及 1920 年博医会大会上发表的两篇对豆腐热量的分析文章。

② 张华：《清末民初体格检查论的兴起及其实践》，《历史教学》2012 年第 22 期。

③ 张华：《清末民初体格检查论的兴起及其实践》，《历史教学》2012 年第 22 期。

助，以及中国生理学会的合作。博医会还谋求与伦敦卫生和热带医学学校，以及洛克菲勒基金会国际卫生部在疟疾研究方面的合作，虽然一时未能取得明显效果，但已经得到了香港政府的支持。随后，随着博医会与中华医学会的合并，研究委员会的医学研究工作被纳入合并后的中华医学会的研究工作中。

此外，博医会的医学研究工作，还包括对中医药的研究。详见本章第三节的详细分析。总之，博医会研究委员会的医学研究工作，主要选取在华比较流行的地方疾病和中医药为对象，他们的研究，填补了国际医学界对于中国地方疾病研究的空白。虽然他们的研究没有提出新的医学理论，也没有取得对某种疾病治疗的重大突破，但他们对各种寄生虫病和热带病在华流行情况的研究，积累了有关中国的疾病知识，推动了这些寄生虫病、热带病学研究工作的进展，也对中国疾病地理学和中国公共卫生问题研究作出了贡献；他们对中国人身体生理数据的调查和建立适合中国人生理标准的尝试，也具有开拓意义。① 研究委员会研究工作的开展，调动了博医会成员科研的激情，这从其后博医会成员发表科研论文的数量增长可以得到印证。翻看1905年以后的《博医会报》，可以明显地发现博医会的医学色彩更加浓厚，更加注重医学的专业性，医学研究的文章也显著增多。

博医会成立研究委员会，使得医学研究在博医会内部实现建制化，成为博医会的职业活动内容之一。这一职业活动模式后来经过中华医学会的传承，被中国本土西医组织继承下来，医学研究这一现代科学组织职业活动模式在中国真正扎根固定下来，而博医会在医学研究上的努力，显然是中国医学研究工作的一个里程碑和这一职业活动模式的一个模板。②

第三节　中国传统医学研究

鸦片战争后，基督教医学传教士借着西方侵略的炮火大量来华。与明

---

① 史如松：《博医会研究：中国近代西医界职业活动模式的形成》，第81～84页。
② 史如松：《博医会研究：中国近代西医界职业活动模式的形成》，第81～84页。

清之际来华的天主教传教士尚能平等地看待中医药相比，此时的基督教医学传教士文化心态为之一变。作为这一时期西方对华文化整体负面评价的一部分，此时的医学传教士认为中医疗法既繁且慢，疗效不佳，他们因此广泛批评中医医理，质疑中医价值且不尊重中医从业者。他们对待中医药的这种态度，既有医药同行竞争关系的因素，也有借贬低中医药以争取母国教会支持，论证自身在华借医传教合理性的教会政治，以及对西方医学科学理性的自信秉持等复杂因素。然而，随着时间的推移、中国医疗格局的变化，传教士对中医药的认识不断深化，对中医药也从大体上的批评转向相对客观公正地看待，对其中的可取部分予以认可，积极汲取中医的有效疗法，并从中药材中炼制所需的药品加以利用。中西医由对立走向融合发展，中国的现代医学也渐具雏形。

一 医学传教士对中医药的认识及其变化

现代医学诞生于19世纪的西方，也是在19世纪传入中国的。19世纪来华的西医师大致可分为三个主要群体：以英美基督教宣教团体为主的医学传教士、外国部队的军医以及英籍总税务司所掌理的中国海关在通商港埠设置的医疗勤务人员，[①] 而医学传教士为其中的主要群体。

在世界近现代史上，西方医学的向外传播与欧洲的扩张有着密切关系。受庸俗社会进化论有关人类种族位阶高低的观念和工业革命以来西方扩张思想的影响，欧洲人认为亚洲、非洲等地文明落后、人种野蛮，需要他们的统治教导。于是西方基督教传教士认为他们肩负着文明教化其他种族的使命，认为只有将西方文明社会的政治制度、教育、文化及科学技术传到这些地区，才能带来稳定、和平与进步，而医学无疑在这种"文明教化"的论述中占有重要地位。受这种思想的影响，以及当时西方对中国社会普遍的负面评价的影响，他们对于中国传统医学，即中医药学，充满了消极负面的看法。

19世纪来华的以汉译西医学著作而闻名的英国医学传教士合信（Benjamin Hobson）声称，在中国，"一切对生命自然的研究都遭到忽视，

---

① 李尚仁：《晚清来华的西医》，生命医疗史研究室编《中国史新论·医疗史分册》，（台湾）联经出版事业股份有限公司，2015，第528~529页。

人们偏好谬误更甚于真理……"他认为中医学的谬误是中国文化缺陷的组成部分。① 英国传教士德贞担任过北京英国伦敦会医院的外科医生，对中国传统医术有一定了解，他认为中医缺乏正确的人体知识，很多理论基于猜测和附会。② 老谭约瑟也认为中医的外科知识对人体的认识过于基础，且错误百出，远远偏离了正确的科学知识。③ 随后他还说到中医不知道消毒的相关知识，而一切疾病都用针刺和灸疗，在他看来这是滥用，而且他经手的病人中这类疗法非但没有治好原来的病，反而导致了很多严重疼痛的发生。④ 需要说明的是，近代来华传教士中，类似于德贞和老谭约瑟对中医药看法的不在少数。在笔者翻阅过的近代来华传教士对中医药的回忆性文字中，此类看法比比皆是。可以说，这些观点构成了近代西人对于中医学的基本观点。从上面的议论也可看出，在当今欧美世界被普遍认可的针灸疗法，在当时并没有得到来华医学传教士们太多的正面评价。

中医的病理学基础与中国的传统文化相结合，儒家与道家的哲学思想对传统中医的理论基础产生了极大影响，十二星相与十二经脉的相合、阴阳五行学说与五脏六腑的相对应等都可以证明。⑤ 医学传教士很自然地把这种建立在阴阳五行学说基础上的平衡与失调思想当作中国医学的理论基础。在东北行医的苏格兰长老会传教士司督阁对中医的五行学说有一定了解，知道以五行分类的药物去恢复五种器官平衡力理论，他感叹道："中医的说道太复杂了。"⑥ 而从西医的病理学和药理学出发，他对中医用药理论的哲学基础是质疑的。他评论道："中国医学处于如此的混乱状态，治疗方法又是如此的荒谬，期待患者对医生抱

① Hobson, "To the Committee of Friends of the Medical Missionary Society, Hongkong, Communicated by Benjamin Hobson," *Report of the Medical Missionary Society in China for the Year 1847*, Victoria：Hongkong Register Office, 1848, p. 35.

② 〔英〕德贞：《西医举隅·脉论》，光绪己亥正月刻本，第7、9页。

③ Joseph C. Thomson, "Surgery in China," *CMMJ*, No. 4, 1892, pp. 223 – 224.

④ Joseph C. Thomson, "Surgery in China," *CMMJ*, No. 4, 1892, p. 226.

⑤ 马伯英：《中国医学文化史》（下册），第292~293页。

⑥ 〔英〕杜格尔德·克里斯蒂著，伊泽·英格利斯编《奉天三十年（1883—1913）——杜格尔德·克里斯蒂的经历与回忆》，张士尊、信丹娜译，第29~35页。

有更大的信心是不现实的。"①

传教士们还看到中国没有专业性的医学教育，更无医学院校。1896年，博医会主席聂会东发表了一篇题为"中文医学教材"的文章，评论了当时教会医学校所用教材的优缺点，并指出当时可用教材短缺，呼吁编著更多优秀、合适的教材。② 1901年，惠亨通在《博医会报》上发表《中国的医学教育》一文，指出与美国医学教育相比，斯时中国的医学教育"惨不忍睹"，他评论道："医学上中国相对于最黑暗的非洲来说，有一点先进；考虑到除了西方国家为它所做的，中国过去几年没有做太多变革。"③他认为，中国的医生不需任何门槛，一般来说，医生是参加科举考试屡试不中的落第秀才愿意从事的行当。合信则有此对比："西国医士，必须屡经考试，取列有名，方准行世，其贵如中国举人进士之名，其法略如中国考取文士之例，所以习之者精益求精。中国医士，士人自为之，不经官考，不加显荣，此不精之故一也。"④ 由此可见，医学传教士对于中国医士的教育和从业状况是极为不满的。也因此可以推知，他们对中医的医术是极不信任的，至少在这一时期如此。不能否认这些言辞有夸张的成分，但其的确道出了中国医学的落后与停滞不前。

巫术与人类文明的发展息息相关，古代人类的思维、行为、文化艺术等处处烙有巫术的印记。在中国史前与先秦时代，巫术、祭祀与祈祷是国家的重大礼仪活动。此后皇权加强，但"天""人"关系一直因统治者的需要而不断延续并强调着；在民间，各种鬼神信仰，各式各样的"大仙"也以不同形式存在。1869年起德贞在《教务杂志》（The Chinese Recorder）上连载其长篇论文《中国医术》（Chinese Art of Healing），在文中他基于西医的知识体系将中医划分为"医术"与"医学"，其中"医术"的重要内容之一即是利用巫术治病。他用相当细腻的笔触描写了几种治疗疾病的常见仪式，包括道士使用纸符、镜子、净果供品、铃与锣等物品以及喷水仪式在内的驱邪法式；前往被认为是神异显灵过的场所进行祈祷和修行；

---

① 〔英〕杜格尔德·克里斯蒂著，伊泽·英格利斯编《奉天三十年（1883—1913）——杜格尔德·克里斯蒂的经历与回忆》，张士尊、信丹娜译，第29～35页。

② James Boyd Neal, "Medical Text – Books in Chinese," *CMMJ*, No. 2, 1896, pp. 57 – 58.

③ H. T. Whitney, "Chinese Medical Education," *CMMJ*, No. 3, 1901, pp. 195 – 199.

④ 〔英〕合信：《西医略论》卷上《中西医学论》，铸记书局，咸丰年刻本，第1页。

借助灵媒力量寻求治疗方法的"扶乩""请仙"等。① 传教士对巫术疗病这样评论道："中国医学实践中发育有奇异混合的经验，庄严而悲伤。"② "庄严而悲伤"既形象概括了巫术疗病时的场景，又表达了传教士对于这种疾病治疗方法的否定。1887 年《博医会报》的一篇文章列举了几种巫术治病的做法，例如，有治疗疑难杂症"偏方"的和尚把烧香的灰烬按比例放入茶中，让病人喝下；或者病人被送到寺庙后，和尚用奇异的方法施念咒语，吓走附在病人身上的魔鬼。③ 显然，这是一种夹杂着宗教活动的传统民俗医疗行为，其医疗效果，很难说理想，人类需要的是真正的科学与能够治病救人的医学。

对于中国大夫和郎中的医疗水平和医德，传教士也存在非议。他们大多认为中医只是一门经验之学，仅是一门技术而非科学，他们不承认中国人在抽象科学方面取得多少重大成就。④ 比如前文提到的惠亨通就认为，中医的从业者大多是识字而又无太多医学知识的落第秀才，从医只是他们不得已的一种谋生手段，他们能够读懂医书，也可以给病人收费开药方，但是这种药方能否治病救人、疗效如何就不能保证了。在成都行医传教的莫尔思（William Reginald Morse）将中医师分为两大类，一类是受过良好教育的学者型医生群体，包括受过良好教育的学者型精英哲学家，他们拥

---

① "John Dudgeon: Chinese Arts of Healing," *The Chinese Recorder*, December, 1869, pp. 185 – 186。相类似的，还有著名来华医学传教士莫尔思在 *The Three Crosses in the Purple Mists: An Adventure in Medical Education under the Eaves of the Roof of the World* 一书中的相关描述，可参见其中译本〔加〕莫尔思《紫色云雾中的华西》，骆西、邓显昭译，第 75 页。莫尔思对医学和宗教的关系有着深刻的认识："原始宗教保护生命，原始医疗也服务于这个目标。宗教和医学采用了相同的手段实现这一宗旨，即与更高的精神力量进行调和。宗教和医学从有社会习俗起就有着最亲密的关系。宗教将精神与生命的物质形态联系在一起，其目标和实践是为了发现和保存生命所有阶段最好的价值。宗教和医学从根本上都是精神性的，二者的边界在保护人类存在这个问题上变得模糊起来，形成一个循环、互补的圆圈。魔法更像是医学实践的副产品，而宗教观念的存在更为普遍。原始医疗实践的过程是建立在理性推理上的，目的是为了寻找到让精神生效的方法。但是假设精神力量存在，这本身就是一个错误的概念和前提。"可参见〔加〕莫尔思《紫色云雾中的华西》，骆西、邓显昭译，第 60 页。

② "Items and Notes, Eleventh," *CMMJ*, No. 2, 1887, pp. 158 – 163.

③ G. L. Mackay, "Chinese Medical Theories and Practice Today," *CMMJ*, No. 4, 1887, pp. 293 – 295.

④ 〔美〕M. G. 马森（Mary Gertrude Mason）：《西方的中国及中国人观念（1840—1876）》，杨德山译，中华书局，2006（英文版出版于 1938 年），第 296 页。

有足够的能力运用逻辑学、心理学和哲学经验原则去解释疾病状况；还包括一些将行医作为业余爱好的学者（主要是一些科场失败者）。这一类人在整个中医行医队伍中所占比例很小，只占约5%。第二类是未受过什么教育的群体，包括一些五花八门的江湖郎中，如低等的医师、药剂师、草药贩子等；更甚者是一些无知、愚昧甚至邪恶的骗子，包括和尚、尼姑、法师、驱魔师、算命师、预言家、巫师、卖咒语和字符的、炼金术士、占星家、动物骨头和角贩子、稳婆等。这一类所谓的行医者占整个中医队伍的绝大多数。①鱼龙混杂、参差不齐的中医行医队伍，其医疗效果可想而知。②

在华传教士多从民族和文化的保守性来看待中医学，认为中医的疗法与形式在漫长的岁月中变化很小，中国的地理位置、国家政策和民族传统决定了它的保守与内敛。德贞批评中国医学体系的保守落后，称"他们的病理学至今还与盖伦的相似"，在中医书中充满了"关于阴阳平衡的宇宙观"之类的哲学思想。③老谭约瑟认为中国医学处于可悲的状态，中国医生还在学神农，中国医生也只懂得尊重古老的思想。④在近代中国政治、经济、文化几乎全面落后于西方的情况下，医学的落后也不可避免。在带着优越感来华的医学传教士眼中，中医当然不值一提。更何况中国传统习俗，人们对于社会科学的重视远超过自然科学，也导致了包括医学在内的自然科学在近代的落后。

中国传统思想中的形与神，与西方基督教神学中的形与神，有着不同的内涵，但探讨的都是身体与精神（或灵魂）的关系。⑤虽然二者在宏观上都属于医学讨论的范畴，但近代西医与中医分属两个不同的系统，各有不同的方式和特点，所以当西方传教士进入中国见到中医的药

---

① 〔加〕莫尔思：《紫色云雾中的华西》，骆西、邓显昭译，第88~92页。
② 近代西方在华著名记者莫理循（George Morrison）也认为，每遇到因治疗错误而引起的不幸，中国医生就会从治疗中退身，并善用格言警句为自己辩护，"药可以治病却不可以救命"，或者"药物只治命不该死之人。阎王要你三更死，绝不留你到五更"。可参见〔澳〕莫理循《中国风情》，张皓译，国际文化出版公司，1998，第105页。
③ "John Dudgeon：Chinese Arts of Healing，" *Chinese Recorder*，November，1869，p. 164. 此外魏颙、麦都思（Walter Henry Medhurst）、莫尔思等也持这种观点来认识中医。
④ Joseph C. Thomson，"Native Practice and Practitioners，" *CMMJ*，No. 3，1890，p. 175.
⑤ 董少新：《形神之间——早期西洋医学入华史稿》，上海古籍出版社，2008，第4~5页。

物与疗法时，表现出茫然与不解也就不足为怪了。19世纪是西方医学高速发展的时代，细胞病理学说及细菌学的发展为病原学提供了更准确的说明，化学研究带来的麻醉药和消毒化学剂的发明使得外科手术成为西医的强项。医学传教士大多受过专业医学教育，在斯时中国多方面都落后于西方的情况下，当他们用现代医学的科学理性、眼光和标准来审视和判断他们所见到的中国传统民俗医学——中医学时，批评与不满自然跃然纸上。

传教士对于中医的批评在情理之中，但有关中医的问题没有那么简单。如果从19世纪初算起，到该世纪60年代，传教士入华仅有半个多世纪的时间。鸦片战争前，传教士受到清政府海关的严格限制，不准进入中国内陆，不能在华随意活动。鸦片战争后，传教士获准在通商口岸活动传教，直到第二次鸦片战争后，传教士方获准进入中国内陆自由传教。受各种条件的限制，传教士短期内无法对中医和中医药有更深入的了解。同时，来华医学传教士与中医师，属于同行关系。俗话说同行是冤家，所以基于宣扬自身医学文化优越性的必要，医学传教士有时也必须贬斥中医。这种成分不能说占多大的比例，但至少是有的。而更深层的原因则是：早期医学传教士进入中国的目的是传教，行医只是他们实现传教目标的手段与方式，从来华医学传教士的文化心理与现实处境来看，他们来华传教早期，面对中国人普遍信仰中医药、中医药在中国人的医疗生活中占据绝对优势的情势，同时又遭受传教同行对于医药传教方式的诘问和质疑，他们既不甘于现实，又要证明自己，以维护自身事业在传教运动中的"必要性"，为了打开传教局面，他们在宣扬教义和展示西医新奇疗效的同时贬斥中医。① 也即出于教会政治的原因，有时传教士对中医的否定是刻意的，是带有政治因素的。在此情形下对中医的评价，难免失真。而19世纪末西方在文化、政治制度、社会生产力等各方面都领先于中国，所以传教士

---

① 陶飞亚：《传教士中医观的变迁》，《历史研究》2010年第5期。关于教会内部普通传教士对于借医传教的质疑和医药传教的发展，可以参看〔美〕安德森（Gerald H. Anderson）《伯驾与西方医学在中国的传入》，笔者译，章开沅东西方文化交流学术基金编《求索东西：章开沅东西方文化交流学术基金讲座文集（2002—2009）》，花城出版社，2011，第85～115页；以及高晞所著《德贞传：一个英国传教士与晚清医学近代化》，复旦大学出版社，2009，第二章第二节"医学传教士的定位分歧"和第三节"医学传教士的价值评判"，第74～109页。

也会带着一种先天科学文化的优越感去俯视和批判中医。这种优越感导致医学传教士缺乏甚至轻视正面认识本土一切文化的意愿。① 还要指出的是：来华基督教医学传教士对于中医的贬斥，属于当时西方对华文化整体负面评价的一部分。然而，此种状况不会一直持续下去，从理论上来讲，两种文化遭遇时，起初的斗争不可避免，而当双方都无法完全消灭对方时，两者就会互相汲取对方的有利成分并最终走向融合。

随着医学传教士在华日久，并同中医一起参研医道，他们对中医的了解日深，对中医的看法也逐渐客观，有了一定程度的认同，甚而对于一些中医疗法大加赞赏。而在19、20世纪之交，随着医学传教方法为更多的教会人士接受，甚而医学传教也由传教手段变为传教理念，成为体现基督宗教精神和慈善理念的媒介，传教手段还原为目的本身。② 这使博医会的专业性不断增强，并先后成立各种独立的委员会，加强学术活动。③ 随着博医会学术性的加强，学术理性也使得在华医学传教士正视中国传承千年之久的传统医学，从中寻找合理成分加以利用。甚而在中国人对中医的质疑之声渐起之时，传教士没有随声附和，反而开始重视中医的"经验技术"。实际上，这种肯定中医药的声音在博医会成立之初即已存在，只是不占主流。例如，1887年发表在《博医会报》上的一篇文章讲道："中医的医疗习惯经常是荒谬的，但他们对治疗妇女疾病的一些方法是非常有效且简单的。"④ 在妇科疾病上，中医的确有它独特而有效的疗法，诊治女性分娩腐物的疗法被他们认可并学习，它既需要控制住患者的病情，又要

---

① 陶飞亚：《传教士中医观的变迁》，《历史研究》2010年第5期。
② 可参见高晞所著《德贞传：一个英国传教士与晚清医学近代化》第二章第二节"医学传教士的定位分歧"和第三节"医学传教士的价值评判"，第74~109页。
③ 可参见史如松、张大庆《从医疗到研究：传教士医生的再转向——以博医会研究委员会为中心》，《自然科学史研究》2010年第4期。
④ "Items and Notes, Twentieth," *CMMJ*, No. 2, 1887, pp. 158 – 163. 早期一些医学传教士在华活动日久后，也会对中医转向较为客观的评价。比如雒魏颉在《在华行医传教二十年》一书中写道："虽然中国人的医学理论并不完善，但是他们了解并掌握了很多药物的性能，并能很好地运用它们。他们懂得食疗。作为精确的观察者，他们能够很小心地探知病史，找到成功的治疗方案。他们的治疗方案是经验主义式的。虽然治疗原则落伍黯淡，但是他们（在实践中）却能找到一些成功的治疗经验。"参看 William Lockhart, *The Medical Missionary in China: A Narrative of Twenty Years' Experience*, London: Hurst and Blackett, 1861, pp. 113 – 114。

保护病人的隐私。① "对于感冒，任何一个中国人都能够得到一片薄荷叶，泡制后在睡前喝下；对于头痛，用一片像小圆盘大小的萝卜片敷在太阳穴上，是非常有效管用的。"② 对于这些细小日常的中医护理，西医非常推崇，它的使用方法简单，药物是天然易得的日常用品，治疗也卓有成效。此外，老谭约瑟对中国的运动疗法也很认可。③

胡美初到湖南时，对中医也有一定偏见，但随着与中医接触增多，目睹了中医的临床效果，他逐渐改变了看法。例如，有一位女病人，他经过检查后认为流产不可避免，但经中医处方用药后，病象消失，六个月后产下一个健康男婴。这一病例使胡美意识到中医的神奇疗效和中药的独特功用，之后他开始重视中医，认定中医包含许多有价值的东西。④ 在《中国医道》（The Chinese Way in Medicine）一书中他对中医评价道："中医存在着永恒价值……不能仅从它的迷信因素或宇宙观、泛灵论来看待它……中医是一个思辨的体系，它将人与整个生物世界联系在一起，它不能被视为一个真正的经验体系，因为它部分方面是经验性的。" 在此观念指导下，胡美指出了中医药在医学上的贡献。⑤

1912 年后，《博医会报》经常刊文反思过去对中医的批评，并进行客观的评价。其中，1916 年《博医会报》在创刊 30 周年之际发表社论《中国的医学与外科》，专门讨论和纠正过去传教士对中医的态度，对中国的本土疗法进行了正面评价。作者谈道：在西方国家选派医学传教士来华的动员集会上，讲者经常通过演讲和图片的方式向听众展示中国本土医学的落后、中国医生那些奇怪而令人作呕的药物组合，以及由于针灸所发生的灾难性后果。作者认为这确实是个值得争议的问题。然而很难相信中国人作为一个理性民族，如果中医药毫无益处的话，会仅仅因为懒惰而一直拒绝放弃整个中医医疗体系。中国传统医疗体系能够存在多个世纪，说明它即便不是经常，也是偶尔会有一些成功的案例。中国药物中有一些对于西

---

① David James Evans, "The Value of Local Treatment in Septic Infection of the Puerperal Woman," *CMMJ*, No. 2, 1896, p. 80.

② "Items and Notes, Twentieth," *CMMJ*, No. 2, 1887, pp. 158 – 163.

③ Joseph C. Thomson, "Surgery in China," *CMMJ*, No. 1, 1893, pp. 3 – 4.

④ 范延妮：《近代传教士中医译介活动及影响研究》，苏州大学出版社，2017，第 25 页。

⑤ 转引自李传斌《教会医疗事业与近代中西文化交流》，李育民主编《近代湖南与近代中国》第 1 辑，湖南师范大学出版社，2006，第 341 页。

方人来说非常有效的药物，但因为大多数显得奇特，以致被外国人歧视。中国人一般情况下倾向于看中医，而不是西医，除非西医有特别见效的方法时才会去看。这种情况不仅存在于下层中国民众中，一些出过国、受过很好教育的上层人士也是如此。罗丰禄的例子就是一个很好的说明。中国人偏向于自身的医疗体系并非全然源自民族偏见，他们认为自己在构造和生理上与外国人有所不同，因此在生病时，他们认为本土医生能够比外国医生更好地利用他们的知识诊断病情，而且他们坚信一些被外国人鄙视的药物非常有效。中医会有一些被西方人忽视甚至比西医更有效的疗法，这些疗法被本土医生作为秘方保存着。有些中药对于治疗麻风病之类的疾病非常有效。作者认为，中国人相信中药对他们来说是非常有效的，只是外国医生并不了解中药。所以外国人应通过调查而非偏见来认识中药，应根据药物学的科研检验方法测定中国药物成分。作者举例道，中国人治疗水肿用一种从蟾蜍皮上取出的称作感官（Senso）的东西，经过化验得知其成分中确实含有有助于治疗水肿的元素。相信还有很多类似的有用药物有待开发，但关键是如何提炼或者说如何大量提炼它们。作者特别指出人们可以参考派曼医生（Dr. Pyman）发表的《一些有趣的热带病原学药物》（Some Interesting Drugs of Tropical Origin）一文。[①]

此外，以王吉民为代表的一些中国西医也借此发表文章向世界推介中医。1918 年，王吉民在《博医会报》上发表《中国医学》（Notes on Chinese Medical）一文，向世人介绍中国医学的简要发展概况，此后他又连续发表《中国的天花》《中国的麻醉药》《中国古代的医院》《中国的名医张仲景》《中国医学对科学的贡献》等多篇文章，既对外介绍了中医，又高度肯定了中国医学的发展成就。[②] 1932 年，王吉民和伍连德积 10 年之功撰写的英文巨著《中国医史》（History of Chinese Medicine）出版。这些努力改变了此前中国人在英语世界讨论中医时的"失语"状态，一定程度上纠正了西方对于中医的主观性和非理性倾向。甚至到 1934 年第九届远东热

① "Editorial: Chinese Medical and Surgery," *CMJ*, No. 6, 1916, pp. 432 – 435.

② K. C. Wong, "Smallpox in China," *CMJ*, No. 1, 1919, pp. 53 – 55; "Anesthetics in China," *CMJ*, No. 5, 1921, pp. 472 – 474; "Chinese Hospital in Ancient Times," *CMJ*, No. 1, 1923, pp. 77 – 81; China Chung – king, "The Hipocrates of China," *CMJ*, No. 11, 1924, pp. 940 – 944; "China's Coutribution to the Science of Medicine," *CMJ*, No. 12, 1929, pp. 1193 –1194.

带医学会在南京召开时，还有人向参会的各国代表发出呼吁：

> 吾人靳望于与会诸君者，厥有二事：所谓远东热带区域，概中国
> 南部、英领印度、暹罗、缅甸、安南、英荷美日分领之南洋群岛，及
> 英属澳洲自治领地而言。此区域中我国之人数甚多，其克服自然、抗
> 御疾疬之力量尤伟。本届会议之论题闻集中于虎疫、鼠疫二症，自世
> 界医学家观之，谓为难治，而中国人居热带者习于本国医药，每应手
> 而效，虽诊断处方无一合于科学治疗之原则，然药石本身之价值仍足
> 以维持玄学治疗之残存，如暹罗、安南等处土人日弱华人日滋之地，
> 中国医学盛行，未尝无特殊之原因，此与会诸君不可不注意研究
> 者一。①

《博医会报》有关中医药的文章，大体勾勒了医学传教士与中医药关
系复杂变化的图景，其间既有世界历史进程中时代大背景的宏观影响，更
有中西文化遭遇后作为"当事人"的传教士、西医和中医药本身的微观
因素。

二　医学传教士对中医药的利用

虽然整体而言，传教士入华之初对中医的态度是贬斥与批判，到了后
期逐渐转为客观评价，但也并非绝对。首先，早期对中医药的较低评价并
不代表医学传教士对其没有任何好感，中医本身所具有的医学价值早在19
世纪初即已得到部分医学传教士的认可。而医生的天职也使得他们对当地
的药材和疗法产生浓厚兴趣，他们认为当地特有的疾病也会有地方特产的
药材可以治愈。

其次，传教士自身对于异域环境的不适应也是促使其对中医药研究利
用的动力。在近代欧洲海外扩张过程中，西方殖民者和基督教传教士曾遭
逢非洲、美洲和印度等地的民俗医疗，面对殖民当地不熟悉的气候、环境
与疾病，他们认为可以从当地学到有用的知识，如疾病的辨认、分类、治

---

① 客：《欢迎远东热带医学会代表》，《中央时事周报》第3卷第40期，1934，第1～2页。

疗的方法与药方等。① 在中国的情形也如此。虽然帝国主义殖民者认为自己无论体质演化、种族位阶还是文明程度各方面均高于被殖民者，但他们在异域生活时常有着远高于当地人的罹病率和死亡率，以及较严重的病情程度，"风土适应"成了他们必须面对的重大问题。② 当传教士们踏入中国这片土地时，他们面临的不仅是一个陌生的国度，更是一片陌生的自然环境。他们在欧美大陆长大的体质并不适应眼前的这片土地，所以当他们感染如日本血丝虫病、疟疾等疾病时，不论是中国本土疗法还是西医疗法，有时都难以治愈，甚至会有生命危险，在他们意识到这个问题前就有很多传教士因健康问题而客死他乡。③ 其实不只在中国，在印度、美洲、澳洲、新西兰等殖民地都存在这种现象，专科"热带医学"的兴起，就与白人因不适应中国、印度和澳洲等地的气候而频患热带病有关。据统计，美部会在开展传教活动的最初二十几年中，就有45名传教士死于传教当地，另有31名因自己或家属的健康问题而被迫回国。其他差会的传教士及其家属也存在平均寿命明显低于国内平均寿命的情形。④ 此问题遂为教会所重视，美部会派遣伯驾（Peter Parker）来华的一个重要任务即是保障在华传教士的健康，"伯驾的首要任务是保障其他三人的健康，在美部会看来，这是伯驾医学学位的主要用途"⑤。其实"殖民医学"最初最重要的任务便是保障军队、官员、商人、传教士等帝国拓殖先锋者的健康，使其能够有效完成各项职责。但是地域和气候的现实差异严重超出了他们的预估，在华西人的健康每况愈下。这促使医学传教士对中医药进行认知了解，了解当地人防治风土性疾病的方式方法。他们开始从事所在地环境卫生改良与当地人的医疗卫生保健工作，学习中医的疗法，并结合西医诊治疾病。

---

① 李尚仁：《晚清来华的西医》，生命医疗史研究室编《中国史新论·医疗史分册》，第555~557页。

② 李尚仁：《医学、帝国主义与现代性：专题导言》，《台湾社会研究季刊》第54期，2004，第5页。

③ "Medical Reports of the Imperial Chinese Maritime Customs," *CMMJ*, No. 2, 1887, pp. 136 - 138.

④ 吴义雄：《在宗教与世俗之间：基督教新教传教士在华南沿海的早期活动研究》，第294页。

⑤ 〔美〕爱德华·V. 吉利克（Edward V. Gulick）：《伯驾与中国的开放》，董少新译，广西师范大学出版社，2008，第28页。

　　药物利用也是医学传教士入华后面临的重要问题。药品原本就是医疗工作的一大支出，某些西药价格昂贵，从欧美运来中国费时费力费钱；药物的保存也是一大难题。这些都迫使在华医学传教士重视利用中国本土的药物资源。① 而由于在一定时期内中国人对西医还存在疑虑和不信任，不到万不得已，不肯到西医医院或诊所就医，为了知彼知己，在华医学传教士也有必要加强对中医药的研究。

　　早在 1820 年马礼逊和李文斯顿合开的诊所里，就兼聘了一名中医大夫及一位中草药专家，并使用中药治病；该诊所还注意收藏中国各类传统医学典籍，达 800 多卷。② 而雒颉也认为针灸治疗方式自有其道理和效果，他还将一本中医产科学著作与一本儿科学著作译成英文，发表于爱尔兰的医学期刊。③ 1871 年德贞发现，过去两年内北京最严重的流行病是天花；中国成年人极少得天花，而西方人在成年后还有可能感染天花。④ 他对此展开研究，于 1872 年发表《牛痘考》，并在相关杂志上介绍中国人对抗天花的方法等内容。马士敦与中国助手收集了多种中医古籍，对 1870 年前的中医妇产科进行了较全面研究。⑤ 虽然由于各种因素，医学传教士在早期对于中医较多轻视和排斥；但历史的发展用时间与事实向人们证明了中医所具有的优

① 例如稻惟德就认为：在港口和离海岸线不远的地方，还较容易获得母国来的药品；但是自从传教士深入中国内地行医传教后，他们就很难获得这些药品了。在周围都是中医中药的环境中，医学传教士需要也必须研究中药。参见 A. W. Douthwaite, "Notes on Chinese Material Medical," *CMMJ*, No. 3, 1888, p. 119.

② 〔美〕安德逊：《伯驾与西方医学在中国的传入》，笔者译，载于章开沅东西方文化交流学术基金编《求索东西：章开沅东西方文化交流学术基金讲座文集（2002—2009）》，第 85～115 页；〔英〕汤森：《马礼逊——在华传教士的先驱》，吴相译，大象出版社，2002，第 100～102 页；〔美〕爱德华·V. 吉利克：《伯驾与中国的开放》，董少新译，广西师范大学出版社，2008，第 40 页。

③ William Lockhart, "A Treatise on Midwifery, A New Edition Published in the Fifth Year of Taou Kwong (1825). Translated from the Chinese by W. Lockhart, Esq. M. D. ［communicated by Dr. Churchill］," *The Dublin Journal of Medical Science*, Vol. 20, No. 60, 1842, pp. 333 – 369; idem, "A Short Treatise on the Preservation of Infants by Inoculation, Translated from the Chinese by W. Lockhart, Esq. M. D., Macao. ［Communicated by Dr. Churchill.］," *The Dublin Journal of Medical Science*, Vol. 23, No. 67, 1843, pp. 41 – 54.

④ "Dr. John Dudgeon's Report on the Health of Peking for the Half Year Ended 31th March, 1871," Medical Reports, April – June, 1871, p. 9. 转引自高晞《德贞传：一个英国传教士与晚清医学近代化》，第 397 页。

⑤ J. Preston, Maxwell & Chih Tung Feng, "The Old Obstetrical and Gynecological Work of China," *CMJ*, No. 7, 1927, pp. 643 – 647.

势和价值，也逐渐获得了传教士的认可。而医学传教士对中医药的研究与利用，已然超越了同行竞争关系，反映了两种不同医学文化的相互接触与融合。

在面对中医药及其相关内容时，中国本土的医学名著是不能避开的。传教士们对于中医学著作的认识有其特有的观点和看法，值得我们重视与研究。艾约瑟曾经形象地介绍《素问》的内容："身体可根据五行学说进行精细划分。发热是由火引起的，浮肿是由水引起的。心是脏腑之王、灵魂之家。肺脏是两个级别最高的大臣；肝脏是军队的统帅，臀部是负责辩护和出谋划策的谋士；胆囊是正义决定和迅捷活动的源泉；胃是皇家的粮仓；等等。"① 但约瑟的转述不够精准。道家的五行学说被广泛应用于各个领域，人体五脏六腑及其功用和重要性在《素问》中也以五行观念生动地展现出来。医学传教士对此也持有基本相同的看法。《本草纲目》作为中国古代医药学的巅峰之作也被重点介绍给西方医药界。老谭约瑟的《中国药物学：它对于传教医生的价值》② 一文，详细介绍了李时珍和他的著作《本草纲目》。师图尔对《本草纲目》也进行过专门的研究。③ 随着了解的深入，传教士对中医的认识也逐渐加深，除了以上所提到的严格意义上的中医，来华医学传教士还关注过传统中国的巫术和道教炼丹术，有关于此，前文已经提到，于兹不赘。

医学传教士中许多人对中药的疗效颇感兴趣，但由于对中国本土药物知之甚少，起初他们遇到的医疗困难与获得的解决办法并不相称。首先，中国本土的药商是有"特权"的，传教士不能轻易获得药品。其次，传教士缺乏相关中医药知识，难以熟练地把中草药直接应用于实际治疗，如何

①　J. Edkins, D. D. , "Chinese Medical Theories 2000 Years Ago," *CMMJ*, No. 4, 1887, p. 293. 艾约瑟所介绍的此段中医理论，大致是参考了《黄帝内经·素问》卷三"灵兰秘典论篇"的内容，原文如下："心者，君主之官也，神明出焉。肺者，相傅之官，治节出焉。肝者，将军之官，谋虑出焉。胆者，中正之官，决断出焉。膻中者，臣使之官，喜乐出焉。脾胃者，仓廪之官，五味出焉。大肠者，传道之官，变化出焉。小肠者，受盛之官，化物出焉。肾者，作强之官，伎巧出焉。三焦者，决渎之官，水道出焉。膀胱者，州都之官，津液藏焉，气化则能出矣。凡此十二官者，不得相失也。"可参见山东中医学院、河北医学院校释《黄帝内经素问校释》（上）第 2 版，人民卫生出版社，2009，第 101 页。

②　Joseph. C. Thomson, "Chinese Material Medical: Its Value to Medical Missionaries," *CMMJ*, No. 3, 1890, pp. 115 – 119.

③　Harold Balme, *China and Modern Medicine: A Study in Medical Missionary Development*, p. 163.

在本土药物和化学药品中提炼他们所熟悉的西医药物，在经费和技术上都有很大困难。两次鸦片战争后，由于一系列不平等条约的签订，传教士在华受到的限制逐渐减少，活动空间逐渐扩大。随着医学传教活动的逐步推进，他们也熟悉了中医药的使用知识，在某些药物的混合与炼制方面甚至超越了中国人，掌握了更加先进的药物炼制技术。

关于使用本土医药的问题，稻惟德在文章中介绍了他的经验："许多本土药物不太纯，也不太能确定其成分和用处的大小，但是其中一些可以被净化，而且净化所需的设备在中国都可以进行制造。"① 樟脑可以通过仪器净化，慢慢蒸发，而不是燃烧；白降丹或者青矾能够通过溶解、过滤和结晶进行提纯；本地的"威士忌"通过混合一半重量的新加热的酸橙，并进行低温蒸馏，可以制成精馏的葡萄酒；等等。② 然而这些技术依赖于本地市场供应原材料，这些原材料并不易获得。这种局面随着在陕西汉中的维纲卿（Wilson）在化学上的重大发明被打破了。据稻惟德所言，维纲卿通过蒸馏本地的过硫酸铁盐而成功制造出诺德豪森硫酸（Nordhauson Sulphurie Acid），一旦有了硫酸，其他的化学药品就非常容易制造了。例如，"通过硫酸铁，制造出硫酸；用硫酸煅烧骨，获得过磷酸盐；用磷酸盐和碳酸苏打，可以获得苏打磷酸盐，用苏打磷酸盐，加硫酸铁，可以获得磷酸铁盐"③。这些技术为医学传教士研究中国本土医药带来极大便利，推动了医学传教士对中医药的利用和改进进程，降低了外国人的药品成本。但他们还需一定时间对这些技术进行熟练掌握运用。④

中药的治疗效果与西药有类似之处，稻惟德在另一篇文章中指出："（中国的）本土医生使用三硫化二砷，即'雄黄'，主要用于外用。此外还有各种混合性的砷粉，他们通常有各种神乎其神的名字，一般用于遏制

---

① A. W. Douthwaite, "The Use of Native Drugs by Medical Missionaries," *CMMJ*, No. 3, 1890, pp. 100 - 105.

② A. W. Douthwaite, "The Use of Native Drugs by Medical Missionaries," *CMMJ*, No. 3, 1890, pp. 100 - 105.

③ A. W. Douthwaite, "The Use of Native Drugs by Medical Missionaries," *CMMJ*, No. 3, 1890, pp. 100 - 105.

④ A. W. Douthwaite, "The Use of Native Drugs by Medical Missionaries," *CMMJ*, No. 3, 1890, pp. 100 - 105.

疾病恶化，这与欧洲几年前使用的'Arsenical Pastes'（砷膏）大同小异。"① 医学传教士金（Geo. King）认为，在华医学传教活动药材短缺的情况下，任何可以信赖的药材都是有价值的。他以鸡嗉囊为例，说当时美国已有研究证明鸡嗉囊可以作为促进消化的药物，他自己也有在华采用此药治愈病人的实践。② 聂会东也认为当时对于中医药的研究既缺乏广度也未被国外医学工作者充分利用，他建议教会医院应更广泛地利用中国本土药物。③

医学传教士列举了一些中医常用药物的原材料和医疗方法，例如上述化学元素砷常被老中医使用，其药效也被现代医学所证实；由于缺乏桑托宁和其他有效驱虫药物，使君子驱虫的效果被人们认可。④ 老谭约瑟较全面地研究了李时珍的《本草纲目》以及他所收集到的西方学者研究中药的文献，指出："中国有无穷无尽的药物，这对我们医学传教士有巨大用处。而且我们也已验证了其价值。中国人在我们面前展示了很多疗法，解释了其特性，也有些非常粗糙。但正如有人所说，我们面前有一座尚未开发的宝藏，只要肯努力，就能获得知识的珍宝。"⑤ 因此，《博医会报》上经常刊出医学传教士们讨论如何使用中药材治病及将中药材加工成西药经验的文章。

1918 年八九月间，霍乱横行福州，高岭土（Kaolin）的使用大大降低了死亡率并帮助抑制了疫情。"100 例患者中有 13 例死亡，但进入医院两小时之内死亡的又有 3 例，使用高岭土后死亡的只有 1 例；总的来说，我相信高岭土治疗是最好的。"⑥ 高岭土是一种白色粉末，是不溶于水的，所以不危险，且价格便宜，容易获得，美国红十字会通过使用高岭土治疗

① A. W. Douthwaite, "Notes on Chinese Material Medical," *CMMJ*, No. 2, 1889, p. 53. 《博医会报》在 1888 年第 3 期第 119~120 页、1888 年第 4 期第 164~165 页、1889 年第 2 期第 53~54 页曾分三期连载此文。稻惟德进而在 1890 年第 3 期第 100~105 页进一步发表《医务传道士使用本土医药的问题》（The Use of Native Drugs by Medical Missionaries）一文。

② Geo. King, "A Cheap Substitute for Pepsin," *CMMJ*, No. 1, 1891, pp. 24 – 25.

③ James Boyd Neal, "Inorganic Native Drugs of Chinanfu," *CMMJ*, No. 4, 1891, pp. 193 – 204.

④ Bernard Emms Read, "Chinese Drugs of Therapeutic Interest to Western Physicians," *CMJ*, No. 7, 1923, pp. 589 – 591. 使君子，中药名，为使君科藤木状灌木使君子的果实，主产于四川、广东、广西、云南等地，以干燥成熟果实入药，性温、味甘，归脾、胃经，具有杀虫、消疳的作用。常用于治疗蛔虫、蛲虫病，虫积腹痛和小儿疳积，也可用于食积。

⑤ Joseph C. Thomson. "Chinese Materia Medica: Its Value to Medical Missionaries," *CMMJ*, No. 3, 1890, p. 117.

⑥ K. C. Wong, "Kaolin in the Treatment of Cholera," *CMJ*, No. 6, 1919, pp. 574 – 576.

霍乱非常成功。当归在中国处方药中是出现频率颇高的药物，仅次于甘草，其对于妇科病的药用价值也被传教士所认可。"当归对于治疗妇女月经不调和产褥热有很高价值，而且在其他情况下也常被使用；在欧洲用于治疗子宫疾病的成功经验表明，它对子宫疾病有一定作用，也有一定的科学性。"① 他们在测定药物成分的同时，也观察对其进行萃取后药效的改变。

医学传教士对中医药的认识和利用并非只是出于被动，实际上，作为医界同行，医学传教士在来华之初对于中医药就有着某种朦胧的渴望了解的冲动，希望从中获得有效的医疗信息，这倒不一定是好感。从他们留下来的众多文字的字里行间可以体察出他们的这种心情。但包括自身在内的来华西人不断获得和传递的有关中国的负面消息，以及其自身拥有的现代西医的科技优势，使得他们在想要获得中医药讯息的同时又心生傲慢和歧视，虽然也有较客观冷静看待中医药的作品问世，但这种傲慢与歧视甚至是厌弃与指责的情绪充盈于他们回顾中医药历史的早期作品中。到了后来，傲慢与歧视虽然依然存在，但对中医药，尤其是中药的药物化学分析的理性占据上风，他们希望更多地通过现代科技的化学分析方法，尽可能地获取中草药中的有效成分，以满足在华行医传教的需要。这背后，有着深厚的西方科学发展的背景在，朦胧的认知冲动最终为科学的化学理性分析所取代。而通过萃取中药中的有用化学成分，在华医学传教士也有意无意间开启了中药西药化的进程。这直接影响到继起的中国西药学家，一直到现在，这都是中药科学化的重要方向。而仔细辨析来华医学传教士发表的各种有关中医药的文字，可见虽然他们对待中医药的态度后来有所好转，但这种好感主要体现在对中药的认可。对于中医，他们还是有着众说纷纭的态度。他们的这种态度，某种程度上也是后世针对中医药"废医存药"主张的先声。

医学传教士对中国药物的兴趣，也延续了自 18 世纪甚至更早时期以来西方对东方包括植物学、动物学、矿物学在内的博物学兴趣。

鸦片战争前，旅华洋人在大陆的活动范围仅限于广州一地，且还是

---

① Carl F. Schmidt, Bernard Emms Read, "Experiment with Chinese Drugs," *CMJ*, No. 5, 1924, pp. 362 – 375.

清政府所规定的广州地方的一隅，西方商人、传教士、博物学家等只能在此范围内活动。博物学是 19 世纪在华欧洲人最广泛的科学活动，包括其在内的战略利益与商业、福音传道一并激发了欧洲帝国主义的第二波扩张。① 鸦片战争后，五个通商口岸的开放使得西方博物学家可以进入多地搜集中国的动植物信息，且给予中医药用植物以正面评价。他们对中国的药物疗法有浓厚兴趣，认为中国药物种类繁多，以至有必要指示感兴趣者如何进行研究以及与实验室人员进行合作。博物学家们期望从中国文献中发掘关于中药材的资料，他们相信林林总总的中药材中必定有有用之物。② 禆治文在上海文理学会（Shanghai Literary and Scientific Society）的就职演讲中，就敦促会员研究博物学，还要把中国自然知识介绍到西方。③另外，以法国为主的天主教传教士也进行了广泛的博物采集工作，他们在华建立上海徐家汇博物院和天津北疆博物院，在博物学领域取得了令人瞩目的成就。

　　1890 年，博医会在第一次代表大会时便成立了中医药调查委员会，以此为平台对中国传统药物的药用价值和临床应用进行研究，发表了几篇重要文章。④ 进入 20 世纪后，博医会继续进行这方面的研究，他们尤其重视对《本草纲目》的研究。师图尔就曾摘译《本草纲目》的一些条目编成《中国药物学：草药的王国》（Chinese Materia Medica: Vegetable Kingdom）一书。⑤1923 年博医会在研究委员会之下，成立了一个中国药物学研究委员会（Sub - committee on Pharmacology and the Investigation of Chinese Drugs），由

---

① 〔美〕保罗·劳伦斯·法伯：《探寻自然的秩序：从林奈到 E. O. 维纲卿的博物学传统》，杨莎译，商务印书馆，2017，第 26 页。

② 〔美〕范发迪：《知识帝国：清代在华的英国博物学家》，袁剑译，中国人民大学出版社，2018，第 144 页。

③ E. C. Bridgman, "Inaugural Address," *Journal of the Shanghai Literary and Scientific Society 1* (1858 年 6 月), pp. 1 - 16, 转引自〔美〕范发迪《知识帝国：清代在华的英国博物学家》，袁剑译，第 138 ~ 139 页。上海文理学会于 1857 年成立，1858 年后改称"英国皇家亚洲文会北中国支会"（North China Branch of the Royal Asiatic Society）。

④ 分别是 A. W. Douthwaite, "The Use of Native Drugs by Medical Missionaries," pp. 100 - 105; Joseph. C. Thomson, "Chinese Materia Medica: Its Value to Medical Missionaries," pp. 115 - 119; Joseph C. Thomson, "Native Practice and Practitioners," pp. 175 - 198, 均发表于 *CMMJ* 之 1890 年第 3 期。

⑤ Harold Balme, *China and Modern Medicine: A Study in Medical Missionary Development*, p. 163.

李医生（Dr. C. O. Lee）、Yu Kuang、Peter Kiang、伊博恩组成。① 研究委员会在 1923 年、1925 年、1926 年的研究报告中，也都曾提到对一些中药疗效的研究，并指出这些药物可以为西医所用。他们甚至还在 1926 年提交的研究报告中将对中草药的研究题为"对医科学发展有益的新药物"。②

英国伦敦会传教士伊博恩对中医药有较为深入的研究。1924 年，他对中国丰富的草药资源进行了分析，指出"中草药的研究不同于矿物类药物"，并把中草药分成三类：①和西药标准一致的中草药，如樟脑、桂皮、丁香；②与植物学性质相近可以取代西药标准的草药，如桑、蜂蜜、麻油；③对现代医学具有潜在价值的药物，如车前草、紫罗兰、款冬。③ 他按照此思路做了一个总体分类，并提供有关中国医生感兴趣和尚未使用的药物的具体信息。他还和同事一起采集中药，并提醒同行应更加重视中草药。④ 伊博恩整理中医药文献的代表作是《本草新注》，该书尤其注重各国文献中有关中国药用植物的记载。他在《博医会报》上陆续发表《中国毛地黄的标准化》《生药学信息：中国的药物学》《中国的药物培植》《中国的毒物学》《西方物理学家对于中国药物疗法的兴趣》《药物处方的标准化：中国的亟须》《中国药物的科学实验》《中国药物学（蔬菜部分）》《中国的无机药物》《茯苓的化学分析和生理学特性》等文章，⑤ 开始以科学化的标准，也即西医化的标准整理传统中草药学，成为在《博医会报》上，也是在华西方人中发文最多和研究中西药比较、中药科学化最具代表性的人物，在医学界享有极高声誉。

医学传教士在利用本地中药材制造处方药自用的同时，还希望以此来获取经济利益。伊博恩在介绍中国药物时就说道："对中国许多医院来说，如果我们一位训练有素的药剂师在适合分销的港口从事这种用本地材料制

---

① "Proceedings of C. M. M. A., Conference. Shanghai, February, 1923," *CMJ*, No. 3 - 4, 1923, p. 308.

② "Research Committee Report," *CMJ*, No. 9, 1924, pp. 897 - 902.

③ Bernard Emms Read, "Chinese Materia Medica（Vegetable Kingdom），" *CMJ*, No. 8, 1924, pp. 637 - 645.

④ Bernard Emms Read, "Chinese Materia Medica（Vegetable Kingdom），" *CMJ*, No. 8, 1924, pp. 637 - 645.

⑤ James Laidlaw Maxwell, Jr., "Chinese Materia Medica, Animal Drugs（by Bernard Emms Read），" *CMJ*, No. 12, 1931, p. 1204.

造处方药的工作，将是一项伟大的服务和互利的事情。可以相当便宜的价格出售，同时获得相当好的利润来支付所有间接费用。"①

在对中药、中医疗法深入研究、使用与综合之后，西医传教士对中医药的了解进一步加深，这促进了西人对中医的客观认识，为中西医的融合与发展奠定了基础。

《博医会报》的发行对象以在华外国读者和作者为核心，但也包括西方和中国懂英语的医界同行。在这个相对较小的群体中，其对中医药有着独特的认知视角，即站在西方的立场，参照西医学科体系看待中国医药文化、中国病人和中国社会，② 其对中医药的态度经历了从平视、轻视到客观审视的过程。20 世纪后，《博医会报》中的中医形象渐趋正面，医学传教士能够以良好而客观的心态看待中医疗法。

初期医学传教士对中国医学的批判某种程度上是同行竞争关系的体现。但这种成分所占比重较小，除此之外，尚有许多影响因素。首先，它与传教士的身份意识有关，毕竟传教才是其主要任务，对中医的批判是为了减少传教过程中的障碍。19 世纪欧洲工业迅猛发展，全面推动了欧美资本主义国家的文明化与法制化，随着西方科学研究的精进，人类学、医学日渐发达，古比诺的"人种不平等理论"和斯宾塞的"社会达尔文主义"相继诞生，这两种学说极大地推动了西方种族主义的形成与高涨，并为 19 世纪后半期和 20 世纪初西方殖民主义、帝国主义政治的通行提供了

① 伊博恩在《博医会报》上发表的中药科学化的文章分别为："Standard Digitalis in China," *CMJ*, No. 5, 1920, pp. 512 – 514；"Pharmacognostic Notes（1）：Chinese Materia Medica," *CMJ*, No. 4, 1922, pp. 303 – 305；"Drug Cultivation in China," *CMJ*, No. 2, 1923, pp. 147 – 152；"Toxicology in China," *CMJ*, No. 6, 1923, pp. 481 – 492；"Chinese Drugs of Therapeutic Interest to Western Physicians," *CMJ*, No. 7, 1923, pp. 589 – 591；"Standard-Pharmacological Formularies：An Immediate Need in China," *CMJ*, No. 11, 1923, pp. 925 – 931；"Experiments with Chinese Drugs," *CMJ*, No. 5, 1924, pp. 362 – 375；"Chinese Materia Medica（Vegetable Kingdom）," *CMJ*, No. 8, 1924, pp. 637 – 645；"Chinese Inorganic Materia Medica," *CMJ*, No. 1, 1925, pp. 23 – 31；"Chemical Analysis and Physiological Properties Fuh – Ling（茯苓）," *CMJ*, No. 4, 1925, pp. 314 – 320；"Changes in the New U. S. Pharmacopoeia Tenth Revision," *CMJ*, No. 4, 1926, p. 309；"Brief Notes on the Preparations of the New United States Pharmacopoeia," *CMJ*, No. 4, 1926, pp. 314 – 319；"Chinese Pharmacopoeia. 1. 1930," *CMJ*, No. 6, 1930, pp. 519 – 526。

② 高晞：《博医会报与中国医学的现代化进程》，中国博医会编《博医会报》，"序"，第 24 页。

理论资源。① 初期医学传教士对于中医的主观批判和不合理的判断与此有很大关系。但与此同时，建立在西方自由、平等、博爱基础上的人权思想和民主政治的潮流，也在广泛滋长中；民族主义亦在世界范围内强势生长，公开的种族歧视和种族压迫言行，在西方逐渐被抛弃。这或许能说明进入 20 世纪后，西方在种族问题上，包括对中国的看法，开始有了某种程度的转变。② 20 世纪后西方医学传教士对中医药态度的整体变化或许也与此世界潮流有关。

对于远道而来、无法得到母国药品充足供应的医学传教士来说，虽然他们普遍对中医不感冒且看不起它，但尽可能地就地取材、提炼中药材中的有效成分，利用中草药，却是他们踏上中国这片陌生土地后不久即意识到的问题。只是早期的认识较模糊，也未必那么强烈，他们多是幻想尽力争取母国的援助，在母国募得更多的捐款、药品和医务人员。最初也仅仅是将医疗作为传教的手段，对于医药本身的思考不够深刻。他们利用中药的认识上的自觉性，是随着时间的推移而逐渐强烈的。整体而言，中药是近代来华医学传教士在中医药学方面最感兴趣的内容。而在当代西方广受关注的中医针灸术，此时尚未得到他们太多的正面关注。虽然也有部分医学传教士对于中医抱有同情之理解的态度，对中医做过一定探究，给予了一定的积极评价，但整体上他们对中医学否定居多。他们对于中医和中药的这种区别认知，影响至今，是如今西方社会对中医中药评价的重要观点。甚至也影响到 20 世纪以来相当部分中国人对中医药的评价。中国社会上废医存药的呼声不时泛起，追踪其起源，不能说与近代来华医学传教士无关。而他们萃取中药中的有用化学成分的做法，也开启了中药西药化的进程。

近代中国西医学的发展和现代医学体系的雏形，主要是由来华医学传教士推动的。具体而言则大致包括西方医学知识的引入、教育机构和医疗制度的建立、公共卫生设施的建设与推行等。医学传教士对待中医药从批判、轻视到客观对待的态度转变，其间有一个相对较长的过程，在这一过程中其态度的变化也是相对而言的，并无绝对的时间划分。在当时，中医

---

① 杨奎松：《"鬼子来了"：现代中国之惑》，第 150~152 页。
② 杨奎松：《"鬼子来了"：现代中国之惑》，第 150~152 页。

与西医相比确实多方面相对落后，这一点我们应该承认，认同这一点需要我们的民族自信心。特殊历史背景下的中西医论争既是传统与现代的摩擦碰撞，也是民族文化差异在医学上的展现。

由于时代和意识形态的因素，在过去相当长时间内，学界对于中西文化交流的研究偏向于"文化冲突"的视角，多强调两种或多种文化的激烈碰撞与冲突，并在此观点下展开对各个领域与环节的学术研究与论述。比如，过去基督教传教士便被视为帝国主义侵华的"鹰犬"，是对华进行文化侵略的"急先锋"。确实，西方传教士为帝国主义侵华在一定程度上提供了便利，但其在事实上发挥的作用是否如我们之前所宣扬的那样还有待商榷。而即便近代西方帝国主义对华在政治、经济和文化等各方面的侵略不可否认，但我们的研究或许可以采用更缓和的观点，比如用"文化遭遇"替换"文化冲突"，这样或许我们可以更加贴近史实真相。文化遭遇与文化冲突大不相同，它凸显的是文化的多样性、活动力与弹性，注重文化相遇时的过程及多种可能性的结果。冲突当然是一种可能，但遭遇的结果也有可能是混杂、调适、融合或是其他形式。① 在近代跨国家、种族的文化交流中，医疗与宗教的界限容易变得模糊不清。中西医的相遇或许可以视为不同文化遭遇的缩影，在发生误解与带有强烈个人色彩的主观认识的碰撞与冲突后，也带来了中国现代医学体制的初步确立和西方医学融合中医后的反向发展。另外，我们也可以把中西医的相遇放在全球史的宏观视野及在地文化遭遇的微观焦点下进行研究。因为文化遭遇总是发生在某一特定时空，有其特定的社会、文化、地理环境，而中西医文化的相遇恰好也符合此理论背景。②

---

① 〔美〕范发迪：《知识帝国：清代在华的英国博物学家》，袁剑译，"中文版序"。
② 〔美〕范发迪：《知识帝国：清代在华的英国博物学家》，袁剑译，"中文版序"。

第六章 博医会与公共卫生教育运动

20世纪初，中国的公共卫生和预防医学事业蓬勃兴起并取得实质性进步，这是近代中国医学的一个显著变化和取得的一项重要成就。它是在政府的积极支持与合作下取得的，它首先得益于1911年东北大鼠疫的教训。在此之后，在中央政府的支持下，伍连德在东北及内蒙古等地开展了大规模的卫生防疫工作。与此同时，博医会联合各相关机构，在华开展公共卫生教育运动，公共卫生宣传也不断加强，人们的公共卫生认识得到提高。①

第一节 对公共卫生问题认识的进步

开展公共卫生、预防疾病发生是医生在被动诊治病人之外的另一条诊治疾病的途径，是医生社会责任的一种体现。在古代中国，遇有疫病肆虐，医生自会竭尽所能，救助患者。但从扮演的角色来看，医生只是地方乡绅主导下的防疫工作的具体参与者，它体现的是个体面对疫病的被动应对。因此，这种防疫方式是初级的、自发的公共卫生行为。现代公共卫生则属于政府行为的范畴，它由政府主导，以医学工作者为主体的专业公共卫生机构直接实施，政府（包括公共卫生机构）、医生（防疫专业人员和医院中的医生）、社会在其中角色分明。这其中既包括对疫病的被动应对，也包括主动的预防。② 它可以被理解为国家健康运动，是一门由国家和社

---

① 最近关于基督教传教士与近代中国公共卫生问题的研究成果，可以参看牛桂晓的系列研究：《近代中国基督教会公共卫生运动研究（1901—1937）》，博士学位论文，湖南师范大学，2019；《留美生胡宣明与民国时期的公共卫生运动》，《江苏师范大学学报》（哲学社会科学版）2017年第3期；《美国传教士毕德辉在华卫生传教活动探析》，《宗教学研究》2019年第2期。

② 史如松：《博医会研究：中国近代西医界职业活动模式的形成》，第88页。

会共同设计和执行的"公共医学"，内容包括：建立公共卫生法规和卫生设施，聘任卫生官员管理和监督城市公共卫生，改良城市环境，通过立法完善穷人医疗保健制度，提升穷人的生活道德。①

现代公共卫生兴起于19世纪的欧洲。②在我国，最早关注公共卫生问题的，是包括医学传教士在内的外国来华医生。1871年，由各地海关医官合作编撰的《海关医报》（Medical Reports of Customs Gazette）出版发行，它以半年刊的形式，分春夏两季出版，一直刊行到1911年。在这份刊物中，各地的海关医官们详细报道了全国各地（包括云南和北海等偏远地区）的疫病流行情况、疾病症状、分布状况、传播途径、治疗方法等问题，忠实地记录了西医学在中国的发展状况，使该刊成为了解这一时期中国西医学和公共卫生问题的重要资料。③而由海关进行的海港检疫，也是近代中国最早进行的政府公共卫生建制尝试，1905年清末新政时期，清政府于巡警部警保司下设卫生科。次年，卫生科改属内务部，并升格为卫生司。这是中国现代中央卫生行政建制的开始。这一时期，一些城市开始进行现代意义的公共卫生规划：建立公共厕所，清扫街道，疏通下水道等。在这方面，原先由德国占领的青岛和由八国联军占领并在占领期间确立公共卫生系统的天津，走在了城市公共卫生建设的前列。④

不过必须承认的是，自西医传入中国以后，在相当长时间里，不管是来华的医学传教士和普通开业医生，还是中国本土西医，均由于人数较少、力量薄弱，在整个国家防疫系统中人微言轻，无法在疫情突来之时发挥领导作用，对公共卫生和疫病的参与也一直是旧式的自发应对。除掌握实权的海关医生组织过小范围的公共卫生应对外，多数情况下，他们面对汹涌的疫情只能匆忙应对。因此对于疫情的控制也就收效甚微，人们还普遍生活在大型疫病流行的恐惧中。博医会成立后，或许是由于《海关医报》已经承担了这一任务，以及人手不够的因素，博医会一开始并未组织

① 高晞：《德贞传：一个英国传教士与晚清医学近代化》，第24～27页。
② 可参见〔英〕威廉·F.拜纳姆《19世纪医学科学史》，曹珍芬译，第三章"社区中的医学"部分，第70～114页。
③ 马伯英、高晞、洪中立：《中外医学文化交流史》，第348～349页。
④ 有关德国在青岛卫生体系建设的内容，可参见〔德〕余凯思《在"模范殖民地"胶州湾的统治与抵抗：1897—1914年中国与德国的相互作用》，孙立新译，山东大学出版社，2005，第二章第2、4节的相关叙述，第243～254、277～308页。

人员进行中国公共卫生问题研究，其唯一所做的就是听任会员们兼任海关医官，在《海关医报》上发表文章，而自身只是有意地转载发表在《海关医报》上的文章。只是到了 1911 年《海关医报》停刊后，发表在《博医会报》的原创公共卫生文章才渐渐多了起来。尽管有上述如海关、博医会为公共卫生和防疫事业所做的一些努力，但由于缺乏一个强有力的政府和西医组织来领导防疫工作，中国民众的防疫还仍然处于原有旧式的自发应对状态，也因此在面对疫情时损失惨重。

1910 年暴发的东北鼠疫，是近代中国人公共卫生观念普遍转变和加强的重要转折点。在这场疫情中，大型流行性疫病对人民生命摧残的破坏性暴露无遗，它所带来的灾难性后果使得人们深刻意识到加强公共卫生的重要性。也正是在这次鼠疫大流行中，清政府委任伍连德支持东北防疫事务，进行积极有效的快速应对，阻止了鼠疫在更大范围内的流行。疫情结束后，人们的防疫意识和公共卫生观念普遍加强，随后建立的东北防疫处也成为中国近代第一个专门的公共卫生机构。以此为契机，现代医学在中国真正被接受并发挥其特长。此后，中央卫生行政机构——中央防疫处设立（1918 年），再加上之后几年，鼠疫在内蒙古、山西一带多次发生，以及 1918～1919 年西班牙流感流行，导致的死亡人数竟然比残酷的"一战"还要多，这使得人们更加重视公共卫生问题。1921 年，胡宣明创办中华卫生学会（Chinese National Health Association），性病、麻风病、工业卫生等都得到了不同程度的重视。而广州在 1920 年就开始进行市政公共卫生建设，走在了全国的前列。

第二节　卫生教育协进会的成立及其演变

其实就博医会与公共卫生问题，早在 1900 年的《博医会报》上，纪立生就发文探讨传染病的问题，认为有必要在中国每个大的中心城市建立一所隔离医院。[①] 1901 年，何福善在其作为博医会主席的致辞中也提到在华开展公共卫生运动的重要性，指出："我们不仅可以而且应该开展一项

---

① T. Gillison, "The Desirability of Establishing an Infectious Diseases Hospital in Each of the Larger Centres Throughout China," *CMMJ*, No. 2, 1900, pp. 152 - 156.

伟大的工作，那就是制作有关公共卫生、个人卫生和预防传染病的中文小册子；也可以在城市中张贴海报或是散发免费传单。通过这种方法，逐渐教给民众一些实用的卫生知识，使我们的工作更富成效。"① 随后，在福建的富克理（Kate C. Woodhull）、汉口的孟合理也都发文鼓励博医会在中国的公共卫生活动中发挥领导作用。② 其中孟合理认为开展卫生教育有两种方法，即在大城市开展卫生演讲，以此引起城市知识精英的重视；演讲无法触及的地区，则通过散发卫生读物，引起民众对卫生的注意。③ 1905年史笪莱（Arthur Stanley）出版了一本关于肺结核病的小册子，④ 1907年博医会华中分会也发行了一些涉及各种疾病和公共卫生问题的小册子。⑤但由于这一时期，大多数博医会员还是忙于应对清末新政对西医需求普遍高涨的形势、编译西医书、发展西医教育等，对于公共卫生问题，除了遭到人们痛恨的鸦片烟毒问题外，尚缺乏有规划的布置和应对。

　　1910年，中国博医会汉口大会，指定由布斯（Booth）、罗感恩与梅多思（Meadows）三人组成一个医学宣传委员会（Committee of Medical Propaganda）来准备有关预防疾病的传单和短论，并计划通过医院和药房广泛散发这些印刷品，以教育公众，使他们了解这些流行较广并深深折磨他们的疾病。⑥ 但由于革命的影响以及该委员会的两名委员（布斯和梅多思）在不到一年的时间里相继去世，直到1915年，博医会都未能开展任何实质性的有组织性的公共卫生工作，只是有一些医学传教士个人在地方上尽力准备了若干宣传单并加以散发。

　　由于1910~1911年东北大鼠疫的暴发，公共卫生成了20世纪的第二个十年中中国各医学团体共同关注的问题。1912年，中华基督教青年会全国协会邀请公共卫生专家毕德辉专门从事这项工作，在一些城市里举办

---

① Sydney R. Hodge, "President's Address," *CMMJ*, No. 2, 1901, p. 149.

② Kate C. Woodhull, "A Plea for Hygiene," *CMMJ*, No. 4, 1901, pp. 274–276；P. L. Mcall, "Medical Education among the Chinese," *CMMJ*, No. 3, 1905, pp. 93–96.

③ P. L. Mcall, "Medical Education among the Chinese," *CMMJ*, No. 3, 1905, pp. 93–96.

④ "Editorial," *CMMJ*, No. 1, 1906, pp. 39–40. 小册子名为：《上海工部卫生局预防痨症传染之法》。

⑤ "Leaflets on Hygiene in Chinese," *CMJ*, No. 1, 1907, pp. 21–22, 35–36. 其中一份小册子名为《免传染肺痨症之法》。

⑥ William Wesley Peter, "Public Health Education in China," *CMJ*, No. 4, 1915, p. 235.

了几次卫生演讲。①

　　1913 年在博医会代表大会上，史笪莱宣读了他对中国公共卫生现状研究的报告。他认为中国目前极度缺乏对公共卫生进行规划和建设的机构建制，也很少有在预防疾病方面的有效公共行为，以致中国是一个"完美展现适者生存进化法则"的地方。现代中国迫切需要学习西方，建立一个系统的国家卫生行政体系，由政府掌控医疗卫生服务和公共卫生行为。②但会议并未对史笪莱的提议做出积极回应。

　　直到 1915 年博医会大会，公共卫生问题才成为大会的重要议题。在会议第 1 天即决定成立一个临时性的委员会来处理与预防医学有关的事务，该委员会由胡恒德、毕德辉、伍连德、师古德（Elliott I. Osgood）和胡美组成。在这次会议上，史笪莱进一步阐述了自己关于在中国建立公共卫生体系的设想。他认为在城市中，应建立一个类似西方市政厅的机构来掌控政府财务、人事任免以及政策的制定，并任命一个卫生主管官员（health officer），专职负责卫生行政事务。③ 他的发言引起博医会会员的热烈讨论，临时委员会也经过讨论，强烈建议博医会设立一个常设性的公共卫生理事会来处理公共卫生工作，在他们的描述中，此机构的职责是协调和开展公共卫生活动，制定相应的工作方法，拓展新的工作领域。成立此机构是为了使博医会有一个专门机构来专司其责地推进此项任务，以便能够在实际工作中代替博医会执行委员会，使执行委员会能够更好地全面把控和协调博医会的各项工作，而不致被某一项具体工作所牵绊。博医会的执行秘书应成为公共卫生委员会的当然委员，以使其成为本理事会与博医会员联系的纽带。考虑到中华基督教青年会先前已在华开展相类似的公共卫生事业，博医会建议公共卫生理事会与之以及中国其他相关的官方或民

---

①　1913 年第 4 期的《博医会报》为公共卫生专刊，所刊发的文章有师古德的《中国的卫生宣传》、史笪莱的《中国的卫生组织》、李树芬（Li Shu Fan）的《华南地区的卫生》；1914 年第 1 期的《博医会报》也刊登有泰勒（John R. Taylor）的文章《中国公共卫生服务计划》，并提出关于开展此类服务的一些明确建议（CMJ, No. 1, 1914, p. 12）。此外，1914 年第 6 期的《博医会报》，也发表了柏志道（James Butchart）的文章《在中国人中间进行卫生和预防医学教育是医学传教士的一项重要工作》（CMJ, No. 6, 1914, p. 391）。

②　Arthur Stanley, "The Sanitary Organization of China," CMJ, No. 4, 1913, pp. 203 - 208.

③　Arthur Stanley, "How to Initiate Public Health Work in Chinese Cities, Some Practical Details," CMJ, No. 2, 1915, p. 96; No. 4, 1915, pp. 217 - 222.

间机构合作进行此项事业，此项工作的具体合作事宜可交由博医会公共卫生委员会、博医会秘书与中华基督教青年会全国总会协商解决。博医会还建议出版委员会应支持幻灯片交换、文化展览、演讲、出版等工作。为了支持此项运动，博医会决定将用于出版事业的一部分款项改用于公共卫生事业，并采取各种措施保证此项重要工作的资金来源。最后大会通过了博医会公共卫生临时委员会的此项报告，宣告公共卫生理事会（Council on Public Health）成立，选举胡恒德为本会主任，毕德辉为本会秘书，成员有康爱德、颜福庆、司美礼、都格，博医会执行秘书聂会东也参与此理事会的工作，并将青年会全国总会的一处房舍（上海 Quinsan Gardens 4 号）作为该会通讯处。① 在毕德辉的帮助下，公共卫生理事会印制了大量宣传册，发往全国各地，而开展公共卫生运动，也成为博医会在 1910～1930 年的主要活动之一。对此，博医会全力以赴，也希望借此在中国公共卫生事业进步中发挥重要作用。

由于当时新成立的中华医学会和中华基督教青年会也成立了类似的公共卫生委员会来开展此项工作，为了更有效地利用资源和扩大公共卫生教育运动的影响，这三个全国性的相关组织在青年会的邀请下于 1916 年联合组成了中华公共卫生教育联合会（Joint Council on Public Health Education）。② 各参与协会积极贡献力量，联合开展公共卫生教育活动，向公众宣传公共卫生理念。该联合会总部设在上海，由中华基督教青年会代表毕德辉（同时也是博医会会员）任总干事，负责日常事务。1917 年博医会与中华医学会联席会议上，又指定胡宣明任副总干事，在毕德辉返回美国时，负责联合会的具体工作。1920 年，中华基督教女青年会、中华基督教教育会和中华护士会加入该协会。③ 同年，经各方同意，这个不方便的名称被改为卫生教育协进会（Council on Health Education）。④ 卫生教育协进会的工作受新成立的执行委员会领导，执行委员会由上述六个会

---

① "China Medical Missionary Association Biennial Conference, Shanghai, February 1ˢᵗ – 5ᵗʰ, 1915," *CMJ*, No. 2, 1915, pp. 103 – 104.

② "The Joint Council on Public Health Education," *NMJC*, No. 2, 1916, p. 3.

③ 中华续行委办会调查特委会编《1901—1920 年中国基督教调查资料（原〈中华归主〉修订版）》（下卷），蔡詠春、文庸、段琦、杨周怀译，第 1177 页。

④ W. W. Peter, *Broadcasting Health in China: The Field and Methods of Public Health Work in the Missionary Enterprise*, Shanghai: The Presbyterian Mission Press, pp. 47 – 48.

员团体各出一人组成。① 执委会主要负责为卫生教育活动募集资金，下设总理部，总管各项事务；总理部下设总务组、庶务组、学校卫生组、社区卫生组、婴孩卫生组、牙齿卫生组和编辑组（中文文献组）。其中编辑组负责出版《卫生》月刊，并为各报纸供给每周卫生新闻。它的外埠工作人员，浙江有王吉民医师，安徽有布朗（Brown），湖南有何医生及张维医师，四川有高文明（Wallace Crawford），山西有王普乐（Fred J. Wampler）等人。②

卫生教育会所需经费，由各参加团体量力捐助，或直接拨款，或派人来会服务，其余主要靠募捐，还有一部分来自出版品的收入和幻灯片和电影片的租金。到外地开会的旅费，全由邀请单位负责。③

博医会的公共卫生理事会一直保留到 1925 年，由于公共卫生理事会的绝大多数实际工作已由卫生教育协进会负责，博医会最终解散了该理事会。

第三节　公共卫生教育运动

1917 年博医会在广州举行两年一次的大会，各在华传教差会均派有代表参加会议。大会通过了下列关于公共卫生教育的序言和决议案：

由于疾病传染的规律在中国不幸地没有受到正确的认识，以至于在城市、乡村和人们的家里普遍存在着可悲的不卫生情况；

鉴于在最近差会团体主办的卫生教育运动中中国各界知识阶级表示了日益增长的兴趣，而在差会医务团体中，人们广泛地深信基督教会对于公共卫生教育的提倡应当负起直接的责任；

复次，鉴于卫生教育运动在与知识阶级建立有效接触方面的媒介

---

① 中华续行委办会调查特委会编《1901—1920 年中国基督教调查资料（原〈中华归主〉修订版）》（下卷），蔡咏春、文庸、段琦、杨周怀译，第 1177 页。为行文方便，下文统称卫生教育会。

② 胡宣明：《中华卫生教育会史略》，《中华医学杂志》（中文版）1949 年第 11、12 合期，第 460 页。

③ 胡宣明：《中华卫生教育会史略》，《中华医学杂志》（中文版）1949 年第 11、12 合期，第 460 页。

价值，它为对一个人数众多影响极大的阶层进行直接宣教工作铺平了道路，又鉴于卫生教育运动具有基督教实用教义的具体表征的价值，可以作为一种强有力的护教方法；

　　许多具有才能、受过高等教育训练的中国基督教领袖由于可以预防的原因而过早地丧失工作能力或早逝，致使教会遭受财政上和精神上的损失，而这种损失是将来可以用适当的公共卫生宣传加以预防的；

　　此外，鉴于要主持一个这种性质的规模宏大的计划没有一个中央统一机构是办不到的，而且因为在最近的将来大概没有其他团体能够像中华基督教博医会①那样代表整个基督教负起这个责任，假使人力财力都有保证的话。

　　因此决议：中华基督教博医会向目前在中国进行工作的各宣教会呼吁，请他们派遣或调配具有必要资格的人在中华基督教博医会指导下负起全国性的公共卫生教育运动的领导责任，或供给所需要的经费。②

　　这里，博医会阐述了进行公共卫生运动的详细原因和由博医会领导各差会进行公共卫生运动的正当性，说明博医会对于在华开展公共卫生有了清晰而全面的认识。在这一思想指导之下，由博医会参加的卫生教育会在随后的岁月里更加注重公共卫生事业，工作也更加细致，将公共卫生主要分为学校卫生、社区卫生、妇幼卫生、工业卫生等来进行。

一　学校卫生

　　在学校进行公共卫生教育是卫生教育会的重要任务之一。学生的可塑性强，容易接受新的卫生观念，同时学生是未来国家的建设者，培养他们的卫生意识有助于在更多的人群中传播卫生知识。因此，卫生教育会非常重视对学生进行卫生教育宣传。1918 年公共卫生教育联合会组成学校卫

---

①　此处对博医会中文名称的翻译有误。博医会的中文名称为"中国博医会"，简称"博医会"。

②　中华续行委办会调查特委会编《1901—1920 年中国基督教调查资料（原〈中华归主〉修订版）》（下卷），蔡詠春、文庸、段琦、杨周怀译，第 1178 页。

生教育组，开始办理学校卫生教育工作。此教育组先后由胡宣明、萨医师（Dr. Clara Sargent）及密勒医师负责。[①] 其工作方式，或作学校环境卫生调查，或作学生体格检查，或驻校免费治疗，或驻在一城市，轮流教授卫生课程，或有偿及免费发放卫生图书和小册子，方法不一而足。据统计，到1925年初，卫生教育会所印刷发放的相关图书和小册子已达到99种。[②] 1917年，公共卫生教育联合会还在全国范围内举行"全国卫生论文竞赛"，以此激发青年学生的公共卫生意识。竞赛以"中国的公共卫生现状，以及改进之策"为题，吸引了51人参与讨论，最后上海圣约翰大学的杨德宝和林步基分获第一、二名，北京协和医科大学的吴葆光获得第三名，获奖论文刊登在当年的《中华医学杂志》上。[③] 1919年举行了第二届公共卫生论文竞赛。这次竞赛参赛面更广，共有来自11个省份的61篇论文进入决赛。论文题目有"什么使人生病""个人卫生""家庭卫生""国家卫生和国家福利之关系"等。[④] 通过论文竞赛，公共卫生知识得到了更广泛传播。

1921年夏，在卫生教育会的指导下，北京大学学生发起了一场卫生教育运动，他们在多所假期学校中做了多场有关卫生与公共卫生的报告。[⑤] 1922年，卫生教育会致书阎锡山，并得到许可，在山西的学校中开展卫生教育活动。该会还在平定州（Pingtingchow）开展消灭回归热的活动。

卫生教育会还在华东地区建立了学校卫生示范区，为了培养公共卫生教育的师资，委员会于1922年请葛雷（John Henry Gray）在牯岭设立了一个暑期学校，1923年暑假又在广州、牯岭、上海、济南设立了此类暑期学校，来推进此项工作的开展。1924年，在小马雅各的建议下，博医

---

① 胡宣明：《中华卫生教育会史略》，《中华医学杂志》（中文版）1949年第11、12合期，第459～461页。

② W. W. Peter, *Broadcasting Health in China: The Field and Methods of Public Health Work in the Missionary Enterprise*, p. 9.

③ "The National Health Essay Contest," *NMJC*, No. 2, 1917, pp. 65 – 66. 获得第一名的文章被刊登在同卷第67～81页。

④ "Results of Health Essay Contest," *NMJC*, No. 2, 1919, pp. 136 – 137.

⑤ "Anti – typhus Measures," *CMJ*, No. 2, 1921, pp. 122 – 128; "Medical Society Meetings," *CMJ*, No. 2, 1921, pp. 161 – 162; "Publish Health," *CMJ*, No. 3, 1921, pp. 281 – 282; "Department of Public Health," *CMJ*, No. 1, 1922, p. 87; "Meeting of the C. M. M. A Executive Committee," *CMJ*, No. 6, 1924, pp. 494 – 499.

会与中华基督教教育会还联合召开了有关学校卫生的会议，卫生教育会、青年会、女青年会均派代表参会。会议决定加强学校教师与医生之间的合作。①

二　社区卫生

鉴于公共卫生问题对城市安全的巨大影响，卫生教育会也非常注重在城市社区中宣传公共卫生。

卫生教育会协助开展的一次重要卫生活动是 1920 年 6 月在福州举行的预防霍乱运动。它是在霍乱病将要重新发作前一个星期举行的，前一年病发时福州共有约 1 万起霍乱病例。本次运动共征募了包括商人、国立及教会学校学生在内的 1847 名志愿人员，由他们组成的一支预防霍乱的宣传队伍每日游行，一周内走遍了该市 90% 的社区。有 1 万人出席了 247 次集会。散发了约 30 万份有关霍乱的画刊。在这次大规模的预防运动结束后，霍乱病发时还通过报纸和公共集会等方式继续进行教育。在这次活动中，卫生教育会的两位职员用了一个月的时间在福州协助开展此项工作，活动共花费 3500 元，全部由地方人士募捐而得。活动取得了极好的预防效果，霍乱病疫结束后，有报告说："福州是危险的大海的一个平安的孤岛。"② 此外，卫生教育会还在湖州（1917 年 2 月）、厦门（1917 年 12 月）展开大规模的公共卫生教育活动，均取得了良好的教育效果。

在卫生教育会的影响下，苏州于 1922 年 3 月份成立公共卫生协会（Public Health Association），长沙成立湖南卫生协会卫生中心。同年，北京成立"北京社区服务小组"（Peking Community Service Group）。但更为著名的是 1925 年北京协和医科大学兰安生教授与北京市政府协商办理的"京师警察厅试办公共卫生事务所"（1928 年后改称"北平市卫生局第一卫生事务所"），③ 将北京东城区一块包括 5.8 万人居住的区域划为他理想中的"预防医学"的试验场。故这一试验机构和试验场名义上是政府机构，实则是协和公共卫生系和协和护士学校的教学现场，更进一步说是卫

---

① E. W. Wallace, *CMJ*, No. 5, 1925, p. 437.

② 中华续行委办会调查特委会编《1901—1920 年中国基督教调查资料（原〈中华归主〉修订版）》（下卷），蔡咏春、文庸、段琦、杨周怀译，第 1179 页。

③ 1923 年博医会大会选举兰安生负责公共卫生工作。

生局作为独立的医疗行政体系在基层社区的试验场。①

1923 年后，卫生教育会的城市社区卫生运动就很少再扩充规模，而将更多的精力投放在原有开展运动的城市和地区，以为能在此地区建立长久的公共卫生组织。在宓爱华和金医生（Dr. Kim）的领导下，卫生教育会于 1927 年举行了一次大规模的卫生运动，涉及的城市包括广州、香港、汕头、厦门和福州，尤其是在广州和厦门。在这些城市的青年会会所内，举行了一系列的演讲和卫生展览，共有 3 万人次参与。通过这次活动，卫生教育会与许多大中学校、医院、医学院校以及各市政部门建立了联系。

三　妇幼卫生及其他

这一时期，卫生教育会进行的一项重要工作便是结核病预防和婴儿种痘工作。在此项运动中，得益于会员们的不懈努力和手把手地进行指导，婴儿种痘工作得以在最大范围内开展起来。1922 年秋，安连生（Vivia B. Appleton）在山西开展儿童卫生运动，取得很大成绩。此外，这一时期博医会还开展助产士，尤其是产婆培训工作，通过培训，科学的接生方法得以推广，并为社会提供了大量现代技术接生人员。1927~1929 年的卫生教育会为宓爱华时期，宓爱华努力与青年会的卫生教育部门合作，建立儿童健康中心。② 此外，在上海西门妇孺医院（Margaret Williamson Hospital）还成立一个"公共卫生展示中心"（Public Health Demonstration Center），配备中外两名公共卫生方面的护士，以及一些实习护士。并且该医院还专门委派一名医生每周一次地参与婴儿诊所的诊治工作。③

1918 年 5 月 16 日，受博医会影响，进德会（Moral Welfare Committee）在上海成立，其宗旨在于在华摒除卖淫行为，这项运动取得巨大成功，以至 1919 年公共租界当局决定成立一个戒淫特别委员会，由市政当局提名的三人组成。委员会提议应对卖淫女实行登记政策，并逐年减少其从业人数。该会认为卫生部门进行的妓女身体检查工作应该停止，但更进一步的性病治疗和卫生宣传工作应该加强。在该会的影响下，1921 年 4 月，公共

---

① 杨念群：《再造"病人"：中西医冲突下的空间政治（1832—1985）》，第 110~118 页。

② C. S. Kim, "Survey of Public Health Activites in Shanghai," *CMJ*, No. 3, 1928, pp. 162 – 180.

③ Hazel Taylor, "Public Health Nursing in Shanghai," *CMJ*, No. 4, 1929, pp. 350 – 359.

租界当局关闭了五分之一的妓院。① 1920 年，一个保护妓女合法权益的组织在汉口成立，它的目的是为那些可怜的妓女和妾妇们提供一个避难所，并改善她们的现状。②

此外，卫生教育会还非常重视工业卫生问题。在丁曼小姐（Miss Dingman）的建议下，1924 年 3 月成立了工业卫生委员会（the Industrial Committee），开始着手收集信息并研究改善工厂卫生条件，尽量避免使用童工，缩短劳动时间，并促使传教医生在反磷运动中合作，支持梅特兰医生（Dr. Maitland）在上海地区进行为期六个月的工业卫生调查工作，还准备将工业卫生问题作为即将在香港召开的博医会大会议题之一。在 1926 年的博医会大会上，工业卫生委员会及基督教全国理事会（National Christian Council）还签署了联合决议，任命专业人员在工业卫生领域进行科学调查。

同时，卫生教育会还注重在医院中对病众开展公共卫生教育。1926 年博医会大会就决定在教会医院中开展一次卫生运动，并交由卫生教育会具体实施。

卫生教育协进会在进行公共卫生宣传时，所供给的材料有三种：一是图书、会刊和传单等印刷品；二是宣传画、图表、幻灯片、电影等图像资料；三是有关婴儿福利与卫生、防盲、结核病、性病、眼病、霍乱的预防、灭蝇灭蚊灭鼠、社区卫生的资产与负债、各国死亡率对比、各民族人居环境、幼年期和老年期、中国与其他国家人口比较等展览资料。这些材料的一部分，例如幻灯片和图表，都附有中英文演讲稿本。③

卫生教育协进会进行工作时，主要是散发印刷品以供医生、教师、宣教师、商人及关心中国现有卫生问题的人们使用。④ 这些印刷品中一般包括下列内容：一个城市的卫生，病毒传染与预防方法，结核病、性病、天花、钩虫、鼠疫等的防治，个人卫生问题。这些材料多使用官话和通俗易懂的文字写成，而宣传画涉及的题材一般有苍蝇的祸害、霍乱、成药、婴

①　"Moral Welfare Work in Shanghai," NMJC, No. 1, 1919, pp. 3 – 4.

②　Wong K. Chimin & Wu Lien – teh, History of Chinese Medicine, p. 618.

③　Wong K. Chimin & Wu Lien – teh, History of Chinese Medicine, pp. 1178 – 1179.

④　中华续行委办会调查特委会编《1901—1920 年中国基督教调查资料（原〈中华归主〉修订版）》（下卷），蔡詠春、文庸、段琦、杨周怀译，第 1179 页。

儿福利等，并附有解说词。① 成套的幻灯片，则往往附有讲稿一起出售，一般有灭蝇、个人卫生、病毒的传染与预防方法、社会卫生、性病、结核病、城市卫生等。此外，卫生教育会职员还给各地报纸每月写四至五篇文章。② 至 1922 年，"本会（指卫生教育会）所出版的有大丛书 10 种、小丛书 28 种。售出的大丛书共 10899 本。售出的小丛书共 1013376 本。此外制有木印演讲大图 12251 张，分 5 个题目；又有 30700 尺的活动卫生电影片及 18 套的幻灯片出租"③。

在开展的卫生教育活动中，卫生教育会积极争取与当地政府进行合作，在北京、长沙、上海等地的活动中都有地方政府的参与。通过与中国地方政府的合作，卫生教育会一方面可以吸引中国社会各行业和各阶层人们的注意，扩大活动的影响；另一方面，卫生教育会主动与政府合作，也可以改变地方政府对待公共卫生问题的态度，使得中国地方政府能够更清楚地意识到公共卫生的重要性，从而积极参与其中。④

然而，中国社会所发生的变化，尤其是非基督教运动和北伐战争，对公共卫生运动产生了很大影响。动荡的局势使得公共卫生活动减少，活动经费的筹集也变得越来越困难。1926 年毕德辉辞去干事之职，离开中国，卫生教育会的活动随之减少。此后，葛雷、密勒（Iva M. Miller）及梅贻琳医师先后获任总干事，负责此项工作。卫生教育会放弃了它的一些产业，将商品转给广学书局（the Kwang Hsueh Publishing House）和 the Association Press for Slides，并开始与中国政府合作，协助上海卫生局开展卫生教育工作，《卫生》杂志也转由上海卫生局和委员会共同出版。⑤ 与此同时，中国许多省份都陆续建立了卫生行政机构和公共卫生协会，表明了中国政府和民众公共意识的觉醒。1930 年南京国民政府设立卫生部，卫生

---

① 中华续行委办会调查特委会编《1901—1920 年中国基督教调查资料（原〈中华归主〉修订版）》（下卷），蔡詠春、文庸、段琦、杨周怀译，第 1179 页。

② 中华续行委办会调查特委会编《1901—1920 年中国基督教调查资料（原〈中华归主〉修订版）》（下卷），蔡詠春、文庸、段琦、杨周怀译，第 1180 页。

③ 胡宣明：《中华卫生教育会史略》，《中华医学杂志》（中文版）1949 年第 11、12 合期，第 459～461 页。

④ 史如松：《博医会研究：中国近代西医界职业活动模式的形成》，第 99 页。

⑤ W. W. Peter, "The Field and Methods of Public Health Work in the Missionary Enterprise," CMJ, No. 2, 1926, p. 200.

教育会认为自己在华提倡公共卫生教育的目的已达到，遂决定结束该会，他们在华所进行的卫生教育活动也随之终止。

在 20 世纪初的中国，博医会及其他西方力量在华推行的公共卫生教育运动，赋予了公共卫生及西医学一个象征，它们代表了西方先进的科学和社会观念，彰显了西方的现代性及其相对于中国落后社会的优越性。[①]主要由博医会、中华医学会、中华基督教青年会、中华基督教女青年会、中华基督教教育会和中华护士会组成的卫生教育会是近代在华最早提倡公共卫生的机构。它在华开展的一系列多领域的公共卫生宣传活动，对于在华传播普及卫生知识、唤起中国政府及社会各界对个人卫生和公共卫生问题的重视起到了重要的促进作用，他们所进行的卫生宣传和教育活动，成为随后南京国民政府开展"新生活运动"、乡村卫生建设运动的先声，并为后者的进行积累了大量实际有用的经验。后者所使用的各种卫生挂图及宣传小册子，都深受卫生教育会的影响。虽然在某种程度上，博医会及其他西方力量所开展的公共卫生教育运动并未完全达到自身预定的目标，但经过这一系列的公共卫生活动，中国医学界开始将更多的注意力投入到公共卫生领域，从而开始了医学职业对社会公共卫生事业的主导，也加强了医学职业在社会中的影响力。[②]

---

① 史如松：《博医会研究：中国近代西医界职业活动模式的形成》，第 99 页。
② 史如松：《博医会研究：中国近代西医界职业活动模式的形成》，第 100 页。

第七章　中国博医会与近代东亚西医学的一体化发展

——基于《博医会报》相关报道的分析

在学科互涉的趋势下，目前的历史学研究开始越来越多地与其他社会、自然学科交叉渗透，以进行跨学科的综合性研究。近年来兴起的医疗卫生史研究即为其中一例，学界试图以新文化史、日常生活史、生态环境史等多元的史学理论与方法来解构和诠释近代中外医疗卫生史。历史学与医学的结合，有利于摆脱医学内史研究枯燥、视野狭窄和缺乏历史感的问题，有助于拓宽历史学研究的面向。笔者在此试图转换视角，以近代来华的西方基督教医学传教士所组成的中国博医会（简称"博医会"）为观照对象，从东亚整体史的视角对其参与及报道的东亚医务活动进行分析，借以探讨近代这一地区的医疗卫生互动交流情况，以丰富目前的医疗卫生史研究。

之所以从东亚整体史的视角展开论述，一是因为博医会虽然以中国为主要活动舞台，主要由来华的医学传教士组成，但也吸纳东亚其他国家的医学传教士参与其中，其本身就具有一定的国际性；其参与的活动、会报刊发的文章也具有一定的东亚一体性。二是因为研究以近代东来医学传教士所组成的博医会在东亚西医学一体化发展中的作用，可以加深对文化在近代帝国主义扩张过程中角色和作用的认识，有助于理解近代中西两大文化相遇时的边际磨合、冲突与融汇。正如当代世界著名学者爱德华·W.萨义德（Edward W. Said）所说："由于现代帝国主义所促动的全球化过程，这些人、这样的声音早已成为事实。忽视或低估西方人和东方人历史的重叠之处，忽视或低估殖民者和被殖民者通过附和或对立的地理、叙述或历史，在文化领域中并存或争斗的相互依赖性，就等于忽视了过去一个世纪世界的核心问题。"① 三是因为近年来学界开始越来越多地以宏观的眼光来审视自明末以来的中西方文化交流活动，将西人来华放在西方在整个东亚地区扩张活动的宏观背景中进行考察，从东亚整体史的视角审视近代西学在东亚各国之间的环流与互动。有学者将整个东亚地区称为"亚洲地中海"，具有代表性的为凌纯声、黄一农。也有学者用"东亚海域史"的名称来指称东亚整体史的研究。② 在西方，美国学者罗兹·墨菲（Rhoads Murphey）的《亚洲史》一书首次有意识地将亚洲作为一个整体来进行考察，提出"季风亚洲"的概念，将伊朗以东、俄罗斯以南的"季风亚洲"地区，即东亚、东南亚、南亚地区，作为一个整体进行论述。他随后出版的《东亚史》又将包括中国、日本、朝鲜半岛在内的东亚地区和越南、老挝、柬埔寨、泰国、缅甸在内的东南亚地区，作为一个整体来看待。笔者这里所述的东亚，包括我们习惯上所指称的东北亚、东亚、东南亚地区，是广义上的东亚地区。

博医会作为近代中国第一个全国性的医疗学术兼医务协调机构，早在19世纪和20世纪之交就以医学和公共卫生工作推动了东亚各国的互动与交流，其参与及报道东亚国家间的医事活动，促进了近代东亚医学及卫生防疫事业的发展，也为人们打开了一扇认识近代中国西医和公共卫生工作的窗口，对近代中国的西医学，尤其是热带医学的发展，起到了很好的推动作用。故笔者在此试图以东亚整体史为论述视角，对博医会参与及报道东亚国家间的医事活动进行分析，以反映医学传教士在华创办博医会，在东亚地区拓展医学交流工作的实况与影响，来回应现今的东亚整体史研究。所利用的

---

① 〔美〕爱德华·W. 萨义德：《文化与帝国主义》第 2 版，李琨译，生活·读书·新知三联书店，2016，"前言"，第 14~15 页。

② 如复旦大学文史研究院的董少新教授。复旦大学还以此主题召开了系列学术会议，会议论文结集成《世界史中的东亚海域》（中华书局，2011）、《全球史、区域史与国别史：复旦、东大、普林斯顿三校合作会议论文集》（中华书局，2016）等书。以这一叙述框架展开研究的，还有陈国栋的《东亚海域一千年：历史上的海洋中国与对外贸易》一书，汇聚了作者以这一叙述框架所做的多年研究成果。而日本学者滨下武志则是这一叙述框架最主要的研究者，他的多部著作，如《中国近代经济史研究——清末海关财政与通商口岸市场圈》《近代中国的国际契机：朝贡贸易体系与近代亚洲经济圈》《中国、东亚与全球经济：区域和历史的视角》等，都反映了作者试图把中国及其东亚周边国家作为世界史的中心位置来进行研究，在东亚区域秩序的背景中，继而在欧洲—美洲—亚洲贸易和金融秩序更大的"范围"内，重新诠释中国、东亚地区的位置。

主要资料，是博医会的会刊《博医会报》及后来的《中华医学杂志》。博医会的会刊是研究近代中国医疗卫生史、西医东渐史、基督教在华传教史以及东亚西医学发展史非常重要的资料库。也正因为博医会成立于 1886 年，1932 年与中华医学会合并，结束了长达 46 年的独立发展时期，故本部分论述的时间范围也是从 1886 年到 1932 年。

第一节　人员与组织上的一体化

一　博医会会员的构成与相互流动

中国博医会是近代部分来华医学传教士以参加 1887 年在美国首都华盛顿召开的国际医学大会为契机，于 1886 年 10 月在上海成立的一个医学传教士医疗学术兼医务协调团体。学会由广州博济医院院长嘉约翰担任首任主席，上海同仁医院院长文恒理等为副主席；并于次年 3 月创办了机关报《博医会报》。博医会是近代中国第一个医疗学术兼医务协调机构，其创立的宗旨有三：

一、在华传播西医学，加强各医学传教士之间在医治病患方面的互助与经验交流；

二、总体上推进传教和医学事业的发展；

三、加强会员之间的团结，维护学会权益，保证西医事业在华顺利发展。[①]

博医会规定：凡入会会员须毕业于得到认可的正规医学院，加入传教差会并得到其资助并被派遣到中国或周边地区；入会需要有老会员的书面举荐，并在博医会正式大会上获得四分之三会员的投票支持。显然，对于中国之外的东亚朝鲜、日本，东南亚越南、暹罗（泰国）等地医学传教士的加入，学会是表示欢迎的。[②] 从早期会员构成也能看出博医

---

① "Constitution and By-Laws of the Medical Missionary Association of China," *CMMJ*, No. 1, 1887, pp. 56 – 58.

② "Constitution and By-Laws of the Medical Missionary Association of China," *CMMJ*, No. 1, 1887, pp. 56 – 58.

会的这种国际性。如 1887 年 6 月份在汉城（今韩国首尔）的美国长老会医学传教士史密斯（Driesback Smith）加入博医会。[①] 截至 1901 年，已有在朝鲜的史密斯、斯克兰顿（William Benton Scranton）、埃勒斯（Miss Ellers）、安连（H. N. Allen）、赫伦（J. W. Herron）、布朗（Hugh M. Brown），在暹罗的沃尔特（B. Toy Watler）、凯里（A. M. Carey）、海斯（J. H. Hays）、汤普森（J. Thompson）等医学传教士加入其中。[②] 人数虽不多，但足以显示博医会的国际性。与密切报道在华医学传教士行踪情况一样，对于在东亚各国医学传教士的来往行踪，《博医会报》亦努力进行跟踪报道。[③]

　　而从博医会成立之初衷及其章程的规定可见，其成立本身就具有鲜明的外向性。一方面表明在华医学传教士不甘于在学术上落后，积极向西方主流医学界交流学习的意愿。博医会成立后，积极加强与西方同行间的学习交流，多次选派代表参加世界医学会议，在会上发表演讲或主题报告，展示在华行医或科研情况。[④] 即便是不能与会，博医会也会在会刊上刊登其相关消息。另外，医学传教士在华工作一段时间后，往往会获准回国休假，很多医学传教士利用这一机会回到母国，到医学院进行访问或进修，零距离补充学习西方医学界的最新研究成果。

　　另一方面，也显示出博医会在与西方医学界保持联系与交流的同时，与东亚地区各国医学界同样保持着密切的学术互动。除了章程中明确提及的，在 1887 年创刊号的征稿启事中，《博医会报》亦明确指出稿件征集不

---

①　"Items and Notes," *CMMJ*, No. 2, 1887, p. 165.

②　据各期《博医会报》所公布的入会名单综合而成，见 *CMMJ*, No. 3, 1890, p. 213; No. 2, 1897, pp. 201 – 204; No. 2, 1901, pp. 167 – 172。

③　如《博医会报》1893 年第 2 期报道美国长老会的安德伍德（H. G. Underwood）夫妇和孩子经由欧洲到达朝鲜，参见 "Notes and Items," *CMMJ*, No. 2, 1893, p. 160; 1893 年第 4 期报道 1893 年 11 月 10 日，在朝鲜的霍尔（W. T. Hall）夫人生了一个男孩，参见 "Notes and Items," *CMMJ*, No. 4, 1893, p. 293; 1896 年第 4 期报道了朝鲜传教站的福音传道和医务工作情况，参见 "Korea," *CMMJ*, No. 4, 1896, pp. 263 – 265; 等等。

④　如 1887 年在华盛顿召开的国际医学大会，博医会选派莱爱力、马卡提与文恒理三人，代表博医会参会，参见 *CMMJ*, No. 1, 1887, p. 128。以及 1890 年在柏林举行的第十届国际医学大会，博医会共派遣了包括梅藤更、司督阁、洪士提反、黎施德等在内的在华 6 个差会的 8 名会员参会，参见 M. Gale, "Tenth International Medical Congress at Berlin in 1890," 入: "Constitution and *CMMJ*, No. 4, 1889, p. 178。

囿于特定国家，欢迎来自中国、朝鲜、日本、暹罗，或其他国家的来稿。①此后，博医会多次重申这一征稿启事，鲜明地展示出博医会于医务交流方面的开放性和多元性，对东亚各国的医学进展非常关注。刊登在《博医会报》上的关于东亚各国疾病与医学发展情况的文章，大多也正是在东亚各国活动的医学传教士所写就。他们在《博医会报》上分享所在国的疾病与医学研究成果，交流疫病防治经验与心得，其行为本身就促进了东亚西医学的一体化发展。

　　近代来到东亚的基督教传教差会，它们的事业，基本不囿于一个国家或地区。同一差会，往往在东亚不同地区都有传教及辅助的医疗、教育、文字出版等事工。对于大多数传教差会而言，东亚是他们一个整体性的传教区域。以医疗活动为例，基督新教各差会除在华建立诊所、医院和疗养场所外，还在朝鲜、日本、菲律宾、越南、暹罗等东亚国家开展活动。同一差会的内部成员有时也会在不同地区间流动。伴随其内部人员的流动，东亚不同地区间医疗卫生事业的互动与交流也得以促进。事实上，同一差会内部，不同地区人员间的相互流动是很平常的。以苏格兰长老会医学传教士高似兰为例，他于1883年受派来华后，先是在广东潮州一带的福音医院中进行医务传道，同时开展西医学教育工作，招收学生教授西医学知识。在此过程中他深刻意识到编译西医学图书和统一医学名词的重要性，后来长期主持博医会医书翻译和医学名词统一工作，将主要精力投入到这一事业中去。由于工作需要，高似兰在中国工作之余，后期事实上是常驻日本横滨的。另外他也多次利用休假、返乡之机到世界各地参加医学会议。②不难看出，这种不同地区同一差会内部医学传教士的流动，对其更新医学理论、临床实践经验来说是很重要的，同时也为东亚地区国家间医学

---

① "Notices," *CMMJ*, No. 1, 1887，卷首。

② 参见张大庆《高似兰：医学名词翻译标准化的推动者》，《中国科技史料》2001年第4期。近代中国以整个东亚地区医务和卫生防疫工作为报道对象的，除了《博医会报》外，还有西方人把持的中国海关总税务司署所编辑出版的《海关医学报告》（*Medical Reports of China Imperial Maritime Customs*）。《海关医学报告》和《博医会报》一样，报道地域虽以中国为主，但都对中国周边国家，如朝鲜、日本、越南等国的医务和卫生防疫工作非常关注，经常会有所报道。而且，受清廷与周边国家传统宗藩关系的影响，在华外籍海关人员也有到朝鲜等国海关部门工作的。

的互动与交流创造了机会。

二　东亚地区博医会分会的建立

博医会的成立，源于各地医学传教士加强联络和交流、推进医学发展的目的。最初博医会总部设于上海，参会的代表拟设 5 个分会：华北分会，设于北京；武昌和汉口分会，设于武昌；上海和南京分会，设于上海；福建和台湾分会，设于福州；华南分会，设于广州。随着时间的推移，博医会逐步在空间上扩大其会员分布区域，一定程度上以分会的形式将东亚医学事务纳入一个体系。

以朝鲜为例，博医会朝鲜分会于 1907 年 9 月 9 日在汉城成立，这为在朝医学传教士与东亚同行间的学术交流开辟了新的渠道。分会规定其名称为"朝鲜博医会"（The Korea Medical Missionary Association），并明确规定，朝鲜博医会为中国博医会的地方分会（The Korea Branch of the Medical Missionary Association of China）。它参照中国博医会章程通过了修订后的分会目标：①通过治愈朝鲜人民，彰显上帝的福音；②通过教育，以及将西医学图书翻译成朝鲜文，为朝鲜民众输入与西方同样的西医学知识；③提升朝鲜医界人士的互助精神。① 在成立大会上，还公布了分会各项章程，宣读了一些学术论文，并在一些重要城市成立了比朝鲜博医会更低一级的分会组织。在《博医会报》上，经常刊载有朝鲜分会的医务报告。如 1908 年 1 月 14 日在朝鲜汉城举行的博医会朝鲜分会会议上，讨论了赫斯特（Hirst）提交的关于病人在医院挂号重要性的文章，认为实行挂号有如下好处：

　　1. 获取并提供有关病人的信息，使我们能够最有效地治愈他们。

---

① "Report of Local Branches: Korea Medical Missionary Association," *CMJ*, No. 6, 1907, pp. 352 – 354. 在此之前，《博医会报》曾报道 1894 年汉城医学会（The Medical Association of Seoul）成立的信息。就笔者目前所掌握的资料来看，虽没有直接证据证明汉城医学会与中国博医会的关系，但从其会员均是在朝鲜的西方传教士这一点来看，其也应是早期在朝医学传教士比较聚集的汉城所成立的一个博医会小型支会，可参见"Notes and Items," *CMMJ*, No. 2, 1894, pp. 164 – 165。

2. 确保必要的统计数据以掌握和报告我们的工作情况。

3. 获取必要的信息，掌握病人信仰的变化，以便于指导他们在当地的福音工作。

4. 确保科学研究和调查报告数据的获取。①

该文对医院挂号重要性的认识非常具有科学性，对医院的实际运作也有较强的指导意义。囿于博医会的会员构成，虽然"福音传道"仍是医学传教士们的重要目标，然而，这种基于自由的会议讨论和多元的医务报道于医学学术交流与发展无疑是有益的。各分会以各自所在区域为单位，定期写出医务报告，医务报告从整理到刊登这一过程，本身就是一个医疗事业总结的过程，而它刊登出来所起到的交流与传播作用，更是对医学进步起到推动作用。博医会以开放的心态对各分会的医务活动及医学研究成果加以报道，将各地医务传道事业的发展状况呈现出来。得益于这种互动与交流，在地理环境上相互接近的东亚各国医学事业进一步趋于一体化。

当然，在东亚其他地区，并没有正式的博医会分会成立，但不可否认的是这些地区依然受到博医会组织的影响，它们大多以传教站的方式开展活动。这一点我们可以从《博医会报》刊登的报道中看出，该报对东亚各地的医务报道散见于各处。如《博医会报》1897年第1期报道称，学会扩大在日本、朝鲜、英属海峡殖民地医学传教士中影响的努力正在有序进行，博医会对这些国家的同行加入学会持乐观态度，认为这样可以加强医学传教士在整个东亚的团队合作精神。② 而从1908年第6期至1910年第1期，《博医会报》每期都有马尼拉医学会（Manila Medical Society）会议召开情况的报道。③

---

① Mary M. Cutler, "Report of Local Branches," *CMJ*, No. 2, 1908, p. 131. 同样,《博医会报》1911年第6期也报道了博医会朝鲜支会的活动情况, 参见 "Korean Branch Annual Meeting," *CMJ*, No. 6, 1911, pp. 411 –412。

② "Editorial," *CMMJ*, No. 1, 1897, p. 67.

③ "Manila Medical Society," *CMJ*, No. 6, 1908, pp. 388 – 389; No. 1, 1909, p. 53; No. 2, 1909, p. 123; No. 3, 1909, pp. 204 – 205; No. 4, 1909, pp. 277 – 278; No. 5, 1909, pp. 369 –370; No. 6, 1909, pp. 431 –433; No. 1, 1910, pp. 71 –75.

第二节 医学研究与疫病防治的一体化

一 医学研究的一体化

博医会作为有志于促进东亚西医学一体化发展的医学团体，其会刊《博医会报》除了主要刊载有关中国问题的医学文章外，还经常刊登东亚其他国家和地区疾病与医学发展相关问题的文章；[①] 有时也刊发对东亚地区疾病与医学进行整体或对比研究的文章（见表 7－1），尤其是进入 20 世纪博医会加强医学学术研究以后。这是博医会促进东亚西医学一体化发展最直接的证据。值得注意的是，《博医会报》在清末刊发有关朝鲜医事方面的文章较多；进入民国后，除了继续刊登有关朝鲜及东亚其他国家的医事文章外，《博医会报》加强了对日本医学研究情况的介绍，设立"日本医学文化"（Japanese Medical Literature）专栏，认为中日同文同种同习俗，对日本疾病与医学的研究必定会引起中国人的兴趣；而且由于英语国家对日本医疗文化了解较少，《博医会报》试图将此栏目打造成为该刊的一大特色。该栏目从 1916 年第 4 期设立，1921年第 3 期结束，其间基本上每一期上都有此专栏，而且所占篇幅很大，平均每期十多页，有时甚至能占到整期杂志的近五分之二，可见博医会对此栏目的重视。即便是该栏目取消后，在新设的"当代医学文化"（Current Medical Literature）栏目中，仍常有关于日本医学界的研究成果简报。

---

① 如《博医会报》1893 年第 1 期刊登了日本 Doshisha 医院和护士培训学校第六次年度报告，主要报道该医院和护士培训学校在 1892 年 10 月 28 日日本地震中的救护情况。参见 "Doshisha Hospital and Training School for Nurses," *CMMJ*, No. 1, 1893, pp. 44－45。1911 年第 5 期上刊登的一篇关于朝鲜北部疾病地理学的文章，涉及在朝鲜多发的各种疾病，并从地理、气候环境方面加以分析，对这些疾病及其典型病例做了详细的病理介绍，以供医学界相关医务人员进行阅读与参考，可参见 Ralph G. Mills, "A Contribution to the Nosogeography of Northern Korea," *CMJ*, No. 5, 1911, pp. 277－293。1919 年第 6 期又连发两篇文章对暹罗（今泰国）所见的热带疾病及膀胱结石进行报道，参见 Ralph W. Mendelson, "Tropical Diseases Observed in Siam," *CMJ*, No. 6, 1919, pp. 533－544；Charles H. Crooks, "Vesical Calculus in Siam," *CMJ*, No. 6, 1919, pp. 545－550。

表7－1　《博医会报》刊登的对东亚疾病与医学进行整体或对比研究的文章举要

期、年及页码	作者	文章名	备注
No. 4，1898 p. 223	Robert Case Beebe	To the Medical Missionaries of China and the East Asia 《致在中国和东亚其他国家的医学传教士》	
No. 3，1920 pp. 243 – 251	Louis H. Braaflant	Asiatic Cholera：A Study of One Hundred Cases 《亚洲霍乱：基于100例病例的分析》	作者当时在济南府
No. 1，1920 pp. 96 – 99		Anthropological Notes on Peoples of Far East 《东亚地区民众的人类学考察》	对东亚地区民众的体质人类学考察，从东亚人类起源、菲律宾女性的骨盆测量、男人的种群类型、牛奶在人种发展中的作用等因素来说明
No. 4，1924 pp. 303 – 304	E. P. Snijders	The Cancer Problem in the Tropics 《热带地区的癌症问题》	为 E. P. Snijders 在此前远东热带医学会上宣读的同名文章的观点摘录
No. 10，1924 pp. 834 – 836		Relation of Oriental Diet to Disease 《东方人的饮食与疾病的关系》	属社论栏目
No. 12，1924 pp. 1014 – 1016		Public Health in the Orient 《东方的公共卫生》	属社论栏目
No. 10，1925 pp. 914 – 916	Ernest Carroll Faust and Masao Nishigori	A Preliminary Report on the Life Cycles of Two New Heterophyid Flukes Occurring in the Sino – Japanese Areas 《两种在中日两国新发现的异形吸虫生命周期初步调研报告》	
No. 2，1926 pp. 142 – 143	E. C. Faust	A Preliminary Check List of the Mosquitoes of the Sino – Japanese Areas 《中日两国按蚊的初步检测》	

续表

期、年及页码	作者	文章名	备注
No. 9，1927 pp. 794 – 797	U. Miura	The Problem of Acclimatization of the Japanese in Manchuria 《日本人在满洲的适应问题》	作者来自满洲医科大学
No. 3，1929 pp. 226 – 234	H. W. Miller	Hyperthyroidism in China, Japan, and the Philippines 《中国、日本和菲律宾的甲状腺功能亢进症》	
No. 3，1929 pp. 303 – 305	C. V. Thornton	Treatment of Non – Specific Diarrhoea in the Tropics 《热带地区非典型性痢疾的治疗》	
No. 3，1929 pp. 305 – 306	J. L. Pawan	A Note on the Use of the Romanowsky Stains in the Tropics 《在热带地区使用罗曼诺夫斯基氏染剂》	

资料来源：根据《博医会报》各期内容整理所得。

对于东亚各国的传统医学，《博医会报》亦有所关注和报道。例如1897 年第 3、4 合期上刊登了《暹罗的医学理论与实践》一文，对泰国的传统医学进行了分析和总结。[①] 同样，《博医会报》1904 年第 1 期刊登的小马雅各《来自日本的药物》一文，也对日本的传统药物进行了介绍。[②]这些文章都有相当的深度，一定程度上推动了东亚地区医学的相互交流借鉴。

[①] E. A. Sturge, "Siamese Theory and Practice of Medicine," *CMMJ*, No. 3 & 4, 1897, pp. 269 – 270. 作者指出，暹罗传统医学自然观认为自然界由风、火、水、土 4 种元素组成，而人体由可见和不可见的两种成分构成。可见的如骨骼、肉、血液等，不可见的如风、火、水、土。人体由 6 种风、4 种火、12 种水和 20 种土组成。暹罗人把人体分成 32 部分。由于 4 种元素的不和谐，人体或罹患 96 种疾病。外部因素刺激内部因素会导致人体生病或康复，而情绪也会对身体产生巨大的影响力，导致疯癫或者各种各样的人体疾病。几乎所有东西，在当地人眼里都可以入药。很多动物的骨头和皮，构成了当地药材中的相当一部分，尤其蛇、老虎和蜥蜴的胆囊，是最珍贵的药材，他们的药方都是由很多材料混合而成。

[②] James Laidlaw Maxwell, "Drugs from Japan," *CMMJ*, No. 1, 1904, pp. 131 – 133.

二　疫病防治的一体化

19 世纪末 20 世纪初，博医会加强与东亚各国的医务交流，一个非常重要的原因是这一时期东亚地区作为一个整体，在一定差异之外，有着大致相同的疾病谱系。它们往往共同面临着近代西方殖民语境中的各种热带疾病和其他地区性疾病的侵袭。这些疾病种类繁多，既有普通的病种，也有来势凶猛如鼠疫、霍乱、天花、结核、疟疾等烈性传染性疾病。这些疾病往往具有一定的普遍性和流行性，许多医务人员都有类似的临床经验。博医会通过对这些疾病的报道，引发更加广泛的讨论，试图达到群策群力，消除这些疾病在本地区传播的目的。由于学界对这一时期东亚地区共同防治大的流行性疫病的研究已有很多，[①] 笔者在此以在该地区较重要的日本血吸虫病和雅司病（yaws）为例，来谈一下这一地区医学传教士的医学互动交流情况。

日本血吸虫病（schistosomum japonicum），是一种由血吸虫寄生于人

[①] 目前关于海关史、沿海城市防疫史的研究，多多少少都包含有东亚共同防疫史或者东亚整体防疫史的研究。其中胡成的《中日对抗与公共卫生事业领导权的较量——对"南满洲"铁路、港口中心城市的观察（1901—1911）》（《近代史研究》2011年第 1 期）、《东北地区肺鼠疫蔓延期间的主权之争（1910.11—1911.4）》（常建华主编《中国社会历史评论》第 9 卷，天津古籍出版社，2008）等文主要考察近代防疫过程中的政治因素，视角独特，研究别开生面。台湾学者李尚仁的《帝国的医师：万巴德与英国热带医学的创建》［（台湾）允晨文化，2012］、《帝国与现代医学》（中华书局，2012）、《中国史新论·医疗史分册》［（台湾）联经出版事业股份有限公司，2015］等论著或编著，都暗含了东亚共同防疫史的研究。此外，还有从特定流行性疫病（如鼠疫、霍乱、天花等烈性传染性疾病）出发，以东亚整体史视角对疫病防治展开的研究。这些疫病本身就具有很强的传染性，往往会在短时间内广泛传播，故对其的防治也需要各地区群策群力，联防协办。这一方面的研究成果较多，具有代表性的，有程恺礼（Kerrie L. Macpherson）的《霍乱在中国（1820—1930）：传染病国际化的一面》［收入刘翠溶、尹懋可主编《积渐所至：中国环境史论文集》下册，（台北）"中研院"经济研究所，1995，第 165～212 页］一文；杜丽红的论文《海港检疫全球化对华影响之研究——以 1894 年香港鼠疫为例》（《全球史评论》2015 年第 1 期）等。而日本学者饭岛涉对近代东亚霍乱、鼠疫、疟疾、血吸虫病的系列研究，均是以东亚整体史为研究视阈的。他的研究成果大多已收入《疟疾与帝国：殖民地医学、帝国医疗与东亚的广域秩序》（东京：东京大学出版会，2005）、《传染病的中国史：公众卫生与东亚》（东京：日本中央公论新社，2009）、《疾病、开发、帝国医疗》（东京：东京大学出版会，2001）等专著和编著中。

体所引起的地方性寄生虫病。寄生于人体的血吸虫主要有三种：流行于非洲北部的埃及血吸虫；流行于拉丁美洲及非洲中部的曼氏血吸虫以及流行于亚洲的日本血吸虫。此外，还有间插裂体血吸虫、湄公河血吸虫可以寄生人体。①

1905 年，日本学者桂田富士郎首次描述了该国山梨地区来自病人和猫的血吸虫卵和成虫，并将它们命名为日本血吸虫。桂田氏的这一发现，迅速引起了东亚各国医学者的重视，包括在华的西方医学传教士。在湖南常德行医传教的罗感恩在《博医会报》上公布了当地一例由日本血吸虫引起的痢疾病例，考虑到此种疾病未来可能会在各地多发，作者在文中对该病例进行了详细描述和病例分析。病例如下：患者程某，男，中国湖南人，18 岁，在湖南常德从事饲养工作。12 岁时为渔夫助理，第一次有便血，随着病情的逐年发展，到 15 岁时，他已基本丧失劳动力。病人只有四英尺六英寸（约 1.37 米）高，作为一个重病者，他并不瘦弱，当然也不像常见的内科病人那么臃肿。病人脾脏略有放大，一天内多次腹痛，尿液带血，其临床表现符合血吸虫病发病症状。②这一病例的公布，引发博医会内部对日本血吸虫病的学术探讨与研究。针对林嘉连（Charles S. F. Lincoln）的疑问，罗感恩又于 1905 年 8 月在《博医会报》上发表公开信，介绍了日本血吸虫病虫卵以及血液标本，并介绍了其他国家的相关研究进展。③ 凯特斯达（F. Katsurada）亦在《博医会报》上刊文表达了对罗感恩从事日本血吸虫病研究的感谢，同时对后者病例报告中虫卵并不十分准确清晰的描述感到遗憾。④ 之后几年仍陆续有相关研究报道，如 1912 年第 6 期的《博医会报》刊登了由欧内斯特·C.皮克（Ernest C. Peake）所撰写的一篇关于日本血吸虫病的文章，修正了他本人以往关于此病研究的错误，进而根据热带医学的相关研究以及

---

① 参见〔美〕肯尼思·F. 基普尔主编《剑桥世界人类疾病史》，张大庆主译，上海科技教育出版社，2007，第 888~893 页。

② Olive Tracy Logan, "A Case of Dysentery in Hunan Province, Caused by the Trematode, Schistosomum Japonium," *CMMJ*, No. 6, 1905, pp. 243–245.

③ O. T. Logan, "Schistosomum Japonicum," *CMMJ*, No. 6, 1905, pp. 268–269.

④ F. Katsurada, "A letter to Dr. Logan, 10th July, 1905," *CMMJ*, No. 6, 1905, p. 269.

临床表现对此病进行了再分析。①

可以看出，在华医学传教士对日本血吸虫病的研究，基本上与国际医学界的相关研究是同步的。而在 1913～1914 年由宫入庆之助、铃木稔和利珀（Leiper）等医学家先后解决了日本血吸虫和埃及血吸虫成虫的生活周期，特别是在该病被认为可通过酒石酸锑剂药物治疗，并可利用硫酸铜化学制剂杀灭钉螺来预防后，国际医学界对血吸虫病的关注稍有平息。②与此同时，《博医会报》对日本血吸虫病的报道与研究，一度减少。不过，进入 20 世纪 20 年代后，由于发现治疗新法——鞑靼人催吐法（Tartar Emetic）和 220 可溶性水银红药水滴入法（Mercurochrome 220 Soluble），以及对日本血吸虫病的中间宿主等问题又有新发现，对该病的研究出现了新一波热潮，《博医会报》上接连又刊登了十多篇关于此病治疗与研究的文章。③

---

① Ernest C. Peake, M. B., Ch. B., "Additional Notes on the Egg of Schistosomum Japonicum," *CMJ*, No. 6, 1912, pp. 350 - 352. 除了正文提到的诸文，发表在《博医会报》上的关于日本血吸虫病的文章，尚有 Ernest C. Peake, "Three Cases of Infection by Schistosomum Japonicum," *CMJ*, No. 2, 1909, pp. 78 - 92; Allen C. Hutcheson, "Schistosomum Japonicum," *CMJ*, No. 2, 1914, pp. 91 - 100; R. T. Leiper, D. Sc., etc., "Observations on the Spread of Asiatic Schistosomiasis," *CMJ*, No. 3, 1915, pp. 143 - 149。

② 参见〔美〕肯尼思·F. 基普尔主编《剑桥世界人类疾病史》，张大庆主译，第 888～893 页。

③ 文章如下：W. E. Libby, "Tartar Emetic in Schistosomiasis Japonica," *CMJ*, No. 2, 1923, pp. 158 - 166; Henry Edmund Meleney and Ernest Carroll Faust, "The Intermediate Host of Schistosoma Japonicum in China," *CMJ*, No. 7, 1923, pp. 541 - 554; Ernest Carroll Faust and Henry Edmund Meleney, "The Life History of Schistosoma Japonicum Katsurada," *CMJ*, No. 9, 1923, pp. 726 - 734; Ernest Carroll Faust, "Treatment of Schistosomiasis Japonica," *CMJ*, No. 10, 1923, pp. 847 - 849; George T. Tootell, "A Preliminary Survey of Schistosomiasis Infection in the Region of Changteh," *CMJ*, No. 4, 1924, pp. 270 - 274; Henry Edmund Meleney, "Schistosoma Japonicum Infection in an American Child," *CMJ*, No. 4, 1924, pp. 274 - 276; George T. Tootell, "Tartar Emetic in Schistosomiasis Japonica," *CMJ*, No. 4, 1924, pp. 276 - 278; Henry Edmund Meleney, "The Blood Serum Globulin in Schistosomiasis Japonica," *CMJ*, No. 5, 1924, pp. 357 - 361; W. E. Lieby, "A Further Study in Schistosomiasis Japonica," *CMJ*, No. 5, 1924, pp. 376 - 388; Henry Edmund Meleney, "The Intermediate Host of Schistosoma Japonicum in China," *CMJ*, No. 6, 1924, pp. 481 - 485; A. I. Ludlow, "Inguinal Hernia: Ova of Schistosoma Japonicum in Hernial Sac," *CMJ*, No. 10, 1924, pp. 829 - 832; Ernest Carroll Faust, "The Reactions of the Miracidia of Schistosoma Japonicum and S. Haematobium in the Presence of Their Intermediate Host," *CMJ*, No. 11, 1924, pp. 906 - 913; C. U. Lee, "The Treatment of Schistosomiasis Japonica," *CMJ*, No. 4, 1925, pp. 321 - 331; G. T. Tootell, "The Comparative Treatment with Mercurochrome 220 Soluble and Tartar Emetic in Schistosomiasis Japonica," *CMJ*, No. 5, 1926, pp. 440 - 448。

雅司病，又称印度痘、热带莓疮（frambesia tropica），是一种由极细密螺旋体所致的接触性高传染性皮肤病，多发生于儿童和青少年，其临床特性是皮肤损害表面似杨梅，皮疹无浸润而柔软，临床经过似梅毒而较缓和，晚期可致皮肤及骨骼的破坏而毁容。雅司病广泛流行于中非、南美、南亚、东南亚、太平洋各岛国等热带地区和卫生条件有限的人群中，偶见于温带地区。①

由于地理位置上的山水相依，中国与东南亚各国自古以来便有人员贸易往来。17 世纪以来，西方殖民者陆续东来，先后在东南亚地区开辟商埠，从事各种农工商业殖产兴业活动。受此影响，大批华工自愿或受胁迫，纷纷"下南洋"，在这些地区开挖矿产，受雇于当地的橡胶园，形成一个个华人社区。随着"下南洋"浪潮的不断涌现，中国南部地区与东南亚国家之间的人、物交流往来日益频繁，在促进贸易、经济发展的同时，也蕴藏着巨大的疫病传播危险。在卫生防疫体系尚不完备的近代中国，人口的大量流动迁徙使得疫病的产生、传播变得更为容易，鼠疫、霍乱、天花等烈性传染病绝不少见，雅司病是其中一种虽不常见但颇值得关注的疾病病种。

1900 年 10 月，在汕头福音医院工作的廖医生（Daiziel）在《博医会报》刊登了一例当地的雅司病例，Keng Lim，49 岁，1900 年 2 月 17 日住进医院。患者的临床表现颇为惊人，他的额头、头皮以及未有衣服遮盖的颈部和胸部，都长有陈年的结节，进一步检查则发现这种结节几乎遍布患者的全身。病人来自距离汕头市区一天行程的一个村庄，受雇于一名商人，未曾出国，健康状况一向不错，只有在 25 岁时得过梅毒。这并不是廖医生第一次接触到雅司病，在文中他还提及先前接诊的另外两个儿童病例，一个 3 岁，一个 9 岁，相继受到感染，身体出现大面积红霉样的结节。在苏州的美以美会医学传教士卜明慧（Margaret H. Polk）也曾接诊一例疑似雅司病例。② 关于这些病例的具体临床表现，从发病之初的发热、发疹，分布于手、足、躯干的结节，到随着病情的逐步发展，而不断变化为隆起的杨梅样乳头状瘤和雅司瘤等变化，廖医生在文中进行

---

① 参见〔美〕肯尼思·F. 基普尔主编《剑桥世界人类疾病史》，张大庆主译，第 983 ~ 986 页。

② Margaret H. Polk, "Was It a Case of Yaws?" *CMMJ*, No. 2, 1900, pp. 87 – 88.

了详细描述，对病症的治疗也提出了具体可行的方法和个人见解；最后
就这一汕头雅司病例产生的原因提出自己的推测。他认为雅司病例在中
国虽不常见，但也不可忽视。这种病多发于荷属印度尼西亚或加里曼丹
岛，在马来亚半岛也有发现（但他不确定此地的雅司病例来源于此还是
由在此做工的华人苦力带来）。但在中国发病的人们，多是从马来群岛
或英属海峡殖民地返乡的华工；而那些并未出过国的患者极有可能是受
到这些返乡的亲戚、邻居的传染。① 此后，马士敦进一步在《博医会
报》上发表《雅司病例》一文，提出雅司病与梅毒虽由相似的寄生虫引
起，均因密切接触引起感染，但二者是截然不同的两种疾病。② 而哈塞
尔曼（C. M. Hasselmann）发表于《博医会报》1931 年第 12 期上的《雅
司病与梅毒》一文，更是详细对比了二者的发病原因、临床表现及治疗
等方面的不同。③

这种以《博医会报》为交流平台进行的医学学术探讨，将东亚地区各
国以特定的病例、病原连接起来。联合的医疗团队在学术信息、临床实践
等方面及时有效地沟通交流，显然比传统的各自为政的医疗救治有更大的
优势。这对于一些疾病的救治与预防，尤其是大的烈性流行性疫病的救治
和预防，具有重要意义。

三　参与东亚区域会议组织

东亚地区各国同处于西方殖民语境中的"热带地区"，共同面临着
各种热带疾病的侵袭。这样，东亚各国医学界就很有必要加强彼此间的
信息交流，共同应对，在疾病布控、防范方面加强合作。于是，博医会
与该地区各医学组织之间的学术交流与互动也就日益增多起来。比如
1910 年 3 月 5～14 日，远东热带医学会第一次的两年一度会议在菲律宾
马尼拉召开。会议的召开是出于其时远东地区个人与环境卫生的实际问
题，目的是会聚该地区热带医学研究者交流思想，培育对热带医学研究
的科学精神。博医会也派员参加了会议。会议决定年会每两年召开一

---

① J. M. Dalziel, "A Case of Framboesia in Swatow," *CMMJ*, No. 4, 1900, pp. 225 – 230.

② J. Preston Maxwel, "A Case of Yaws," *CMJ*, No. 1, 1908, pp. 39 – 40.

③ C. M. Hasselmann, "Yaws and Syphilis, Problems, Clinical Studies and Experimental Evidence Concerning Their Relationship," *CMJ*, No. 12, 1931, pp. 1131 – 1155.

次。这次会议共涉及原生动物学、寄生虫学，霍乱、鼠疫、麻风病，外科和妇产科，儿科，热带地区的发热性疾病，痢疾、脚气病、结核病，个人卫生和环境卫生等多个主题，分多个分会场举行。会议涵盖面颇广，尤以东亚常见疾病为重。面对同样的医学问题，这些医疗人员由于来自不同国家，其医学理论、临床经验、甚至医学传统均有差异性，故能达到较好的交流效果。会议期间，菲律宾科学局（the Bureau of Science）和菲律宾医学院（Philippine Medical School）的博物馆每天开放，向与会人员提供标本展示。在商业展览中，由不同公司展出成套的治疗药剂、器械设备，尤其是适合在"热带地区"使用的医疗器械。这些活动，是对室内会议内容的补充，其有别于医学理论的抽象阐释，以一种更为鲜明生动的方式向与会人员展示了近代西医学的前沿发展动态，以及辅助医学发展的先进技术条件。① 两年后，远东热带医学会第二次年会于 1912 年 1 月 20～27 日在香港召开，博医会同样派代表参加了会议。② 而 1908 年 1 月 23 日英国医学会"香港和中国分会"重新召开会议，声称所有在华的该会会员都属于这个分会。这自然也包括很多隶属博医会的英籍医学传教士。

　　除了直接参与东亚国家间的医学会议外，对于不能与会者，博医会也会在会刊上及时报道会议举办情况，将会议成果择要刊发在《博医会报》上。博医会以整体医学观把握东亚疾病流行状况，对东亚疾病与医学进行深度综合或对比研究，从而谋求东亚医学与疾病防治的共同进步。正如高晞在《〈博医会报〉与中国医学的现代化进程》中所述："19 世纪产生的疾病地理学和疾病生态学研究方式，拓宽研究者的视阈空间和历史眼界，使医学科学研究在全球多民族多文化的视野下展开，形成医学家疾病探索与研究的全球合作格局，医学成为造福人类的全世界科学家的共同事业，科学研究不再是个人行为或是地区化活动。"③

---

① Paui C. Freer, "First Biennial Meeting of the Far Eastern Association of Tropical Medicine," *CMJ*, No. 1, 1910, pp. 75 – 76.

② Francis Clark, "The Far Eastern Association of Tropical Medicine," *CMJ*, No. 6, 1911, pp. 403 – 406.

③ 高晞：《〈博医会报〉与中国医学的现代化进程》，中国博医会编《博医会报》，"代序"，第 38 页。

第三节　对东亚西医教育情况的报道

博医会的成立为散居各地的医学传教士们提供了一个交流平台，从而使之在行医传教的同时，能够突破东亚地区传统医学的限制，将西医学持续引入这一地区，传播西医学知识，改善公众医疗卫生条件，推动西医学教育的开展，从而促进了这一地区西医学的整体发展。

在《博医会报》早期对东亚其他国家西医学发展情况的报道中，对朝鲜情况的报道较多，内容涉及多个方面，这与朝鲜原为中国藩属国、东来西方势力多以中国为基地对朝鲜进行管理和渗透有关。博医会对朝鲜西医学院校情况的报道，为考察近代东亚西医学教育的发展情况提供了一个样本。

《博医会报》1912 年第 1 期报道了一所近代朝鲜较早设立的西医学校的情况，这所医学校从属于朝鲜泰汉（音译，Tai - Han）医院，成立时间不详，数据显示 1907 年 7 月有 13 名学生毕业于此，1908 年有 7 名。由于在校期间受到严格的从业训练，这些学生一毕业就被授予行医资格。从建校之初到 1908 年，该校共培养医学生 54 名。其中 22 人独立行医，6 人在泰汉医院做实习医生，2 人在医学院教学，6 人任职于私立医院，5 人成为军事外科医生，2 人在日本继续学习，其他人信息不详。① 医学校的成立推动了朝鲜近代西医医疗队伍的更新与扩充，对朝鲜西医学的发展影响深远。当然，该医学校设有严格的入门门槛，须通过入学考试方可入学；不过 1908 年前并无此规定，实因当时生源所限。1909 年，该校第一次入学考试于当年 3 月份举行，符合条件申请入学考试者共 450 名，最终只有 50 名通过考试得以入学，② 可见该校选拔人才之严格。在校期间，学生须完成严格系统的课程学习，考试合格，方能获得学位毕业。这保证了日后注入医疗队伍的这批新鲜血液拥有过硬的知识与技术水平，造福民众。此外，西医学校的出现，也使得朝鲜当地官方认可的医疗服务随之更新。一

---

① H. I. J. M, "From the Second Annual Report on Reforms and Progress in Korea," *CMJ*, No. 1, 1912, pp. 61 - 63.

② H. I. J. M, "From the Second Annual Report on Reforms and Progress in Korea," *CMJ*, No. 1, 1912, pp. 61 - 63.

位署名为 H. I. J. M 的作者在《博医会报》刊文称，朝鲜本地的传统医务人员，名为医生，实则只是一些掌握部分中医理论、只会以人参等草本中药材为人治病的庸医。朝鲜传统医学深受中、印两国医学影响，其传统医学以草药药物治疗为主。西医入朝早期，由于朝鲜政府的兼容政策，两种分属不同系统、泾渭分明的医学体系，得以并存，各自独立发展。延至1900 年，朝鲜政府出台法律，对传统医务人员医疗行为开始加以约束，规定不合格的医生不得行医。① 这促进了朝鲜西医学的发展，也将朝鲜带入近代国际医学发展潮流。

当然，《博医会报》除报道朝鲜西医学教育发展情况外，对东亚其他地区西医学教育的发展，亦有所关注。比如《博医会报》1898 年第 3 期上的一篇文章，对荷兰殖民政府在爪哇岛的西医学教育情况进行了报道。文章认为，由于当地特殊的官本位习俗（戴头巾制度，Headress，Subprefect），获得医学学位的本地医学生毕业后都走上了从政道路，当地的医学状况并无太大改善。②

博医会总部设于中国，中国自然而然成为博医会医务活动的重心。传统医学在华发展历经千年，具有深厚根基，1887 年前，中国西医院校很少，西医学在华传播与发展很不均衡，只有不成组织的医学传教士对西医的小范围传播。随着博医会的成立，这些医学传教士渐成规模，开始有计划有组织地开展医务活动，创办医学刊物，翻译西医学图书，参与国际医学会议，推动创建近代西医院校，培养西医医务人员。尤其是到清末新政和进入民国后，中国的西医教育得到迅速发展。到 20 世纪 20 年代，北京协和医学院、圣约翰大学医学院、齐鲁大学医学院、湘雅医学院、华西协和医学院等纷纷建立，它们均为医教结合，由教会资助。同时护士学校也渐次设立，较重要的有广州端拿护士学校、南京协和护士学校、北京协和护士学校等，它们既训练女护士，也对男护士进行培训。在来华医学传教士努力下，1909 年中华护士协会在江西庐山成立。经过医学传教士们的多年经营，西医在华发展渐成规模，成为中国医疗体系中极具影响力的医疗模式。

---

① H. I. J. M, "From the Second Annual Report on Reforms and Progress in Korea," *CMJ*, No. 1, 1912, pp. 61 – 63.

② "Miscellany: Physicians in Java," *CMMJ*, No. 3, 1898, p. 175.

　　中国博医会作为近代中国第一个全国性医疗学术兼医务协调机构，虽然以中国为主要活动舞台，主要由来华医学传教士组成，但也吸纳东亚其他国家医学传教士参与其中，并在一些国家或地区建有分会或传教站，本身具有一定的国际性。其在19、20世纪之交，以医学和公共卫生工作推动了近代东亚地区的互动与交流。中国博医会参加在"远东"召开的热带医学会议，交流流行性疫病防治经验，探究东亚各国普遍关注的疾病病种，报道东亚各地西医学教育发展情况，研究东亚本土医学，各地医学传教人员之间也有相互流动。这些，都促进了近代东亚医疗卫生事业的一体化发展，对于近代中国的医学发展，尤其是热带医学的发展，也起到了很好的推动作用。以博医会参与及报道东亚国家间的医事活动为出发点，是考察近代东亚西医学整体发展状况的极佳视角。

　　至于如何评价博医会在东亚各国的疫病防治与医学研究工作，19、20世纪之交，尤其是19世纪末，渐次加入博医会的东亚各国基督教医学传教士，都是当地西医的大多数（日本除外），他们人数虽少，但所从事的西医医务工作，很大程度上代表了当地的西医发展水平，且具有很大的开拓性。组成博医会的成员，在19世纪末，主要是各地教会医院或传教站诊所的医学传教士；20世纪初以后逐渐转变为在教会医院和教会医学院校内从事医学实践和研究的工作者，其工作的学术性明显增强。只是，虽然博医会努力扩大在东亚各国的影响，但很明显，它的效果有限，影响也有限。受限于其客居和民间团体的身份，它起到的作用，最多是搭建了一个东亚西医学一体化发展的交流平台，在《博医会报》上尽量报道东亚各国医务发展情况，努力扩大在东亚各地的影响。随着东亚各国本土西医人才的崛起、各国政府卫生行政部门意识的觉醒、海关在疫病防治过程中的作用日益明显，以及远东热带医学会、国联卫生组织等官方、半官方医学团体的兴起，推动西医在整个东亚协同发展的角色逐渐转为这些机构。

　　从某种意义上讲，近代西方对包括中国在内的东亚国家和地区疾病与医学的研究，是加强西方帝国主义自身在远东控制和影响力的一种方式。这其中最具典型意义的是热带医学的兴起，它本身就是英国来华医生万巴德通过在中国厦门、台湾的医疗经验而创立的一门学科。同时，它也是近代西方帝国扩张"文明教化任务"（Civilizing Mission）思维的重要表现。正如爱德华·W.萨义德在《东方学》一书中，在探讨"东方学"一词的含义时，认为东方学除了是一门研究东方的学问外，还是一种思维方式、一种话语体系，是西方帝国主义在东方的文化事业，是西方殖民国家"通过做出与东方相关的陈述，对有关东方的观点进行权威裁断，对东方进行描述、教授、殖民、统治等方式来处理东方的一种机制；简言之，将东方学视为西方用以控制、重建和君临东方的一种方式"①。但是在此，笔者认为应谨慎地避免使用"文化霸权"（Cultural Hegemony）这一概念。这是因为，一方面，率性地使用这一概念，会导致我们带有偏见地看待西方医学传教士在近代东亚西医学一体化发展中的贡献，只看负面意义，而无视其积极作用；另一方面，即使他们在实际工作中推行了西方在东方的"文化霸权"，但由于他们客居和民间的身份，实际发挥的作用有限。正如前所述，博医会所起到的，最多是搭建了一个东亚西医学一体化发展交流平台，在《博医会报》上尽量报道东亚其他国家和地区的医务发展情况，努力扩大其在东亚其他国家和地区的影响。作为一个主要由西方医学传教士组成的民间团体，在近代东亚本土西医力量兴起之前，其在东亚现代医学发展过程中所起的作用，或许正如马克思所说："他们不能代表自己，一定要别人来代表他们。"②

---

①　〔美〕爱德华·W.萨义德：《东方学》第1版，王宇根译，生活·读书·新知三联书店出版社，1999，第4页。

②　〔德〕卡尔·马克思：《路易·波拿巴的雾月十八日》，见《马克思恩格斯选集》第2版第1卷，人民出版社，1995，第678页。

结语　近代外国在华科教团体的
贡献与历史命运

　　近代中国医学经历了从传统中医占优势到西医占据学术主导地位的置换过程。西医作为一种外来医学体系，从明末清初开始，主要是在鸦片战争以后，凭借自身的现代科技优势，逐渐渗入中国，并一点一滴地挤占传统中医的市场和地盘。到 20 世纪二三十年代，虽然传统中医还在广大的内陆乡村占据优势地位，但从整体学术地位来讲，西医学已经超过传统中医占据主导地位，并且这一特征日益明显。这期间，甚至还发生了 1912 年的"教育系统漏列中医案"和 1929 年的"废止中医案"之类的极端事件；① 而近代中医职业活动模式也明显受到同时代西医的影响。博医会存在的时间，正好是近代中国中西医学术地位发生置换和西医学学术体制确立的年代。作为近代中国第一个西医职业和学术团体，博医会对近代中国中西医学术地位的置换和西医学学术体制的建立，都发挥了重要作用。它最终与中华医学会合并，也是近代西方科教团体在华发展的一个缩影，代表着近代西方科教团体在华发展的最终历史宿命。

　　首先，笔者主要从西医学知识的传播与积累以及近代西医职业活动模式的形成这两个方面来总结下博医会的贡献。②

---

① 有关近代中西医论争问题，可参看赵洪钧《近代中西医论争史》，学苑出版社，2012；郝先中：《近代中医废存之争研究》，博士学位论文，华东师范大学，2005。

② 西医学学术体制的确立，至少应该包含以下几方面的内容：西医教育体系的确立、西医科研机构体系的形成、西医社团的建立、西医评议与奖励系统的形成、西医学家社会角色的形成等。而这一切确立的基础，是西医学知识的积累和西医学职业活动模式的形成。故这里主要从这两方面来论述博医会与中国近代西医学学术体制确立的关系。关于广义的科学体制的建立，可以参看张剑《中国近代科学与科学体制化》，四川人民出版社，2008。

一　博医会与近代中国西医学知识的积累

博医会成立之初，即宣告其活动宗旨是："一、在中国传播医学，加强各医学传教士之间在医治病患方面的互助与经验交流；二、总体上推进传教和医学事业的发展；三、加强会员之间的团结，维护协会权益，保证西医事业在华顺利发展。"① 在华促进医学发展，是博医会作为一个科学团体应尽的义务和职责。博医会在华传播西医学知识，积累近代中国的西医学认知，主要有以下几种途径：在《博医会报》上刊登医学研究成果；在代表大会或地方分会上宣读学术论文；编译出版西医学图书；在华发展教会西医学教育；开展公共卫生教育运动；等等。

1. 出版《博医会报》

作为博医会的刊物，《博医会报》既是博医会会员相互交流的媒介，也是博医会展示在华医学传教活动成果的重要平台，同时也是会员学习医学知识的窗口。博医会会员们来到中国后，远离现代医学发展的中心，有一种隔离感和落伍感。很少有在华医学传教士能够定期阅读西方医学期刊，获知医学进展。他们迫切希望加强彼此之间的交流、获取新知识，而在华医学传教士职业团体博医会创办的《博医会报》就承担起了向其会员和其他关注西医学发展的人士介绍医学发展的职责。其开设的"原创研究""编读往来""注释与释疑""词条与注释""问答往来""医学进展""书评""新书推介"等栏目，都有利于现代西医学的在华传播和发展。

博医会会员自身的研究成果，主要体现在《博医会报》的"原创研究""注释与释疑""词条与注释""问答往来""编读往来"这几个栏目上。"原创研究"主要是博医会会员在行医传教过程中对某一类疾病或医学问题进行专门研究的成果，它主要是一些成熟的论文，尤其是博医会研究委员会成立后，研究委员们的研究成果主要刊登在

---

① "By-Laws of the Medical Missionary Association of China," *CMMJ*, No. 1, 1887, p. 56.

这个栏目中。① 为了照顾部分医学传教士无暇写长篇大论的难处，会刊从 1895 年起特增开"问答往来"栏目，让医学传教士们将日常工作中经常碰到的问题以答疑的方式刊登出来。文章短小精悍，既照顾到这些人员的时间紧迫，又使人们在较小的篇幅内增长见识，开阔视野，发挥了有针对性释疑和传播医学知识的功能。"编读往来"的部分内容，也具有这一功能。"词条与注释"和"注释与释疑"差不多，在此栏目中，编辑部针对一些新的医疗技术、疾病发现、科研方法以词条的形式进行解释，言简意赅地传播西医学知识。

在引进国外研究成果方面，创刊之初，《博医会报》选择了在美国费城出版的《年度医学》（*Annual of the Universal Medical Science*）为主要译介对象，将其过去一年中介绍西方医学进展和诊病疗法的文章浓缩写成综述性文章，向在华医学传教士进行介绍，每年 1 篇，每篇约 3～4 页的篇幅。这项工作由文恒理和萨杰斯（Charles Sajous）负责，但在他们去世或离华后，没有人再负责此项工作。②

从 1889 年开始，《博医会报》设立"医学进展"栏目，择要选译欧美医学期刊上一些最新研究成果，将其介绍给在华的医学传教士。这个栏目是博医会坚持时间最长的栏目之一，后改名为"医学与外科学进展"（Medical and Surgical Progress）。尤其是进入 20 世纪后，博医会愈益重视这个栏目在传播西医最新研究成果方面的作用。在这个栏目之下，任命多名合作编辑，先后分为药物学、治疗学、化学、毒物学、解剖学、组织学、胚胎学、基本生物学、动物寄生虫学、生理学、医学、病理学、外科学、五官及皮肤、牙科、细菌学、妇产科学、医法学与公共卫生等分支栏目，专司其职地编译西方最新研究成

---

① 据史如松统计，《博医会报》上刊发的研究性论文在 1887～1900 年共 136 篇，平均每年 10 篇。研究委员会成立后，《博医会报》上的研究论文呈上升趋势，1907～1909 年，共计有 124 篇，平均每年达到 40 篇；1917～1919 年，共计 156 篇，平均每年超过 50 篇，见史如松《博医会研究：中国近代西医界职业活动模式的形成》，第 106 页。而 1913 年博医会大会会刊编辑部林嘉连（C. S. F. Lincoln）统计了各年度详尽的投稿数量：1910 年 41 篇；1911 年 67 篇；1912 年 47 篇。除了海关医务报告，投稿数量为：1910 年 37 篇；1911 年 62 篇；1912 年 36 篇。投稿人中年度投稿超过 1 篇的 1910 年 8 人，1911 年 17 人，1912 年 8 人，见 C. S. F. Lincoln，"Report of the Editor，" *CMJ*, No. 2, 1913, pp. 82 - 83。

② 史如松：《博医会研究：中国近代西医界职业活动模式的形成》，第 59 页。

果。在内容上，它特别重视新的临床疗法，对在华医学传教士有很强的实践指导意义。《博医会报》合作编辑的分工，连同博医会名词委员会的细化分工以及医院治疗的日益分科化，都反映了中国西医学的专业化趋势。这对整个医学的发展，既有好处，也有不足之处，它的这点不足将在未来随着中西医的互相碰撞而日益显现，这同时也彰显了现代科学发展的困境。

《博医会报》所设的两个非常设栏目"书评"和"新书推介"，也是博医会绍介西方医学发展比较重要的方式。他们选择西方新近出版的部分医学书，简介其内容，评价它们的学术价值，为在华西医了解西方医学进步和购书提供指导。

《博医会报》是博医会传播医学新知的主要途径，由于其没有公布过会刊的发行范围和订阅者，故它的影响范围难以确定。可以肯定的是，受它影响的首先是博医会成员及在华尚未加入博医会的其他医学传教士。1905年之前，《博医会报》是其内部交流的主要渠道，博医会内部包括学会事务的通知、选举、投票等事宜都是通过《博医会报》，其会员必须订阅会刊才能参与学会各项事务。因此，博医会成员是《博医会报》的最主要读者，会刊所刊登的医学知识也通过这种方式为他们所了解。通过已入会的医学传教士的介绍、引荐，一些在华的尚未入会的其他医学传教士也受到《博医会报》的影响。《博医会报》在早期发展岁月中，往往在其内扉页上公布经会员介绍申请入会的医学传教士名单；在"注释与释疑"栏目中，也出现过非会员的来信。这些都表明《博医会报》影响了以博医会成员为中心的在华医学传教士。此外，因为英文是当时教会医院、医学院的主要工作语言，大多数教会医学院校、医院都接受博医会的指导，在其中学习或工作的中国籍西医教职人员和学生，应该也阅读过《博医会报》。近代中国"以西为师"，西学在中国代表着一种先进文化，因此那些虽未在教会医学院校、医院学习与工作的，但有志于西学、对西学很感兴趣的西医，甚至包括一些中医，可能也订阅、阅读过《博医会报》，不过这样的受众人数，很难统计。①

此外，博医会还一直试图在华创办一份中文医学杂志。有关这一呼吁在博医会成立后不久即已出现，但因精力有限，博医会未亲自创办这样一份期刊，而是在筹划多年后，于 1913 年代表大会上，决定给予在广州编辑出版的《中华医报》②经费资助，将其改造为博医会的官办中文医学期刊。③但实际上这份刊物一直是由嘉惠霖主办，在 1915 年下半年嘉惠霖因休假暂时离开中国后，《中华医报》交由霍夫曼（J. A. Hofman）接管。这份刊物一直存在到 1917 年，共出版 32 期。此后，由于中华医学会已出版更高质量的《中华医学杂志》，并且中华医学会更有条件将中文医学杂志办好，博医会于是将《中华医报》停刊。④

2. 会议上宣读研究论文

博医会的代表大会和各地分会，既是各级会员们协商会务的平台，也是他们交流实践经验和发布研究成果的重要途径。从 1890 年博医会第一

---

① 在阅读《博医会报》的过程中我们不难发现，近代传教士在华引进传播的各种医学技术、医学知识、医事制度等，并不比发源国晚多长时间，有的甚至仅隔一年（如伯驾运用麻醉切除术等），毕竟他们与母国的医疗技术发明同属一个领域而不可避免会保持一定的职业关注。近代化的知识传播方式、定期回国的休假制度以及母国的人脉关系联络使他们能够比较及时地，起码说也是不至于过于滞后地汲取来源国甚至是全世界同领域内的医学成果。差别仅在于他们所服务国的医疗社会环境（包括所在国的政府不重视、敌视的社会氛围以及由此导致的资金、场地严重不足，工作、研究条件差，各种改革措施无法实施）。他们要想有所作为，所付出的成本太大，即使他们的努力并非全是为了中国人，但这样的环境使得他们很难有所作为，甚至很长时间内是不作为。他们工作遭遇到的困难使得中国在现代化的道路上又晚了好多年，直到进入 20 世纪才开始了科学化的浪潮。但在漫长的人类历史长河中往往被人们忽视的一二十年时间，对于一个人来说可以改变并成就他一生事业；对于一个国家来说，则可以极其深刻地改变这个国家以及这个国家大多数人的命运。

② 1912 年 3 月创刊。

③ "Executive Committee," *CMJ*, No. 4, 1913, pp. 256 – 257.

④ 有关创办中文医学期刊的讨论，可参见 Geo. A. Stuart, "Medical Journal in Chinese," *CMJ*, No. 1, 1911, p. 54; C. J. D., "Medical Journal in Chinese," No. 3, 1912, p. 194; "China Medical Missionary Association Triennial Conference, Peking, January 13th to 17th, 1913," pp. 69 – 70; "Executive Committee," *CMJ*, No. 4, 1914, pp. 256 – 257; William W. Cadbury, "Chinese Medical Journal," *CMJ*, No. 4, 1913, p. 276; William W. Cadbury, "Chinese Medical Journal," *CMJ*, No. 1, 1914, pp. 69 – 70; William W. Cadbury, "The Chinese Journal," *CMJ*, No. 6, 1914, pp. 437 – 438; "China Medical Missionary Association. Biennial Conference. Shanghai, February 1st – 5th, 1915," *CMJ*, No. 2, 1915, p. 102。另参看 Wong K, Chimin & Wu Lien – teh, *History of Chinese Medicine*, 2ed., p. 645。

次代表大会召开，到 1932 年与中华医学会合并，博医会分别在 1890 年、1905 年、1907 年、1910 年、1913 年、1915 年、1917 年、1920 年、1923 年、1925 年、1926 年、1929 年共召开 12 次全国代表大会，另外各地分会也多次召开地方分会会议，商讨会务和交流经验。在这些会议上，博医会都要求参会会员们尽量将他们在平时实践和研究过程中所取得的经验和研究成果以论文的形式呈现出来，供其他会员学习探讨；而参会的会员们也乐于将他们的研究心得公布于众，这一方面是供大家探讨检验，另一方面也是为了获得同行们对自己研究成果的认可，在同行中取得声誉，获得他们的职业地位和声望。进入 20 世纪后，尤其是在博医会研究委员会成立后，在博医会大会上宣读研究论文成了大会的一项最重要内容，有越来越多的学术研究成果得以宣读。这些研究成果，一部分刊登在《博医会报》上，进一步扩大了其在中国医学界的传播，使其成为近代中国西医学成果的重要组成部分。

3. 发展教会西医学教育

博医会非常重视在华发展教会医学教育事业。尤其是进入 20 世纪后，面对清末新政、中国社会日益开放进而对西医学的大量需求，博医会整合各基督教差会在华的办学力量，主要通过协和办学的方式在华发展教会医学教育，最多时曾支持发展十多所教会医学院校（包括协和办学和各差会独立办学的）。它改变了中国古代以师带徒式的医学传承模式，通过学校教育实现医学知识的薪火相传。这些医学院校招收中国青年学习西医学，为中国培养了大批西医人才，这些学生毕业后又分散各地，有效地促进了西医学在中国的传播和中国民众西医整体水平的提高。

4. 编译出版西医学图书

为了配合在华教会医学教育，以及在更广泛范围内满足中国自清末新政以来对西医学图书的大量需求，博医会于 1905 年大会上成立教科书委员会和出版委员会，1910 年又将名词委员会和出版委员会合并，组成新的出版与名词委员会。出版与名词委员会成立以后，积极将医书出版作为一项重要任务来抓，针对医学教育中所需要的各科医学图书，组织人员选择西方有代表性的相关英文原著，进行编译出版。据统计，博医会在存在的 46 年中，先后出版医学译著 60 余种，参编科学名词标准词汇书 23 本。

此外，针对现代医学的不断发展和医学名词的标准化，博医会还多次将原编译图书进行修订再版，以适应学科发展的需要。具体有关博医会出版的医书可参看本书附录九。这些医书的发行量是很大的，如 1913 年博医会大会，出版与名词委员会主任高似兰的报告就罗列了自出版委员会成立以来博医会出版的书目清单，总计共出版 22 部著作，印数达 38200 册。[①] 这些书的出版，降低了中国人学习西医学的难度，在华构筑了中文西医知识体系，极大地满足了清末新政以来中国医学教育迅速发展对西医学图书的渴求，为中国医学界了解西方医学发展，作出了极为重要的贡献。当然，这些书也有很大缺陷，主要表现在专业术语使用不符合中国人的表达习惯，也有一些生搬硬造的词语和汉字，也正因为如此，才有了后来博医会联合中国医学、科学界进行医学名词、科学名词标准化的活动。

5. 开展公共卫生教育运动

在华开展公共卫生教育运动是进入 20 世纪的第二个十年后博医会着重开展的一项工作。在这一时期，博医会联合中华医学会、中华基督教青年会、中华护士会等团体组成卫生教育会，通过开宣讲会、散发传单、举行图片展览、开办讲座、出版图书等形式向民众普及现代公共卫生和个人卫生知识，从被动诊治疾病到主动干预民众的生活方式、卫生习俗，以预防疾病。公共卫生教育运动的开展，提高了民众的个人卫生和公共卫生意识，普及了现代医学卫生知识，成为中国公共卫生和预防医学发展史上的重要部分，也为 20 世纪 30 年代中国开展大规模的新生活运动、乡村卫生建设运动起了铺垫和前期宣传作用。

二　博医会与近代西医学会职业活动模式的形成[②]

博医会对于中国医学界的贡献，还在于它作为近代中国第一个西医学职业和学术团体，在华移植了近代西方科学团体的组织形式和职业活动模式，为后起的中国本土西医学群体组织学术团体、开展职业活动，提供了

---

① "China Medical Missionary Association Triennial Conference. Peking, January 13th to 17th, 1913," *CMJ*, No. 2, 1913, pp. 84 - 86.

② 关于这一问题，史如松已做了较为深入的论述，本来笔者在这里毋庸再多言，但为了更好地说明博医会与中国现代医学学术体制建立之间的关系，笔者认为还是有必要对这一问题做一高度的概括和总结。

一个可资借鉴的模板。

由于对会员医学教育背景的严格限制、分布全国各地的会员代表以及在华种种开先河的医学职业活动，博医会在近代中国很长一段时间内代表了西医学界的职业权威。在华西医学人士将加入博医会视为一种对其职业身份和地位的肯定和荣誉。尽管在1925年之前博医会一直坚持其正式会员的传教士身份，但还是有一批中国医学界最优秀的人才被吸纳进博医会，成为博医会的各类会员。因此，博医会的各种组织形式和职业活动模式，也为他们所熟知。在中国本土西医群体形成并组建自己的职业学术团体以后，尤其是脱胎于博医会的中华医学会成立以后，博医会的组织形式和职业活动模式，也为他们直接借鉴，这样，经由中国本土的西医团体，近代西方的医学团体职业活动模式，在中国真正生根发芽。

具体来说，博医会被后起的中国医学界所借鉴的组织形式和职业活动模式主要有以下方面：

1. 会刊模式

传统中国医学界的交流，主要依靠医书的出版与流通。西医作为一种科学，鉴于其实践性、临床型的特点，知识更新比较快，尤其是近代以来，科学的发展更是突飞猛进。传统的医学传播方式，已经不复能跟得上时代的步伐。博医会成立后，创办《博医会报》作为会员发表他们的研究论文与其他相关工作文章的平台。博医会成员在会刊上发表研究文章，一方面能使得他们的经验得以分享，另一方面也为他们赢得了职业声誉和地位，同时这也是他们履行其作为博医会成员职责的一种方式。[1] 通过学会期刊发表论文的方式大大加快了医学知识的传播速度，便利了医学界成员的学术交流。于是，中国本土西医团体在成立后，也纷纷创办会刊，作为宣传阵地和对外学术交流的窗口。

2. 代表大会模式

博医会的代表大会是这一医学职业团体协商解决学会事务和会员们参与职业活动的重要方式。一般代表大会的任务包括各委员会的换届选举，学会规则和章程的修订，各委员会、秘书、司库、会刊编辑的述职报告和工作计划的制定，学术论文的宣读与讨论等。

---

[1]　史如松：《博医会研究：中国近代西医界职业活动模式的形成》，第123页。

大会的召集，最初是通过在《博医会报》上刊登通知来完成。进入20世纪后，大会会期一般是在上次会议结束时就已敲定，在会议结束后，会刊编辑会不断地在会刊上刊登大会消息和通知（往往是提前几个月就开始发布通知），以让那些希望参会的会员有时间认真准备论文和提案，同时也有利于大会的筹备人员能够更好地组织会议，保证会议的圆满完成。

会议开始后，博医会根据事先确定的日程，开始讨论各项工作，听取各下属机构负责人员关于上一阶段工作的汇报，听取并讨论参会人员的各类提案和学术报告，修改学会规则和章程等。一般来说，根据形势的发展，每次大会都有一至几个讨论主题。会议的主题反映了一个时期博医会的工作重心，会员们往往会积极参与，发表各自的见解和主张。1905年以后，历届大会的主题主要有：学会规则和章程的修订、医学教育、医学书的编译出版、医学名词统一、公共卫生教育、医学研究、《博医会报》名称和期数的改变、与中华医学会合并等问题。大会会根据实际需要，设立各种委员会和理事会。

博医会大会的流程，1905年以后也日益成熟和固定。一般先是学会主席致辞；接着任命几个临时委员会或提名委员会负责会议决议和会议报告的审议、学会规则和章程的制定、博医会总会及各委员会人事的改选等问题；然后由博医会会刊编辑、司库和秘书及各委员会主任分别作工作报告，并接受评议；再往后由各提交学术论文的会员宣读自己的论文并接受讨论；最后由最初指定的那些临时委员会提交它们审议或者提名的结果，并由大会再次讨论，最终决定下来。①

会议结束后，学会秘书负责把会议的各项记录整理刊登在《博医会报》上，并撰写评论文章，发表在"社论"栏目中，以便未参会的会员及时了解会议的主要内容，并通过会刊扩大宣传博医会代表大会的会议成果。此外，在紧接着的几期《博医会报》上，会刊编辑会将大会提交的主要学术论文刊登出来，以扩大博医会学术讨论的社会影响。

博医会通过大会的形式讨论决定各种会务，汇聚会员的研究成果，提升学会的学术水平，增强学会会员的凝聚力。这一职业活动形式，为后来中国

---

① 可参见历次博医会大会召开时的会议记录。另可参看史如松《博医会研究：中国近代西医界职业活动模式的形成》，第112页。

本土的西医职业学术团体所接受，并固定成为我国医学界的职业活动模式。

3. 委员会（理事会）模式

随着博医会各项事务的增多，尤其是进入 20 世纪后，博医会开始采取设立常设性的下级委员会（包括理事会）的方式来处理各项具体的专门事务。据统计，博医会设立的各种委员会（理事会）有：名词委员会（1890 ~ 1910，1910 年后与出版委员会合并，改称"出版与名词委员会"）、出版委员会（1905 ~ 1910）、研究委员会（1907 ~ 1926，1926 ~ 1932 年改称"研究理事会"）、医学课程委员会（1910 ~ 1915）、医学教育理事会（1915 ~ 1932）、公共卫生理事会（1915 ~ 1926）、医院管理理事会（1920 ~ 1932）等。其中，理事会的地位比委员会要高级一些。它往往说明此项事务是博医会这一时期更重要的事务。理事会的主任代表理事会成为博医会常设委员会——执委会的委员之一，使得该理事会在博医会总会中有了发言权，便于更好地表达该理事会的主张。[1] 成立专门委员会（理事会）负责处理学会某项具体重要任务的模式，也为后来的中国本土各医学团体所继承。此外，博医会有时因为一些临时性的事情，也会设立一些临时委员会。[2]

4. 执委会模式

在 1907 年代表大会上，博医会决定修改学会章程，规定由博医会主席、副主席、学会秘书、司库和《博医会报》编辑组成执委会，来处理博医会的各项日常事务。它有权成立委员会，任命各委员会委员，倡议进行学会各项活动等。[3] 1915 年，博医会决定增加执委会委员，除原有委员外，各理事会主任也作为委员参与执委会的活动。此后，博医会基本上每三个月召开一次会议，讨论学会各项工作，做出各项决策。执委会作为博医会的常设中枢机构发挥作用，维持着博医会各项工作的日常运行。这一

---

① 史如松：《博医会研究：中国近代西医界职业活动模式的形成》，第 114 页。
② 如在 1905 年博医会大会上，设立的临时委员会有三人委员会、全体委员会、教科书委员会、章程修订委员会和下届大会筹委会。在以后的大会上常见的临时委员会还有提名委员会（Nominating Committee）、大会事务委员会（Conference Business Committee）等。临时委员会往往是根据会议实际情况临时增设的机构。它们往往有自己明确的职责和权限，在大会召开期间存在，当它们的任务完成后，委员会自动解散。如 1915 年大会高似兰提议成立的一个五人提名委员会。
③ "Constitution and By - laws of the Medical Missionary Association of China," *CMJ*, No. 4, 1907, pp. 281 - 284.

总会常设委员会的模式，也对后起的中国本土西医团体的组织模式产生了重要影响。

三　博医会的历史命运

博医会与中华护士会、中华基督教教育会、广学会等机构一样，都是近代主要由基督教传教士在华创办的有助于西学在华传播的机构。它的成立是近代来华医学传教士发展到一定规模、形成一定群体后的必然结果。随着来华医学传教士的数量日益增多，他们要求加强彼此间的交流与合作，改变自身在整个差会传教格局中默默无闻、被动遭受质疑的局面；同时作为医生的他们，也渴望在医学上有所贡献。于是，借着参加1887年在华盛顿召开的国际医学大会的契机，博医会宣告成立。这标志着在华医学传教事业从此进入各差会合作办理的时代，西方的医学社团组织模式也由此引入中国。

博医会成立后，因其组织机构不完善，各会员居住分散和认识不足，其在19世纪末发展非常缓慢，自身作用未能得到充分发挥。来华医学传教士作为一个外来的少数人的群体，虽然有不平等条约的庇护和在华开展各种活动的便利，但毕竟其力量也微，其影响范围也窄。博医会在近代中国西医东渐中作用的发挥，既需要自身组织机构的完善、会员责任意识和使命感的增强，也需要中国社会这个外部大环境的变化尤其是政府政策的转变，还需要在人数上占主体的华人西医意识的觉醒。西医要想在华有大规模的发展，取得较大成效，道理也是一样。

进入20世纪，随着清末新政的实行，中国社会开放程度加大，民众对待西医的态度发生了较大转变，西医在华日益受宠。这一时期，在华各差会的宣教政策也发生了很大转变，博医会的组织结构日益完善。为了满足中国社会对西医日益增长的需求，博医会协调各差会在华开办"协和"教会医学教育，成立教科书委员会和医学课程委员会，规范医学教材的出版和课程的设置，另外还加强对中国社会地方疾病的医学研究，采取有力措施实行禁烟。这些措施的实行使博医会及西医在华的影响日渐增强。但同时，中国籍西医人数的不断增加也开始冲击博医会这一由外来医学传教士控制的西医在华权威组织。关于是否允许中国籍西医加入博医会的讨论此起彼伏，但只有少数的中国西医界精英凭借其才能或传教士身份，成为博医会的各类会员。中国籍西医在博医会地位的提高，还有不短的路要走。

随着中国人留学海外习医和在本土教会医学教育及其他各类公私教育机构人数的增加，中国本土西医势力开始登上历史舞台。以1915年中华医学会的成立为起点，中国籍西医开始摆脱在外来医学传教士为主的博医会中谋求地位的做法，独树一帜，创办属于自己的西医职业学术团体。双方在新的形势下形成新的态势。在这种情况下，除继续先前的医学研究、教会医学教育工作外，博医会还加强了与中国社会各相关团体的合作，与中华医学会召开联席会议；与中华医学会、江苏省教育会、中国科学社等团体开展医、科学名词统一工作；与中华医学会、基督教男女青年会、中华护士会联合开展公共卫生教育运动。在合作的氛围中，博医会继续在中国医学发展中扮演重要角色。它参与的医学、科学名词统一工作，促进了西医学的中国化，也有利于西医学在华的规范化发展。它参与开展的公共卫生教育运动，提高了中国民众的公共和个人卫生意识，为后来南京国民政府在20世纪30年代开展乡村卫生、"新生活运动"作了有力的铺垫。它在这一时期开展的中国人生理体格数据的调查工作，也推动了中国人努力建立属于自己的生理体格标准。

与此同时，中国民众的民族意识和主权意识逐渐觉醒，反侵略的呼声日益高涨。五四运动、非基督教运动、北伐战争等都是这一民族情绪的表达。在非基督教运动中，民众将基督教来华视为西方帝国主义国家的"文化侵略"，他们反对基督教各团体在华活动，要求在中国医院、医学院校等机构中去除基督教的色彩和影响。在这种情况下，博医会与各差会所属的医院与医学院校迫于形势，纷纷向中国政府备案注册，并按要求启用华人领导进入决策层。面对来自中国社会的压力，博医会也不得不做出改变，在1925年大会上终于放弃正式会员必须是传教士这一坚持多年的标准，规定凡是在博医会认可的海内外大学习医并取得学位，有良好医德的西医都可以成为博医会的正式会员。这一会员资格准入条件的改变是博医会迈向本土化发展的重要一步。此后，北伐战争对教会医疗事业和博医会各项事业继续造成沉重打击，而南京国民政府成立后加强国家对社会的规范化管理也使得博医会在华活动的空间大大减少，原来那个博医会可以在华大展拳脚、引领医学发展的时代，已经随着中国本土西医的崛起和国家控制的加强而一去不复返了。另外，随着博医会允许非教籍的西医人员加入，该会与中华医学会的界限逐渐模糊。博医会已经到了在华独立存在的合理性受到质疑的地步，而以英美派西医为主的中华医学会，在掌握国家卫生行政实权的情况下，也面临统一中国医界，成立一个代表中国医界的医学学术组织的问题。在此情况下，博医会加快了本土化的进程，与中华医学会开始商讨合并的问题，并最终在1932年实现了两会合并，西医在华的在地化发展最终得以实现。

博医会的历史是近代外国科教团体在华发展的一个缩影。它们伴随着西方侵略者的枪炮来到中国，曾经在西学东渐中发挥桥梁和先锋的作用，为中国现代化的发展作出了重要贡献。但当中国在这一领域发展到一定程度，形成一定的专业群体以后，本土的专业人士必定要求掌握该领域的话语权，成为该领域在本国的代表。而这些外国在华机构因为始终难以克服的外来身份和色彩，虽然曾为中国的现代化作出重要贡献，但终究会成为民族主义者责难的对象。面对在华相关事业蓬勃发展并走上正轨，而其自身活动领域日渐缩小的情况，它们所能做的，只能是放弃其独立性，在民族主义和本土化的浪潮中，与本土相关组织合并，融为一体。这也是它们难以逃脱的历史命运。

参考文献

中文报刊类

《出版周刊》

《东北防疫处报告》

《东南医刊》

《广济医刊》

《广西卫生旬刊》

《科学》

《科学文化评论》

《麻风季刊》

《民国医学杂志》

《齐鲁医刊》

《现代国医》

《现代医学》

《湘雅》

《新医药》

《新中华》

《医史杂志》

《医事公论》

《医事汇刊》

《医学世界》

《医学卫生报》

《医药报》

《医药常识报》

《医药观》

《医药评论》

《医药评论》

《医药日报》

《医药新报》

《医药新闻》

《中国出版月刊》

《中国科技史料》

《中国医报》

《中华健康杂志》

《中华新医学报》

《中华医史杂志》

《中华医学杂志》

《中西医药》

《中西医药报》

《自然辩证法通讯》

《自然科学史研究》

中文著作类

《辞源》，上海商务印书馆，1915。

《商务印书馆出版教科书目》，商务印书馆，1906。

《中国学塾会书目》，美华书馆，1903。

《中华民国史料丛稿·中华民国医药卫生资料》，内部资料，油印稿，1979。

〔法〕安克强（Christian Henriot）：《上海妓女——19～20世纪中国的卖淫与性》，卢燧铭、夏俊霞译，上海古籍出版社，2004。

〔法〕福柯（Foucault, M.）：《临床医学的诞生》，刘北成译，译林出版社，2011。

〔法〕福柯：《疯癫与文明：理性时代的疯癫史》，刘北成、杨远婴译，生活·读书·新知三联书店，2003。

〔美〕本杰明·艾尔曼：《中国近代科学的文化史》，王红霞等译，上海古籍出版社，2009。

〔美〕布鲁斯·雪莱：《基督教会史》，刘平译，北京大学出版社，2004。

〔美〕嘉惠霖、琼斯：《博济医院百年（1835—1935）》，沈正邦译，广东人民出版社，2009。

〔美〕李可柔、毕乐思编《光与盐：探索近代中国改革的十位历史名人》，单传航、王文宗、刘红译，中国档案出版社，2009。

〔美〕罗芙芸：《卫生的现代性：中国通商口岸卫生与疾病的含义》，向磊译，江苏人民出版社，2007。

〔美〕罗兹·墨菲（Rhoads Murphey）：《东亚史》，林震译，世界图书出版公司，2011。

〔美〕罗兹·墨菲（Rhoads Murphey）：《亚洲史》，黄磷译，世界图书出版公司，2011。

〔美〕桑塔格（Sontag, S.）：《疾病的隐喻》，程巍译，上海译文出版社，2003。

〔美〕威廉·汤朴：《基督教与社会秩序》，张伯怀译，（香港）基督教文艺出版社，2003。

〔美〕威利斯顿·沃尔克：《基督教会史》，孙善玲等译，中国社会科学出版社，1991。

〔美〕威廉·H. 麦克尼尔：《瘟疫与人》，余新忠、毕会成译，中国环境科学出版社，2010。

〔日〕小浜正子：《近代上海的公共性与国家》，葛涛译，上海古籍出版社，2003。

〔意〕卡斯蒂廖尼：《医学史》，程之范译，广西大学出版社，2003。

〔英〕威廉·F. 拜纳姆：《19 世纪医学科学史》，曹珍芬译，复旦大学出版社，2000。

陈存仁：《银元时代生活史》，广西师范大学出版社，2007。

陈万成：《中外文化交流探绎：星学·医学·其他》，中华书局，2010。

陈新谦、张天禄编著《中国近代药学史》，人民卫生出版社，1992。

陈洙编《江南制造局译书提要》，江南制造局，1909。

邓铁涛、程之范主编《中国医学通史·近代卷》，人民卫生出版社，2000。

邓铁涛总主编，郑洪、刘小斌主编《民国广东中医药专门学校中医讲义系列·妇儿五官类》，上海科学技术出版社，2017。

董少新：《形神之间——早期西洋医学入华史稿》，上海古籍出版社，2008。

范行准：《中国病史新义》，中医古籍出版社，1989。

范行准：《中国医学史略》，中医古籍出版社，1986。

范行准：《中国预防医学思想史》，人民卫生出版社，1953。

范行准：《明季西洋传入之医学》，牛亚华校注，上海人民出版社，2012。

复旦大学历史系、出版博物馆编《历史上的中国出版与东亚文化交流》，百家出版社，2009。

高晞：《德贞传：一个英国传教士与晚清医学近代化》，复旦大学出版社，2009。

高晞：《医学史》，北京大学出版社，2003。

葛壮：《宗教与近代上海社会的变迁》，上海书店，1999。

顾燮光编《译书经眼录》，杭州金佳石好楼印，1935。

何小莲：《西医东渐与文化调适》，上海古籍出版社，2006。

虎门镇人民政府编《王吉民中华医史研究》，广东人民出版社，2011。

黄光域编《近代中国专名翻译词典》，四川人民出版社，2001。

黄金麟：《历史、身体、国家：近代中国的身体形成（1895～1937）》，新星出版社，2006。

黄庆澄编《中西普通书目表》，木刻本，1898。

黄一农：《两头蛇：明末清初的第一代天主教徒》，上海古籍出版社，2008。

黄宇和：《三十岁前的孙中山：翠亨、檀岛、香港，1866—1895》，生活·读书·新知三联书店，2012。

蒋梦麟：《西潮·新潮》，岳麓书社，2000。

柯小菁：《塑造新母亲：近代中国育儿知识的建构与实践（1900—1937）》，山西教育出版社，2011。

李经纬、鄢良编《西学东渐与中国近代医学思潮》，湖北科技出版社，1990。

中国中医研究院中国医史文献研究所编《医学史论文资料索引（1903—1978）》第1辑，中国书店，1989。

李志刚：《基督教早期在华传教史》，（台北）台湾商务印书馆，1985。

梁其姿：《面对疾病——传统中国社会的医疗观念与组织》，中国人民大学出版社，2011。

梁启超编《西学书目表》，石印本，1896。

林美玫：《妇女与差传：19世纪美国圣公会女传教士在华差传研究》，社会科学文献出版社，2011

凌纯声：《中国边疆民族与环太平洋文化》上册，（台湾）联经出版事业股份有限公司，1979。

刘天路编《身体·灵魂·自然：中国基督教与医疗、社会事业研究》，上海人民出版社，2010。

马伯英：《中国医学文化史》，上海人民出版社，1994。

马秋莎：《改变中国：洛克菲勒基金会在华百年》，广西师范大学出版社，2013。

美国平信徒调查团编《宣教事业平议》，徐宝谦等译，商务印书馆，1935。

彭善民：《公共卫生与上海都市文明：1898~1949》，上海人民出版社，2007。

钱益民、颜志渊：《颜福庆传》，复旦大学出版社，2007。

上海市禁毒工作领导小组办公室、上海档案馆编《清末民初的禁烟运动和万国禁烟会》，上海科学技术文献出版社，1996。

沈国威：《近代中日词汇交流研究：汉字新词的创制、容受与共享》，中华书局，2010。

沈兆祎编《新学书目提要》，通雅书局，1904。

史全生主编《中华民国文化史》，吉林文史出版社，1990。

谭汝谦主编《中国译日本书综合目录》，（香港）香港中文大学出版社，1980。

汤清：《中国基督教百年史》，（香港）道声出版社，1987。

唐逸主编《基督教史》，中国社会科学出版社，1993。

王国强：《〈中国评论〉（1872—1901）与西方汉学》，上海世纪出版集团，2010。

吴义雄：《在宗教与世俗之间：基督教新教传教士在华南沿海的早期

活动研究》，广东教育出版社，2000。

伍连德：《鼠疫斗士——伍连德自述》（上/下），程光胜、马学博译，王丽凤校，湖南教育出版社，2011。

熊月之：《西学东渐与晚清社会》（修订版），中国人民大学出版社，2010。

徐维则辑，顾燮光补《增版东西学书录》，石印本，1902。

徐维则辑《东西学书录》，石印本，1899。

薛愚主编《中国药学史料》，人民卫生出版社，1984。

薛愚：《中国药学会史略：1907—1986 年》，中国医药科技出版社，1987。

杨昌栋：《基督教在中古欧洲的贡献》，社会科教文献出版社，2000。

杨念群：《再造"病人"：中西医冲突下的空间政治（1832—1985）》，中国人民大学出版社，2006。

杨天宏：《基督教与民国知识分子：1922 年—1927 年中国非基督教运动研究》，人民出版社，2005。

游鉴明：《超越性别身体：近代华东地区的女子体育（1895—1937）》，北京大学出版社，2012。

余新忠、杜丽红主编《医疗、社会与文化读本》，北京大学出版社，2013。

余新忠：《清代江南的瘟疫与社会：一项医疗社会史的研究》，中国人民大学出版社，2003。

余新忠主编《清以来的疾病、医疗和卫生：以社会文化史为视角的探索》，生活·读书·新知三联书店，2009。

俞慎初：《中国医学简史》，福建科学技术出版社，1983。

詹庆华：《全球化视野：中国海关洋员与中西文化传播（1854—1950）》，中国海关出版社，2008。

张大庆：《中国近代疾病社会史（1912—1937）》，山东教育出版社，2006。

张剑：《科学社团在近代中国的命运》，山东教育出版社，2005。

张剑：《中国近代科学与科学体制化》，四川人民出版社，2008。

张珣：《疾病与文化：台湾民间医疗人类学研究论集》，（台北）稻乡出版社，2004。

张在同、咸日金编《民国医药卫生法规选编》，山东大学出版社，1990。

张仲民：《出版与文化政治：晚清的"卫生"书籍研究》，上海书店出版社，2009。

赵洪钧：《近代中西医论争史》（第2版），学苑出版社，2012。

赵璞珊：《中国古代医学》，中华书局，1997。

中华续行委办会调查特委会编《1901—1920年中国基督教调查资料（原〈中华归主〉修订版)》，蔡咏春等译，中国社会科学出版社，2007。

中医研究会医史文献研究室编《医学论文资料索引》（内部刊印），1980。

朱建平：《中国医学史研究》，中医古籍出版社，2003。

朱有瓛：《中国近代学制史料》，华东师范大学出版社，1983。

邹振环：《晚明汉文西学经典：编译、诠释、流传与影响》，复旦大学出版社，2011。

中文论文类

〔韩〕俞莲实：《民国时期城市生育节制运动的研究——以北京、上海、南京为重点》，博士学位论文，复旦大学，2008。

〔韩〕俞莲实：《民国时期关于"生育节制"的四大论战》，《史林》2008年第5期。

〔韩〕俞莲实：《民国时期知识女性对节育的认识和避孕方法》，常建华主编《中国社会历史评论》第12卷，天津古籍出版社，2011。

陈德春：《梁启超早逝的医学与哲学思考》，《中华医史杂志》2007年第3期。

陈建明：《近代基督教在华医疗事业》，《宗教学研究》2000年第2期。

陈永生、张苏萌：《晚清西医文献翻译的特点及出版机构》，《中华医学杂志》1997年第2期。

戴文锋：《〈海关医报〉与清末台湾开港地区的疾病》，（台北）《思与言——人文与社会科学杂志》1995年第2期。

邓文初：《"失语"的中医》，《读书》2004年第3期。

丁北平：《俞曲园从〈废医论〉到〈医药说〉》，《中医药文化》2007

年第 2 期。

丁春、王尊旺：《近代中国女西医先驱许金訇述论》，《福建中医学院学报》2007 年第 3 期。

杜丽红：《从花柳病防治看近代北京的妓女检治》，中国社会科学院近代史研究所编《中国社会科学院近代史研究所青年学术论坛》（2008 年卷），社会科学文献出版社，2009。

杜丽红：《西方身体史研究述评》，《史学理论研究》2009 年第 3 期。

高晞：《"解剖学"中文译名的由来与确定——以德贞〈全体通考〉为中心》，《历史研究》2008 年第 6 期。

高晞：《传教和行医：不同道不相为谋》，《自然辩证法通讯》1996 年第 4 期。

高晞：《德贞的西医学译著》，《中华医史杂志》1995 年第 4 期。

高晞：《京师同文馆的医学讲座》，《中国科技史料》1990 年第 4 期。

高晞：《晚清政府对西医学的认知过程》，《自然辩证法通讯》1994 年第 5 期。

郝先中：《20 世纪初中西医学术地位的演变》，《自然辩证法通讯》2008 年第 5 期。

郝先中：《民初西医学术权威在中国的渗透与凸显》，《医学与哲学》（人文社会医学版）2007 年第 6 期。

郝先中：《清末民初中国民众西医观念的演变与发展》，《史学月刊》2010 年第 8 期。

郝先中：《日本废除汉医对中国近代医学的影响》，《皖西学院学报》2005 年第 6 期。

郝先中：《晚清中国对西洋医学的社会认同》，《学术月刊》2005 年第 5 期。

郝先中：《西医东渐与中国近代医疗卫生事业的肇始》，《华东师范大学学报》（哲学社会科学版）2005 年第 1 期。

何小莲：《传教士与中国近代公共卫生》，《大连大学学报》2006 年第 5 期。

何小莲：《藉医传教与文化适应——兼论医学传教士之文化地位》，《西北大学学报》（哲学社会科学版）2008 年第 5 期。

何小莲：《论中国公共卫生事业近代化之滥觞》，《学术月刊》2003 年第 2 期。

何小莲：《略论近代上海西医的社会地位》，《社会科学》2009 年第 8 期。

何小莲：《西医东渐：晚清医疗制度变革的人文意义》，《史林》2002 年第 4 期。

胡成：《何以心系中国——基督教医疗传教士与地方社会（1835—1911）》，《近代史研究》2010 年第 4 期。

胡成：《晚清"西医东渐"与华人当地社会的推动》，《史林》2012 年第 4 期。

胡成：《现代性经济扩张与烈性传染病的跨区域流行——上海、东北爆发鼠疫、霍乱为中心的观察（1902—1932）》，（台北）《中研院近代史研究所集刊》2006 年第 51 期。

贾学德：《西医与近代中国社会》，《文化杂志》2005 年第 54 期。

赖文、李永宸：《清末广东善堂的医疗救济活动》，《中华医史杂志》2007 年第 3 期。

李爱花：《教会大学与近代中国医学体制化》，硕士学位论文，山西大学，2012。

李传斌：《北洋政府对待教会医疗事业的态度和政策》，《山东大学学报》（哲学社会科学版）2009 年第 5 期。

李传斌：《近代来华新教医学传教士的西医译、著》，《中华文化论坛》2005 年第 1 期。

李传斌：《晚清政府对待教会医疗事业的态度和政策》，《史学月刊》2002 年第 10 期。

李传斌：《医学传教士与近代中国西医翻译名词的确定与统一》，《中国文化研究》2005 年冬之卷。

李传斌：《中华博医会初期的教会医疗事业》，《南都学坛》2003 年第 1 期。

李尚仁：《医学、帝国主义与现代性：专题导言》，《台湾社会研究季刊》第 54 期，2004。

李永安：《从西医中译看中医名词英译标准化》，《中国科技翻译》

2002 年第 2 期。

梁其姿：《麻风隔离与近代中国》，《历史研究》2003 年第 5 期。

梁其姿：《医疗史与中国"现代性"问题》，常建华主编《中国社会历史评论》第 8 卷，天津古籍出版社，2007。

梁启超：《我的病与协和医院》，《晨报》副刊，1926 年 6 月 2 日，第 1 版。

刘远明：《伍连德与中华医学会的创立》，《医学与哲学》（人文社会医学版）2011 年第 12 期。

刘远明：《中华医学会产生的社会时空背景》，《自然辩证法通讯》2012 年第 1 期。

刘远明：《中华医学会与博医会的合作及合并》，《自然辩证法研究》2012 年第 2 期。

鲁萍：《晚清西医来华及中西医学体系的确立》，硕士学位论文，四川大学，2003。

罗志田：《新旧之间近代中国的多个世界及"失语"群体》，《四川大学学报》（哲学社会科学版）1999 年第 6 期。

潘荣华：《中国近代报刊传播西医研究》，博士学位论文，安徽大学，2010。

彭雪芹：《纳民轨物：晚清巡警道研究》，博士学位论文，中山大学，2010。

皮国立：《所谓"国医"的内涵——略论中国医学之近代转型与再造》，《中山大学学报》（社会科学版）2009 年第 1 期。

钱存训：《近世译书对中国现代化的影响》，《文献》1986 年第 2 期。

秦国攀：《中华医学会研究（1915—1937）》，硕士学位论文，河北大学，2010。

史如松、张大庆：《中国卫生"启蒙运动"——卫生教育会的贡献》，《医学与哲学》（人文社会医学版）2010 年第 5 期。

史如松：《博医会研究：中国近代西医界职业活动模式的形成》，博士学位论文，北京大学，2010。

史如松：《从医疗到研究：传教士医生的再转向——以博医会研究委员会为中心》，《自然科学史研究》2010 年第 4 期。

孙琢：《近代医学术语的创立——以合信及其〈医学英华字释〉为中心》，《自然科学史研究》2010 年第 4 期。

田若虹：《近代中西医学观的碰撞与交融》，《中医药学刊》2002 年第 6 期。

王芳：《嘉约翰与晚清西方医学在广州的传播（1853—1901）》，博士学位论文，中山大学，2006。

王吉民：《西译中医典籍重考》，《中华医学杂志》1936 年第 12 期。

王咪咪：《1949 年前中医及相关期刊种类初探》，《中华医史杂志》2007 年第 1 期。

王树槐：《清末翻译名词的统一问题》，（台北）《中研院近代史研究所集刊》1969 年第 1 期。

王秀云：《不就男医：清末民初的传道医学中的性别身体政治》，（台北）《中研院近代史研究所集刊》2008 年第 59 期。

温昌斌：《科学名词审查会》，《科技术语研究》2006 年第 3 期。

温昌斌：《中国近代的科学名词审查活动：1928—1949》，《自然辩证法通讯》2006 年第 2 期。

夏媛媛、张大庆：《昙花一现的中国哈佛医学院》，《中国科技史杂志》2010 年第 1 期。

向磊：《湘雅医学院与西医入华的社会效应》，《中南大学学报》（社会科学版）2007 年第 6 期。

谢蜀生：《中华医学会早期著名活动家——俞凤宾博士》，《医学与哲学》（人文社会医学版）1995 年第 6 期。

颜宜葳：《中国早期教会医院中的眼病与治疗》，《自然科学史研究》2008 年第 2 期。

杨芳：《清末民初新教女医学传教士在华活动研究》，硕士学位论文，湖南师范大学，2009。

杨红星、王华玲：《留美医学生杨崇瑞与中国妇婴卫生事业的近代化》，《徐州师范大学学报》（哲学社会科学版）2007 年第 2 期。

杨红星：《留美医学生与近代中国公共卫生事业》，硕士学位论文，苏州大学，2006。

杨念群：《"地方感"与西方医疗空间在中国的确立》，汪晖等主编

《学人》第 12 辑，江苏文艺出版社，1997。

　　杨念群：《"兰安生模式"与民国初年北京生死控制空间的转换》，《社会学研究》1999 年第 4 期。

　　杨念群：《边界的重设：从清末有关"采生折割"的反教话语看中国人空间观念的变化》，《开放时代》2001 年第 12 期。

　　杨念群：《如何从"医疗史"的视角理解现代政治》，《中国社会历史评论》2007 年第 8 期。

　　杨欣：《基督教在华妇女医疗事业研究（1840—1949）》，硕士学位论文，江西师范大学，2008。

　　尹倩：《近代中国西医群体的产生与发展特点》，《华中师范大学学报》（人文社科版）2007 年第 4 期。

　　尹倩：《民国时期的医师群体研究（1912～1937）》，博士学位论文，华中师范大学，2008。

　　尹倩：《中国近代自由职业群体研究述评》，《近代史研究》2007 年第 6 期。

　　余新忠、杨璐玮：《马根济与近代天津医疗事业考论——兼谈"马大夫"与李中堂"兴医"的诉求歧异与相处之道》，《社会科学辑刊》2012 年第 3 期。

　　余新忠：《卫生何为——中国近世的卫生史研究》，《史学理论研究》2011 年第 3 期。

　　余新忠：《扬州"名医"李炳的医疗生涯及其历史记忆——兼论清代医生医名的获取与流传》，《社会科学》2011 年第 3 期。

　　余新忠：《中国疾病、医疗史探索的过去、现实与可能》，《历史研究》2003 年第 4 期。

　　袁媛：《"南湘雅，北协和"：我国早期的教会医学校》，《科学技术哲学研究》2010 年第 1 期。

　　袁媛：《近代生理学在中国：1851—1926》，博士学位论文，上海交通大学，2006。

　　袁媛：《中国西医教育之发端：天津总督医学堂》，《自然辩证法通讯》2010 年第 1 期。

　　袁媛：《中国早期部分生理学名词的翻译及演变的初步探讨》，《自然科学史研究》2006 年第 2 期。

张大庆:《高似兰: 医学名词翻译标准化的推动者》,《中国科技史料》2001 年第 4 期。

张大庆:《早期医学名词统一工作: 博医会的努力和影响》,《中华医史杂志》1994 年第 1 期。

张大庆:《中国现代医学初建时期的布局: 洛克菲勒基金会的影响》,《自然科学史研究》2009 年第 2 期。

张华:《清末民初体格检查论的兴起及其实践》,《历史教学》2012 年第 22 期。

张剑:《从"科学救国"到"科学不能救国"——近代中国对科学认知的演进》,《史林》2010 年第 3 期。

张剑:《从科学宣传到科学研究——中国科学社科学救国方略的转变》,《自然科学史研究》2003 年第 4 期。

张剑:《近代科学名词术语审定统一中的合作、冲突与科学发展》,《史林》2007 年第 2 期。

张剑:《略论中国近代科研机构体制及其特征》,《史林》2008 年第 6 期。

张剑:《学术与名利之间——近代中国对科学的态度检讨》,《科学文化评论》2006 年第 4 期。

张龙平:《国家、教育与宗教——晚清民国时期的中华基督教教育会研究》, 博士学位论文, 中山大学, 2008。

张鸣:《旧医, 还是中医? ——七十年前的废止中医风波》,《读书》2002 年第 2 期。

张晓丽:《伍连德语民国时期全国海港检疫处的防疫工作》,《中华医史杂志》2007 年第 3 期。

赵婧:《近代上海的分娩卫生研究 (1927—1949)》, 博士学位论文, 复旦大学, 2009。

赵璞珊:《合信〈西医五种〉及在华影响》,《近代史研究》1991 年第 3 期。

甄橙:《美国传教士与中国早期的西医护理学 (1880—1930 年)》,《自然科学史研究》2006 年第 4 期。

钟少华：《略论中国近代卫生观念与卫生事业的起源》，《自然辩证法通讯》2007 年第 2 期。

周英：《广州私立博济医院高级护士职业学校概述》，《中华医史杂志》2007 年第 3 期。

朱亚华：《清末留日医学生及其对中国近代医学事业的贡献》，《中国科技史料》2003 年第 3 期。

朱亚华：《中日接受西方解剖学之比较研究》，博士学位论文，西北大学，2005。

邹振环：《西医译着与近代中医界的反省》，《华东师范大学报》（哲学社会科学版）1986 年第 1 期。

外文期刊类

The China Medical Missionary Journal（*The China Medical Journal*）

The Chinese Recorder

Medical Reports of Customs Gazettee

The National Medical Journal

The Chinese Medical Journal

外文著作类

Amold, David, *Colonizing the Body: State Medicine and Epidemic Disease in Nineteenth Century*, India, Berkeley: University of California Press, 1993.

Balme, Harold, *China and Modern Medicine: A Study in Medicine Missionary Development*, London: United Council for Missionary Education, 1921.

Bennett, Adrian A., *John Fryer: The Introduction of Western Science and Technology into Nineteen Century China*, Cambridge East Asian Research Center, Harvard University, 1967.

Bliss, Edward, *Beyond the Stone Arches: An American Missionary Doctor in China, 1892 - 1932*, New York, John Wiley & Sons, Inc., 2001.

Bridle, Andrews, *The Making of Modern Chinese Medicine, 1895 - 1937*, Ph. D. diss., Cambridge University Press, 1996.

Bridle, Andrews, *The Making of Modern Chinese Medicine*, Cambridge

University Press, 2004.

Buck, Peter, *American Science and Modern China*, *1876 – 1936*, New York: Cambridge University Press, 1980.

Bullock, Mary Brown, Bullock, *An American Transplant: The Rockefeller Foundation and Peking Union Medical College*, University of California Press, 1980.

Burton, Margaret E. , Burton, *Notable Women of Modern China*, New York: Fleming H. Revell Company, 1912.

Cadbury, William Warder and Mary Hoxie Jones, *At the Point of a Lancet: One Hundred Years of the Canton Hospital*, *1835 – 1935*, Shanghai: Kelly and Walsh, Limited, 1935.

Chao, Yuan – Ling, "Medicine and Society in Late Imperial China: A Study of Physicians in Suzhou," Ph. D. dissertation, Department of History, University of California, Los Angeles, 1995.

Cheung, Yuet – Wah, *Missionary Medicine in China: A Study of Two Canadian Protestant Missions in China before 1937*, Lanham, Md. : University Press of America, 1988.

Chimin, Wong K. & Wu Lien – teh, *History of Chinese Medicine*, 2ed. , Shanghai: National Quarantine Service, 1936.

China Medical Missionary Association, *An Enquiry into the Scientific Efficiency of Mission Hospitals in China with Special Reference to Recent Growth*, Shanghai, 1934.

Christie, Dugald, *Ten Years in Manchuria: A Story of Medical Mission Work in Moukden (1883 – 1893)*, J. and R. Parlane, Paisley, 1893.

Chu, H. P. , *The Chinese Medical Directory*, Shanghai: The Chinese Medical Association, 1934.

Clarke, E. , ed. , *Modern Methods in the History of Medicine*, London: Athlone Press, 1971.

Coltman, Robert, Jr. , *The Chinese: Their Present and Future, Medical Political and Social*, Philadelphia: F. A. Davis Co. , 1902.

Crointer, Ralph C. , *Traditional Medicine in Modern China*, Cambridge: Harvard University Press, 1968.

Crouch, Archie, *Christianity in China: A Scholar's Guide to Resources in the*

Libraries and Archives of the United States Armonk, M. E. Sharpe, Inc. , 1989.

David, Arnold, *Warm Climates and Western Medicine: The Emergence of Tropical Medicine, 1500 – 1900*, Amsterdam and Atlanta: Rodop, 1996.

Fairbank, J. K. , ed. , *The Missionary Enterprise in China and America*, Cambridge, Mass: Harvard University Press, 1974.

Ferguson, Mary E. , *China Medical Board and Peking Union Medical College: A Chronicle of Fruitful Collaboration, 1914 – 1951*, New York: China Medical Board of New York, 1970.

Forde, R. J. , "The Hsiang – Ya Agreements: The Yale Foreign Missionary Society Tries to Cooperate with the Hunan Gentry in Medical Education," M. D dissertation, New Haven, Connecticut: Yale University, 1977.

Freidson, Elioted, *The Hospital in Modern Society*, New York: Free Press of Glencoe, 1963.

Gamewell, Mary Ninde, *New Life Currents in China*, New York: Missionary Education Movement of the United States and Canada, 1919.

Gulick, Edward V. , *Peter Parker and the Opening of China*, Cambridge, Mass: Harvard University Press.

Holden, Reaben, *Yale in China: The Mainland, 1909 – 1951*, New Haven: The Yale in China Association Inc. , 1964.

Hume, Eward Hicks. , *The Chinese Way in Medicine Baltimore*, The Johns Hopkins Press, 1940.

Hunter, Jane, *The Gospel of Gentility: American Women Missionaries in Turn – of – the Century China*, New Haven: Yale University Press, 1984.

Kerr, John Glasgow, *Medical Mission*, Philadelphia: Presbyterian Board of Publishing and Sabbath Schoolwork, 1895.

Lambuth, Walter Russell, *Medical Missions: The Twofold Task*, New York, Student Volunteer Movement for Foreign Missions, 1920.

Liu, K. C. , ed. , *American Missionaries in China: Papers from Harvard Seminars*, Cambridge, Mass: Harvard University Press, 1966.

Liu, K. Wang – ching, *Americans and Chinese: A Historical Essay and Bibliography*, Cambridge, Mass: Harvard University Press, 1963.

Lowe, John, *Medical Missions: Their Place and Power*, Fleming H. Revell Company, 1895.

Lucas, AnElissa, *Chinese Medical Modernization: Comparative Policy Continuities 1920s – 1980s*, New York: Praeger, 1982.

Macpherson, Macpherson, Kerrie L. , *A Wildreness of Marshes: The Origins of Public Health in Shanghai, 1843 – 1893*, Oxford University Press, 1987.

Maxwell, James Laidlaw, Jr. , *The Mission Hospital in China*, Reprinted from Chinese Medical Journal, 1933.

Minden, Karen, "*Missionaries*, Medicine and Modernization: Canadian Medical Missionaries in Sichuan, 1925 – 1952," Ph. D thesis, Toronto: York University, 1981.

Moore, Raymond S. , *China Doctor: The Life Story of Harry Willis Miller*, Pacific Press Publishing Association, 1961.

Morse, William Reginald, *Chinese Medicine*, New York, Paul B. Hoeber Inc. , 1934.

Mrs. Bryson, *John Kenneth Mackenzie, Medical Missionary to China*, London: Hodder & Stoughton, 1891.

Nathan, Carl F. , *Plague Prevention and Politics in Manchuria, 1910 – 1931*, Harvard University Press, 1967.

Rafferty, Marie, ed. , *Midwives, Society and Childbirth: Debates and Controversies in the Modern Period*, Routledge London and New York, 1997.

Reeves, William, Jr. , "Sino – American Cooperation in Medicine: The Origine of Hsiang Ya (1902 – 1914)," See Kwang – Ching Liu edit, *American Missionaries in China*, Harvard Vniversity East Asian Center, 1966.

Singer, Charles and E. Ashworth Underword, *A Short History of Medicine*, Oxford University Press, 1962.

Smith, W. E. , *A Canadian Doctor in West China*, Toronto: Ryerson Press, 1939.

Tatchell, Arthur W. , *Medical Missions in China: In Connexion with the Wesleyan Methodist Church*, Robert Culley, 1909.

James, Thomson C. , Jr. , *While China Faced West: American Reformers in*

Nationalist China, *1928 - 1937*, Cambridge, Mass: Harvard University Press, 1969.

Unschuld, Paul U. , *Medical Ethics in Imperrial China: A Study in Medical Anthropology*, Berkeley, Calif: University of California Press.

Unschuld, Paul U. , *Medicine in China—A History of Ideas*, University of California Press, 1985.

Varg, Paul A. , *Missionaries*, *Chinese and Diplomats: The American Protestant Missionary Movement in China*, *1890 - 1952*, Princeton, N. J. : Princeton University Press, 1958.

Waston, James L. and Evelyn S. Rawski, eds. , *Death in Late Imperial and Modern China*, University of California Press, 1988.

Wegman, M. E. , Tsung - Yi Lin and E. F. Purcell, eds. , *Public Health in the People's Republic of China*, New York: Josiah Macy, Jr. Found-ation, 1973.

Williamson, Rutter J. , *The Healing of the Nations: A Treatise on Medical Missions Statement and Appeal*, New York: Student Volunteer Movement for Foreign Missions, 1899.

Lennox, Wm. G. , *The Health of Missionary Family in China: A Statistical Study*, Department of Economics, University of Denver, U. S. A.

外文论文类

Anderson, Warwick, "Immunities of Empire: Race, Disease and the New Tropical Medicine, 1900 - 1920," *Bulletin of the History of Medicine*, Vol. 70, No. 1, 1996, pp. 94 - 118.

Balme, Harold, "The Trend of Medical Mission Policy in China," *The International Review of Missions*, 1924, pp. 247 - 257.

Bretelle - Establet, Florence, "Resistance in Southwest China, 1898 - 1930," *Modern China*, Vol. 25, No. 2, 1999, pp. 171 - 203.

Grant, John Black, "Western Medicine in Pre - Communist China," *American Journal of Public Health Special Supplement*, Vol. 50, No. 6, 1960, pp. 36 - 39.

Maxwell, James Laidlaw, Jr. , "Devolution in Medical Missionary Work in China," *International Review of Missions*, No. 19, 1930, pp. 98 – 105.

New, Peter Kong – ming and Yuet – Wah Cheung, "Harvard Medical School of China, 1911 – 1916: An Expanded Footnote in the History of Western medical Education in China," *Social Science & Medicine*, Vol. 16, No. 16, 1982, pp. 1207 – 1215.

Summer, W. , "Congruence in Chinese and Western Medicine from 1830 – 1911, Smallpox Plague and Cholera," *Yale Journal of Biology and Medicine*, No. 67, 1994.

Thomson, Oscar J. , "A Century of Medical Work in China," *Missionary Review of the World*, No. 58, 1935, pp. 55 – 59.

Woods, Andrew H. , "Medical Practice in Canton, China," *University of Pennsylvania Medical Bulletin*, August, 1908.

附　录

附录一　失去独立性后的在华基督教医学传教士：
教会医事委员会研究（1932~1949）

　　1932 年，主要由在华基督教医学传教士参加的中国博医会同中华医学会合并，教会医事委员会应运而生，在华医学传教士在失去组织独立性的同时努力让自己融入中国社会。研究教会医事委员会，有助于了解近代外国在华势力和团体在当时中国动乱的社会环境中所面临的情况、扮演的角色和发挥的功能，而国内对中华医学会教会医事委员会研究不多，系统论述几乎没有。相关论文只有李传斌的《战争、医院与外交：全面抗战之初的教会医院（1937—1938）》，该文对教会医院在抗战初期的工作进行了论述，其中提到教会医事委员会对教会医院的支持，但笔墨不多，且时间段也局限在 1937~1938 年。其他论著对教会医事委员会的论述多将其放在近代医学传教士整体历史中，作为中国博医会在中华医学会内部的延续，常以一句话带过。因此，教会医事委员会的研究大有可为。本部分拟从以下层面切入：从教会医事委员会适应中国近代社会发展的角度，探讨在华基督教医学传教士在失去独立性后的处境，及其为融入中国社会所做的努力；探讨其在民国社会变迁中的举措，尤其是在常年战争中的作为，分析影响其行为的因素。

一　教会医事委员会的成立及早期发展（1932 年至 1937 年 4 月）

　　随着近代中国医学教育体系的确立，本土西医快速发展，中国籍西医师不断增加，以及受"非基督教"运动、收回教育权运动、五卅运动等的影响，中国人的民族主义情绪日渐高涨，以外国医学传教士为主的中国博医会的在华地位日显尴尬，逐渐式微。在此情况下，中华医学会教会医事委员会应运而生。

（一）教会医事委员会成立

民国21年（1932），中华医学会与博医会都认为有合并必要，便决定召开联席会议商讨此事。恰逢淞沪抗战（1932年1月28日到3月3日），大会被迫延期，但双方都认为不宜再缓，便用通信投票方式征求全体会员意见。

博医会方面"赞成合并者占二百五十四票。其中四票对于本议案加以修改，但与议案宗旨无违反处，故亦列入正票。此外尚有二票赞成合并，但不赞成易名；一票主张合并问题，延至大会时执行，惟无负票。本会执行委员会于票齐后，即于今晨（四月十五日）开会，一致赞成与中华医学会合并"①。中华医学会则是"至四月十三日，赞成合并者，占多数通过，故于是日召集执行委员会，讨论合并问题，佥主尊重全体会员之公意，一致通过"②。

随后，双方于4月15日下午在上海香港路四号银行俱乐部召开执委会联席会议，共14人参加，③颜福庆为临时会长，朱恒璧为记录。会议经讨论后一致决定两会合并，定名为 Chinese Medical Association，中文名当时未定，后沿用"中华医学会"这一称呼；执行委员全体辞职，新会执委由联席会议推选；新会会所内，另开一室，作为教会医务办事处④；新执委提名委员由两会总干事充任。最后由中华医学会总干事朱恒璧提出，博医会干事小马雅各附议，会议选出新执委名单如下：会长牛惠生，副会长马立师、胡惠德，总干事朱恒璧，会计方嘉成，编辑林宗扬、小马雅各，委

---

①　《中华医学会、博医会执委会联席会议》，《中华医学杂志（上海）》第18卷第3期，1932，第509页。

②　《中华医学会、博医会执委会联席会议》，《中华医学杂志（上海）》第18卷第3期，1932，第510页。

③　名单如下：牛惠生、马立师（Harold H. Morris）、小马雅各（James Laidlaw Maxwell, Jr.）、朱恒璧、乐文照、萧智吉、巴得巽（J. Lee T. Paterson）、颜福庆、莫雅西（J. C. McCracken）、劳合理（C. Lawney）、梅藤更（David Duncan Main）、苏达立、厄尔（H. G. Earle）、孟杰（Fred P. Manget）。

④　这个机构名称并不固定，这里称为"教会医务办事处"，同时又称为"教会医学委员会"，但至迟1933年即已称为"教会医事委员会"（Council on Medical Missions），故为方便起见，以最长时间使用的"教会医事委员会"作为这一机构的统称。

员巴得巽、乐文照、金医生（T. W. King）、萧智吉。[①] 随后在上海山东路仁济医院举办的中华医学会第一次执委会会议中，马立师当选教会医学委员会会长。[②]

至此，作为独立组织的博医会消失，变成中华医学会一部分，这是外国医学传教机构在华本土化过程中必然要面对的结局。毫无疑问，博医会完成了它的使命，它在中国近代早期医学和医学高等教育发展方面曾经发挥着引领和奠基作用。但随着中国社会环境变化，中国本土西医学的发展和蒋介石政府名义上统一政权的建立，这个由西方人创立并主导的医学组织必然难以生存，合并可能是最好的选择。由原博医会成员构成的教会医事委员会虽隶属于中华医学会，但因其经费来源于外国差会以及人员构成依旧以在华传教士为主，故仍保有一定的独立性，继续在中国医学发展和卫生建设中发挥着作用。

（二）1932～1934 年的教会医事委员会

马立师主持的中华医学会教会医学委员会在之后两年间改名为中华医学会教会医事委员会（Council on Medical Missions）（以下简称"教会医事委员会"），并准备创办一份季刊来宣传医学传教事业，讨论传教工作和教会医院组织问题，后担心资料缺乏且形式僵硬，改为印发一份《临时刊物》（Occasional Leaflet），年费为 1.00 美元，终身订阅费为 10.00 美元，这一价格一直未变。这份刊物到 1934 年 3 月时年度订阅已达 89份，终身订阅也有 48 份，在欧美等国也受到赞扬。[③] 由于教会医事委员会不再是一个独立组织，不必独自承担医学研究和宣传的任务，刊物便转向报道医疗传教事业，医学研究成果则刊发在中英文的《中华医学杂志》上。

1932～1934 年，教会医事委员会出版了《公祷周》（Prayer Cycle）年刊，向教会医院提供建议和帮助，刊登一些教会医院的报告，并借《临时

[①] 《中华医学会、博医会执委会联席会议》，《中华医学杂志（上海）》第 18 卷第 3 期，1932，第 509～510 页。

[②] 《中华医学会第一次执委会会议记录》，《中华医学杂志（上海）》第 18 卷第 3 期，1932，第 511 页。

[③] H. H. Morris, "Report of the Council on Medical Missions, Chinese Medical Association," Occasional Leaflet, No. 4, March 1934, pp. 15－20.

刊物》同各教会机构、董事会等保持良好关系。① 1933 年初教会的传教反思活动（"Rethinking Missions"）中，平信徒委员会评估委员会（Appraisal Committee of the Laymen's Commission）对印度和中国的医学传教士进行调查，并批评在教会医院中存在强迫病人改信基督教现象。对此教会医事委员会认为调查内容混淆了中国和印度的情况，将两个不同国家的问题普遍化，这种强迫现象在中国是少见的，同时提出教会医院对病人的治疗应兼顾身体和精神，医学传教士也是病人信仰的引导者，其正当传教权利不应被剥夺。② 基督教医学传教士在华早期以传教为主，行医只是用来体现基督的仁爱精神，"从伯驾开始，来华的传教医师，几乎没有例外，都把手段当成目的，靠着高明的医术和先进的科学济世救民"③，此时教会医事委员会再次申明对行医和传教两者关系的态度，即两者并不冲突，病人身体和精神都需要医学传教士的治愈。

（三）1934～1937 年的教会医事委员会

1934 年 4 月，中华医学会第二届全国大会在南京举行，并于 4 月 7 日进行改选，由巴得巽、牛惠生、马立师、劳合理、苏达立任教会医事委员会主席，小马雅各、G. T. Tootell、嘉惠霖、易文士（Philip Saffery Evans, Jr.）任秘书。④ 1935 年 11 月，第三届全国大会在广州博济医院举办，其委员人选经小马雅各提议保持不变。⑤ 所以直到 1937 年第四届大会前，教会医事委员会会长及秘书基本未变。其间，教会医事委员会会长巴得巽因病回国，职务由苏达立代理。⑥

从上述委员会名单看出，教会医事委员会虽并入中华医学会，但本质上依旧由医学传教士主导，其委员会人选也由内部选举得出，之后再提交中华医学会通过，中华医学会也充分尊重教会医事委员会的选举结

---

① H. H. Morris, "Report of the Council on Medical Missions, Chinese Medical Association," *Occasional Leaflet*, No. 4, March 1934, pp. 15 – 20.
② "Findings of the Council on Medical Missions on the Report of Appraisal of the Laymen's Foreign Missions Inquiry," *Occasional Leaflet*, No. 2, 1933, pp. 21 – 24.
③ 高晞：《传教和行医：不同道不相为谋》，《自然辩证法通讯》1996 年第 4 期，第 46 页。
④ 《大会记录》，《中华医学杂志（上海）》第 20 卷第 4 期，1934，第 634～648 页。
⑤ 《会务会议记录》，《中华医学杂志（上海）》第 21 卷第 11 期，1935，第 1329～1338 页。
⑥ 〔英〕马雅各：《教会医事委员会报告（民国二十六年四月）》，《中华医学杂志（上海）》第 23 卷第 5 期，1937，第 630 页。

果。双方虽为从属关系，但此时的教会医事委员会依旧保有很大的独立性；而且医学研究任务由中华医学会负责后，反而使其能更专心于医学传教工作，宣传行医和传教并重的理念，"以保罗充满计划且因地制宜的宣教方式来告诫在华医学传教士"①。行医为传教服务，医疗服务是基督教本质及思想的体现，本就是在华基督教医学传教士的思想内核，也是教会医事委员会和各教会医院的准则，作为教会医院的齐鲁医院全体员工就曾表明行医应同传教联系起来，受单一的信仰驱使。② 这种思想及其践行可以说是教会医事委员会在中华医学会这个纯粹医学组织中独立性的最大体现。

1935～1937 年，教会医事委员会同卫生署密切合作，积极在医学院中教授公共卫生知识，开展种痘防疫运动，宣传和开展麻风病人救济工作，为公共卫生事业提供帮助。其中具有典型性的是广东汕头的麻风病救济工作。汕头的麻风病工作历史悠久，最初是作为传教事工开始的。1921 年，台风席卷了整个麻风病人定居点，所有患者都被淹死。事后，汕头市政府重新建造了一个定居点，由美国浸礼会的司庇斯尔（Spcicher）医师与市政当局合作管理，医生定期探访和进行治疗。1934 年，广东省政府再次向汕头市政府提出麻风病患者的隔离问题，希望扩大麻风病人定居点以容纳 500 个病人。为此，省政府每月拨款 2000 美元，并邀请教会医事委员会成员担任医疗顾问，以表达对汕头教会医院多年来为麻风病患者所做工作的认可。③

同时，教会医事委员会在乡村开展公共卫生运动，在乡村小学开展卫生教育宣传。教会医事委员会在定县推广现代助产士事业，不仅为定县提供产科医生和护士，还在当地推广教育，培训助产士。但这一努力因当地思想守旧老人的反对而效果不佳，使其感慨传统是乡村公共卫生建设的障碍，并表示只能通过提供持续的教育来改善情况。④

---

① "I Take Every Project Prisoner to Make It Obey Christ," *Occasional Leaflet*, No. 16, 1936, pp. 1 - 2.

② "Recommendations on Medical Missionary Work by Faculty of Cheeloo Medical School," *Occasional Leaflet*, No. 13, August 1935, pp. 82 - 84.

③ "A Rural Experiment in Leprosy Work," *Occasional Leaflet*, No. 9, 1935, pp. 4 - 13.

④ C. C. Ch'en, "Development of Systematic Training in Rural Health," *Occasional Leaflet*, No. 18, 1936, p. 86.

最后，教会医事委员会也为各教会医院提供建议和帮助，并宣传行医传教并重的理念。针对教会医院中的矛盾和误解，教会医事委员会强调医生在教会医院中的作用，将医生比作船长，鼓舞身边的护士，勇于承担责任和听取他人的意见，将每位员工安排在合适的位置，提醒医生在误解和矛盾发生之初就应关注和解决它。[①]

在中华医学会第四届年会上，小马雅各就教会医事委员会遭遇的问题、拟定的解决方案以及未来的规划进行了陈述。在组织方面，教会医事委员会干事部准备迁往汉口，并进行改组以使各地均有代表出席。在同南京国民政府卫生署合作方面，教会医院因财力有限不能多做贡献，但教会医事委员会依旧呼吁其同当地卫生局密切合作。在同红十字会合作方面，教会医事委员会计划调查各医院对于红十字会工作有何协助之处。在乡村卫生方面，由于各教会医院人员有限，医院工作同乡村工作难以兼顾，教会医事委员会拟派受过公共卫生训练的护士在少量医师监督下负责乡村工作，同时考虑邻近医院互相联络从事农村工作的可行性。在护士学校方面，因教育部新颁护士学校注册条例以来，遇到不少困难，小马雅各对护士学校在新条例下的存续情况表示担忧。[②]

这一时期中华医学会及教会医事委员会发展迅速，在第四次全国大会召开时达到民国时期的顶峰，"廿六年四月间举行之大会，实为本会发展之最高峰；该届赴会人数之多，为历来所未有，殊足表示本会不特在医界即在社会一般人士目中，亦有高尚之地位"[③]。这同时也是教会医事委员会同中华医学会的磨合期。博医会并入中华医学会后，其医学知识研究和传播的功能便转交给中华医学会，其成员也加入中华医学会各个部门中，为其迅速发展做出重要贡献；教会医事也借中华医学会存续，在其内部保持着一定的独立性，继续发挥传播医学知识、构建医学体系、统筹医学传教的作用。

---

① "Problems in Mission Hospitals," *Occasional Leaflet*, No. 9, 1935, pp. 17 - 19.
② 马雅各：《教会医事委员会报告（民国二十六年四月）》，《中华医学杂志（上海）》第 5 期，1937，第 629 ~ 633 页。
③ 《总干事及医务干事报告》，《中华医学杂志（上海）》第 8 期，1939，第 515 页。

二　战争年代教会医事委员会的选择与贡献（1937 年 4 月至 1949 年）

自日本全面侵华战争开始到中华人民共和国成立，中国长期处于战火之中，教会医事委员会及教会医院、医学院的部分医学传教士并未撤离中国，而是继续其慈善救济事业，努力救助伤患难民，为处于战乱中的中国民众贡献力量。

（一）　日本全面侵华战争时期的教会医事委员会（1937～1945）

1937 年 4 月，中华医学会第四届全国大会在国立上海医学院举办，选举马立师为教会医事委员会会长，牛惠生、劳合理、苏达立、汤普森（F. W. Gordon Thompson）、小马雅各、包让（R. E. Brown）为委员。[①]

教会医事委员会秘书牛惠生医师就任不到一个月便溘然长逝，小马雅各夫妇愿意处理秘书工作，直到找到继任者，但不久小马雅各前往武汉，担任汉口医药技术专门学校校长，干事职务虽由王吉民继任，但其因战事，一时不能离开莫干山，直到 1938 年 12 月才就职，在此期间一切会务均由施思明与劳合理两位医师负责办理。[②]

七七事变后，日本全面侵华战争使中华医学会及教会医事委员会的发展陷入停滞，原计划筹建的新会所也因此陷入停顿。到 1938 年，中华医学会工作几乎全部停顿，许多会员会费也没能交纳。当年 7 月底时，有 1369 名普通会员未交会费，[③] 到该年年底依旧有 1264 人未交，超过普通会员总人数 2137 人的一半。[④] 教会医事委员会也不例外，1936 年，永久会费加其他会费共 475.1 美元，[⑤] 1937 年尚存 462.65 美元，1938 年时只剩 17 美元了。[⑥] 其余各项费用来源也逐渐短缺。在此情况下，教会医事委员会能展开工作已属不易。

本应于 1938 年召开的中华医学会第五届全国代表大会因战事延期，

---

① 《第四次会议》，《中华医学杂志（上海）》第 5 期，1937，第 774～776 页。

② Harold H. Morris，"Report of the Council on Medical Missions," *Occasional Leaflet*，No. 29，1939，pp. 23 – 28.

③ 《一九三九年七月份会务报告》，《中华医学杂志（上海）》第 9 期，1939，第 730 页。

④ 《总干事及医务干事报告》，《中华医学杂志（上海）》第 8 期，1939，第 516 页。

⑤ 马雅各：《教会医事委员会报告（民国二十六年四月）》，《中华医学杂志（上海）》第 5 期，1937，第 629～633 页。

⑥ "Financial Statements 1937 and 1938," *Occasional Leaflet*，No. 29，1939，pp. 29 – 30.

直到 1940 年 4 月 1 日才在昆明金碧公园昆华医院新址召开，会议持续至 6
日，出席人数有 400 人，其中来宾及医校学生有 150 人。

1937～1941 年，教会医事委员会头等大事自然与战争有关。首先，
它同红十字会及中华全国基督教协进会合作，通过华中万国红十字会
（International Red Cross of Central China）为教会医院提供物资和人员支
持，用于拯救战争期间的难民和伤员。[①] 同时教会医事委员会以团体加
入中华全国基督教协进会中担任教会医务工作，加入协进会战事救济委
员会，使教会医院救济工作得以开展。中华全国基督教协进会出于感
谢，为其提供 2000 美元的财政援助。[②] 1938 年 12 月，教会医事委员会
在重庆设临时办事处，以统筹救济伤员工作，提名芜湖的包让医师任临
时办事处主任，充当教会医院与卫生当局的中间人。[③]

其次，自 1937 年 12 月上海、南京相继陷落后，海外与中国内地联
络被切断，如何向内地医院供给医疗用品成为一大难题。美国、菲律
宾、爪哇等地的外国友人和华侨向中华医学会捐赠了大量医学药品，但
难以运至内陆。"教会医院作为外国教会在华医疗机构，因其所属国对
中日战争采取中立立场而具有中立的国际背景。这种特殊的国际政治背
景使教会医院能够在一定程度上避免战争带来的侵害。"[④] 因此教会医事
委员会借此身份通过各种途径向中国内地运送物资。截至 1938 年 12 月
底，华北、华南和华东地区约 63 家医院收到价值共约 5 万美元的捐赠。
此外，教会医事委员会还协助这些医院购买了大量药物、血清、疫苗、
仪器和其他用品。[⑤] 教会医事委员会自身也捐赠了大量物资，"自民国廿
七年一月至廿八年四月，本会曾以免费医药用品继续接济内地各医院，
共计以价值国币七万五千元之医药用品，赠于散处国内各地之医务机关

---

① James Laidlaw Maxwell, Jr. , "Mission Hospitals and Red Cross Work in Central China," *Occasional Leaflet*, No. 26, 1938, pp. 1 – 5.

② Harold H. Morris, "Report of the Council on Medical Missions," *Occasional Leaflet*, No. 29, 1939, pp. 23 – 28.

③ 《总干事及医务干事报告》，《中华医学杂志（上海）》第 8 期，1939，第 523 页。

④ 李传斌：《战争、医院与外交：全面抗战之初的教会医院（1937—1938）》，《抗日战争研究》2016 年第 1 期。

⑤ Harold H. Morris, "Report of the Council on Medical Missions," *Occasional Leaflet*, No. 29, 1939, pp. 23 – 28.

七十一所"①。

除医疗用品欠缺外，医生也严重缺乏，许多身处战区的医生因劳累过度或生病等，无法进一步工作。教会医事委员会遂于 1938 年 6 月将此需求上诉给英美差会，获得美国方面四位医生的支援。是年底，因德国迫害犹太人，大批犹太难民来到上海，其中有许多医生和护士，教会医事委员会便将这些医护人员登记介绍到上海各机构工作。②后为避免重复，特组织"救济避难医师委员会"负责此事，以海深德医师、巴得巽医师、罗爱思医师及霍医生 （Herbert M. Hodgkin） 为委员。③ 到 1939 年年底已有 175 人登记，57 人找到工作。④ 这在一定程度上缓解了医护人员紧缺问题。这项工作一直持续到 1940 年 5 月，难民情况逐渐缓和，该委员会任务正式结束。⑤ 共登记医师 183 人，安插就绪者 57 人。⑥

与此同时，教会医事委员会还承担将政府所发经费分配给私立及教会医院的任务，教会医事委员会重庆办事处代理主任施思明在同各关系方磋商后，拟定分配计划并经政府批准，于 1940 年 6 月 6 日颁布，规定"（一）医院分为甲乙二等；（二）凡列入甲等之各医院给予较高额之津贴；（三）医院报告及收据改用较简单之格式；（四）以上各条自民国廿九年六月一日起施行"⑦。之后按规定将经费分配给华中、华南及华西十一省的教会医院共约 100 所。

虽然教会医事委员会和教会医院在中日战争中属第三国中立势力，但日本往往不顾国际条例，侵扰教会医院，具体可归为四种情况：①侵犯医院权益，抢夺医院财产等；②干预医院管理；③阻挠救治中国伤兵；④干

---

① 马立斯、王吉民：《民国廿八年教会医事委员会报告》，《中华医学杂志（上海）》第 7 期，1940，第 652 页。

② Harold H. Morris, "Report of the Council on Medical Missions," *Occasional Leaflet*, No. 29, 1939, pp. 23-28.

③ 马立斯、王吉民：《民国廿八年教会医事委员会报告》，《中华医学杂志（上海）》第 7 期，1940，第 652 页。

④ 《一九三九年十二月份会务报告》，《中华医学杂志（上海）》第 2 期，1940，第 217 页。

⑤ 《民国廿九年五月份会务报告》，《中华医学杂志（上海）》第 8 期，1940，第 751 页。

⑥ 《民国廿九年份会务总报告》，《中华医学杂志（上海）》第 7 期，1941，第 452~459 页。

⑦ 《中华全国基督教协进会事工述要：教会医事委员会报告》，《中华归主》第 209 期，1940。

扰教会医院收容难民。① 据统计，到 1938 年年底，已确切知晓有 34 家教会医院遭到日军轰炸、毁坏、劫掠，估计损失在 100 万到 150 万美元。② 到 1939 年年底更是增加到 62 家，这些医院分散在国内广大区域，共包括 14 省，损失达 150 万美元之上。③ "南通基督医院，建筑完善，上月十七日，敌机十架投弹六枚，病房全毁，死亡者为医士二人、护士二人、工人四名、病人三十余人……查该医院在南通郊外，其邻近并无工厂，更无军事机关，日机之轰炸，实有意破坏慈善机关。"④ "广州惠阳医院，系安息日会所立，悬有美国旗帜，以示国籍，日机竟于十二、三两日，向该院肆意投弹，炸毁房屋甚多，男女均有受伤者，且医院附近住民，无论任何国籍，均不复能安全居住。"⑤

其实不单是教会医院，日军的破坏是全面性的，包括教堂、教会学校等，虽然日本在国际上声称保护各国在华权益，但本质上是轻视的，视传教机构为可疑机构。"日机于九月二十四日飞汉肆虐，据九月廿九日电讯，谓该处教会所办之普爱医院及循道会福音堂医院均遭殃及，又文学中学被炸时，该校学生程超惨遭炸毙。"⑥ "日宪兵于廿五日开入沪郊外日占领区之美国浸信会学校，请美籍传教师废止现有课本，而改用'大东亚'等类课本。"⑦ 甚至在朝鲜，也不乏类似案例。"朝鲜光州全州两地，有基础教（应为'基督教'，疑为当时音译错误——引者注）长老会所办学校六所，因学生拒绝日政府强制参拜神社、祈祷日黩武军阀侵华顺利，突遭封闭。"⑧ 日本肆意践踏中立国在交战国之正当机构权益，一切行为均以侵略占领为目的，毫无人道主义可言。

淞沪会战打响时，美国便令美侨于必要时撤退至安全地带，然而教

① 李传斌：《战争、医院与外交：全面抗战之初的教会医院（1937—1938）》，《抗日战争研究》2016 年第 1 期。
② Harold H. Morris, "Report of the Council on Medical Missions," *Occasional Leaflet*, No. 29, 1939, pp. 23 – 28.
③ 马立斯、王吉民：《民国廿八年教会医事委员会报告》，《中华医学杂志（上海）》第 7 期，1940。第 652 ~ 653 页。
④ 《南通基督会医院被炸（江苏）》，《兴华》第 34 卷战时特刊第 2 期，1937，第 8 页。
⑤ 《惠阳教会医院被炸（广东）》，《兴华》第 34 卷战时特刊第 2 期，1937，第 8 页。
⑥ 《汉口教会医院及学校被炸》，《真光杂志》第 36 卷第 11 号，1937，第 53 页。
⑦ 《敌宪兵竟在沪郊占美教会学校》，《新南星》第 6 卷第 12 期，1940，第 367 页。
⑧ 《朝鲜教会学校六所被封》，《圣公会报》第 30 卷第 16 期，1937，第 15 页。

会医事委员会及教会医院、医学院的许多医学传教士们出于宗教信仰及人道主义精神，拒绝撤退，在华积极开展战时救护活动。"美国政府前令上海美侨撤退，惟侨沪美籍基督教徒，不愿轻易放弃其数十年来所办理之慈善事业，且以沪战发生之后，慈善工作更形繁忙，故决留沪并不撤退。"① 上海各教堂也大量收容难民，"沪战发生，难民以数十万计，后方各慈善机关，纷组救济机关，教会各堂亦尽量收容，计监理会慕尔教堂四百余人，圣公会圣彼得堂三百余人，诸圣堂二百余人……"② 包括医学传教士在内的在华基督教传教士的这些行为，获得中国人赞赏的同时，也得到英美各国的支持。英国各宣教会于伦敦召开联席会议时，讨论决定为中国军民提供医药援助，"各教会应积极努力不独维持原有之医院工作，且当增多医院人员并扩充其设备，对于因战受伤者，予以有效之援助"③。

除战争相关事件之外，1938 年 6 月 3 日，为应付海外需要，谋求彼此合作，北美十二个教会团体发起组织海外教会医事委员会，委员十二人，为十二个团体代表，此外还有北美医界代表，原在中国长沙行医传教的胡美医师当选主任，其宗旨为"寻求教会在医事方面贡献之方针，并以顾问性质，协助各教会团体，使得依照此项方针切实推行"④。教会医事委员会于 9 月 28 日开会时宣读胡美医师信函，并在此后同海外教会医事委员会保持密切联系，包括互换刊物、私人联络等。

在艰难的情况下，教会医事委员会仍然坚持扩大对外交往。王吉民被任命为中华医学会医务干事，并教会医事委员会秘书、司库及出版委员会驻沪代表，于 1938 年 12 月 12～29 日同福建莆田余文光医师、河南沁阳罗明远（Robert Baird McClure）医师一同代表中国医学传教士参加在印度玛德拉斯（现名"金奈"）举办的世界基督教大会。⑤

① 《美教徒不愿撤退》，《真光杂志》第 36 卷第 11 号，1937，第 53 页。
② 《上海各会堂收容难民》，《兴华》第 34 卷战时特刊第 2 期，1937，第 8 页。
③ 《英国教会扩充在华医院》，《兴华》第 34 卷战时特刊第 2 期，1937，第 8 页。
④ 《中华医学会教会医事委员会》，《上海医事周刊》第 4 卷第 40 期，1938，第 2 页。
⑤ 马立斯、王吉民：《教会医事委员会报告（民国廿六年四月至民国廿七年十二月）》，《中华医学杂志（上海）》第 25 卷第 8 期，1939，第 541～548 页。

1940 年 5 月 28 日，教会医事委员会召开会议，重新选举马立师为会长；王吉民则因身体问题辞去秘书和司库职位，由朱功宏医师接任；之后，又聘霍医生为重庆临时办事处主任。[①]

1941 年 3 月 27 日，教会医事委员会举行会议，舒昌誉医师被推举为干事，以补朱功宏医师遗缺，并驻内地，负责访视教会医院；甘德和余新恩两人被推举为副干事。甘德负责记录和通信事宜，余新恩负责中华全国基督教协进会相关事宜；乐善芬医师则被举为名誉会计。[②] 在人员变动中，可以看出中国籍医师在教会医事委员会中逐渐增多，发挥的作用也逐渐增大。与此同时，西方医学传教士在中华医学会各个部门中也担任要职，马立师担任监察委员会委员，小马雅各担任副会长，莫雅西（J. C. McCracken）任执行委员会委员，还有许多其他医学传教士在医事教育委员会、医院标准委员会等部门担任职务。[③] 与合并之初博医会在中华医学会内部保有一个专门办理教会医疗事务的部门，其成员也单方面加入中华医学会其他部门的情况不同，这一时期的教会医事委员会内部也多了不少中国籍基督教医师的声音，同中国社会及中华医学会有了更深的交融。

1941 年 4 月，新一期《临时刊物》（*Occasional Leaflet*）变换模样，并更名为《教会医事委员会会刊》（*Bulletin of the Council on Medical Missions*）。[④] 但因上海与各地交通不便，这份刊物在 4 月和 11 月发行 35 和 36 两期后，在 12 月 17 日的中华医学会董事会与理事会联席会议上决定缩减出版。[⑤] 直到 1947 年 9 月才有第 37 期。这表明，在珍珠港事变发生，日本与美西方国家处于直接交战情况下，教会医事委员会的活动处于实际停顿状态，各在华医学传教士要么回国，要么辗转到中国抗战的后方，艰难

---

① 《民国廿九年五月份会务报告》，《中华医学杂志（上海）》第 26 卷第 8 期，1940，第 751 页。

② 《民国三十年三月份会务报告》，《中华医学杂志（上海）》第 27 卷第 6 期，1941，第 389 页。

③ 《中华医学会第四届大会事务会议记录：第四次会议》，《中华医学杂志（上海）》第 23 卷第 5 期，1937，第 774～776 页。

④ *Bulletin of the Council on Medical Missions*, Vol. 9, No. 34, 1941, p. 1.

⑤ 《中华民国三十年十二月份会务报告》，《中华医学杂志（上海）》第 28 卷第 2 期，1942，第 71 页。

维系着在华医务工作。他们的工作，实际是以医务支援中国人民的抗战救国事业。

（二）内战时期的教会医事委员会（1945~1949）

1945 年 8 月 15 日，日本向同盟国无条件投降。9 月 9 日，在中国战区受降仪式上，冈村宁次代表日本在投降书上签字，抗日战争胜利结束。但和平是短暂的，中国很快又陷入内战的战火中。

这一时期，中华医学会及教会医事委员会更注重战争救济工作，对刊物发行不甚上心，为我们了解这一时段教会医事委员会的活动造成困扰。抗战结束后，中华医学会决定于 1946 年 10 月举行第七届大会，[①] 后因交通困难，住所难觅，资金不足，延期至 1947 年 5 月。[②]

1947 年 5 月 5~10 日，中华医学会第七届全国大会在卫生部中央卫生实验院大礼堂举行，会议选举了新的委员会委员，其中教会医事委员会委员名单如下：纪继生（Keith Gillison）、恒祺（Harold E. Henke）、梁正伦（Alexander Stewart Allen）、小恩赐（Frank Oldt）、盖大夫（Hugh S. D. Garven）、阿道夫（Pavle Adolph）、乔天锡（T. S. Outerbridge）、沈克非、姚克方、余新恩。[③] 在随后 5 月 21 日召开的第一次执行委员会会议上，乔天锡当选为教会医事委员会会长，梁正伦为副会长，王吉民（K. C. Wong）任财务秘书，马尔（Peter G. Mar）任《教会医事委员会会刊》编辑。[④]

会上，教会医事委员会提议在华北、华南、华东、华西、华中、满洲六个地区设立地区委员会，各地区秘书兼任教会医事委员会委员，且请中华医学会批准教会医事委员会由 "Council on Medical Missions" 改名为 "Council on Christian Medical Work"，并帮忙准备章程，以便在下一次大会

① 《本会第七届大会》，《中华医学杂志（上海）》第 32 卷第 1 期，1946，第 61 页。

② 《中华医学会特别理事会议记录》，《中华医学杂志（上海）》第 32 卷第 6 期，1946，第 278 页。

③ 《中华医学会第七届年会》，《中华医学杂志（上海）》第 33 卷第 5~6 期，1947，第 103 页。

④ "Minutes of the First Executive Meeting," *Bulletin of the Council on Christian Medical Work* (*Occasional Leaflet*), Vol. 10, No. 36, 1947, p. 18.

上提交。①

1937～1949 年，中国多在战乱中，因此教会医事委员会的工作多是救济难民和伤员，即使是短暂的和平时期也是如此。此外，教会医事委员会还做了以下工作：一是调查战争期间教会医院、医学院等教会机构受损情况，所幸在教会赞助下，部分医疗机构到 1944 年时仍在运作，其中包括141 所医院、98 所药房、20 家孤儿院、25 家校医院；② 二是教会医事委员会决定集中精力支持基督教医学院、护士学校的发展，培养积极性高、有奉献精神的中国医生，以便更好救治中国病人；三是寻求教会医院之间医疗合作，医院内部存在的传教与行医冲突、医患关系等问题的解决之道；四是在解放战争时期，对全国各地医院进行调查，为之后更好地开展活动提供资料。

三　教会医事委员会与民国医疗卫生事业

教会医事委员会在其存续期间一直致力于乡村医疗卫生建设，在中国偏远山区或乡村建立医疗设施，为基层民众带来现代化医疗服务。慈善救济是教会医事委员会始终坚持的一项事业，自中国红十字会建立以来，医学传教士就在其中发挥着重要作用。在华医学传教士在战争期间同红十字会合作救济难民伤患，运输物资，支援医院。此外还和中国政府合作开展公共卫生运动，包括公共卫生教育活动、宣传活动、各地公共卫生建设计划等。

（一）教会医事委员会与中国乡村医疗卫生

中国乡村医疗卫生状况一直为医学传教士所关注，在教会医事委员会成立前就有许多深入乡村的医学传教士，但个人的力量终究是渺小的，要解决中国乡村庞大的医疗卫生需求需要整体的规划和团体的力量。

经过医学传教士多年的实践，教会医事委员会对中国乡村医疗问题有了一套完整的认识。其中最为重要的是中国乡村严重缺乏卫生教育，村民

---

① "Report of the Council on Medical Missions, Nanking Conference," *Bulletin of the Council on Christian Medical Work* (*Occasional Leaflet*), Vol. 10, No. 36, 1947, pp. 16 – 17.

② "Review of Work of the Council during the War," *Bulletin of the Council on Christian Medical Work* (*Occasional Leaflet*), Vol. 10, No. 36, 1947, pp. 12 – 14.

缺乏必要的卫生知识，而卫生教育是乡村医疗卫生建设的基础。在河北定县，当地居民缺乏对疫苗接种重要性的认识，哪怕在接种前已经进行了大量宣传，还是有一些人不愿接种，这使得护士只能冒着被狗咬伤的危险，试图挨家挨户地寻访联系他们。① 而这还只是在春季进行的疫苗接种，其他季节就更加艰难了。在乡村有一个传统就是春季是唯一适合接种的季节，不同于夏季太热、冬季太冷、秋季太忙碌。在山东龙山，很多人甚至不愿在春季休息的时间带婴儿前去接种疫苗，很多婴儿在出生近一年后才接种，加之破伤风多发，无疑会导致婴儿早夭的现象增多。② 对此，教会医事委员会特别重视乡村学校的作用。首先，他们认为在当时的中国社会，尤其是乡村，家庭对孩子的健康教育几乎无能为力，只有学校才能提供健康信息和实践。其次，学校的卫生工作花费较少，校长和教师可能是村中最开明的群体，也易于接受学校卫生方面的实际措施。最后，学校是村里唯一有组织的团体，最终可能成为公共卫生建设上的激励力量。③

　　教会医事委员会同时强调，公共卫生是医疗救助的公共卫生，在未来的许多年里，公共卫生必须以医疗救济为楔子。由于资金、人员等问题，在乡村开设医院无疑是不现实的，村民生病只能前往附近的教会医院。对村民来说，若只是生个小病就要跑到镇里或市里就太过麻烦；而这些小病无疑也令教会医院头疼，不单是对医疗资源的浪费，同时也因收费问题使其长期处于亏损状态。虽然很多教会医院医生会定期前往乡村诊治，但这显然不够。另外，当地医生对教会医院来说也是一个日益值得重视的问题，他们通常曾在教会医院担任医生或助理。教会医事委员会认为，同当地医生作对往往意味着教会医院的毁灭；一个外国人经营的机构常与那个国家的人作对，无疑只能导致灾难性的终结，故而必

---

① "Public Health in Rural Reconstruction at Ting Hsien," *Occasional Leaflet*, No. 8, 1934, pp. 105 – 122.

② P. S. Evans, "A Brief Report of the Health Work at Lungshan, Shantung," *Occasional Leaflet*, No. 7, 1934, pp. 87 – 92.

③ "Public Health in Rural Reconstruction at Ting Hsien," *Occasional Leaflet*, No. 8, 1934, pp. 105 – 122.

须同他们合作。①

为此，1934 年教会医事委员会提出要建立一套解决乡村医疗问题的系统，称为 "The Hwaiking System"。他们认为乡村对于现代医学的需要可分为三类：公共卫生体系、小型医院和大型医院。为此设计以不同级别的医疗从业人员构建的公共卫生体系，以县医院和红十字会医院解决小型医院缺乏的问题，以教会医院解决大型医院缺乏的问题。然而三者皆有缺陷，私人医疗从业者在知识和设备上有所欠缺，县医院和红十字会医院受政治影响较大，教会医院由于对小病症治疗过多一直处于亏损状态。

为解决这个问题，教会医事委员会计划同私人从业者合作，将他们划分为三组：A 组为在教会医院工作了六七年，经过培训后，到县乡里开私人诊所的人，教会医事委员会为这些人提供设备、技术和资金上的支持；B 组是同教会医事委员会联系不太紧密的医疗工作从业者，教会医事委员会将为其提供灭菌设备和 70% ~90% 的药品，并允许他们借用和购买教会医院的设备；C 组则是那些被教会医事委员会认为是 "江湖郎中" 的人。虽然认为他们脾气暴躁且目的不纯，但也相信他们愿意提高自身水平，因此希望这些人能构成系统的最低一级，为 A 组和 B 组的医院服务，且会同他们进行药品交易和培训。在此三组人员发展初期，教会医事委员会还为他们提供信贷，助其渡过难关。② 这些措施将缓解教会医院压力，使一些小病不必到教会医院求诊，避免造成既使村民感到价格昂贵又使教会医院入不敷出的局面；同时为其他私人医院提供设备，也有助于全国医疗体系标准化，使每一个医生到不同医院都能用到相同设备。

在中华平民教育促进会总会（简称 "平教总会"）的定县实验中，乡村三级公共卫生体系体现得尤为彻底。"平教总会在定县实验的村保健员—乡镇保健站—县保健院三级公共医疗预防卫生制度低成本高效益运

① Robert B. McClure, F. R. C. S. Edin, "A Rural Medical System," *Occasional Leaflet*, No. 6, 1934, pp. 76 – 83.

② Robert B. McClure, F. R. C. S. Edin, "A Rural Medical System," *Occasional Leaflet*, No. 6, 1934, pp. 76 – 83.

转，并取得惊人的成绩。"① 这鼓舞了教会医事委员会在农村公共卫生工作的斗志，其在《临时刊物》中对平教总会公共卫生部门在1933年的报告进行精简并重新发表。②

作为教会医事委员会喉舌的《临时刊物》对农村公共卫生的成功事例进行宣传，为其他地区农村工作提供经验，其中河北沧州和衡水市枣强县肖张镇两所伦敦会医院的合作案例很好地解决了农村医疗建设中人员缺乏的问题。沧州和肖张镇的两所伦敦会医院（分别为沧州的博施医院和肖张镇的肖张医院），虽然希望进行农村医疗工作，但每家医院仅有中国医生和外国医生各一名，于是这两家医院决定在沧州和肖张之间依靠当地基督教团体支持开办临时医院，双方通力合作，提供人员和支付费用，依靠当地传教士进行宣传和寻找临时医院的场地，除必要医疗设备外，其他都从当地借用。工作人员包括医生、护士、厨师和劳力各一人，偶尔还能得到在医院受过训练的传教士的帮助。因此临时医院的支出大为减少，收支渐至平衡。此外临时医院在下午和晚上进行卫生保健讲座，科普卫生知识。相比之下，其教育功能往往大于医疗功能，因为农村中不适应时代的旧俗仍根深蒂固，在沧州和肖张之间的桑村（Sang Ts'un）据说仍有半数以上的人在缠足，临时医院的设立很大程度上冲击了他们落后的观念。③ 这种观念上的改造，在改善中国农村问题的同时，也在不断加强西医在中国乡村医疗卫生建设和村民心目中的地位。

地方政府也往往乐于接受并支持这类临时医院。长期的战乱使乡村并不太平，尤其是歉收时，土匪更加猖獗。有些地方政府会派兵保护乡村医院的医护人员，庐州府的乡村医院便受到当地郭县长的大力支持。在混乱之时，郭县长派出30名士兵贴身保护医护人员，不论出行还是睡觉。在将庐州府打造成全国模范区的共同目标下，双方还合作建造了一个大厅以增强村民的集体荣誉感。④

在西医东渐的背景下，西医的话语强权在中国乡村这一"无主之地"

---

① 王巨光：《公民共和主义：平教总会公民教育的思想特色》，《高等教育研究》2007年第4期，第84～91页。

② "Public Health in Rural Reconstructionat Ting Hsien," *Occasional Leaflet*, No. 8, 1934, pp. 105 – 122.

③ G. W. Milledce, "Rural Temporary Hospitals," *Occasional Leaflet*, No. 8, 1934, pp. 133 – 1366.

④ D. S. Corpron, "Rural Projects, Luchoufu," *Occasional Leaflet*, No. 8, 1934, pp. 137 – 140.

建立，其面临的最大困难或许不是中医的挑战，而是地方保守陈旧观念的阻拦。教会医事委员会借助乡村学校的卫生教育、大规模的卫生健康教育活动、临时医院的诊治和科普工作来改变村民落后陈旧的观念，同时又由《临时刊物》发声，将自己在中国乡村医疗卫生方面的认知和举措传播，构建自身的话语体系，最后借"The Hwaiking System"来加以实践。这或许也可以为我们了解近代中国的西方话语强权提供帮助。只是这里的话语强权，未必全是贬义和需要批判的。

（二）教会医事委员会与慈善救济、红十字会工作

慈善救济是医学传教士始终坚持的一项事业。早在医学传教士来华之初，慈善事业便随教会医院一同建立起来。"教会医疗事业的慈善性质主要体现在教会医院上。"① 早期教会医院多为免费，有些医院甚至还为穷人提供食物。到 20 世纪初，因资金来源和自养问题，几乎没有医院能维持完全免费的医疗服务，只能变为有限的慈善，具体表现为：对一般病人收费较少，向高级病房收取较高的费用；对贫困病人实行免费；实行定期免费施诊活动；合办社会服务机构。② 这种慈善事业与中国医生"悬壶济世"理念十分契合，故能为中国人接受并仿效，在教会医院兴起之时，中国人不单有慷慨解囊捐助的，甚至还有建立相似医院以行慈善之事者。这可说是教会医院对中国慈善事业的间接贡献吧。

教会医事委员会时期，外国团体独自承担慈善活动显得不合时宜。传教机构与中国教会共同承担，甚至是由中国教会在传教机构帮助下承担慈善活动的想法成为主流。中国本土医生增多，自主管理欲望上升，更愿同中国本土教会，而非外国传教组织合作，这为中国教会开展慈善活动提供了人员支持。鉴于此，教会医事委员会希望每个医疗传教团都附属于一个由中国教会开办运营的基督教社会服务中心，同小型高效的医院相关联，提供宗教活动、医疗、福利及教育工作。这种由中国教会主导、中西教会合作的机构，在城乡发挥了重要作用，同时也有利于解放医学传教士，使其能更专心于医疗传教工作。③

---

① 李传斌：《教会医院与近代中国的慈善救济事业》，《中国社会经济史研究》2006 年第 4 期。
② 李传斌：《教会医院与近代中国的慈善救济事业》，《中国社会经济史研究》2006 年第 4 期。
③ P. L. McAll, "Notes on Foreign Missions and Christian Philanthropic Work in China," *Occasional Leaflet*, No. 7, 1934, pp. 99 – 102.

日本全面侵华后，慈善救济工作更多体现在对伤兵难民的救济上，其中以教会医事委员会和红十字的合作最具代表性。

中国红十字会兴起之初，其成员就多是医学传教士。1904年日俄战争爆发，为救助战争中的难民，3月10日，在沈敦和、李提摩太等人共同努力下，"上海万国红十字会"在上海英租界工部局宣告成立。[①] 但因战争影响，华人难以前往，救济就只能依赖在东北的医学传教士。1908年，大清红十字会成立，1911年改称为中国红十字会。之后教会医院便长期作为红十字会临时救济医院所在，医学传教士也积极参与红十字会救援活动。即使后来中国籍西医师加入红十字会人数不断增多，医学传教士仍在其中发挥重要作用。

随着日本侵华加剧，教会医院虽处于"中立"地位，但因教会医事委员会隶属于中华医学会，"中立"色彩有所下降，难以用自身名义支援日占区的教会医院，故而借助"中立性"更强的"红十字会"成为必要。但中国红十字会显然不能在这场战争中被视为中立组织，只能另寻他法。[②] 华北和华东地区的情况在战火下显得十分复杂，不但救济工作十分艰难，消息也难以传达，原有的国际红十字会活动难以进行。华中地区由于离战线较远，救济工作可以持续进行。南京卫生部也很快意识到这一点，对这些战区医院提供大量支持，同时让教会医事委员会的小马雅各搬到南京，专门管理用以支持医院发展的资金，并与其讨论，决定将汉口作为新的红十字会的中心。[③]

1937年9月8日下午5时，国际红十字委员会（International Red Cross Committee）在武汉汉口成立，称为"华中万国红十字委员会"。汉口市市长吴国桢任主席，英国总领事默思（G. S. Moss）为副主席，执委会下设六小组。[④] 教会医事委员会便借此将物资运输给教会医院，到1938年2月25日，约有50家教会医院收到总额为130326.15美元的病人护理

① 王斋：《日俄战争催生"上海万国红十字会"》，《中国红十字报》2012年2月3日，第3版。

② Robert McClure, "The International Red Cross, Kweiyang," *Occasional Leaflet*, No. 29, 1939, pp. 35 – 37.

③ J. L. Maxwell, "Mission Hospital and Red Cross Work in Central China," *Occasional Leaflet*, No. 26, 1938, pp. 1 – 4.

④ 《华中红会在汉成立》，《中国红十字会月刊》第28期，1937，第88页。

补助金、总额为 63048.24 美元的特殊用途补助金，以及价值为 31312.64
美元的药物、24823.34 美元的床上用品和 5815.70 美元的夹板，总计为
255326.07 美元，估计还有至少 10 万美元等待发送。接受支援的教会医院
遍布 8 个省份，其中数量最多的是处于交战状态的河南省，身处战争前
线，日军的暴行使教会医院中逃跑现象不可避免，虽然许多医生坚守岗
位，但人手依然不够，每个医生都承担过量的工作，医院的组织工作愈加
艰难，为此，华中万国红十字委员会将罗明远（R. B. McClure）医师调往
河南，担任河南万国红十字会委员会的现场主任，协助办理医院组织
工作。①

　　1941 年，由于美国红十字会坚决放弃使用"红十字"（Red Cross）一
词，万国红十字委员会改名为"国际救济委员会"（"International Relief
Committee"或者"I. R. C."）。受战争影响，委员会总部不断迁移，从汉
口迁到长沙，再到贵州，最后搬到重庆。但其依旧不间断地向教会医院
提供资金、药品和其他物资资助。由于战争期间教会医院物资供应渠道
的单一性，委员会能借此使教会医院使用的药品、设备及各种程序标
准化。②

　　随着抗日战争的结束，国际救济委员会完成了其初设时的使命。1948
年，教会医事委员会开始思考国际救济委员会在战后所能发挥的作用，最
后决定保留其以下五个职能。①物资采购。国际救济委员会在战争期间长
期从事这项工作，获得了丰富的经验、训练有素的人员以及充足的存储设
施，没有理由使其荒废。②人员配置。同样鉴于其丰富经验，以及内战中
人员配置的需要。③标准化药物和程序。因为教会医院多是各差会单独创
办，供应渠道不一，所以其药物清单和常规程序并不统一，战争期间教会
医院物资供应渠道的单一性使统一成为可能，教会医事委员会认为这种统
一可以使之更经济和高效。④标准化医院会计系统。出于战争期间物资报
备的需要，各教会医院统一了报告形式，这对统一管理全国教会医院有着
重要意义。⑤医院设备标准化，此项为重中之重。战争前，各教会医院设

---

①　J. L. Maxwell, "Mission Hospital and Red Cross Work in Central China," *Occasional Leaflet*,
　　No. 26, 1938, pp. 1 – 4.

②　Robert B. McClure, "The Salvage of a Useful War – Time Medical Organization for Missions in
　　China," *Occasional Leaflet*, No. 40, 1948, pp. 50 – 54.

备参差不齐，其中最基础的电气设备就有 32 伏直流电源、110 伏直流电源、110 伏交流电源、220 伏交流电源等，单是对电流的供应就需要不同类型的发电厂。其他设备如电冰箱、X 光机等也是如此。这就造成了操作和维修双重困难，维修人员要熟悉十多种类型的设备和零件，并且保证每种设备都有可替换的零件，这无疑是十分复杂且没有必要的。战争带来了改变的契机，医院的设备在战争中遭到破坏，承担物资供应的国际救济委员会能借机使设备标准化，将全国的医院纳入统一体系中，产生了较大的经济效益。[1]

教会医事委员会对于慈善救济的贡献是巨大的，虽然作为中华医学会下属机构，它和教会医院的"中立"色彩受到质疑，从而遭到日军打击，但借助新的万国红十字会、国际救济委员会，教会医院恢复了"中立"色彩，继续发挥救济伤兵难民的作用，同时也能借此采购和运送物资，为抗战胜利做出贡献。

（三）教会医事委员会同政府的合作

医学传教士同政府合作由来已久。博医会作为一个民间组织尤其是以外国人为主的学术团体，曾长期与中华基督教教育会、中华基督教青年会、江苏省教育会、中华医学会、中华生理学会及中国科学社等机构，以及晚清、民国政府有着广泛而深入的合作及互助交流活动。到教会医事委员会时期，虽然中国人创办的西医院不断涌现，但教会医院依旧代表着中国现有医疗机构的较高水准，加上教会医事委员会隶属于中国人创办的中华医学会，其同民国政府关系进一步加深，一直都是政府开展公共卫生运动的合作者。

1935 年，教会医事委员会、国家卫生部门和其他对促进卫生事业感兴趣者合作成立了一个委员会，无执行权，是纯粹的咨询机构，其目的为协助教会医院的农村和公共卫生工作与国家卫生部门的卫生计划联系起来。[2] 由胡美医师全职从事教会医事委员会同国家卫生部门合作的项目。[3]

合作是教会医事委员会遵从政府政策，在政府支持下展开的。在当时条件下，主要从事以下工作：①预防工作，包括天花疫苗接种、霍乱、伤

---

[1]　Robert B. McClure, "The Salvage of a Useful War - Time Medical Organization for Missions in China," *Occasional Leaflet*, No. 40, 1948, pp. 50 - 54.

[2]　"Co - operation," *Occasional Leaflet*, No. 10, 1935, pp. 27 - 29.

[3]　"Dr. Edward H. Hume," *Occasional Leaflet*, No. 11, 1935, pp. 42 - 46.

寒和其他预防接种活动、流行病发生时的卫生措施。②学校卫生，特别是小学卫生。根据国家卫生部门颁布的纲要，在北平、南京、上海、南昌等多个市、区开展学校卫生检查和教育等工作。③培训受过专业学校教育的助产人员。④通过诊所或家访进行健康教育宣传。民国政府卫生部门则配合开展公共卫生及公共卫生护理人员培训课程，开设助产课程，通过海报、宣传册和期刊等传播系统的健康教育。①

双方在全国层面上的合作以1935年春季大规模天花疫苗接种为起始。虽然每年春季，教会医院都或多或少承担了疫苗接种工作，但仍有许多人未意识到疫苗接种的重要性，相当一部分医院的工作也只局限于来医院接种的人群，天花在中国仍旧流行。②而平教总会在定县防疫工作的成功显示了健康教育宣传以及天花接种的重要性，因此在全国范围开展天花疫苗接种十分必要。

在这项全国性的公共卫生活动中，南京卫生署负责动员全国各地政府进行疫苗接种宣传及开设疫苗接种员培训班，国家防疫局以半价将天花疫苗出售给地方政府，教会医院则承担最为基础的人员培训、疫苗接种工作。③

双方在地方层面上的合作则以教会医院同湖南省卫生项目的合作为代表。早在1934年龙医师（Y. Y. Lung）在长沙任湖南省卫生专员时，就明确表示希望得到省内教会医院的合作，而契机则是醴陵的福音教会医院。这所医院在1927年由于财政困难、时局动荡等因素停止运作，于是在龙医师建议下，省卫生厅同福音教会合作，以湘雅医院为中间人，福音教会将门诊部设在醴陵，同时也作为省卫生厅在该地区的卫生中心，资金由省卫生厅和醴陵地区政府拨款提供，行政由湘雅医院负责，财产权仍归属福音教会。在这种独特的合作中，差会并不积极参与，而是将其财产免费提供给一个地区卫生中心使用。之后，双方开始寻找进一步合作方式，这在岳州和常德的两所教会医院中体现出来，其形式大致和醴陵相同，但当地管理委员会增选若干教会医院成员进入管理委员会，使管理委员会成为教

---

①　"Suggestions for Health Programmes for Mission Hospitals," *Occasional Leaflet*, No. 10, 1935, pp. 30 – 35.

②　"Co‑operation," *Occasional Leaflet*, No. 10, 1935, pp. 27 – 29.

③　"Suggestions for Health Programmes for Mission Hospitals," *Occasional Leaflet*, No. 10, 1935, pp. 30 – 35.

会力量和社区力量共同参与的机构。委员会可自选主任，通过年度预算，审计医院账目，提名一名差会方面可接受的医院院长。同时医院每年要向所属差会及省卫生专员报告情况。这种合作方式更为深入，差会也参与到医院管理中。这种湖南独特的合作方式有其关键所在，湘雅医院作为中间人所起的作用是巨大的，其创始人胡美医师本就负责教会医事委员会同政府卫生部门的合作，加上其本身与当地士绅团体合作过，因此能以其资历向其他教会医院保证合作并不损害教会医院的利益。此外，其他教会医院同湘雅医院的友好关系，也使其能接受湘雅医院的安排。这种合作方式虽一时难以推广到全国，但能作为成功范例不断激励其他教会医院寻找并实验同当地政府合作的新方式。[①]

　　无论是全国范围的大规模疫苗接种和公共卫生健康教育活动，还是地方层面新合作模式的探寻，都是良好互益的。这种合作使健康教育更为普及，防疫工作顺利进行，使民国政府的公共卫生活动不断推进。

　　1949 年 10 月 1 日中华人民共和国成立，教会医事委员会逐渐走向历史尽头，至 1952 年结束活动。

结　语

　　教会医事委员会同广学会、中华基督教教育协会等都是外国在华科教团体，都面临着融入中国社会的迫切需求。教会医事委员会是教会医疗寻找在华本土化发展道路的产物，随着近代中国医学教育体系确立和海外留学西医的回归，中国本土西医人数不断增加，加上中国民族主义情绪日渐高涨，以医学传教士为主的博医会日渐衰微。1932 年，博医会在上海同先前成立的中华医学会合并，组建起新的"中华医学会"，在其内部设"教会医事委员会"，统管在华教会医疗事业。自此博医会失去组织独立性，但也为适应中国当时形势以及更好地生存与发展迈出了至关重要的一步。而在华医学传教士依旧保有很大的独立性，教会医事委员会和教会医院依旧有自己的组织章程和自主的人事权，虽然教会医事委员会名义上要向中华医学会汇报工作，人员任命也要经中华医学会通过，但中华医学会

---

　　① Edward Hicks Hume "Cooperation between Mission Hospitals and the Provincial Health Program in Hunan," *Occasional Leaflet*, No. 11, 1935, pp. 47 - 50.

很少对其进行干涉。其融入中国社会，完全丧失独立性还有一个过程。

教会医事委员会在存续期间，深化了同政府的合作。这种合作是双面的，一方面为中国的公共卫生运动、农村基础医疗建设和慈善救济事业做出了重要贡献；另一方面，有些教会医院因资金缺乏，地方政府为其拨款的同时也参与到教会医院的运营中，使其独立性受到损害。然而这也是教会医事委员会融入中国社会的必经之路。此外，教会医事委员会对中国卫生活动积极响应，努力淡化自身外来色彩，呼吁每个差会加入由中国教会承办的基督教社区服务中心，成为中国教会的协助者。在抗战时期，教会医事委员会更是加入抗战统一路线。抗战及随后的第二次国共内战等战争环境加速了其融入中国社会的进程。

日本侵华时期，作为西方各国在华团体的代表之一，教会医事委员会与其下属的教会医院、医学院本应处于"非军事的、中立的、第三国的机构"地位，但其隶属中华医学会，使其同中国牢牢绑在一起，为日本所仇视。教会医事委员会不得不借助同南京国民政府合作成立的万国红十字会为战争前线的教会医院提供帮助；同时积极在国外募集物资，为教会医院提供支持，呼吁各国对日谴责制裁。教会医院则在战争的威胁下救济伤员，接济难民，为抗战胜利贡献力量。

抗战胜利后，教会医事委员会在重建中试图通过辅助中华医学会统一医院设备、药品、组织管理等方式，在中国建立标准化的现代医疗体系，将全国各地参差不齐的医院彻底纳入其中。当这项工作仍在进行时，中华人民共和国建立了。随着各国传教士相继被遣送回国，教会医事委员会也淡然谢幕，这同时也是其他在华科教团体的宿命。中华医学会教会医事委员会是20世纪三四十年代西方基督教在华历史的缩影，同时也是西方在华科教团体的一员和代表。在当时的时代背景下，在华科教团体面对民族意识觉醒的中国，为更好存续自身和融入中国社会，努力淡化自身外来色彩。但这个过程并不是一蹴而就的，而是在不断接纳中国籍会员和不断加深同中国政府或中国本土团体的合作过程中慢慢推进，慢慢丧失其独立性。客观上它为中国社会现代化做出过重要贡献，但这类团体成员所属国家同中国的对立，导致它们在中华人民共和国成立后难以存续。

附录二　1842～1860 年西方医学传教士
在华设立医院、诊所情况表

姓名	所属差会	开设（任职）医院、诊所	地点	时间	附注
皮尔逊（Alexander Pearson）	非教会，属英属东印度公司	种痘诊所	广州	1805～1832	其活动迈出了西方近代医学进入中国的第一步
马礼逊（Robert Morrision）	伦敦会	诊所	澳门	1820～1825	与李文斯顿合办
李文斯顿（John Livingstone）	非教会，属英属东印度公司				李文斯顿是第一个谋求与中医合作的西方医生
郭雷枢（Thomas Richardson Colledge）	非教会，属英属东印度公司	眼科医局	澳门	1827～1832	
		广州诊所	广州	1832～？	
伯驾（Peter Parker）	美国公理会	眼科医局（新豆栏医局）	广州	1835～1840，1842～1855	以下属医学传教士·
		澳门诊所	澳门	1838 年 7 月 5 日～10 月 1 日	
何伯（M. B. Hope）	美部会		新加坡	1836～1838	在新加坡华人中行医传教
特雷西（Stephen Tracy）	美部会		曼谷	1836～1839	
文惠廉（William Johns Boone）	美国圣公会		巴达维亚	1837～1840	1864 年 7 月 17 日死于上海
			澳门	1840～1843	
			厦门		
			上海	1845～1864	
波乃耶（James Dyer Ball）	美国公理会		新加坡	1838～1841	1866 年死于广州
			澳门	1841～1843	
			香港	1843～1845	
			广州	1845～1866	

姓名	所属差会	开设（任职）医院、诊所	地点	时间	附注
雒颉 （William Lockhart）	伦敦会	澳门诊所 （任）	澳门	1839 年 2 月 ~ 1839 年 9 月	重开伯驾所办的诊所
		舟山诊所	舟山	1839，1843 ~ 1844	
		雒氏诊所	上海	1844 ~ 1857	后称"山东路医院"，最后定名为"仁济医院"
		雒氏诊所	北京	1861 ~ 1864	是北京西医事业的开端
戴弗尔 （William Beck Diver）	美部会	澳门诊所 （任）	澳门	1839 ~ 1840	与雒颉一起，在后者离开后与合信一起
合信 （Benjiamin Hobson）	伦敦会	澳门诊所 （任）	澳门	1839 ~ 1843	与雒颉一起，在后者离开后与戴弗尔一起
		医务传道会香港医院	香港	1843 ~ 1845 1847 ~ 1848	1845 ~ 1847 年合信在英国
		惠爱医馆（即金利埠医院）	广州	1848 ~ 1856	1857 合信至上海后，该医馆 1857年由黄宽接办。在今沙基金利埠
		山东路医院	上海	1857 ~ 1859	在雒颉离开后负责该医院
雅裨理 （David Abeel）	美部会	诊所	厦门 鼓浪屿	1842	
香港"中国内外科学会"		香港医院	香港	1843	英国人士组织
甘明 （Henry Cumming）	无差会，独立	诊所	厦门	1843 ~ 1847	

续表

姓名	所属差会	开设（任职）医院、诊所	地点	时间	附注
合文（James C. Hepburn）	美国长老会	医院	厦门	1843～1845	
玛高温（Daniel Macgowan）	美国浸礼会	宁波医院	宁波	1843～1844 1845～1859	华美医院的前身。玛高温是来宁波的第一位医务传教士，也是美国浸礼会在中国开辟传教事业的第一人
麦嘉缔夫妇（Divie Bethune McCartee）	美国长老会	诊所	宁波	1844～1851，后去日本	他们收养的中国女孩金韵梅后留学美国，成为中国第一位在国外留学医科的女医生
用雅各布（James H. Young）	英国长老会	诊所	香港	1846	用雅各布后去厦门开办诊所
詹姆斯（James J. S.）	美国浸礼会	诊所	上海	1847～1861	1861年退休
夏士伯（H. J. Hirscherg）	伦敦会	诊所	香港九龙	1848年3月20日	夏氏1853年后转到厦门接办用雅各布在厦门的诊所
希斯洛普（Hyslop）	伦敦会	诊所	厦门	1848～1853	
鲍尔（Ball D.）	美国公理会	诊所	广州	1848～？	
泰勒（Chas Taylor）	美南监理会	诊所	上海	1848～1853	后由凯利（Kelley）医生接办至1856年
怀特（Moses C. White）	美以美会	诊所	福州	1848～1851	

姓名	所属差会	开设（任职）医院、诊所	地点	时间	附注
用雅各布	英国长老会	诊所	厦门	1850～1853	1853 年诊所业务由夏士伯（H. J. Hirscherg）接办至 1858 年
温顿（William Welton）	英圣公会	诊所	福州	1850～1856	
怀礼（Isaac W. Wiley）	美以美会	诊所	福州	1851～1854	
哈巴安德（Andrew P. Happer）	美国长老会	惠济诊所	广州	1851～?	1854 年由嘉约翰接办
嘉约翰	美国长老会	博济医院	广州	1854～1899	早先仍称"广州医院"或"眼科医院"，1858 迁新址（南关增沙街）后称"博济医院"，1870 年又迁新址（即今广州沿江一路 107 号中山医二院）。1899 年嘉约翰退休后迁居芳村疯人院，1901 年去世。该医院是现中山大学附属第二医院前身
韩雅各（James Henderson）	醒华会、内地会		上海、宁波	1854～?，1856，1859	
菲什（M. W. Fish）	美国圣公会	诊所	上海	1855～1858	
帕克（Wm. Parker）	伦敦会	医院	宁波	1855～1859	

续表

姓名	所属差会	开设（任职）医院、诊所	地点	时间	附注
黄宽	伦敦会	诊所	香港	1857	1858～1860年接办广州惠爱医馆，后在广州自设一诊所，并协办博济医院医务，1879年病故
嘉约翰（John Glasgow Kerr）	美国长老会	佛山诊所	佛山	1860	
		眼科医局			
		疯人院			

资料来源：本表综合吴义雄《在宗教与世俗之间：基督教新教传教士在华南沿海的早期活动研究》、何小莲《西医东渐与文化调适》、李传斌《基督教在华医疗事业与近代中国社会（1835—1937）》、林金水主编《福建对外文化交流史》（福建教育出版社，1997）、甄志亚主编《中国医学史》（人民卫生出版社，1991）、邓铁涛、程之范主编《中国医学通史·近代卷》、马伯英等《中外医学文化交流史》、Wong Chimin & Wu Lien - teh, *History of Chinese Medicine* 等资料而成。

附录三　1860～1933 年新教教会医院在各地发展情况表

开办时间	地点	医院名称	创办人	所属差会	附注
1860	汕头	汕头基督教医院	高似兰 (Philip Brunelle-schi Cousland)	英国长老会	
1864	汉口	普爱医院	师惟善 (Frederic Porter Smith)	英国循道公会	该院原名"卫斯理会医院", 施氏为英国皇家医学院医学士。该院是武汉地区最早的教会医院, 现为武汉市第四人民医院。施氏是第一个进入华中地区的医务传道士
1864	镇江	诊所	根特 (James Gentle)	伦敦会	开始向病人收费, 成为第一位向病人收费的医务传道士
1865	北京	双旗杆医院	雒颉 (William Lock-hart)	伦敦会	此医院原为英国公使馆附设医馆, 1864 年由德贞 (John Dud-geon) 接管该院院务。后因公使馆收回院址, 改换院址至哈德门大街靠近米市处的一座佛庙内, 始称"双旗杆医院", 此医院即是北京协和医院的前身
1865	台湾	台南新楼医院 打狗医院	马雅各 (James Laidlaw Maxwell)	英国长老会	马雅各 1871 年回英休假, 1884 年又来台, 旋因妻子生病回英永别台湾。1900 年新楼医院建成。其子小马雅各 1901 年来台继承其志
1866	上海	同仁医院 (St. Luke's Hospital)	汤姆森 (Thomson E. H.) 与美国圣公会合作		俗称"虹口医院", 1880 年文恒理出任该院院长

续表

开办时间	地点	医院名称	创办人	所属差会	附注
1866	福州	海港医馆		英国圣公会	以 1848 年英国海军和领事馆开办的海港医馆为基础，是以后塔亭医院的前身
1866? 1878?	汉口	仁济医院	马根济	伦敦会	由杨格非开办，里德（Arthur G. Reid）负责，1868 年交给伦敦会希尔若（Shearer），后又交给里德，直到 1875 年前后才由马根济负责
1867	汕头	福音医院		英国长老会	
1869	牛庄	诊所	宏德	爱尔兰长老会	为第一个到达东北的医务传道士
1870	福州	保福山医院	柯为良（Dauphin W. Osgood）	美部会	一直到 1880 年
1870	辽宁营口	普善医院	普莱德	英国传教士	
1870	香港	东华医院	中央注册处		
1871	台湾淡水	淡水医馆	马偕（Mackay，1844~1901）	加拿大长老会	马偕为加拿大长老会第一位海外宣教师，该院后称马偕纪念医院
1873	北京	北京妇婴医院	寇慕贞（Lucinda Lucy Combs）	美国卫理公会	寇慕贞被认为是第一位来华的外国女医生，在她来华后，中国出现了一批妇孺医院，使妇产科疾病得到重视
1874	汉阳	太平路医院		伦敦会	
1876	江苏镇江	医院			
1877	福州	岭后女医馆	戴医生（Sigourney Trask）	美以美会女子海外传道部	后来发展为近代福州著名的马高爱医院
1878	武昌	妇婴医院		美国圣公会	
1878	山东乐陵	朱家寨医院	施大夫（D. Stenhouse）	美以美会	

续表

开办时间	地点	医院名称	创办人	所属差会	附注
1879	北京	诊所	阿大夫 （Boudinot C. Atterbury）	美国长老会	1886 年扩建为安定医院
1879	湖北 宜昌	普济医院		苏格兰福音会	
1879	山东 益都	基督广德医院			
1879	浙江 温州	（小型）医院	杜恩韦特		
1879	福建 邵武	医院	惠亨通 （H. T. Whitney）	美国公理会	
1880	天津	天津妇婴医院	寇慕贞 （Lucinda Lucy Combs）	美国卫理公会	
1880	杭州	广济医院		英国圣公会	
1880	山东 德县	卫民博济医院			
1880	上海	同仁医院 （St. Luke's Hospital）	文恒理（Henry William Boone）	美国圣公会	
1880	山西 太原	医馆	赐斐德 （R. Harold A. Schofield）	内地会	此为西医传入太原之始，该院1887 年经扩建定名为耶稣教医院，又称斯科菲尔德纪念医院，1912 年改称太原博爱医院，1937 年改称桐旭医学专科学校附属医院，1945 年改称慈惠医院，1949 年与其他医院合为太原市立医院，后又与其他医院组合分成为山西省工人医院、太原市人民医院
1881	天津	费希尔医院	霍华德		

续表

开办时间	地点	医院名称	创办人	所属差会	附注
1881	天津	天津养医院（总督医院，Victory's Hospital）	马根济（John Kenneth Mackenzie）	伦敦会	又称马大夫医院，地址在三岔口的大王庙（今南运河北路的曾公祠西侧）。1888 年马根济去世后，医院被英国伦敦会收买，1924 年医院在原址新建投入使用，更名为"马大夫纪念医院"。1940 年日军占领后改为"同仁会天津诊疗班"，1945 年天津市政府将其改为"天津临时第一医院"，1945 年归还给伦敦会并恢复旧名，1953 年，时任院长的雷爱德将其交由天津市人民政府管理并更名为"天津人民医院"，现址为天津市口腔医院
1881	潍坊	"乐道院"附设诊所	狄乐博（Robert M. Matter）	美国长老会	该诊所 1904 年改建称为"美国长老会医院"，1925 年改称"潍县基督教医院"又称"山德赛基督教医院"
1881	汕头	盖世医院		美国浸礼会	
1881	广东佛山	广济医局	云仁（Charles Wenyon）	英国卫斯理公会	医院 1890 年从缸瓦栏迁到太平坊，改称"西医院"，1908 年医院迁入文昌沙尾高岗墩新址，称新西医院、"圆门口医院"、"大西医"，1946 年改称"循道医院"，1953 年改称"广东省粤中行署人民医院"，即今佛山市第一人民医院。（参见佛山市第一人民医院编《百载医航——佛山市第一人民医院志》，广东人民出版社2001）
1881	泉州	惠世医院		英国长老会	医院附设 5 年制的医生班

开办时间	地点	医院名称	创办人	所属差会	附注
1882	陕西汉中	医院		中国内地会	
1883	苏州	博习医院（Soochow Hospital）	蓝华德（Walter Russell Lambuth）与柏乐文（William Hector Park）	美国监理会	该医院是美国监理会在华设立的一所教会医院，1913 年附设"博习医院护士学校"。该院现名"苏州医学院附属第一医院""苏州市第一人民医院"
1883	沈阳	盛京施医院	司督阁（Dugald Christie）	苏格兰联合长老会	
1883	山西太谷	诊所	文阿德	美国公理会	此文阿德与在汾阳之文阿德非一人。该诊所后发展成为"太谷仁术医院"，1951 年更名为太谷县人民医院
1883	福建霞浦	基督教女医院	泰勒	美国圣公会	
1883	广东汕头	汕头福音医院	高似兰（Philip Brunelleschi Cousland）	英国长老会	
1884	福建霞浦	福宁男医院			
1884	山东青州	浸礼会施医院	武成献	英国浸礼会	该院后称"青州广德医院"
1885	上海	西门妇孺医院（Williamson's Hospital）	黎施德（Reifsnyder）和麦基奇尼（Mckechnie）	美国圣公会	又称"威廉森医院"。基奇尼为第一位来华的基督教传教护士，该医院是为沪上最早的妇孺专科医院。该院现为上海第一医学院附属妇产科医院（俗称红房子医院）

开办时间	地点	医院名称	创办人	所属差会	附注
1884	南京	金陵医院（Philander Smith Memorial Hospital）	比必（Robert Case Beebe）	美以美会	
1885	山东潍县	基督教医院	史密斯	美国长老会	
1885	武昌	仁济医院		伦敦会	
1886	通州	通州医院		美国公理会	
1886	北平	安定医院	阿特伯里	美国长老会	
1886	宁波	Hao－meng－tong 医院		美国圣公会	
1886	保定	戴德生纪念医院		美北长老会	
1886	南京	史密斯纪念医院		美国基督教会	
1886	海南琼州	医院	杰里米森	美国长老会	
1887	北平	同仁医院			
1887	福州	柴井医院		英国圣公会	
1887	福州	塔亭医院		中华基督教会	
1887	厦门	韦伯希医院			
1887	香港	爱丽思纪念医院	何启、万巴德	伦敦会	
1887	杭州	医院		美国圣公会	
1887	广东北海	北海普仁麻风病院	哈德	英国圣公会	
1888	广东东莞	普济医院		德国礼贤会	
1888	安徽芜湖	芜湖医院	赫怀仁（Edgerton. H. Hart）	美以美会	该院为安徽近代史上最早的教会医院，是今皖南医学院附属医院——戈矶山医院的前身
1888	福建漳州	医院		伦敦会	
1888	福建福宁	医院	里格	英国圣公会	

续表

开办时间	地点	医院名称	创办人	所属差会	附注
1888	湖北德安	医院	莫利	英国卫斯理公会	
1889	山西汾阳	诊所	文阿德	美国公理会	该诊所 1902 年扩展为"宏济施医院",1921 年改建成汾州医院,是为现汾阳医院前身
1889	福建小溪	救世医院(倪亚濮许医院,Neerbosch Hospital)	郁约翰(Johannes Abraham Otte)	美国归正会	
1889	苏州	妇孺医院			
1890	福州	圣教医院(Foochow Missionary Hospital)	富克理(Kate Cecilia Woodhull)		
1889	吉林朝阳	妇科医院			
1889	宁波	仁泽医院		美国公理会	
1890	湖北宜昌	医院		苏格兰福田会	
1890	济南	女士医院	聂会东(James Boyd Neal)、洪士提反、安德孙(Sarah Jean Anderson)		又称华美医院
1892	南京	鼓楼医院		美国基督会	
1892	南京	妇儿医院		美国贵格会	
1892	九江	生命活水医院		美以美会	胡水印:《江西近代教会医院概述》(《中华医史杂志》2003 年第 2 期)述该院建于 1915 年(待考)。现为九江专区人民医院
1892	江苏江阴	福音医院			

续表

开办时间	地点	医院名称	创办人	所属差会	附注
1892	四川成都	眼耳喉专科医院			
1892	福建延平	吐吡哩医院	杜嘉德	美以美会	
1892	重庆	宽仁医院	马加里（Jane H. Mecateny）	美以美会	此为原四川地区第一所西医院。1860年天主教、1877年内地会等均在重庆设立过诊所，但由于反教活动，均未成功，影响也不大。1938年医院更名为重庆卫理公会联合医院，对外仍称宽仁医院。1916年，眼睛受枪伤的刘伯承将军即是在此医院进行的无麻醉眼科手术。1924年医院创办私立宽仁高级护士职业学校，为重庆最早的中等卫生专业学校
1893	山东乐陵	女病人医院		英国教会	
1894	汉口	妇人医院		伦敦会	
1894	河北张家口	医院			
1894	浙江金华	医院		美国浸礼会真神堂	创办人或为原内地会女教士荣小姐（I. A. Young），其1889年来华，初在扬州学习中文，嗣奉派至安徽宁国传道，后适教士翟胜鹏，改称翟师田（Mrs. F. Dickie），1895年随夫驻浙江金华
1894	成都	妇孺医院			
1894	成都	男医院		加拿大联合会	

开办时间	地点	医院名称	创办人	所属差会	附注
1894	山东济宁	德门医院			
1894	成都	成都男医院		加拿大联合会	
1895	湖北孝感	麻风病院		伦敦会	
1896	福建古田	古田怀礼医院	贵格里	美以美会	
1896	重庆	仁济医院	疑为樊立德	伦敦会，1910年转交给加拿大教会差会	该院在抗战时期被陪都空袭救护委员会委任为重庆第五重伤医院。1934年南岸医院大楼建成，院本部迁南岸。1951年城内门诊部划归重庆市第三人民医院，南岸总院改为重庆市第五人民医院。该院1925年开办的仁济高级职业护士学校解放后改为重庆卫校第五人民医院分校
1896	广东梅州	德济医院	韦嵩山（H. Wittenberg）	巴色会	现为梅州市人民医院
1896	福建莆田	莆田圣路加医院	雷腾	英国圣公会	
1896	台湾彰化	彰化医馆	兰大卫（Landsborough）	英国长老会	
1899	广州	夏葛妇孺医院	富马利（Mary Fulton）	美国长老会	
1897	沈阳	妇女医院		苏格兰长老会	
1898	广州芳村	芳村惠爱疯癫院	嘉约翰（John Glasgow Kerr）	美北长老会	这是中国最早的精神病院

续表

开办时间	地点	医院名称	创办人	所属差会	附注
1898	西安（东木头市街）	英华医院	克里希·史密斯	英国浸礼会	1916 年迁入新址，更名为"广仁医院"，此医院是西北地区第一所西医医院。参见王雪《基督教与陕西》，中国社会科学出版社，2007，第 291 页
1898	合肥	柏贯之医院	美国传教士柏贯之	中华基督教会	1914 年后称"合肥基督医院"，为今安徽省立医院前身
1899	广州	柔济医院	富马利	美国长老会	初名"道济医院"，1902 年改称"柔济医院"，为夏葛医学院的教学医院。即今广州市第二人民医院
1899	广州	广州城西方便所			
1899	济南	女病人医院		美国长老会	
1894	河南安阳	广生医院		加拿大长老会	该院俗称"东西洋房"，为河南第一家教会医院，现为安阳市人民医院
1900	福州	马高爱医院		美国卫理公会	
1900	广东东莞	稍潭医院	权约翰	德国礼贤会	1951 年改称"广东省稍潭医院"
1900	广西梧州	广仁医院			
1901	九江	但福德医院	石美玉（Mary Stone）	美国卫理公会	现为九江市妇幼保健院
1901	安庆	同仁医院		美国圣公会	1931 年起任该院院长的孙国玺为英国皇家热带病理学会会员。该院现为中国人民解放军海军安庆医院
1901	广州	宏济医院		两广浸信会	后改名为两广浸信会医院，新中国成立后改为海军医院
1902	广州	广东陆军医院			

开办时间	地点	医院名称	创办人	所属差会	附注
1903	上海	广仁医院	史蒂文斯（J. N. Stevens）	美国圣公会	
1903	河南汲县（今卫辉市）	博济医院		加拿大长老会	该院后更名为"惠民医院"，现为新乡医学院附属医院
1904	南昌	卫理公会南昌医院		卫理公会	该医院由美以美会1897年建立的一所诊所扩建而成，为今江西省人民医院前身
1904	福建汀州	汀州福音医院	赖察理	伦敦会	
1905	福建惠安	惠安仁世医院	陈和礼	伦敦会	
1905	广州	粤东赤十字社附属医院			粤东赤十字社后改名粤东红十字总会、中国红十字会番禺分会和广州分会。这是本省首个红十字会组织，也是全国成立最早的红十字组织之一
1906	开封	福音医院	金存仁（J. H. Tairy）与柯来思（K. T. Kureigy）	内地会	日据时期一度改称"同仁会医院"，1949年改名为"开封市人民医院"，1952年称"河南省第一人民医院"，1955年随省府迁郑定名为"河南省人民医院"至今
1907	广州	广州妇孺医院	谢爱琼		此为广东最早的妇女儿童医院，现为广州市妇婴医院，即广州市妇幼保健院
1909	安徽怀远	民望医院	威廉	美国长老会	该院1952年迁合肥，为当时安徽医学院附属医院
1910	广州番禺	普惠医院		新西兰教会	

续表

开办时间	地点	医院名称	创办人	所属差会	附注
1912	开封	圣公会	怀履光（W. C. White）	加拿大圣公会	该院因与福音医院矛盾，后迁往当时的商丘县城，改为"三一医院"。1917 年迁新址改称"圣保罗医院"，著名的加籍英语教育培训师大山的祖父即在此时期任职该院。1941 年先改称"同仁会开封诊疗防疫班归德分班"，同年又改名为"同仁会归德医院"，日降后恢复原称。现为商丘市人民医院
1910	郑州	美华医院	劳莪担与中国医生魏留平	美南浸信会	该院北伐时停办，院址被冯玉祥部所占，开办私人"永安医院"，1934 年美籍医师艾义梅（E. S. Ayers）来接管该院，称"华美医院"。1951 年定为"河南省第二人民医院"，现为"郑州市第三人民医院"
1912	许昌	信义医院		信义会	今为许昌市立医院
1912	广东江门	仁济医院		加拿大基督教联合会	现为江门市中心医院
1914	广东韶关	曲江循道医院		英国教会	现为粤北人民医院
1920	上海	伯特利医院	石美玉（Mary Stone）等	疑为中国伯特利教会	
1922	福建邵武	邵武圣教医院		美部会	参看吴巍巍《基督教与近代闽北社会——以美部会为考察中心》，硕士学位论文，福建师范大学，2006，第49页

续表

开办时间	地点	医院名称	创办人	所属差会	附注
1924	山西大同	首善医院	史梅礼		日本侵略时期一度改称晋北医院、十二战区军医院，1946年恢复原称，1952年改称职工疗养院，后又改为山西工人大同疗养院，现为大同市第二人民医院
1929	上海	上海疗养卫生院总院		美国基督教福临安息日会	

资料来源：本表综合吴义雄《在宗教与世俗之间：基督教新教传教士在华南沿海的早期活动研究》、何小莲《西医东渐与文化调适》、李传斌《基督教在华医疗事业与近代中国社会（1835—1937）》、林金水主编《福建对外文化交流史》、甄志亚主编《中国医学史》、邓铁涛与程之范主编《中国医学通史·近代卷》、马伯英等《中外医学文化交流史》、Wong Chimin & Wu Lien-teh，*History of Chinese Medicine* 等资料以及发表在《中华医史杂志》上论述各地西医发展情况的文章而成，恕不一一列举。限于篇幅，本表资料只统计各地主要的教会医院。

附录四　各地医学教育发展情况（1865～1937）

开办时间	地点	医学院校名称	开办人	所属差会	附注
1865	北京	北京同文馆医学讲座	德贞（John Dudgeon）		这是中国学习西洋医学教育之始
1866	广州	博济医院附设医学班	嘉约翰（John Glasgow Kerr）	美国长老会	1879 年医院正式设立"博济医院附属医学校"，开始招收女生。1904 年改为"南华医学堂"，1912 年停办。1936 年博济医院与夏葛医学院、岭南大学医学院合建合并后的岭南大学医学院
1881	天津	总督医院附设医学校（Victory's Hospital Medical School）	李鸿章创办，马根济为医官		1894 年改名为北洋医学堂，林联辉为总办。中国官办的西医教育，自军医教育始。这是我国政府最初创办的医学校。1902 年改称海军医学堂，1914 年改称中国海军医学校，1930 年停办。也有人谓 1913 年学校改名为"直隶医学专门学校"，经亨咸任校长；1915 年由海军部直辖，改名为"天津海军军医学校"，1925 年张作霖入京后改由张子庠任校长，1933 年因经费不足停办（李志刚：《留美幼童林联辉对中国近代西医教育的贡献》，载氏著《基督教与近代中国人物》，广西师范大学出版社，2012），留存待考
1881	泉州	泉州惠世医院附设医生班		英国长老会	此为近代福建西医教育之发端

续表

开办时间	地点	医学院校名称	开办人	所属差会	附注
1883	杭州	广济医学校	梅藤更（David Duncan Main）	苏格兰圣公会	附设在广济医院招生，1926 年停办
1884	苏州	博习医院医校	蓝华德（Walter Russell Lambuth）、柏乐文（William Hector Park）		为东吴大学医学院的前身
1887	香港	香港爱丽斯纪念医院附设医学校	万巴德（Patrick Manson）为校长		
1889	烟台	毓璜顶诊所	郭显德夫人（Hunter Corbett D. D. L. L. D.）	美国长老会	该诊所后演变为烟台毓璜顶医院（Temple Hill Hospital, Chefoo），该医院早期曾附设一所护士学校
1890	济南	华美医校	聂会东（James Boyd Neal）、洪士提反夫妇	美国长老会	
1891	苏州	苏州女子医学校		美国监理公会女子部	
清末	东莞	普济医学堂		德国礼贤会	
1896	上海	圣约翰学校医学部	文恒理（Herry Williams Boone）		文恒理先于 1879 年在同仁医院招收生徒，1896 年圣约翰大学医学部成立时并入。1906 年改为 5 年制。1914 年广州宾夕法尼亚医学院并入该校。1915 年改称圣约翰大学医学院。培养的学生中，有颜福庆、刁信德、江上峰、沈曾永等专家。新中国成立后与震旦大学医学院、同德医学院及上海牙医专科学校合并组成上海第二医学院

开办时间	地点	医学院校名称	开办人	所属差会	附注
1897	福建莆田	兴华双凤医学校	雷腾等	英国圣公会	1911 年停办，并入该会在福州柴井医院创办的协和医校
1899	广州	广州女医学堂	富马利（Mary H. Fulton）	美国长老会	为中国第一所女子医学校。1902年学校因得到美人夏葛（E. A. K. Hackett）助建新校舍医院捐款（即今广州新风路63号市第二人民医院），改名为夏葛女子医学校，1931 年教育部备案定名为"夏葛医学院"1936 年夏葛医学院与博济医院、岭南大学医学院合建合并后的岭南大学医学院。张竹君即毕业于此校
1902	天津	北洋军医学堂	袁世凯		初期教员多为日本人，1906 年改为陆军军医学堂，同年增设药科，是我国之有西药学教育之始，也是我国陆军设立军医学堂之始。1912 年称陆军军医学校，医学体系先偏重于德日医学，后转为英美医学。1918年迁北京，1933 年迁南京。抗战时内迁，1945 年迁回上海，与江湾卫生人员训练所合并为国防医学院，1948 年后大部分教职员、学生迁台。留下来的整编为上海人民医学院，后改名为上海军医大学
1903	北京	京师大学堂医学实业馆			1905 年改称医学馆，1907 年停办
1903	汉口	大同医学校			
1903	上海	同德医学校			1917 年并入齐鲁大学医学院

开办时间	地点	医学院校名称	开办人	所属差会	附注
1904	保定	保定马医学堂			袁世凯命姜文熙所办，1918 年迁北京
1904	广州	柔济端拿看护使学校	富马利（Mary H. Fulton）	美北长老会	先后称端拿护士学校、端拿高级职业护士学校等。1925 年在中华护士学会注册。1954 年易名为"广州市第二护士学校"，其间几经改名，1998 年与广州市卫生学校合并为"广州卫生学校"。（参见广州市第二人民医院百年院志编写组编《广州市第二人民医院院志》，内部出版，1999）
1905	广州	军医学堂			即今广州西村公路陆军总医院
1906	北京	北京协和医学校（Peking Union Medical College）		英美五教会及伦敦医学会	1905 学部批准立案，1912 年称为协和医学专门学校，1915 年洛克菲勒驻华基金会接办，1929 年立案，改称北平协和医学院。这是第一所由中国政府捐资，在华各教会联合创建的医学院，是第一所由中国政府确认的教会医学院
1906	武汉	军医学堂	张之洞		湖北医学界先驱、著名医学教育家陈雨苍即毕业于该校
1906					清政府授谢天保、徐景文、曹志沂、李应泌、傅汝勤医科进士

开办时间	地点	医学院校名称	开办人	所属差会	附注
1907	上海	同济大学医学院	宝隆 (E. Paulum)		宝隆为德国人，其所开医院原名"德文医学堂"，1908年改称"同济德文医学堂"，1912年改称"同济医工学堂"，1917年改由国人办学，改名"私立同济医工专门学校"，1927年定名为国立同济大学，1930年医科改称医学院。该校自创办到20世纪30年代中期，除少数中国教师外，多由德籍教师担任，执国内德派医学界牛耳。抗战时内迁办学。1951年迁武汉，与武汉大学医学院合并，定名为中南同济医学院，后改名武汉医学院，现为同济医科大学
1907	广州	广东巡警留医院	官办		1921年改称"广州市市立医院"，即今广州市第一人民医院前身之一
1907					清政府学部与日本千叶医专等校签订招收中国学生办法
1908	武汉	汉口协和医学校			
1908	南京	金陵大学医科		美国基督教会	
1908	上海	震旦大学医学院	马相伯	天主教耶稣会	原为震旦学院医学专修科，1932年学校在教育部备案后改称大学，始称"震旦大学医学院"。培养的毕业生中，有宋国宾、吴云瑞等专家。新中国成立后与震旦大学医学院、同德医学院及上海牙医专科学校合并组成上海第二医学院
1908	北京	北京华北协和女子医学堂			北京协和医学校附设，1923年并入齐鲁大学

续表

开办时间	地点	医学院校名称	开办人	所属差会	附注
1909	广州	广东公医医学专门学校	达保罗与华人西医钟宰荃	广州西医40余人（大部分为博济医校毕业生）	简称"公医"，先为私立医学院校，后长期为政府公办，1924年改名为"广东公医医科大学"，1925年改为公办，更为"广东大学医科"，1926年改名为"国立中山大学医学院"，1953年与岭南大学医学院、光华医学院合并为中山医学院，现为中山大学医学院
1909	广州	广东光华医学专门学校	省医药人士陈子光、梁培基、郑豪、叶芳圃等数十人		私立。国人自办的西医院校，早期出版有《医学卫生报》（梁培基1908年主编）、《光华医事卫生杂志》（陈垣、叶芳圃1910年主编）；1928年改称广东光华医科大学，1929年改称广东光华医学院，1953年与岭南大学医学院、中山大学医学院合并为中山医学院。院址先在五仙门关部前（今泰康路广东省口腔医院），后建大东门外先烈路和尚岗分校，抗战时迁港办学，抗战结束后学院及医院全部迁入和尚岗校区
1909	济南	共和医道学堂		英国浸礼会与美国长老会合办	1917年北京协和医学堂学生转入，1916~1917年金陵大学医科及杭州大同医学校学生转入，发展成为私立齐鲁大学医学院。1923年北京华北协和女子医学堂学生转入
1909	青岛	青岛特别高等专门学堂医科	清德两国政府合办		为青岛大学医学院前身

续表

开办时间	地点	医学院校名称	开办人	所属差会	附注
1910					清政府授刘庆绶、方擎、张修敏、薛宜琪、沈玉桢等医科进士，王麟书、王行恕、蒋履曾、戴棣龄、鲍镕等医科举人
1910	南京	华东协和医学堂			
1910	广州	岭南大学医学预科	嘉惠霖主持		1912 年停办，1930 年与博济医院联办岭南大学医学院；1936 年岭南大学医学院与博济医院、夏葛医学院合建合并后的岭南大学医学院，附设博济、柔济医院两所
1911	沈阳	南满医学堂		日本在东北创办	这是我国东北最早出现的高等医学校。1922 年改为满洲医科大学。1946 年改为沈阳医学院，1948 年后与辽宁医学院、锦州医学院统一合并于中国医科大学，原满洲医科大学药学专门部独立发展为沈阳药学院
1911	青岛	德国医学校			
1911					清政府授沙世杰医科进士，吴造益、戴侗龄、熊辅龙、张仲山、徐希骥、叶秉衡、金曾洵等医科举人身份
1912					教育部公布医学专门学校规程，我国医学教育始进入正式教育系统
1912	北京	北京大学医学院			
1912	南通	南通医学专门学校	张謇兄弟		私立，现为南通医学院
1912	香港	香港大学医学院			

开办时间	地点	医学院校名称	开办人	所属差会	附注
1912	武汉	湖北省公立医学校			
1912	上海	震旦大学医学院		耶稣会	中法庚子赔款资助
1912	南京	江苏省公立医学专门学校			
1912	杭州	浙江高等医学专门学堂			据1911年浙江省《筹划高等教育进行预算》决议第四项中所说，"旧设高等医学专门学堂，照旧进行"。似在1911年以前浙江即已成立高等医学专门学堂
1912	福州	福州协和医学校			英国圣公会、美以美会、美部会合办。1921年停办，停办时未毕业之第五届学生转入上海圣约翰大学医学院继续学习，1923年毕业
1912	杭州	浙江公立医药专门学校			后办药科，1931年改名为浙江公立医药专门学校。抗战时一度改组为英士大学医学院，旋脱离。1947年改名浙江省立医学院
1912	沈阳	奉天医科大学	司督阁（Dugald Christie）	苏格兰联合长老会	校址在小河沿。1917年改称奉天医科专门学校，1929年改称辽宁医科专门学校，1933年伪满改称盛京医科大学，1945年改称辽宁医学院
1912	广州	中法韬美医校		法国天主教会	该校出版有《中法医刊》，该校即现广州沿江路151号广州医学院一附院
1912	上海	哈佛医学校			系美国哈佛大学在中国设立的分校，不久停办，与圣约翰大学医科合并

续表

开办时间	地点	医学院校名称	开办人	所属差会	附注
1913	北京	北京公立医学专门学校			后改为国立北京医学专门学校，1924 年改组为国立北京医科大学，1928 年改称北平大学医学院
1913	苏州	博习医院护士学校	福尔曼（Forman）	美国监理会	博习医院附设
1914	长沙	湘雅医学院		湖南育群学会与美国雅礼会合办	1927 年停办，1929 年复开办
1914	上海	仁济护士学校	笪达文（C. J. Devemport）		此为上海第一所护校
1914	成都	华西协和大学医科		英、美、加 8 教会团体	华西协和大学 1911 年成立，1914 年设医科，1920 年设牙科。1929 年始成独立分院。1931 年教育部备案
1914	福建霞浦	福宁博济医院男护士班、福宁博爱医院女护士班		英国圣公会	两校是由马约翰 1885 年所设立的福宁博济医院附设医校、福宁博爱医院附设医校发展而来，抗战期间两校合并为"霞浦圣教医院护士学校"，后又与福州柴井护士学校合并，1952 年改为霞浦卫生学校
1916	保定	直隶公立医专			后归入河北大学医科，1932 年改为河北省立医学院
1917	上海	同德医学院	同济医学院毕业生沈克非、黄胜白		原称私立同德医学专门学校，1930 年改称同德医学院。新中国成立后与震旦大学医学院、同德医学院及上海牙医专科学校合并组成上海第二医学院
1919	辽阳	辽阳医学校			在辽阳医学讲习所基础上创办，1923 年停办

续表

开办时间	地点	医学院校名称	开办人	所属差会	附注
1919	山西	山西医学传习所	中国中医改进研究会		原为中西医兼授，1932 年改称"私立山西川至医学专科学校"，专授西方医学
1920	云南	云南军医学校			
1920	上海	南洋医学院	上海留日学生顾南群		私立，1930 年停办
1921	武昌	湖北省立医学专门学校			嗣后改称"湖北省立医科大学"，1926 年停办，1927 年与湖北省商科大学、文科大学、法科大学合并为"武昌中山大学"（即为今武汉大学前身），改称中山大学医科。后医科停办。1946 年武汉大学又成立医学院。1951 年与迁来武汉的同济医学院合并，定名为中南同济医学院，后改名武汉医学院，现为同济医科大学
1921	南昌	江西医学专科学校			
1922	沈阳	奉天同善堂医学校			1932 年停办
1924	上海	上海女子医学院		美国女公会、监理会、浸礼会合办	前身为美国监理会女子部在苏州办的女子医学院
1924	上海	南洋医学院	顾南群等		1931 年停办
1924	广州	柔济药剂镜诊专科学校		美北长老会	1928 年更名为"柔济药剂学校"（The Yau Tsai School of Pharmacy）
1924 ~ 1935	内蒙归绥	归绥公医院附设医学校			该校 1935 ~ 1943 年改名为"归绥仁和高级护士职业学校"

开办时间	地点	医学院校名称	开办人	所属差会	附注
1925	重庆	仁济高级职业护士学校		加拿大英美会	仁济医院附设，该校于新中国成立后改为重庆卫校第五人民医院分校
1926	上海	东南医科大学	留日千叶医科大学的郭琦元等倡办		私立。1931 年改称东南医学院，教学以德日教育体制为主。新中国成立后迁到安徽，后改名安徽医学院
1926	哈尔滨	哈尔滨医学专门学校		公办	伍连德任首任校长，1938 年伪满政府改为哈尔滨医科大学，1939 年接管哈尔滨齿科医学院。1946 年合并入兴山中国医科大学，1949 年又在中国医科大学第二分校基础上重建哈尔滨医科大学
1927	上海	国立上海医学院	颜福庆等		原称第四中山大学医学院，后先后改名为"江苏大学医学院""中央大学医学院"，1932年改称"上海医学院"。新中国成立后与中法药科等合并，成立上海第一医学院
1928	吉林	吉林省立医学院			公立医院，1938 年伪满改称新京医科大学，1946 年改为长春大学医学院，1948 年改为长春医科大学，1950 年由第一军医大学接管，1958 年交地方改为长春医学院，1959 年改为吉林医科大学，1978 年改为白求恩医科大学
1928	开封	河南大学医学院			
1931	昆明	云南军医学校			
1931	昆明	云南医学院			

开办时间	地点	医学院校名称	开办人	所属差会	附注
1931	北京	中法大学医学院		法国	以庚子赔款为基金设立
1932	济南	山东医学专门学校	尹莘农		
1932 年 2 月	福建长汀	中央红色看护学校	傅连璋		
1932 年 4 月	福建汀州	中央红色医务学校	傅连璋		1933 年初，该校随同福音医院迁往瑞金，与中国工农红军卫生学校合并
1932	哈尔滨	北满铁路护路军军医养成所	伪满政权		1934 年改为陆军军医学校，1945 年改为东北军医大学，1946 年并入兴山中国医科大学
1932 年秋	福建	福建军区后方医院看护训练队			
1933	兰州	兰州医学院			
1933	昆明	东陆大学医学专修科			
1933 年 9 月	昆明	云南省立云南大学医学专修科	何瑶		
1933 年秋	上海	兽医专科学校	蔡无忌		委托中华职业教育社代办
1934	泉州	泉州惠世高级护士学校	贾丽德	英国长老会	
1934	南京	江苏省立医政学院			
1935	上海	上海齿科补习夜校	徐少明		

续表

开办时间	地点	医学院校名称	开办人	所属差会	附注
1935年初	福州	福州产育院	公立		是年冬改称助产训练所，1936年称省立高级助产职业学校；1938年内迁沙县后与复兴护士学校合并，改称省立高级助产护士学校；1945年迁回福州，称福州省立高级助产护士学校；1946年称省立福州高级助产职业学校
1935	南京	中央大学医学院			附设牙医专科学校
1935		广西大学医学院			
1936	西安	陕西省立医学专门学校			
1937		中正医学院			
1937	福州	福建省立医学专科学校	公立		1939年改名为福建省立医学院，1949年改称福建医学院，即今福建医科大学

资料来源：本表综合何小莲《西医东渐与文化调适》、李传斌《基督教在华医疗事业与近代中国社会（1835—1937）》、林金水主编《福建对外文化交流史》、甄志亚主编《中国医学史》、邓铁涛与程之范主编《中国医学通史·近代卷》、马伯英等《中外医学文化交流史》、Wong Chimin & Wu Lien-teh, *History of Chinese Medicine* 等书以及在新中国成立前发表在《中华医史杂志》《中华医学杂志》上论述各地西医发展情况的文章而成，恕不一一列举。限于篇幅，本表资料只统计各地主要的医学教育机构及医学教育发展大事。

附录五　近代西医药主要团体（1886～1949）

名称	地点	创办人/组织	创办时间	备注
中国医务传道会	广州	伯驾、俾治文、哥利支等	1938 年 2 月 21 日	主要工作：鼓励医界人士来华，免费为中国人治疗，提供医院的医药、人员及通常必要的帮助
中国博医会	上海	文恒理、嘉约翰（John Glasgow Kerr）等	1886	
上海医学会	上海	孙直斋、王仁俊、沈敬学等	1897	宗旨：探讨西医原理，变革传统医学。主要活动：延请名医举办义诊，附设医学堂以培养人才，创办《医学报》，并广购图书及西医各种器具，备入会者随时取阅试演。 1898 年改称"上海医学总会"
中国医药学会	日本千叶	留学日本千叶医专的中国习医生	1906	发行《医药学报》
中国国民卫生会	日本金泽	留学日本金泽医专的中国习医生	1907	出版《卫生世界》
中国精神研究会	日本神户	留学日本神户的中国习医生		1917 年由鲍芳洲主编《精神杂志》
中国药学会	日本东京	王焕文、伍晟、曾贞等东京药学专门学校、东京帝国大学药学科、千叶医专药学科的中国留学生，1909 年王焕文当选为第一任会长	1907 年冬，（一说 1908 年）	1912 年迁回国内改名为"中华民国药学会"，1914 年会务中断，留日会员组织"留日中华药学会"继续会务，并出版《中华药学杂志》，后也中断，1920 年恢复
中国护士学会	江西庐山	信宝珠（Simpson C. E.）等	1909 年 8 月 31 日	出版《中国护士季报》，原拟名称为"中国中部护士联合会"，后改称"中国护士学会"。1923 年改名为"中华护士会"，1936 年改名为"中华护士学会"。学会主要工作为制定统一护士学校的课程、编译教材、办理护士学校注册、组织毕业生会考和颁发毕业证书、负责护士教育的策划和管理实施等

名称	地点	创办人/组织	创办时间	备注
中华医学会	上海	伍连德、颜福庆、刁信德等21位医师	1915年2月5日	学会以"巩固医家交谊、尊重医德医权、普及医学卫生、联络华洋医界"为宗旨
上海万国红十字会	上海	沈敦和、任逢辛、施子英等（一说吕海寰、盛宣怀、吴重憙）	1904年5月（一说2月）	1907年改称"大清红十字会"，辛亥革命后改称"中国红十字会"。1912年被接纳为国际红十字会会员国。1928年改称"中华民国红十字会"
中华民国医药学会	北京	汤尔和、侯希民等归国留日医药学生和国内的医药专家	1915年8月（一说5月）	1916年第一次常会上决定：①推广分事务所；②发行年刊；③推定起草员建议卫生行政法案、医事教育、请愿政府。1930年修改后的学会章程第二条称：①研究日新之医药学，力求进步，以期学术之独立；②联合海内外同志交换智识，以期同轨之进行；③扶植我国医药教育；④建议卫生行政法案，请愿政府以促卫生行政之进行
中华卫生教育会		博医会、中华医学会、中华基督教青年会全国协会共同组织	1916年3月	1930年宣布解散，是我国最早提倡公共卫生的机构，主要活动是进行公共卫生教育、举办卫生展览、报纸宣传、卫生讲演等
中华卫生学会		胡宣明	1921	开展卫生运动唤起民众
上海医学联合会	上海	由上海各国籍的医务人员组成	1921	其目的是通过讲课及临床，促进内外科及相关学科的发展
中国生理学会	北京	林可胜、吴宪、伊博恩（Raed B. E.）、福坦恩（Fortuyn A. B. D）等	1926年2月	主要进行学术活动
中华麻风救济会	上海	唐绍仪为名誉会长，邬志坚为秘书长	1926	主要工作为开展麻风病的教育宣传、促进和协助麻风医院的工作、供应治疗麻风病的药物，以及在海南诸岛移民中开展防治活动。1949年起称"中国麻风协会"

名称	地点	创办人/组织	创办时间	备注
全国医师联合会	上海	余云岫为执行委员会会长	1929 年 11 月	宗旨：①砥砺医德，研究学术，以谋医学及职务之进步；②联络感情，保障权利，以发挥互助之精神；③建议医事教育、卫生行政等原则，以适应社会之需要；④促进完善的医师法。1934 年在执委会下组织了专业委员会，其中"助产士教育研究委员会"是我国最早的妇产科学术团体。但因为执委中多持废止中医观点，联合会成为对抗中医的组织力量，发行《医事汇刊》为该会喉舌
中华苏维埃共和国卫生研究会			1933	
中国防痨协会	上海	由上海市卫生局发起，吴铁城出面组织官方、医界人士和社会名流，以及红十字会、扶轮社、青年会、慈幼会等机关团体成立	1933 年 10 月（一说 11 月）	以健康民众体魄、预防痨病发生为宗旨。改组前局限于上海一隅，影响不大。1948 年 1 月改组，以"联合全国热心痨病的机构及个人推进防痨事业来增进民众健康"为宗旨
中国预防花柳病协会			1935	
中国卫生教育社	南京		1935	宗旨：联合全国卫生界及教育界有志于卫生教育人士，提倡卫生教育，力谋中国卫生教育之普及
中华天主教医师协会			1938	
医务研究会			1940	在中共控制区成立
中西医药协会	中共太岳军区		1940 ~ 1945	
边区中西药研究总会	陕甘宁边区		1945	

续表

名称	地点	创办人/组织	创办时间	备注
中华营养促进会			1946	
中国解剖学会	上海	中国科学社等组织发起成立	1947 年 8 月	该会成立后，由于处于战争期间，会务未能展开。之前 1920 年 2 月，博医会与中华医学会在北京联合召开第三次大会时，曾成立"中国解剖学及人类学会"，有会员 50 人，由于学术活动不多，实际处于停顿状态。抗战胜利后，北平的一些解剖学家和相关学科学者曾组织了解剖学和人类学会，但限于北京一地，会员仅 10 余人，不久即行中止

　　注：该书称 1937 年还有"中华麻风救济协会"成立，据初步判断应为中华麻风救济会的误写。另无成立具体情况之医学组织团体还有"德国医学会""俄国医学会""日本医学会""德语医生协会"等。

　　资料来源：根据邓铁涛、程之范主编《中国医学通史·近代卷》第 523～530 页编制。

附录六　近代中西医学研究会（社）（1908～1933）

名称	地点	成立时间	创办人	备注
上海中国医学会	上海	1908	周雪樵、蔡小香、丁福保等	
中西医学研究会	上海	1910	丁福保等	发行《中西医学报》20年，1934年更名为"中西医药研究社"
严陵中西医学研究分会	浙江桐庐	1910年8月	蔡振之、胡小亭	
浦东中西医学研究分会	上海	1910年9月	刘莆亭	
金山中西医学研究会	江苏金山	1911年5月	何锡琛、唐斯盛	
嘉善医学研究会	浙江嘉善	1911年4月		
天长中西医学研究分会	安徽天长	1912年8月	崇茂才、陈瑞辰等	
江北医学研究会	江苏泰兴	1913年6月	戴慰侬、程可均等	
中外医学研究社	曼谷（暹罗）	1915年6月		以上海中西医学研究会为总部
万县中西医学研究会	四川万县	1925年2月		
华夏医学会	北京	1925年9月	梅光羲、释静应等	
常德中西医学协会	湖南常德	1928		

资料来源：摘引自甄志亚主编《中国医学史》，第517页。

附录七　1805～1912 年所刊中文医学书目

年份	译、作者	书刊名	出版地/机构	备注
1805	〔英〕皮尔逊（Alexander Pearson）撰，斯当东译	《种痘奇法》（又称《英吉利国新出种痘奇书》）	广州	此书后由德国礼贤会罗存德（William Lobscheid）于 1855 年修订以《英国新种痘法论》刊行
1817	邱浩川著	《引痘略》		
1841	〔英〕理雅各	《致马六甲华人有关霍乱书》	马六甲	
1847	〔美〕地番（T. T. Devan）编	*The Beginner's First Book*（《初学者入门》）	香港	中英文对照之医学词汇表，用广州白话写成，共 161 页。1858 年修订扩充。第 3 版由罗存德（Wm. Lobscheid）出版于 1861 年（一说为 1864 年）
1850	〔英〕合信著	《惠爱医馆年纪》	广州	为医院报告
1851	〔英〕合信译	《全体新论》	广州	陈修堂同著。惠爱医馆本一册，《海山仙馆丛书》本十卷，墨海数据本。1855 年在上海重印，中国近代第一部介绍西医解剖学与生理学图书
1855	〔英〕合信译	《博物新编》	广州	
1857	〔英〕合信著	《西医略论》	惠爱医馆刊本	
1858	〔英〕合信译	《妇婴新说》	惠爱医馆刊本	我国第一本西医妇产科中文图书
1858	〔英〕合信译	《内科新说》	上海	本书与以上合信著作四种后合成一函，称为《合信西医书五种》
1858	〔英〕合信	《医学新语》	上海	是一部英汉医学词典
1859	〔美〕嘉约翰译	《论发冷小肠疝两症》	广州	

续表

年份	译、作者	书刊名	出版地/机构	备注
1859	〔美〕嘉约翰	《种痘要诀》		
1860	〔美〕罗孝全	《家用良药》	广州	
1860	〔美〕嘉约翰译	《经验奇症略述》	广州博济医局	即广州医务传道会医院年报,每年一期
	〔英〕德贞 (John Dudgeon)	《药材通考》	北京（同文馆）	德贞编译
1870		《化学鉴原》		改编自 Wells 的著作
1871		《化学分原》		改编自 Blozam 的著作
1871	〔美〕嘉约翰译,何瞭然述	《化学初阶》	广州博济医局	原书为韦尔司（David Ames Wells）《韦尔司化学原理与应用》（*Principles of Chemistry*）的无机化学部分,共 2 卷。1872 年出版第 3 卷,1875 年出版第 4 卷
1871,1880 再版	〔美〕嘉约翰译	《眼科撮要》	广州博济医局	原书名: *Treatise on Diseases of the Eye*
1871	〔美〕嘉约翰译,孔继良述	《西药略释》	广州博济医局	1875 年增至 2 卷,1886 年扩为 4 卷本
1872	〔美〕嘉约翰撰,林湘东述	《裹扎新篇》	广州博济医局	原书名: *Essentials of Bandaging*
1872	〔美〕嘉约翰	《梅毒的治疗》		
1873	〔美〕嘉约翰	《溺水者的救护方法》		
1874	〔美〕嘉约翰译,林湘东述	《皮肤新编》	广州博济医局	原书名: *Manual of Cutaneous Diseases*。1880 年再版,1888 年 3 版
1874	〔美〕嘉约翰译,林湘东述	《内科阐微全书》	广州博济医局	原书名: *Symptomatology*。1889 年修订
1875	〔美〕嘉约翰译,林应祥述	《花柳指迷》	广州博济医局	原书名: *Treatise on Syphilis*。1889 年出版《增订花柳指迷》

年份	译、作者	书刊名	出版地/机构	备注
1875	〔美〕嘉约翰译，浙右布衣海琴氏校正	《卫生要旨》	益智书会刻本	原书名：*Treatise on Hygiene*。1872 年嘉约翰应上海传教大会邀请作《卫生新编》，1883 年益智书会出版嘉约翰所著《卫生要旨》
1875	〔英〕德贞编译	《西医举隅》	北京	
1875	〔英〕德贞编著	《身体骨骼部位及脏腑血脉全图》	北京	曾译为《解剖图谱》
1875		《化学续篇》		改编自 Bloxam 的著作
1876		《化学补篇》		改编自 Bloxam 的著作
		《体学易知》	北京刻本	出版时间不详
1876	〔英〕傅兰雅口译，赵元益笔述	《儒门医学》	上海（江南制造总局翻译馆）	译自海德兰（Frederick William Headland），*The Medical Handbook*
1876	〔英〕师惟善（Frederick Porter Smith）	《药性总论》	汉口	
1879～1887	〔英〕傅兰雅译，赵元益述	《西药大成》	上海（江南制造总局翻译馆）	译自来拉（John Forbes Royle）与海德兰，*Materia Medica and Therapeutics*，《西药大成》及其《补编》，是清末不断修订的西药最完备的一种药典译本
1880	〔英〕真司腾著，傅兰雅译	《化学卫生论》	广学会本四册；《格致汇编》本二册	据《增版东西学书录》
1880	〔美〕柯为良（Dauphin W. Osgood）著	《全体阐微》		亦称《格氏系统解剖学》，1878 年为 4 卷，1880 年经 Whitney 重编扩为 6 卷。与《全体新论》《全体通考》一起为 20 世纪前解剖学的三部代表作品

年份	译、作者	书刊名	出版地/机构	备注
1880		《化学易知》		是学校教科书系列之一种
1880		《化学器具材料》		选自 B. Griffin 的化学手册
1880	舒高第、赵元益译	《眼科书》	上海江南制造局翻译馆	
1881	〔美〕嘉约翰译	《割症全书》	广州博济医局	原书信息：格罗斯（Gross）、埃斯马克（Esmark）、费尔利·克拉克（Fairlie Clark）、帕卡德（Packard），*Manual of Operative Surgery*。1890 年再版
1881	〔美〕嘉约翰编撰	《炎症新论》（又称《炎症论略》）	广州博济医局	原书名为：*Treatise on Inflammation*。1889 年再版，此即《割症全书》之第 1 卷
1881	〔美〕嘉约翰编撰	《热症》	广州博济医局	
1882	〔美〕嘉约翰译，孔庆高述	《西医内科全书》	广州博济医局	原书名：*Theory and Practice of Medicine*。是晚清最重要的西医内科著作
1883	〔美〕嘉约翰译	《体质穷源》	广州博济医局	此为译著，原书名为 *Miller's Coloured Anatomical Plates*
1884	〔美〕嘉约翰译，孔庆高述	《体用十章》	广州博济医局	此书原书为：赫胥黎（Thomas Huxley）的《基础生理学教程》（*Lessonsin Elementary Physiology*）第 3 版
1884	〔美〕惠亨通（H. T. Whitney）	List of Many Medicines in Chinese and Japanese		
1884		《化学材料中西名目表》		
1885	〔美〕玛高温译	《卫生要旨》		又名《中国的运动疗法》
1885		《化学考质》		
1886		《化学求数》		
1886		《化学须知》		

续表

年份	译、作者	书刊名	出版地/机构	备注
1886	〔英〕德贞编译	《全体通考》（即《体骨考略》）（原名 Human Anatomy）	北京（同文馆）	是书为中国官方在京出版的第一部系统解剖书
	〔英〕德贞编译	《续西医学举隅》	北京	
1886	〔英〕稻惟德（A. W. Dauthwaite）译	《全体图说》	益智书会	D. A. K. John Ston 原著
1886	〔美〕博恒理（Henry Dwight Porter）译	《省身指掌》	北京美华书馆	1891 年重印
1886	〔英〕艾约瑟（Joseph Edkins）译	《化学启蒙》	海关出版社（Customs Press）	原作者：J. W. Hooker
1886	〔英〕艾约瑟	《身理启蒙》	海关出版社	《西学启蒙》本。原作者：Michael Foster。末章兼涉心灵学。1898 年由上海图书集成书局重印
1886	〔英〕艾约瑟	《植物学启蒙》	海关出版社	原作者：J. W. Hooker。以上三书属于艾约瑟《西学启蒙十六种》之三部
1887	〔英〕德贞（John Dudgeon）撰	《治鸦片烟瘾手册》（Tract on the Cure of the Opium Habit）	汉口	
1887	〔美〕嘉约翰编撰	《中西病名表》	广州博济医院	1894 年再版
1887	〔英〕傅兰雅等编译，赵元益述	《西药大成药品中西名目表》	上海（江南制造总局翻译馆）	
1887	〔英〕稻惟德译	《眼科指蒙》	烟台	
1887		《临阵伤科便览》		
1887	花之安（E. Faber）译	《化学记略》		
1887	杨格非（G. John）译	A General Outline of Chemistry		
1888	〔英〕傅兰雅译	《显脉表论》		
1888	墨海书馆编译	《全体功用问答》	墨海书馆	

续表

年份	译、作者	书刊名	出版地/机构	备注
1888	W. &A. K. Johnston	《化学图说》		系教科书系列之一种
1888	〔美〕嘉约翰译，林湘东述	《皮肤新编》	广州博济医局	
1889	舒高第口译，赵元益笔述	《内科理法》	上海（江南制造总局翻译馆）	参考的底本是虎伯（Robert Hooper）撰，茹合（William Augustus Guy）、哈来（John Harley）参订的 *Hooper's Physician's Vade Mecum*
1889	〔美〕海文著，颜永京译	《心灵学》	益智书会	
1889	〔英〕嘉约翰译，林应祥述，尹端模订	《增订花柳指迷》	广州博济医院	
1889	〔美〕嘉约翰译，孔庆高述	《妇科精蕴图说》	广州博济医局	原书信息为：托马斯（Thomas），*Diseases of Women*
1890	〔英〕思快尔著，〔美〕洪士提反（Stephen A. Hunter）译	《万国药方》	上海美华书馆石印本	参见沈福伟《西方文化与中国（1793—2000）》，上海教育出版社，2003
1890	舒高第、郑昌棪译	《妇科全书》	上海江南制造局翻译馆	
1890	〔英〕傅兰雅辑译	《孩童卫生编》	益智书会	
1890	〔英〕傅兰雅辑译	《居宅卫生论一册附图》	《格致汇编》本	据《增版东西学书录》
1891	〔美〕惠亨通（H. T. Whitney）	《省身初学》	福州美华书局	用福建方言写成，属于科普著作
1892	尹端模译，〔美〕嘉约翰校	《儿科撮要》	广州博济医院	原书名：*Diseases of Children*
1892	尹端模译，〔美〕嘉约翰校	《病理撮要》	广州博济医院	原书名：*Pathology*
1893	尹端模译，〔美〕嘉约翰校	《西医胎产举要》	广州博济医院	据阿庶顿（Ashton）辑 *Essentials of Obstetric*（美国桑德斯出版公司，1888）一书翻译

续表

年份	译、作者	书刊名	出版地/机构	备注
1894	舒高第、郑昌棪同译	《临阵伤科捷要》	上海（江南制造总局翻译馆）	英国陆军医官帕脱撰
1894	尹端模译，〔美〕嘉约翰校	《医理略述》	博济医局刻本，《格致汇编》本	据《增版东西学书录》。译者编译的是《药物学与治疗学》（Materia Medica and Therapeutics）一书中的"治疗学"部分。1892 年初版，1894 年再版
1894	〔英〕傅兰雅译	《幼童卫生编》	益智书会	John not，James and Bouton，Eugene 合著
1894	〔英〕傅兰雅译	《全体须知》	益智书会	《格致须知》三集本，一册
1894	〔英〕傅兰雅辑译	《幼童卫生编》	益智书会本	据《增版东西学书录》
1895	〔英〕梅藤更译，刘廷桢述	《医方汇编》	杭州广济医局刻本；广州博济医局排印本	英国伟伦忽塔原著，是当时西药临床应用的一部名作
1895	〔英〕德贞编译	《英国官药方》	同文馆（未刊）	
1896 前	〔英〕伯克雷译，程銮、赵元益重译	《水师保身法》	上海（江南制造总局翻译馆）	勒罗阿撰
1896	〔英〕傅兰雅译	《初学卫生编》	益智书会	盖乐格著
1896	〔美〕乌特亨利著，〔英〕傅兰雅	《治心免病论》	益智书会	
1897	〔英〕柯士宾著，孙中山译	《红十字会救伤第一法》	伦敦红十字会出版发行	
1897	〔美〕富马利（Mary Fulton）译	《剖腹理法》		原书信息为：富勒顿（Fullerton）Nursing in Abdominal Surgery
1897	〔美〕富马利选，南海庞文卿译	《儿科论略》	广州博济医局	
1898	〔美〕丁韪良著	《性学举隅》	上海广学会藏版，美华书馆排印	

续表

年份	译、作者	书刊名	出版地/机构	备注
1898	〔美〕嘉约翰译	《里迪尔氏实用化学——医学学生用》	广州博济医局	原书名：*Rideal's Practical Chemistry for Medical Students*
1899		《热症论》	广州博济医局	原书名：*Fevers*
1899	〔美〕嘉约翰译	《病症名目》	广州博济医局	原书名：*Vocabulary of Diseases*
1899	〔美〕嘉约翰译	《西药名目》	广州博济医局	原书名：*Vocabulary of Medicines*
1899	〔英〕傅兰雅译，徐寿、赵元益述	《法律医学》（又名《英国洗冤录》）	上海（江南制造总局翻译馆）	底本为该惠连（William Augustus Guy）、弗里爱（David Ferrier）所著之《医学法律学原理》（*Principles of Medical Jurisprudence*）
1900	伍梅氏撰，林程初述	《幼学保身要言》		广州方言本
1900	舒高第、郑昌棪同译	《妇科》	上海（江南制造总局翻译馆）	底本为所著之汤麦斯 *A Practical Treatise on the Diseases of Women*
1901		《化学撮要》	广州博济医局	原书名：*Essentials of Chemistry*
1901	〔英〕秀耀春译，赵元益述	《保全生命论》	上海（江南制造总局翻译馆）刻本，石印本	底本为英国古兰肥勒所撰
1902	〔美〕富克理（Kate Cecilia Woodhull）	《卫身撮问》	无出版地点	
1902	〔美〕贺路绥（Lucy H. Hoag）	《全体入门问答》	上海美华书馆	据作者在该书序言中说，他在 1887 年就写过一本《全体功用》的小书
1903	〔英〕梅藤更译	《西医外科理法》	杭州广济医局	
1904	〔英〕傅兰雅译 赵元益述	《西药大成补编》	上海（江南制造总局翻译馆）	底本为哈来所著《西药大成》（*Materia Medica and Therapeutics*）第 6 版
1904	〔美〕惠亨通译	《体学新编》	福州美部公会	Gray 原著
1905	〔美〕惠亨通	《省身浅说》		用福建方言写成

续表

年份	译、作者	书刊名	出版地/机构	备注
1905	〔英〕秀耀春译，赵元益述	《济急法》	上海（江南制造总局翻译馆）	英国舍白辣撰
1905	舒高第口译，郑昌棪笔述	《产科》	上海（江南制造总局翻译馆）	底本为密尔（Alexander Milne）所撰之 The Principles and Practice of Midwifery with Some of the Diseases of Women，1884，第 2 版
1910	舒高第口译，赵宏笔述，赵毓森初校，陈洙复校	《西药新书》	上海（江南制造总局翻译馆）	马汀台耳（William Harrison Martindale）、韦斯考脱（William Wynn Westcott）同撰，底本为：Therapeutic Index of Diseases and Symptoms Appended to Extra Pharmacopoeia
1911	谢卫楼	《心灵学》	北通州公理公印字馆	
		《知识五门》	益智书会	
	〔英〕稻惟德译，刘星垣述	《眼科指蒙》	益智书会	
		《卫生学要旨》	益智书会	
	汇报馆译	《人类学》	《汇报》本	据《增版东西学书录》
	〔美〕法乌罗著，〔日〕神田彦太郎、王立才编辑，忧亚子译	《男女交合新论》	上海日清书馆印本	据《增版东西学书录》
	汇报馆译	《怪生记》	《汇报》本	据《增版东西学书录》
	汇报馆著	《五官异境》	《汇报》本	据《增版东西学书录》
	〔英〕礼敦根著，傅兰雅译	《人与微生物征战论》	《格致汇编》本	据《增版东西学书录》
	刘廷桢译	《产科心法》	上海排印本	据《增版东西学书录》
	〔美〕聂会东（James Boyd Neal）	《眼科证治》	美华书馆印本	据《增版东西学书录》
	〔日〕木庄士雅著	《眼科锦囊》	福瀛书局刊本	据《增版东西学书录》
	〔英〕德贞译	《脉说》	万国公报本	据《增版东西学书录》

续表

年份	译、作者	书刊名	出版地/机构	备注
	〔英〕傅兰雅辑译	《脉表诊病论》	《格致汇编》本	据《增版东西学书录》
	刘廷桢译	《外科理法》	上海排印本	据《增版东西学书录》
		《西药摘要》	上海通行本	据《增版东西学书录》
	〔英〕傅兰雅辑译	《泰西本草撮要》	《格致汇编》本	据《增版东西学书录》
〔清〕光绪年间	〔日〕伊藤清民著	《泰西本草名疏》	东洋刊本	据《增版东西学书录》
		《中西药名表》		据《增版东西学书录》
	译书公会译	《日本红十字会同盟诸国记》	《译书公会报》本	据《增版东西学书录》
	〔美〕盖药格著，〔英〕傅兰雅译	《初学卫生编》	益智书会本	据《增版东西学书录》
	〔英〕夫兰考尔著，蓝寅译	《居处卫生论》	《蒙学报》本	据《增版东西学书录》
	〔日〕三岛通良著，汪有龄译	《学校卫生学》	《教育世界》本	据《增版东西学书录》
	〔英〕爱凡司著，傅兰雅辑译	《延年益寿论》	《格致汇编》本	据《增版东西学书录》
	〔美〕乌特亨利著，〔英〕傅兰雅译	《治心免病论》	益智书会本	据《增版东西学书录》
	〔美〕巴次著，〔英〕傅兰雅译	《免晕船呕吐说》	《格致汇编》本	据《增版东西学书录》
	亚泉学馆译	《食物标准及食物各货划分表》	《亚泉杂志》本	据《增版东西学书录》
	舒高第、赵元益译	《医学总说》		制造局未译成，《汇编》一有徐寿《医学论》一篇，后附《慎疾要言》。据《增版东西学书录》
	刘廷桢辑著	《中西脏腑辩正》		未刻，据《增版东西学书录》
	刘廷桢辑著	《中西骨骼辩正》		未刻，据《增版东西学书录》

续表

年份	译、作者	书刊名	出版地/机构	备注
	刘廷桢辑著	《中西五官经络辩正》		未刻，据《增版东西学书录》
	朱少廉辑著	《中西脏腑图说》	广东刻本	据《增版东西学书录》
	叶意深辑著	《中西药物表目》		据《增版东西学书录》
	王季烈辑著	《身理卫生论》	《蒙学馆》本	据《增版东西学书录》
	丁孙保辑著	《卫生学问答》	常州刻本	据《增版东西学书录》
		《卫生浅言》	《中国旬报》本	据《增版东西学书录》
	邹凌沅辑著	《卫生汇编》	《通学斋丛书》本	据《增版东西学书录》
	孙涂笔述，罗饴校	《（附）泰西红十字会年表说略》	《同文沪报》本	据《增版东西学书录》
	罗焕章译，罗饴校	《（附）日本赤十字社章程》	《同文沪报》本	据《增版东西学书录》
	〔日〕塚本岩三郎绘	《全体解剖图二十幅》	日本东京造画馆本	据顾燮光《译书经眼录》
	〔日〕斋田功太郎著，田吴炤译	《生理卫生学》	汉阳刘氏六吉轩刊本，北洋官报局排印本	据顾燮光《译书经眼录》
	〔日〕细野顺著，出洋学生译	《造化机新论》	商务印书馆本	据顾燮光《译书经眼录》
	出洋学生编译	《妊娠论》	癸卯五月再版洋装本	据顾燮光《译书经眼录》
	〔日〕伊东琴次郎著，陈毅译	《胎内教育》	广智书局排印本	据顾燮光《译书经眼录》
	〔美〕霍立克著，仇光裕译，王建善述	《生殖器新书前后编》	嘉定日新书所洋装本	据顾燮光著《译书经眼录》
	〔美〕来曼波斯撒利著，〔日〕北岛研三译，冯需重译	《处女卫生》	广智书局洋装本	据顾燮光《译书经眼录》
	〔日〕桥善次郎著，海天独啸子译	《最近卫生学》	广智书局洋装本	据顾燮光《译书经眼录》

年份	译、作者	书刊名	出版地/机构	备注
	〔日〕医学得业士崛井宗一著，赵必振译	《实用卫生自强法》	广智书局排印本	据顾燮光《译书经眼录》
	〔美〕项尔构著，章乃炜译	《高等小学卫生教科书》	文明书局本	据顾燮光《译书经眼录》
	〔日〕四方文吉著，虞泰祺译	《齿牙养生法》	启文译社洋装本	据顾燮光《译书经眼录》
	〔日〕立宽讲述，王明怀译	《救急处置》	启文译社洋装本	据顾燮光《译书经眼录》
	〔日〕山崎荣三郎著，浩然生译	《男女生殖器病秘书》	广智书局排印本	据顾燮光《译书经眼录》
	〔日〕丸山万著，金柯译	《男女下体病要鉴》	上海国民日日报社洋装本	据顾燮光《译书经眼录》
	苏州崇辨学堂编	《全体学问答》	《便蒙丛编》本，开智书室排印本	据顾燮光《译书经眼录》
	北洋学校司编	《全体学》	北洋官报局排印本	据顾燮光《译书经眼录》
	孙海环	《生理学粹甲编》	《通社丛书》洋装本	据顾燮光《译书经眼录》
	北洋学校司编	《生理卫生学》	北洋官报局排印本	据顾燮光《译书经眼录》
	丁福保	《蒙学生理教科书》	文明书局第三版	据顾燮光《译书经眼录》
	陈之反	《心学》	通社洋装本	据顾燮光《译书经眼录》
	黄式苏	《原血》	《新世界学报》本	据顾燮光《译书经眼录》
	史琦	《痰饮辨》	《格致汇编》本	据顾燮光《译书经眼录》
	毗生	《肿胀辨》	《格致汇编》本	据顾燮光《译书经眼录》
	王建善	《葆精大论》	育才书社排印本	据顾燮光《译书经眼录》
	许豀屏	《卫生保寿术》	广智书局本	据顾燮光《译书经眼录》
	同志学社编	《卫生粹言》	上海竞化书局洋装本	据顾燮光《译书经眼录》

续表

年份	译、作者	书刊名	出版地/机构	备注
	丁福保编译	《蒙学卫生教科书》	文明书局第四版	据顾燮光《译书经眼录》
	叶缦卿	《中西药物名表》	通社洋装本	据顾燮光《译书经眼录》
		《俟医浅说》	广学会本	杭州广济医院原本《宜居家备》，据《广学会译注新书总目》
	〔英〕高葆真（William Arthur Cornaby）	《医学格致发明酒与人身之感动》		据《广学会译注新书总目》
		《医学趣说》		据《广学会译注新书总目》
		《骨格辩正》		据《广学会译注新书总目》
	〔英〕马克斐原著，〔英〕高葆真辑译，曹曾涵校	《泰西奇效医术谭》		据《广学会译注新书总目》
		《救人良方》		据《广学会译注新书总目》
		《热症总论》		据《广学会译注新书总目》，作者应是梅藤更，因为 CMMJ, No.5, 1905, p.221 曾载有梅氏编译有 Davidson 所著的 Diseases of Warm Climates 一书
		《肾囊医决》		据《广学会译注新书总目》
		《新译西药新书》		据《上海制造局译印图书目录》

注：本书目限于1912年前，1912年后出版的医药卫生类图书可参见北京图书馆编《民国时期总书目（1911—1949）·自然科学 医药卫生》，书目文献出版社，1995。

资料来源：Joseph C. Thomson, " Medical Publications in Chinese," *CMMJ*, No. 3, 1887, pp. 202 - 212；Wylie Alexander, *Memrials of Protestant Missionaries*；熊月之：《西学东渐与晚清社会》，上海人民出版社，1994；马伯英、高晞、洪中立：《中外医学文化交流史》；沈福伟：《西方文化与中国（1793—2000）》，上海教育出版社，2003；Wong & Wu, *History of Chinese Medicine*；熊月之主编《晚清新学目提要》（内含徐维则《增版东西学书录》、顾燮光《译书经眼录》、赵惟熙《西学书目答问》）（上海书店出版社，2007）；王韬等编《近代译书目》（内含王韬《泰西著述考》、广学会编《广学会译注新书总目》、上海制造局翻译馆编《上海制造局译印图书目录》）（北京图书馆出版社，2003）；张晓编著《近代汉译西学书目提要（明末至1919）》，北京大学出版社，2012；冯立昇主编《江南制造局科技译著集成·医药卫生卷》第1～4分册，中国科学技术大学出版社，2017。

附录八　近代中国所译的西药书目（1858～1933）

类别	书名	出版时间	译者（编译者）	附注
一般药学及药物学类	《东西本草录要》	1858	〔英〕合信、管茂才	为《内科新说》一书的下卷
	《西药略释》	1871	〔美〕嘉约翰（John Glasgow Kerr）、孔庆高	原书名为 Manual of Materia Medica，1871 年博济医局本，1886 年重印，是我国早年系统介绍现代药物学的专著
	《西药大成》	1887	〔英〕傅兰雅（John Fryer）、赵元益	江南制造局本，原著为英人米拉、海德兰所撰 Mateia Medica Therapeuties 第 5 版
	《西药大成药品中西名目表》	1887	〔英〕傅兰雅、赵元益	
	《西药名目》	1899	〔美〕嘉约翰译	广州博济医局排印本，原书名：Vocabulary of Medicines
	《西药大成补编》	1904	〔英〕傅兰雅译 赵元益述	上海江南制造局翻译馆本，底本为哈来所著《西药大成》（Materia Me-dica and Therapeutics）第 6 版
	《西药新书》	1910	舒高第口译，赵宏笔述，赵毓森初校，陈洙复校	上海江南制造局翻译馆本，底本为马汀台耳（William Harrison Martindale）、韦斯考脱（William Wynn West-cott）同撰，底本为：Therapeutic Index of Diseases and Symptoms Appended to Extra Pharmacopoeia

续表

类别	书名	出版时间	译者（编译者）	附注
一般药学及药物学类	《普通药物学教科书》	1910 年前后	丁福保	
	《药物学大成》	1910 年前后	丁福保	
	《药物学纲要》	1910 年前后	丁福保	
	《西药择要》	1926	江青、黄贻清	
	《药物详要》	1928	于光远、阮其煜	
	《药科学撷要》	1932	〔英〕伊博恩（Bernard Emms Read）	
	《西药摘要》	出版年不详		上海通行本，据《增版东西学书录》
	《泰西本草撮要》	出版年不详	〔英〕傅兰雅辑译	《格致汇编》本，据《增版东西学书录》
	《泰西本草名疏》		〔日〕伊藤清民著	东洋刊本，据《增版东西学书录》
	《中西药物名表》	出版年不详	叶缦卿编	通社洋装本，据顾燮光《译书经眼录》
	《新译西药新书》			据《上海制造局译印图书目录》
	《中西药物表目》	出版年不详	叶意深辑著	据《增版东西学书录》
	《中西药名表》			据《增版东西学书录》
	《药治学讲义》	出版年不详	张克成	
	《药物学疗学合编》	出版年不详	裴威廉、刘国华	
	《药物学详要》	出版年不详	裴威廉、刘国华	
	《实验西药菁华》	出版年不详	汪奎东	
药典类	《英国官药方》	1888 年以前	〔英〕德贞（John Dudgeon）	
	《美国西药谱》	1923	美国 Parke Davis 等药厂	根据《美国药典》第 9 版译出，由美国药商出资，上海中华书局出版

类别	书名	出版时间	译者（编译者）	附注
药典类	《英国药典》	1927		由上海英国商会与伦敦商会共同出版
药方类	《万国药方》 （*A Manual of Therapeutics and Pharmacy in Chinese Language*）	1890	〔美〕洪士提反 （Stephen A. Hunter）	李鸿章作序，美华书局石印本。是洪氏参考英、美、印度等国药典以及其他医药资料编译而成
	《新万国药方》	1909	丁福保	译自日人恩田重信所著《处方一万集》，上海医学书局，1909年初版，1914年再版
药剂学类	《制药学要领》	1922	〔美〕米玉士 （Edwin N. Meuser）	博医会出版委员会出版，作者时任华西协和大学药剂学、医药学讲师
药理学与毒理学	《药性总论》	1876	〔英〕师惟善 （Frederick Porter Smith）	在汉口出版
	《艾古二氏实验药理学》	1925	于光远	
	《药理学》	出版年份不详	余云岫	
	《药理学》	出版年份不详	刘懋淳	
	《伊氏毒理学》	1932	李雨田	伊博恩原著

附录九　中国博医会出版的医书

年份	译、作者	书名	备注
1890	〔英〕惠亨通（H. T. Whitney）编	《解剖学词汇》	
1894		《疾病名词词汇》	
1898		《眼科名词》	
1898	尹端模编	《疾病词汇》	
	〔美〕博恒理（Henry Dwight Porter）编	《生理学名词》	
1905	中华博医会华中支部编	《护病要术》	初版，1916 年增订。
1905	〔英〕哈利伯顿（W. D. Halliburton）著，〔美〕易文士（Philip Saffery Evans, Jr.）译，〔加〕启真道（G. L. Kilborn.）、吕钟灵重译，鲁德馨校	《哈氏生理学》	原书名：*Handbook of Physiology*。初名《体功学》，1905 年美华书馆初版，高似兰译。1929 年 10 月第 8 版，1936 年 8 月第 9 版，该书系当时欧美医学院教科书，第 8、9 版为重译本
	〔美〕文渊博（Wade H. Venable）	《细菌学词汇》（*Bacteriology*）	
1907	〔美〕贺德（H. A. Hare）著，盈亨利（James Henry Ingram）编译，管国全校订	《贺氏疗学》	初版，1911 年 3 月第 2 版，1935 年 6 月增订第 5 版。原书名：*A Text - book of Practical Therapeutics*
1908	〔英〕高似兰（Philip Brunelleschi Cousland）编	《医学词汇》	该书 1908 年初版，是为近代中国第一部关于医学名词的辞书。先后再版十余次。自第 7 版高氏去世后由鲁德馨和英人孟合理（P. L. Mcall）合编，为纪念高似兰，改称为《高氏医学词汇》
1908	〔英〕伊大卫（David James Evans）著，〔美〕赖马西（Mary West Niles）口译，潘江等笔译，黄雪贞等校	《伊氏产科学》	初版，1913 年第 2 版；1917 年 8 月增订第 3 版，1930 年第 5 版
1908	〔美〕挨起挪著，文渊博译，毛培之笔述，吴欣璜鉴定	《秽学新编》	初版，1919 年第 3 版。内有显微镜光学原理、应用方法、细菌学概论，书前有译者序

续表

年份	译、作者	书名	备注
1909	〔美〕路夏（I. H. Robb）著，车以轮（E. Chesnut）、白喜氏（R. B. Boggs）译	《护病新编》	初版，1920 年第 4 版，原书名：*Nursing Principles and Practice*
1909	〔美〕富马利（Mary H. Fulton）著	《剖腹理法》	新版
1909	赵士法（Chao Sze - fahl）	《陆军卫生提要》	上海华美书局版
1909	〔美〕赖马西（Niles）译，潘剑生校	《嘉氏内科学》（第 2 版）	中国博医会藏版，一套，634 页；初版为嘉约翰译、孔庆高述；第 3 版出版于 1917 年，上海美华书馆印刷发行
1910	〔英〕欧司勒（W. Osler）、T. Mccrae 著，高似兰等译，杜天一笔述	《欧氏内科学》	初版，1925 年第 3 版，1928 年第 3 版重印，1931 年第 3 版修订再版（改为高似兰、朱我农编译）。原书名：*The Principles and Pratice of Medicine*
1910	〔美〕聂会东（James Boyd Neal）译，尚宝臣笔述	《眼科证治》	原上海美华书馆 1898 年第 1 版，另有 1906 年版，博医会版是为第 5 版
1910	〔美〕施尔德（Randolph Tucker Shields）译	《体学全旨》	一册
1911	〔英〕科龄（Thomas Cochrane）、谢恩增（E. T. Hsieh）译	《解剖学讲义》	一套，754 页
1911	〔英〕高似兰译	《体学图谱》	一册，书末附有英汉医学术语对照表
1912	〔英〕卡达（F. M. Caird）、恺司克（C. W. Cathcart）著，梅藤更（David Duncan Main）、楚惟善（H. N. Churchill）译，林洞省等编校	《卡恺二氏外科便览》	原书名：*A Surgical Handbook*
1912	〔英〕高似兰、萧惠荣译述	《哈氏体功学》（第 5 版）	即《哈氏生理学》，1914 年为第 6 版。原书名：*Halliburton's Handbook of Physiology*

续表

年份	译、作者	书名	备注
1912	〔美〕聂会东辑译	《皮肤证治》	
1912	〔美〕罗嘉礼选译，刘立峰笔述，纪立生（Thomson Gillison）、高似兰校订	《制药引阶》（第3、4卷）	
1913	〔美〕Alfred Stengel and Herbert Fox著，〔英〕孟合理（P. L. Mcall）、鲁德馨编译，张希武、陈佐庭笔述	《史氏病理学》	初版，分上下册，其中下册1916年出版；1928年1月由中华医学会再版，原书名：Text - Book of Pathology
1913	〔英〕杨伽（E. G. Younger）著，高似兰、朱剑译	《灵心病简述》	
1914	〔美〕卞劳（Chas. B. Penrose）原著，富马利（Mary H. Fulton）口述，周仲彝译订，林怜恩助述，张素华再校	《卞劳妇科学》	1907年为第1版。1914年版本为第2版，492页，另有附录：加利医士原著之《妇女手淫》5页。另有1922年、1931年版本，228页
		《化学详要》	
		《育儿指南问答》	
		《骨学》	
	〔英〕齐德义（Edward Joseph Stuckey）译	《基氏毒学》	
	〔英〕齐德义（Stuckey and Dr. Liu）译	《法医学》	
1914	〔美〕盈亨利（James Henry Ingram）译，陈桂清笔述，管国全校订	《屈光学全卷》	初版，另有中华医学会1934年1月再版。再版本由毕华德、盈亨利（James Henry Ingram）按原著第2版修订重译，从初版的12章增至23章
1914~1915	〔英〕纪立生（Thomson Gillison）与（Chao Chi Sun）译	《药料详要》	

续表

年份	译、作者	书名	备注
1915	朱剑、〔英〕高似兰译	《救急疗术》	一册，初版，1927 年 12 月第 3 版
1915	〔美〕哈建（W. B. Hopkins）著，富马利译述，周仲彝编订	《绷带缠法》	另有 1931 年第 5 版
1915	〔英〕伊博恩（Bernard Emms Read）编译	《药科学撷要》	
1915	〔英〕溥密澈（J. M. Bruce）著，纪立生译	《药物详要》	初版，1928 年 5 月再版，1937 年 2 月 3 版，第 3 版由裴威廉（W. P. Pailing）、刘国华重译，孟合理（P. L. Mcall）、鲁德馨校订。原书名：*Materia Medica and Therapeutics*
1915、1917	〔美〕豪慈著，富马利译述，周仲彝编订，张素华参校	《豪慈儿科学》	分初辑、二辑 2 卷，先后出版于 1915 年、1917 年，1929 年再版，名为《豪慈氏儿科学》，并增加林怜恩参校。
1916	〔英〕雷实礼（P. C. Leslie）编	《公共卫生学》	1932 年 1 月 3 版，原书名：*Handbook on Hygiene and Public Health*
1916	〔加〕雷实礼（Percy C. Leslie）译	《西医卫生学》	
1918	〔美〕聂会东编译	《皮肤诊治》	第 5 版，1924 年 1 月 7 版，原书名：*Disease of the Skin*
1919	Ernst Fuchs & Alexan-der Du-ane 著，〔美〕聂会东译，钮汉逸校	《傅氏眼科》	
1921	〔美〕施尔德、鲁德馨编订，中国科学名词审查会审查	《（新定）解剖组织胎生学》名汇	
1921	〔美〕易文士编	《生理实验》	初版，1924 年再版，编者选取美国医学课本中重要的生理学试验

年份	译、作者	书名	备注
1921～1936	〔英〕孔宁涵（Cunningham）著，鲁德馨编译，纪立生（Thomson Gillison）校订，赵齐巽参校	《（孔氏）实地解剖学》（1～3卷）	卷1，1921年初版。 卷2，出版时间不明。 卷3，1922年初版，1936年再版
1922	〔美〕Edwin N. Meuser, Phm. B（米玉士）	《制药学要领》	初版，另有1930年版
1922	〔美〕军医总监著，单惠泉编译	《男子花柳病新编》	共103页
1923	〔英〕格雷（Henry Gray）著，〔美〕施尔德（Randolph Tucker Shields）编译，陈佐庭笔述	《格氏系统解剖学》	初版，据英文译本第20版编译，书前有编译者序
1923	〔美〕梅嘉利（C. H. May）著李清茂译	《梅氏眼科学》	初版，1928年2月增订再版，原书名：*Manual of the Diseases of the Eye*
1923	〔英〕胡金生（R. Hutchison）、瑞应理（H. Rainy）合著，孔美格（J. G. Cormack）编译	《内科临症疗法》	再版，原版出版年代未知
1924	〔美〕海贝植（L. F. Heimburger）编著，杨传柄、鲁德馨校	《梅毒详论》	初版，1926年6月再版，原书名：*Syphilis*
1924	〔英〕蒲尔德（W. G. Porter）著，于光元、倪维廉译，鲁德馨、高似兰校	《蒲氏耳鼻咽喉科》	初版，1928年2月再版，原书名：*Disease of the Throat, Nose and Ear (for Practitioners and Students)*
1925	C. W. Edmonds、A. R. Cushiny著，于光元译，江清校	《古艾二氏实验药理学》	原书名：*Laboratory Guide in Experimental Pharmacology*
1925	〔英〕罗斯（W. Rose）、卡利斯（A. Carless）著，应乐仁（L. M. Ingle）、孔美格编译，陈佐庭笔述	《罗卡两氏外科学》	第3版，两册，原书名：*Manual of Surgery*。另，本书有上海中华医学会编译部1913年初版、1921年第2版、1930年第3版、1934年第4版

续表

年份	译、作者	书名	备注
1926	〔美〕斯梯特（E. R. Stitt）著，〔英〕孟合理译，张锡五、陈佐庭笔记	《斯氏实验诊断（细菌学部）》	初版，原书名为 Practical Bacteriology，1931 年再版
1926	〔美〕斯梯特（E. R. Stitt）著 施尔德（Randolph Tucker Shields）译，陈佐庭笔记	《斯氏实验诊断（寄生虫学部）》	初版
1926	〔美〕斯梯特著，江清译	《斯氏实验诊断（体液学部）》	初版，原书名：Examination of the Blood Other Body - Fluids
1926	〔美〕斯梯特著	《斯氏实验诊断（细菌学部、体液学部、寄生虫学部）》	初版，即以上三种临床试验诊断学的合订本
1926	〔美〕格雷夫斯（W. P. Graves）著，〔英〕孔美格、鲁德馨、〔美〕雷白菊编译，鲁德馨校订	《葛氏妇科全书》	1930 年 10 月再版
1926	〔英〕孟合理编译陈佐庭笔记	《骨折新疗法之概要》	初版，该书系 1922 年美国医学会波士顿会议上通过的骨折治疗标准法。原书名：Outline of New Treatment of Fractures
1926	江清编译，马争存笔记，鲁德馨校	《西药择要》	初版，1933 年 10 月增订再版
1926	赵齐巽述，〔英〕纪立生译	《药料详要》	
1927	〔美〕罗森奥（M. J. Rosenau）著，胡宣明、黄贻清编译	《罗氏卫生学》	原书名：Preventive Medicine and Hygiene
1927	〔英〕G. H. Glffen 著，齐德义（E. J. Stuckey）译	《基氏法医学》	
1928	〔美〕海贝植（L. F. Heimburger）、杨传柄编，鲁德馨校，马争存笔记	《皮肤病丛编》	初版，1932 年第 2 版，1940 年 10 月增订第 3 版，英文原名：A Text - book of Diseases of the Skin
1928	〔美〕路易（F. T. Lewis）、司徒（T. P. stow）著，施尔德（Randolph Tucker Shields）译，陈佐庭校	《（路氏）组织学》	再版

续表

年份	译、作者	书名	备注
1929	〔英〕杨咖（E. G. Younger）著，高似兰、朱剑（M. J. Chu）译	《精神病简述》	据修订的原著第5版编译，简介各种精神病的诊断与治疗。原书名：*Insanity in Every - Day Practice*
1929	〔英〕伊博恩著	《药科学撷要（中英对照）》	第8版
1929	〔英〕格雷著，应乐仁（L. M. Ingle）重译，陈佐庭笔述	《格氏系统解剖学》	再版，据英文译本第23版编译，并补充了初版删去的胎生学、组织学、图谱等，书前有应乐仁、鲁德馨再版序言。原版为美施尔德译，陈佐庭笔述之1924年版
1931	江清编译，马争存撰述	《西药概论》	汇编各种西药的中西文名称、作用及用途、剂量等
1931	〔英〕G. Williams著，张霁译，孟合理、应乐仁校，陈佐庭参校	《魏氏简易外科学》	初版，译自原书第19版
1931	〔英〕C. F. M. Saint著，张霁编译，博医会编译部校	《外科记录法》	初版，原书名：*Surgical Note - taking*
1931	〔美〕秦氏（H. Zinsser）著，汤飞凡译	《秦氏细菌学》	初版，原书名：*A Textbook of Bacteriology*
1931	刘汝刚编，博医会编译部增订	《汉英医药词典》	共331页
1932	〔英〕伊博恩编著，李雨田译，鲁德馨校	《毒理学》	参考《本草纲目》、《洗冤录》及西方毒理学、法医学等编写

资料来源：本表据北京图书馆编《民国时期总书目（1911—1949）·自然科学 医药卫生》及笔者在中国国家图书馆、北京大学图书馆、上海图书馆、广东省立中山图书馆、中山大学医学院图书馆所调查之网上及纸质书目整理而得。

附录十　近代中国西医学期刊（1871～1933）

起止时间	创刊地点	期刊名	办刊人/机构	发行	备注
1871 年 8 月 1 日～1911 年		《海关医报》（*Customs Medical Reports*）	〔英〕哲玛森（R. A. Jamieson）主编	海关总署	1871 年创刊后每半年 1 集，直到 1904 年 3 月共 67 集，1911 年出版 1904～1911 年（68～80 卷）的合订本
1880	广州	《西医新报》	〔美〕嘉约翰（John Glasgow Kerr）主编		原称《广州新报》，后改为此名。季刊，出至第 8 期而止
1886	广州	《医学报》	尹端模		月刊，仅出数期即停，是为华人自办的第一份医学杂志
1887 年 3 月～1932 年	上海	《博医会报》（*The Chinese Medical Mis-sion-ary Jour-nal*）	博医会	上海美华书馆	英文医学杂志，1887～1904 为季刊，1905 年改为双月刊。1907 年改刊名为 *The China Medi-cal Journal*，自 1923 年又改为月刊，1932 年与《中华医学杂志》英文版合并发行
1906	东莞	《西医知新报》	〔德〕权约翰（J. E. Kueh-ne）		月刊，至第 4 期停
1906 年 1 月	上海	《卫生学报》	孙瑞		月刊，至第 6 期停
1907 年 2 月	日本	《医药学报》	中国医药学会		月刊，至第 4 期停
1907 年 5 月	日本千叶	《医药学报》	中国医药学会（社）		初为双月刊，1909 年 2 月第 13 期起，改为月刊。日本千叶医专我国留学生主办，出至第 12 期（1911 年 5 月）停，国内由文明书局发行
1907 年 6 月 11 日	日本	《卫生世界》	中国国民卫生会	金泽市下木多町一番丁五番地	月刊，至第 5 期停
1908 年 5 月	上海	《卫生白话报》	陈继武	上海卫生白话报社	月刊，旋办旋停

续表

起止时间	创刊地点	期刊名	办刊人/机构	发行	备注
1908 年 6 月	上海	《医学世界》	汪惕予	上海英大马路泥域桥自新医院	月刊，至第 34 期停
1908 年 7 月	广州	《医学卫生报》	梁慎余、梁培基、陈垣	广州长乐街恒安别馆	月刊，至第 10 期停
1910	日本	《医药学报》		医药学社	月刊，旋办旋停
1910 年 4 月～1912 年	上海新马路昌寿里无锡丁寓	《中西医学报》	丁福保	上海中西医学研究会	月出 1 册，出至第 8 卷第 12 期终刊
1910 年 8 月	广州	《光华医事卫生杂志》	发行：谈斌宜。编辑：陈垣	光华医社	全年 12 册，出至第 10 期停刊
1911 年 6 月	上海	《医学新报》		中日医学校校友会	
1912	上海	《医药新报》	〔日〕渡边久作	上海北四川路 2061 号	月刊，至第 2 期停
1912 年 5 月	南京	《南京医学报》	南京医学公会	南京医学报事务所	月刊，至第 11 期停（1913 年 3 月）
1912 年 5 月	广州	《中华医报》	〔美〕嘉惠霖（William Warder Cadbury）	广东公医院	双月刊，出至第 21 期停刊
1913 年 11 月	上海	《医药新报》	〔日〕渡边久作	医学新报社	月刊，至第 2 期停
1913 年 3 月	上海	《人道指南》		中国红十字会	月刊，仅发行 1 期
1913 年 5 月	上海	《中国红十字会杂志》	该会总会总办事处		年刊，至第 2 期停
1914	广州	《齿科学报》	中国牙科医学会	广州中国牙科医学会	施办旋停
1914 年 2 月 10 日	杭州	《医药观》	主编：厉家福，杭州寿安坊中华医药公司王程之	杭州中华医药学会	至第 11 期停

起止时间	创刊地点	期刊名	办刊人/机构	发行	备注
1914 年 7 月	广州	《齿科学报》		广州中国医科医学会	
1914 年 10 月 1 日	杭州	《广济医报》	杭州广济医科同学会	杭州广济医院	双月刊，出至第 41 期停，达 7 年之久，1924 年改组为《广济医刊》
1915	上海	《餐卫丛刊》		慎食卫生会	季刊，至第 3 期停
1915	苏州	《江苏公立医学专门学校校友会杂志》		江苏公立医学专门学校校友会学术股	年刊
1915 年 2 月	杭州	《浙江医专校友会杂志》	钱崇润	杭州医药专门学校	
1915 年 3 月	上海	《中西名医医学汇刊》		上海时新医药学广告社	
1915 年 5 月 15 日	广州	《广东光华医社月刊》	叶惠博	广州光华医社	出至第 9 期停
1915 年 10 月	北京崇文门大街 325 号	《中华医学杂志》	伍连德	中华医学会	最初中英文参半（但并非互译），1932 年英文版与《博医会报》合并，中文版与《齐鲁医刊》合并
1916	北平	《卫生丛报》	候希民		双月刊，至第 5 期停
1916 年 5 月	上海	《拒毒》	中华民国拒毒会	上海香港路 4 号中华民国拒毒会	月刊
1917	北京	《中华民国药学会会报》	汤尔和		年刊
1917 年 4 月	东京	《中华药学杂志》	先为施明、王长春、江圣陶，后改为东京留日中华药学会		半年刊，至第 3 期停
1917 年 10 月	北京	《中华民国医药学会会报》	中华民国医药学会		年刊，至第 2 期停

起止时间	创刊地点	期刊名	办刊人/机构	发行	备注
1918	长沙	《体育周报》	黄醒	长沙体育周报社	周刊，停
1918	上海	《卫生报》	卫生报社		周刊，1931年改为月刊
1918年7月	广州	《卫生》	光华医社	广州光华医社	双月刊，停，存1～3册
1918年9月	上海	《同济》	黄胜白	上海吴淞同济医学校	双月刊，至第3期停
1918年12月	北京	《陆军军医学校校友会杂志》	北京陆军军医学校校友会		月刊，至第5期停
1919	上海	《中华全国齿科医学会临时周报》	司徒博	中华全国齿科医学会	至第4期停
1919年2月～1918年10月	广州	《博济》	博济医院	广州西堤	月刊，至第27期停
1919年5月	上海	《医学周刊》		上海《时报》馆	周刊，非卖品，附于上海《时报》，55期停
1919年9月	西安	《中华红十字会西安分会杂志》	杨叔吉	中华红十字会西安分会	半年刊，至第4期停，设有论说、报告、汇录、专件、撮录、译述、要函、文艺等10个专栏
1919年10月	北京	《通俗医事月刊》		北京通俗医事月刊	出至1921年1月第3卷第1期，1922年由北平中央防疫处接办
1920年	杭州	《医药报》	於达望		半年刊
1920年	上海	《震旦大学医科杂志》		震旦大学医科	
1920年1月	上海	《中国护士季报》	韩贾美丽	上海中国护士会	季刊，中英文合刊，1941年10月停刊。1947年10月改名为《中国护士季刊》，在南京出版
1920年1月	上海	《医药杂志》		上海南京路34号贸易印刷公司	至第7卷第6期停

起止时间	创刊地点	期刊名	办刊人/机构	发行	备注
1920 年 2 月	上海	《自觉月刊》		同济医工专门学校	月刊，1920 年 8 月停
1920 年 3 月	上海	《大精神杂志》		大精神医学研究会	季刊，至第 3 期停
1920 年 3 月	广州	《夏葛医学杂志》		夏葛医校校友会	月刊
1920 年 4 月	上海	《同德医学（同德医药学、医药学)》	黄胜白、黄鸣龙	上海麦根路 19 号同德医学校	月刊，至第 8 卷至第 3 期停
1920 年 7 月	上海	《改造与医学》	姚伯麟	上海法界拉格纳路 130 号	不定期
1920 年 7 月	上海	《改造与医学》	姚伯麟	上海改造与医学社	
1920 年 10 月	上海	《医药杂志》	顾忍	上海中国医药杂志社，上海贸易印刷公司	月刊，第 1～5 卷每卷出 6 期，7 卷停
1920 年 10 月	日本千叶	《医药》		中国医药学社	至第 1 期停
1920 年 11 月	北平	《医事月刊》		北平艾西学会	月刊，旋办旋停
1920 年 12 月	杭州	《杭市卫生》		杭州卫生月刊社	月刊
1920 年 11 月～1921 年	杭州	《药报》	华鸿、浙江省立医药专门学校药报社	杭州公立医药专门学校	月刊，小报格式，第 35 期改成册，1937 年出至第 47 期停
1921 年	北平	《中法医学杂志》	波棣鲁氏、朱毓芬	北平大甜水井 16 号	1922 年 7 月该为月刊，已停
1921 年 5 月	济南	《齐鲁医刊》	〔英〕孟合理（P. L. Mcall）、鲁德馨	齐鲁大学医科	双月刊，1932 年与《中华医学杂志》（中文版）合并

续表

起止时间	创刊地点	期刊名	办刊人/机构	发行	备注
1921年6月	杭州	《医药话》	浙江医专校友会	杭州浙江医专校友会	月刊，旋办旋停
1921年7月	上海	《同济杂志》	同济医工学校	同济医工大学同济杂志社	季刊，1922年改为月刊，1924年1月停刊，共计24期
1921年10月	上海	《中国红十字会月刊》	该会总会		月刊，1924年4月停刊，出31期，1931年复刊，出2期，再停，自1935年再次复刊，至1940年6月停刊，出60期，前后20余年，有百余期
1921年11月	成都	《医学月刊》	成都军医学校		月刊，至第2期停
1921年12月	上海	《医药月刊》	上海慈善医院		至第1期停
1922	上海	《节制》		中华基督教妇女节制协会	继承《基督教节制会季刊》，先名《节制季刊》，1924年6月停，后名为《节制月刊》，1926年2月停；第5卷第3期改为《节制》
1922	广州	《治平季刊（神妙）》	陈顽石、林剑	林治平药局	1923年12月停
1922年1月	上海，一说日本东京	《东亚医学》	黄天民	上海北四川路黄罗路36号	月刊，已停
1922年4月	北平	《通俗卫生月刊》		北平中央防疫处	月刊，出至第2期（1922年5月）停
1922年4月	香港	《香港大学医刊》		香港医科大学	四月刊，英文，第7卷起改为季刊
1922年5月	南京	《体育季刊》	体育季刊社	南京东南大学全国体育研究会	季刊，后改名"体育与卫生"，第3卷第3期停

续表

起止时间	创刊地点	期刊名	办刊人/机构	发行	备注
1922 年 7 月	北平	《中法医学杂志》	中法医学杂志社	北平大甜水井 16 号	季刊,汉法合璧,以介绍读医于欧美为宗旨
1922 年 9 月	杭州	《卫生》	中华卫生会浙江分会	杭州青年会	月刊,第 4 期停
1922 年 11 月	北京	《医事杂志》		医事杂志社	月刊,第 2 期(1922 年 12 月)停
1922 年 12 月	上海	《新医人》	新医人杂志社	上海麦根路同德医学校	半月刊,第 6 期停
1923	日本	《医药》	医药学社	日本千叶千叶町	季刊,旋办旋停
1923		《云南卫生促进会会刊》		云南卫生促进会	半月刊
1923 年 1 月	上海	《同济医学会旬刊》	同济大学该会		旬刊,第 15 期停
1923 年 5 月	北京	《新医刊学报》	〔德〕伯瑞尔	北京新医学报社	月刊,第 5 期停
1923 年 6 月	广州	《卫生年刊》		广州卫生局教育股	年刊,第 1 期停
1923 年 7 月	上海	《中国医药月刊》	顾忍	上海四川路 134 号联洋发刊社	月刊,第 10 期停
1923 年 7 月	北平	《民国医学杂志》(东方医学杂志)	侯毓汶	北京宣武门内石驸马大街北平医院	月刊,至第 18 卷第 12 期(1940 年 12 月停)
1923 年 10 月	上海	《化学药业杂志》	化学药业杂志社	上海九江路 1 号	双月刊,中西参半,第 2 卷第 2 期停
1923 年 10 月	长沙	《湘雅》		湘雅医学院	
1923 年 11 月	北京	《医事月刊》	洪式闾	北京艾酉学会	月刊,第 15 期停,艾酉学会为国立北京医校毕业同学的组织
1924	广州	《协和》		广州协和报社	月刊,旋办旋停

起止时间	创刊地点	期刊名	办刊人/机构	发行	备注
1924	哈尔滨	《实用卫生》		哈尔滨东三省防疫处	季刊，第8期停
1924年1月	杭州	《广济医刊》	阮其煜	杭州缸儿巷	月刊
1924年2月	北京	《协医月刊》（协医通俗月刊）		协和医学校	月刊自第2卷第5期（1925年9月）起改名为《协医通俗月刊》，出至第5卷第7期（1929年3月停）
1924年2月	沈阳	《沈阳医学杂志》	刘素		月刊
1924年3月	上海	《卫生》	中华卫生教育会	上海崐山园4号	季刊，中西参半，后改月刊，完全中文
1924年5月	上海	《新同德社》	新同德社	上海同德医校新同德社	月刊，第8期停
1924年10月	上海	《医药学》	黄鸣龙	上海北京路266号	月刊，即黄胜白主编之同德医药学改组
1924年12月	奉天	《奉天医学杂志》	沈文魁	奉天医士公会	月刊，第13期停
1925	奉天	《医学原著索引》	伊藤亮	奉天满洲医科大学	月刊
1925年1月	北平	《卫生杂志》	中央防疫处	北平中央防疫处	月刊，第4期停
1925年9月	上海	《生命与健康》	卢施福	上海静安寺路93号上海生命与健康社	周刊，第47期停
1925年10月	上海	《同济医学月刊》	盖思理等	上海同济大学医科	月刊，每篇附列德文。第16卷第8期停，1941年以后改名为《医学与文化》
1926	北平	《协和通俗月刊》		北平协和医校	月刊，停
1926	上海	《新医与社会》	上海医师公会	上海时事报馆编	周刊，附《上海时事新报》（周五）

起止时间	创刊地点	期刊名	办刊人/机构	发行	备注
1926	吉林	《卫生月刊》	卫生月刊社	吉林粮米行89号省会医士会	月刊，第6卷第6期停
1926	北平	《北平市卫生局第一卫生区事务所年报》		北平市卫生局第一卫生区事务所	年刊，第13期停（1938年）
1926年3月	日本大阪	《日新治疗》	〔日〕儿秀玉卫	日本大阪日新社	月刊，日药商宣传品
1926年4月	上海	《南洋医学》	南洋医学社	上海南洋医科大学	校刊，第1期停
1926年12月	北平	《医学周刊》	丙寅学社	北平石驸马大街28号	周刊，附于天津《大公报》
1927	杭州	《医学专刊》	浙江医专导报社		存1册
1927	贵阳	《卫生半月刊》		贵州省立医院	
1927	北平	《协医校刊》		北平协和医学校	月刊，校刊，1927年创刊出1期后停，1932年出第2期
1927年1月	上海	《天德医疗新报》	天津医疗新报社	上海江西路谦信洋行	月刊，药商宣传品，非卖品
1927年1月	上海	《麻风季刊》	邬志坚（中文版）、〔英〕小马雅各（英文版）	上海博物院路20号上海中华麻风救济会	季刊，中西文参半，至第16卷英文版停刊，第17卷第2期中文版停刊
1927年1月	北平	《中国生理学杂志》	林可胜	北平协和医学校中国生理学会	季刊，英文
1927年1月	日本	《同仁》		日本同仁医院同仁会	月刊
1927年5月	上海	《体育》	体育杂志社	上海体育杂志社	季刊，1931年停

续表

起止时间	创刊地点	期刊名	办刊人/机构	发行	备注
1927 年 6 月	北平	《通俗卫生》	北平中央防疫处	北平中央防疫处	月刊，停
1927 年 7 月	上海	《卫生周刊》		上海市卫生局	周刊，至第 60 期停
1927 年 7 月	上海	《英文拒毒季刊》	黄嘉惠	上海中华民国拒毒会	季刊
1927 年 9 月	天津	《医药卫生浅说报》	卢柳甫、王叔明	天津东马路卢氏医院新医学会	半月刊
1928	南京	《卫生半月刊》		中央陆军军官学校军医处	至第 12 期停（1929 年 3 月）
1928		《卫生报道》		红十字救护总会	半月刊
1928	北平	《卫生公报》	北平卫生局第一科	北平卫生局	月刊，至第 6 期停
1928 年 1 月	南京	《卫生行政公报》		南京特别市市政府公安局卫生课	刊登卫生行政状况、公共卫生设施、医疗行业、婴儿保育、清道工作、消灭病虫害、牲畜检验、死亡统计及酒楼、茶室、浴室、旅社、饭店等的注册事宜
1928 年 1 月	日本东京	《同仁医学》	〔日〕小野得一郎，一说人泽达吉	日本东京市神田区猿乐町十五会番地同仁会	月刊，中日文兼有，1939 年改名为《同仁医学杂志》
1928 年 1 月	上海	《卫生月刊》	胡鸿基	上海特别市卫生局	月刊，第 7 卷第 6 期停（1937 年 6 月），1942 年 11 月 1 日复刊，卷期另起
1928 年 1 月	上海	《德华医学杂志》	丁惠康	上海梅白格路 121 号医学书局	月刊，第 12 期停

续表

起止时间	创刊地点	期刊名	办刊人/机构	发行	备注
1928 年 2 月	上海	《社会医报》	余云岫等	上海老大沽路马安里 34 号上海社会报馆	周刊，大报格式，逢周日出版，自第 124 期起改本子，月出 2 册
1928 年 6 月	厦门	《卫生年刊》		厦门市公安局卫生办事处	年刊，原名《厦门市公安局卫生办事处年刊》
1928 年 7 月	杭州	《新市场公共卫生会月刊》	王吉民	杭州市平海路 23 号新市场公共卫生委员会	月刊，非卖品，小报格式，至第 4 期停
1928 年 9 月	北平	《卫生月刊》		北平卫生局第一特别卫生区事务所	月刊，至第 6 期停
1928 年 10 月	上海	《诊疗医报》	夏慎初、汪企张、周梦白	上海霞飞路 104 号上海诊疗医报社	月刊，至第 9 卷第 10 期停
1928 年 11 月	杭州	《卫生导报》	毛咸	杭州市平海路友爱诊所	半月刊，小报格式，第 5 期起改册，第 9 期停
1928 年 11 月	上海	《新医与社会》		上海医师公会	周刊，附时事新报，第 160 期停
1928 年 12 月	上海	《东南医刊》	东南医学院	上海南市沪军营	月刊，后改季刊
1928 年 12 月	北平	《北平大学医学院半月刊》		北平大学医学院	半月刊，第 4 期停
1929	长沙	《医药常识》		湘雅医科大学	半月刊，第 18 期停
1929	北平	《卫生周刊》		北平大学医学院	周刊
1929	辽宁	《辽宁汇报》	张霁	辽宁医科专门学校	季刊

续表

起止时间	创刊地点	期刊名	办刊人/机构	发行	备注
1929	南昌	《江西省立医学专门校附属医院年刊》		校出版部	年刊，第1期停
1929	广州	《国立中山大学医科集刊》		该校出版部	第2卷第5期停（1931年）
1929	上海	《上海医报》		上海医报社	第75期停（1930年）
1929	上海	《体育世界》		上海良友图书印刷公司	月刊
1929	北平	《医光》	北平医光社	北平背阴胡同12号医光社	周刊，附于《北平世界日报（周二）》
1929年1月	上海	《中国卫生杂志》		上海中国卫生报馆	周刊，1931年4月改为月刊，期数另起，至新第8期停
1929年1月	南京	《卫生公报》	卫生部	南京行政院卫生部	月刊，第2卷第11期停
1929年1月	上海	《医药评论》	褚民谊	上海法租界亚尔培路408号	半月刊
1929年1月	上海	《东南医刊》	郭琦元、陈卓人等	东南医刊社	月刊，原为月刊，自第2期起改为季刊，第4卷第4期（1933年12月）刊，并入"新医药"，1948年复刊，出1期停
1929年2月	日本大阪	《新医药观》	张德周	日本大阪东区道修町二十目二十七番地	月刊，药商宣传品，存14期
1929年2月	北平	《北平大学医学院半月刊》		北平大学医学院	半月刊，出至1929年4月第4期
1929年3月	天津	《卫生局月刊》		天津特别市卫生局	月刊
1929年3月	上海	《中德产科女医学校月刊》	中德产科学生会	上海静安寺路张家浜中德助产学校	月刊，非卖品，校刊，至第4期停

起止时间	创刊地点	期刊名	办刊人/机构	发行	备注
1929 年 3 月	上海	《立兴杂志》	立兴洋行	上海立兴洋行药品部	半年刊，非卖品，药商宣传品，存 9 期
1929 年 6 月	南京	《体育杂志》	中央体育研究会	南京中央大学体育馆	半年刊，至第 2 期停
1929 年 6 月	杭州	《卫生周刊》	杭州医药师协会	杭州石牌楼花园弄 1 号	周刊，附于《杭州民国日报》（周一），至第 10 期停，一说至第 208 期停
1929 年 6 月	南通	《通大医刊》		南通大学医科出版社	1936 年 1 月改由南通大学医学院学生自治会编。卷期另起，至第新 2 卷第 1 期停（1936 年 12 月）
1929 年 7 月	汉口	《卫生月报》	汉口卫生局		至第 3 期停
1929 年 8 月	北平	《华北医报》	周襄西	北平南长街 82 号	旬刊，大报格式，至第 66 期停
1929 年 9 月	天津	《中国卫生杂志》			科普兼学术
1929 年 10 月	天津	《新医学月刊》	卢抑甫	天津东马路新医学会	月刊，至第 2 期停
1929 年 10 月	上海	《体育周报》	乐华体育书报社	上海联业编译广告公司	周刊，至第 16 期停
1929 年 10 月	杭州	《卫生周报》	杭州医药师公会	杭州石牌楼花园弄 1 号	周刊，附于《杭州民国日报》（周一）
1929 年 11 月	汕头	《新医声》	陈仰韩	汕头西医士公会	旬刊，至第 28 期停
1929 年 11 月	上海	《医事汇刊》	宋国宾	上海池浜路 41 号全国医师联合会	季刊，自第 2 期起由余云岫主编，至第 31 期停
1930 年 ~ 1929 年 10 月	南京	《军医公报》	军医公报社	南京四条巷 13 号陆军署军医公报社	月刊，至第 34 期停

起止时间	创刊地点	期刊名	办刊人/机构	发行	备注
1930	广州	《军医杂志》	第八路总指挥部军医处	广州第八路总指挥部军医处	季刊，非卖品
1930	上海	《新医药与卫生》	南洋医科大学同学会	上海爱文义路惠旅养病院	月刊，至第1期停
1930	上海	《医学》	上海医学院		
1930年1月	广州	《医药学报》		广州中国医药学社	至第11期停
1930年2月	北京	《医光汇刊》		北平大学医学院医光社	为《京报丛书》之副刊，共有1～2卷
1930年3月	上海	《复旦大学医学杂志》		复旦大学	双月刊，中、德两种文字出版
1930年4月	上海	《慈幼月刊》	陈征帆	上海博物院路20号中华慈幼协济会	月刊，至第2卷第10期停
1930年5月	南京	《卫生周刊》	南京市政府卫生局	南京市卫生局	周刊，附于南京《中央日报》至第67期停
1930年5月	济南	《医学周刊》	侯宝璋等	南京半篓医学社	周刊，附于《山东日报》，至第11期停
1930年6月	上海	《生活医院月刊》	张克成、陈惠民	上海白尔路生活医院	月刊，原名《生活月刊》，第1～4卷每卷出6期
1930年6月	上海	《上海同德医专年刊》		上海同德医专	至第1期停
1930年6月	开封	《河南大学医学院季刊》		河南大学医学院	原名《河南中山大学医学季刊》，自第2期起改用本名，1932年12停
1930年7月	沈阳	《军医丛刊》		辽宁东北军医学术研究社	双月刊，第15期停

起止时间	创刊地点	期刊名	办刊人/机构	发行	备注
1930 年 7 月	上海	《民众医药》	范守渊	民众医药社	周刊，《晨报》星期四附刊。汇刊 1 ~ 2 卷
1930 年 8 月	广州	《民众医报》	李达潮、童道蕴	广州惠爱中路 175 号	月刊，至第 15 期停
1930 年 9 月	上海	《健康杂志》	中华健康会	上海南京路 619 号 2 楼	月刊，至第 4 卷停
1930 年 10 月	南京	《南京医刊》	金鸣宇	南京奇望路 128 号南京医师公会	不定期刊
1930 年 11 月	上海	《新药与治疗》	李萊	上海法商百部洋行	季刊，非卖品，药商宣传品，存 1 ~ 6 期
1930 年 12 月	杭州	《杭市卫生》	杭市卫生月刊社	杭州市政府卫生科	月刊，至第 1 期停
1931	杭州	《济生医院月刊》	梁闺放	杭州缸儿巷 46 号	月刊，校刊，小报格式，原名：济生医刊，自第 12 期改用本名，第 47 期停
1931	上海	《医学世界》	医学世界社	上海博物院路 16 号永兴洋行	月刊，非卖品，药商宣传品
1931	上海	《汽巴季刊》	毕凤章、刘步青	上海汽巴公司	季刊，非卖品，药商宣传品
1931	上海	《震旦医刊》	震旦医刊编委会	震旦大学医科	原为不定期，以期数计算，自 1939 年改为双月刊，并改为 4 卷 1 期，至第 14 卷 2 期停
1931	瑞金	《健康报》		中央苏区前敌委员会军医处	医药卫生报纸，主要向中央苏区军民宣传卫生常识，进行卫生防病教育。1934 年 10 月随军长征，坚持出版。抗战期间停刊。1946 年 8 月 15 日作为东北民主联军总卫生部的机关部，在黑龙江佳木斯复刊，1942 年 2 月公开发行至今

起止时间	创刊地点	期刊名	办刊人/机构	发行	备注
1931	上海	《汽巴季刊》		汽巴药厂	季刊，存4卷
1931	杭州	《药学特刊》		浙江医专导报社	特刊，存第4期
1931	北京	《第一助产学校年刊》		北平第一助产学校	年刊，出至1936年第6期
1931	上海	《中国齿科月报》	司徒博	中国齿科医学书局	至第5期停
1931	南京	《中央医院年报》		中央医院	至第4期停
1931年1月	杭州	《体育半月刊》	杭州省立体育场	杭州省立体育场	半月刊
1931年1月	上海	《体育周刊》	三光社	上海福生路德康里14号	周刊，停
1931年2月	北平	《卫生月刊》	吴骥伯	北平第一卫生事务所	附《北平晨报》
1931年2月	北平	《唯生汇刊》		北平大学医学院唯生医学事务部	1册
1931年3月	上海	《同济医学》	严需章、唐哲、年鹤鸣、吕富华	上海白克路同济大学医学院同学会	季刊，至第7卷第2期停，1940年3月复刊
1931年4月	广州	《大众医刊》	温泰华	广州文明路204号大众医刊社	半月刊，自第13期改为月刊，第32期停
1931年4月	杭州	《现代医药》	陈万里	杭州青年路3号现代医药社	月刊，至第2期停办
1931年4月	广州	《新医医报》	夏庆麟	光华医学院	月刊，原名："新医"，自2卷1期改为本名，至第2卷第11期停办
1931年4月	药刊	《北平》	华北药学会	北平协和医学院	至第2期停办

续表

起止时间	创刊地点	期刊名	办刊人/机构	发行	备注
1931 年 5 月	上海	《优生月刊》	潘光旦	上海博物院路青年协会	月刊，至第 5 期停办
1931 年 7 月	上海，一说南京	《医药》	国立中央大学医学院	上海国立中央大学医学院	月刊，至第 1 期停办
1931 年 7 月	北平	《唯生医学》	唯生医学社出版部	北平大学医学院唯生医学事务部	至第 6 期停办
1931 年 9 月	上海	《新医药》	陈卓人	上海中华民国医药学会	至第 5 卷第 4 期停办
1931 年 9 月	南京	《铁道卫生季刊》		铁道卫生部	季刊，第 4 期停办
1931 年 11 月	杭州	《医林新志》	汪建侯	杭州东街路 123 号杭州医林新志社	月刊，第 5 卷第 3 期停办
1931 年 11 月	广州	《新医》	夏庆麟、沈维熊	广州光华医学院	月刊
1931 年 12 月	南京	《卫生半月刊》		卫生署	周刊、半月刊。原名：《卫生事业消息》
1932	南京	《军医杂志》	吴羽伯	南京陆军军医同学会	双月刊
1932	哈尔滨	《中国眼科学杂志》	石增容	哈尔滨医学专门学校	半年刊
1932	上海	《民众医药》	民众医药社	上海小沙渡路劳工医院	周刊，附于《上海晨报》（周一）
1932	上海	《民众医学》	民众医学社	上海四川路 12 号	周刊，附于《上海新闻报》（周一）
1932	上海	《医与药》		上海美狄根洋行	季刊，非卖品，药商宣传品
1932		《医与药》		医与药季刊社	季刊

续表

起止时间	创刊地点	期刊名	办刊人/机构	发行	备注
1932		《心理半月刊》		中央大学	半年刊
1932	上海	《中国康健月报》		康健月报社	月刊
1932 年 1 月	杭州	《科学医报》	钱潮	杭州延龄路38 号	月刊
1932 年 1 月	南京	《卫生常识》	黄贻清	南京中国日报馆	周刊，附于南京《中国日报》，至第 59 期停办
1932 年 1 月	保定	《壬申医学》		河北省立医学院	出至第 4 卷第 1 期停
1932 年 1 月	哈尔滨	《中国眼科学杂志》	石增荣	哈尔滨医学专门学校中国眼科学杂志社	半年刊，至第 2 期停办
1932 年 1 月	南京	《卫生常识》	黄贻清		周刊，附南京《中国日报》，出至第 59 期停办
1932 年 1 月	杭州	《科学医报》	江秉甫、钱潮、杨士达	杭州科学医报社	月刊，至第 3 卷 6 期停办
1932 年 2 月	天津	《体育周报》	体育周报社	天津法界青年会	周刊
1932 年 5 月	北京	《医学卫生月刊》		博爱医院	月刊，原为旬刊，自第 28 期改为月刊，出至第 86 期停办
1932 年 6 月		《精神医学年刊》		中华精神医学研究总会	出第 1 期停办
1932 年 7 月	上海	《新医药刊》	赵燏黄	上海白克路430 号	月刊
1932 年 7 月	杭州	《医学与药学》	杭州医师药师公会	杭州石牌楼花园弄 1 号	月刊，至第 3 卷第 5 期停办
1932 年 8 月	上海	《卫生杂志》		卫生杂志社	月刊，至第 35 期停办
1932 年 8 月	上海	《新医药刊》（广澄药刊）	赵橘黄等	新医药刊社	月刊，旬刊。第 92 期曾改名为《广澄药刊》，至第 139 期停办
1932 年 9 月	嘉兴	《精神治疗》	毛君拔	精神治疗月刊社	月刊

续表

起止时间	创刊地点	期刊名	办刊人/机构	发行	备注
1932 年 9 月	上海	《医学世界》		上海医学世界社	月刊，1943 年 12 月停办
1932 年 10 月	上海	《大众医学》		大众医医刊社	月刊，1935 年 3 月停办
1932 年 10 月	上海	《中国健康月报》	叶劲风、葛兰芬	中国健康月报社	月刊，中英文合刊，至第 7 期停办
1932 年 10 月		《医院小报》		湘赣省军区医院政治处主办	油印 16 开本，不定期
1932 年 11 月		《卫生讲话》		中央苏区总卫生部	登载通俗性卫生常识的刊物，供卫生员上卫生课用
1932 年 12 月	开封	《医学》		河南大学医学院	原为双周刊，同年 11 月改为双月刊，共出版 40 期，1934 年 9 月停刊。1935 年 4 月创办《医学月刊》，共出版 2 卷 24 期

资料来源：依据王吉民在《中华医学杂志》（第 20 卷第 1 期，1934，第 54~64 页）所发表之《中国医药期刊目录》，参考潘荣华《中国近代报刊传播西医研究》（博士学位论文，安徽大学，2010）之附录《近代主要西医报刊总表》整理而成。

附录十一　近代兼刊医学文章的综合
期刊（1868～1912）

办刊时间	刊址	主办人	期刊名	备注
1868～1884	广州	〔美〕嘉约翰	《广州新报》	周刊。
1872年6月～1874年5月	北京	〔美〕丁韪良、〔英〕艾约瑟、〔英〕包尔藤	《中西闻见录》	宗教性月刊，华北地区最早的近代化报刊，曾发表后被德贞集为《西医举隅》的系列西医学小文章
1876年2月～1881年	上海	〔英〕傅兰雅	《格致汇编》	科学月刊，1890年复刊
1874年8月～1883年	上海	〔美〕林乐知	《万国公报》	1889年复刊，曾连载德贞《续西医学举隅》《脉理论》《西医汇抄》《医理杂说》等文
19世纪末		维新人士所办	《知新报》	曾开辟医学专栏，介绍西医知识及西医发展状况

附录十二　1887 年在中、朝、暹罗三国的
英美医学传教士

序号	国别	所属差会及其最早来华时间	英文名	中文名	传教地	来华年份
1		伦敦会 1807	King, L. A. #		天津	1877
2			Mackenzie, J. K.	马根济	天津	1878
3			Gillison, Thomson	纪立生	汉口	1882
4			Prichard, E. T.		北京	1886
5			Mcfarlane, S. S.		天津	1887
6		圣公会 1844	Taylor, Von S.		Hokning – fu	1878
7			Main, David Duncan	梅藤更	杭州	1882
8			Hickie, Herbert		杭州	1887
9			Horder, E. G.	何德	Pakhoi	1884
10		英国浸礼会 1845	Watson, J. R.		青州府	1885
11			Watson, A. R. #		青州府	1885
12	英国	英国长老会 1847	Anderson, P.		台湾府	1878
13			Lyall, Alexander	莱爱力	汕头	1879
14			Grant, D.		Chinchew	1880
15			Macleish, A. L		厦门	1881
16			Riddel, W.		Ng – kang – phu	1881
17			Mcphun, J. F.		Ng – kang – phu	1883
18			Cousland, Philip Brunelleschi	高似兰	汕头	1883
19			Lang, John C. R.		台湾府	1885
20		卫理公会 1852	Wenyon, C.	云仁	佛山	1881
21			Mcdonald, R.		佛山	1884
22			Morley, Arthur		汉口	1886
23			Hodge, Sydney Rupert	何福善	汉口	1887
24		Methodist New Connexion 圣道会 1860	Douthwaite, A. Wm.	稻惟德	烟台	1874
25			Cameron, J.		烟台	1875
26			Pruen, W. L.		Takutang	1880
27			Edwards, E. H.		太原府	1882

序号	国别	所属差会及其最早来华时间	英文名	中文名	传教地	来华年份
28	英国		Wilson, W.		汉中	1882
29			Parry, H.		Ganking	1884
30		苏格兰联合长老会 1865	Westwater, A. McD.		烟台	1881
31			Christie, Dugald		牛庄	1882
32		Established Church of Scotland 苏格兰福音会	Mcdonald		宜昌	1887
33	美国	美部会 1830	Porter, Henry Dwight		Pang Chia	1872
34			Whitney, H. T.		福州	1877
35			Peck, AlbertP.		Pang Chia	1880
36			Murdock, V. C. *		Kalgan	1881
37			Perkins, L. E. #		天津	1882
38			Holbrook, M. A. *		通州	1883
39			Osborne, D. E.		太谷	1884
40			Woodhull, K. C. *		福州	1884
41			Merritt, C. P. W.		保定府	1885
42		American Baptist Missionary Union 大美浸礼公会, 1834	Barchet, S. P.		宁波	1868
43			Daniells, C. H. *		汕头	1878
44		美国圣公会 1835	Boone, H. W.	文恒理	上海	1880
45			Deas, W. A.		武昌	1881
46			Griffith, E. M.		上海	1885
47		美北长老会 1838	Happer, Andrew. P.	哈巴安德	广州	1844
48			Kerr, John Glasgow	嘉约翰	广州	1854
49			Atterbury, B. C.		北京	1879
50			Hunter, S. A. D.		烟台	1879
51			Thomson, Joseph C.		Yuen Kong	1881
52			Niles, Mary West *		广州	1882
53			Neal, James Boyd	聂会东	Tengchow – fu	1883
54			Allen, H. N.		朝鲜汉城	1883

序号	国别	所属差会及其最早来华时间	英文名	中文名	传教地	来华年份
55			Fulton, A. M. *	富玛丽	Kwai Ping	1884
56			Swan, J. M.	关约翰	广州	1885
57			Coltman, Robert, Jr.		济南府	1885
58		美北长老会 1838	Mccandliss, H. M.		Hoihow	1885
59			Herron, J. W.		朝鲜汉城	1885
60			Hays, J. H.		暹罗 Bankok	1886
61			Thompson, J.		暹罗 Petchaburi	1886
62			Carey, A. M.		暹罗 Chengmai	1886
63			Taylor, Geo. Yardley		北京	1887
64	美国		Hoag, L. H.		Chinkiang	1872
65			Crews, G. K.		Chungking	1883
66		Methodist Episcopal Mission 1847	Corey, C. A. *		福州	1884
67			Beebe, R. C.	比毕	南京	1884
68			Gloss, A. D. *		天津	1885
69			Hopkins, Nehemiah Somes		Tsunhua	1886
70			Pray, S. *		福州	1886
71			Stewart, G. A.		南京	1886
72		Seventh Day Baptist 1847	Swinney, E. F. *		上海	1883
73		American Baptist, South 1847	Graves, R. H.		广州	1856
74		Methodist Episcopal, South 1848	Park, William Hector		苏州	1882
75			Philips, M. M. *		苏州	1884
76		Woman's Union Mission 1859	Reifsnyder, E. *	黎施德	上海	1883
77		American Bible Society 1876	Gulick, L. H.		上海	1876
78		Foreign Christian Missionary Society 1886.	Macklin, W. E		南京	1886

注：*代表未婚的女医学传教士，#代表已婚的女医学传教士。

资料来源：笔者根据 "List of Medical Missionaries in China, Corea and Siam," *CMMJ*, No. 1, 1887, pp. 61 - 65 整理而成。

附录十三　《博医会报》上关于公共卫生的文章

卷、期、页码	作者/负责人	文章名/栏目名	备注
No. 2, 1903, p. 57	〔英〕史笪莱（Arthur Stanley）	《中国的卫生学》	介绍中国传统中医学卫生方法
No. 3, 1903, p. 131		《中国人的卫生学文章》	
No. 4, 1903, p. 166	〔英〕史笪莱	《中国的卫生学》	
No. 3, 1904, p. 146		《上海公共卫生报告》	
No. 6, 1906, p. 235	〔英〕史笪莱	《中国的卫生学》	
No. 1, 1909, p. 16	〔英〕宋先生（Charles William Somerville）	《卫生学》	
No. 3, 1909, p. 176		《上海卫生官员报告》	
No. 1, 1914, p. 2	John R. Taylor	《中国公共卫生服务计划》	
No. 2, 1914, p. 152	〔美〕毕德辉负责（William Wesley Peter）	"预防医学"（Preventive Medicine）	以下1914～1915年均有这一栏目，这是《博医会报》介绍西方预防医学发展而专设的栏目
No. 3, 1914, pp. 189－194	〔美〕林安德（Andrew Henry Woods）	《岭南大学（Canton Christian College）卫生报告（1905～1911）》	
No. 3, 1914, p. 235	〔美〕毕德辉负责	"预防医学"	
No. 4, 1914, p. 289		《博医会预防医学教育展》	
No. 4, 1914, p. 307	〔美〕毕德辉负责	"预防医学"	

卷、期、页码	作者/负责人	文章名/栏目名	备注
No. 6, 1914,p. 391	〔美〕柏志道 （James Butchart, 南京）	《在中国人中间进行卫生和预防医学教育是医学传教士的一项重要工作》	作者隶属于基督会
No. 6, 1914,p. 408		《战争与卫生》	
No. 6, 1914,p. 435	〔美〕毕德辉负责	"预防医学"	
No. 1, 1915,p. 59	〔美〕毕德辉负责	"预防医学"	
No. 2, 1915,p. 93		《博医会两年一度的会议：上海，1915 年 2 月 1 日至 5 日》	在此次会议上，选出了公共卫生永久性委员会的委员：胡恒德、毕德辉、颜福庆、康爱德、都格、司美礼。博医会拟成立专门从事公共卫生的机构，并与中国青年会等其他相关机构合作在华开展公共卫生活动
No. 3, 1915,p. 181		编者按：罗氏基金会与它的受惠者	介绍罗氏基金会进行的调查中国医院、医学校和公共卫生状况
No. 4,1915, pp. 217 - 222	〔英〕史笪莱	《如何在中国的城市中开展公共卫生工作，一些有用的小建议》（How to Initiate Public Health Work in Chinese Cities, Some Practical Detailes）	
No. 4,1915, pp. 222 - 229	伍连德	《唤醒中国人的卫生良知》（A-waking the Sanitary Conscience of China）	
No. 4,1915, pp. 230 - 234	E. S. Tyau	《对中国开展公共卫生教育运动的呼吁》（A Plea for A Campaign of Public Health Education in China）	

续表

卷、期、页码	作者/负责人	文章名/栏目名	备注
No. 4，1915，pp. 235－241	〔美〕毕德辉	《中国的公共卫生教育》（Public Health Education in China）	
		《公共卫生的过去与未来》（Public Health, the Past and Future）	
No. 6，1916，p. 456	〔美〕毕德辉	《中国的公共卫生教育》	
Nol，1917，p. 31		《中国海关服务处医务报告》	
No. 1，1917，p. 31	〔英〕博德蔚（T. Chalmers Borthwick）	《宜昌的公共卫生（1914～1915）》	
No. 1，1917，p. 32	C. H. Brangwin	《汕头医务报告（1914～1915）》	
No. 1，1917，p. 33	Hermann Balean	《晋江医务报告（1915～1916）》	
No. 1，1917，p. 34		《香港的健康问题》	
No. 1，1917，p. 57		《在华联合开展公共卫生教育的呼吁》	
No. 2，1917，p. 184		《中国的公共卫生教育》	有关于卫生的出版物的初步统计
No. 3，1917，p. 229	〔英〕安吉祥（Andrew Graham）	《宜昌的公共卫生（1915～1916）》	
No. 4，1917，p. 306	〔美〕胡美（Edward Hicks Hume）	《长沙的公共卫生》	
No. 4，1917，p. 332		《中国的公共卫生教育》	
No. 5，1917，p. 442		《北海1916年度的公共卫生》	这些原属于中国海关服务处卫生报告栏目
No. 5，1917，p. 448		《中国的公共卫生》	

续表

卷、期、页码	作者/负责人	文章名/栏目名	备注
No. 6, 1917, p. 511		《中国的公共卫生服务》	
No. 6, 1917, p. 567		《温州的公共卫生（1916～1917）》	
No. 1, 1918, p. 40		《政府卫生服务处》	
No. 1, 1918, p. 68		《中国海关服务处医务报告栏目》	
No. 1, 1918, p. 68		《苏州的公共卫生工作（1916）》	
No. 1, 1918, p. 69		《宜昌的公共卫生工作（1916～1917）》	
No. 1, 1918, p. 97 – 104		《满洲国际鼠疫大会中期报告，1911 年 4 月》	
No. 2, 1918, p. 149		《公共卫生服务的必要性》	
No. 2, 1918, p. 182	伍连德	《满洲鼠疫防治处报告（1914～1917）》	
No. 2, 1918, p. 184		《藤越公共卫生报告（1916～1917）》	藤越即今云南腾冲。
No. 2, 1918, p. 196		《中国的公共卫生教育》	
No. 3, 1918, p. 207	〔英〕史笪莱	《中国的肺鼠疫》	
No. 3, 1918, p. 253		《预防肺鼠疫》	
No. 3, 1918, p. 289		《中国的公共卫生教育》	
No. 4, 1918, p. 348		《公共卫生教育联合会的工作》	
No. 5, 1918, p. 441	〔美〕陈大业	《中国的卫生状况研究》	

卷、期、页码	作者/负责人	文章名/栏目名	备注
No. 5，1918，p. 454		《中央防疫处》	
No. 5，1918，p. 485		《苏州卫生报告，1917 年度》	
No. 6，1918		《山西卫生防疫处报告，1918 年度》	
No. 6，1918，p. 587		《温州公共卫生 1917～1918 年度报告》	
No. 1，1919，p. 42		《中国的公共卫生》	
No. 1，1919，p. 43		《公共卫生教育》	
No. 1，1919，p. 76		《云南滕越的公共卫生，1917～1918》	
No. 2，1919，p. 138	〔美〕陈大业	《中国的卫生研究》	
No. 2，1919，p. 169		《山西的传染病，肺鼠疫还是流行性感冒》	
No. 2，1919，p. 182		《宜昌的公共卫生，1917～1918》	
No. 2，1919，p. 183		《晋江的公共卫生，1917～1918》	
No. 3，1919，p. 272	〔英〕史笪莱	《上海市政务会公共卫生报告，1918 年度》	
No. 3，1919，p. 280		《满洲安东公共卫生报告，1917～1918》	
No. 3，1919，p. 293		《中国的公共卫生教育》	
No. 4，1919，p. 309	Peter K. Olitsky	《香港暴发的流行性髓膜炎调查报告》	
No. 4，1919，p. 321	H. Jouveau Dubreuil	《四川成都暴发的流行性脑脊髓炎报告》	
No. 4，1919，p. 390		《宁波的公共卫生，1918～1919》	

续表

卷、期、页码	作者/负责人	文章名/栏目名	备注
No. 4, 1919, p. 391	〔英〕施德福（Edward Thomas Arnot Stedeford）	《温州的公共卫生，1918～1919》	
No. 5, 1919, p. 413	Peter K. Olitsky	《香港爆发的流行性髓膜炎调查报告（第二部分）》	
No. 5, 1919, p. 464		《上海的霍乱痢疾》	
No. 5, 1919, p. 497		"公共卫生"	
No. 1, 1920, p. 1	〔美〕嘉惠霖（William Warder Cadbury）	《1918 年广州大范围流行的感冒》	
No. 1, 1920, p. 71	吴医生（Dr. S. M. Woo）	《中国公共卫生教育联合会的宗旨》	
No. 1, 1920, p. 84	〔英〕安吉祥（Andrew Graham）	《宜昌的公共卫生》	
No. 1, 1920, p. 85	布拉德肖（Gerald Bradshaw）	《晋江的公共卫生》	
No. 1, 1920, p. 87	C. W. Chosr	《藤越的公共卫生》	
No. 2, 1920, p. 186		《公共卫生教育联合会 1917～1919 年度报告》	
No. 2, 1920, p. 201	〔美〕霍华德（Harvey J. Howard）	《在中国高等教育中的卫生教育》	
No. 3, 1920, p. 243 – 251	〔美〕宝福德（Louis Henry Braafladt）	《亚洲霍乱：一百例病例研究》（Asiatic Cholera：A Study of One Hundred Cases）	
No. 3, 1920, p. 252	〔美〕卫义立（John Herman Wylie）	《保定府的霍乱，1919》	
No. 3, 1920, p. 281		"公共卫生教育"	

卷、期、页码	作者/负责人	文章名/栏目名	备注
No. 3, 1920, p. 324		"公共卫生教育"	
No. 4, 1920, p. 454		"公共卫生服务"	
No. 5, 1920, p. 570		《红十字会与公共卫生》	
No. 6, 1920, p. 667		《中国的公共卫生教育》	
No. 6, 1920, p. 667		《福州的消灭霍乱运动》	
No. 6, 1920, p. 669		《甘肃的学校卫生教育》	
No. 6, 1920, p. 676		《满洲安东的公共卫生，1919》	
No. 6, 1920, p. 678		《宜昌的公共卫生，1919》	
1921	〔美〕林伟廉 （William G. Lennox）	《在华传教家庭的健康》 （The Health of Missionary Families in China）	此为正刊的一个附册
No. 1, 1921, p. 93		《晋江公共卫生 1919. 10—1920》	
No. 3, 1921, p. 281		"公共卫生"	
No. 2, 1921, p. 167		"公共卫生"	
No. 4, 1921, p. 388		《晋江的公共卫生，1920. 10. 1—1921. 6. 30》	Chinkiang 即晋江
No. 1, 1922, p. 87		Department of Health	
No. 2, 1922, p. 186		Public Health Propaganda, Attention Battalion	

卷、期、页码	作者/负责人	文章名/栏目名	备注
No. 3，1922，p. 283		《晋江卫生报告，1921. 8. 6—12. 31》	
No. 5，1922，p. 420		The Community Sanitary Survey of Kuling	江西牯岭，即庐山
No. 1，1923，p. 83	〔美〕王普乐（Fred. Wampler）	《山西儿童卫生运动观察》	作者时任职于山西平定州卫生教育委员会。作者隶属友爱会
No. 3 - 4，1923，p. 239	〔美〕包让（Robert E. Brown）	《中国的公共卫生工作 芜湖的消灭天花运动》	
No. 6，1923，p. 499		Council on Health Education	
No. 6，1923，p. 505		《满洲安东的公共卫生，1922》	
No. 6，1923，p. 515	陈宗贤	Public Health Work in China, a Preliminary Report of the Work of the Laboratory Department of the Central Epidemic Prevention Bureau, Peking	
No. 7，1923		Report on the Reorganization and Future Work of the Council on Health Education	
No. 7，1923		Council on Health Education Constitution and by Laws	卫生教育委员会的章程
No. 8，1923，p. 643	〔美〕何医生（John H. Foster）	Physical Examination of Chinese Students	
No. 8，1923，p. 650		A Plea for the Routine Examination of the Vision of School Children in China	
No. 8，1923，p. 677		Public Health in China	
No. 9，1923，p. 758	〔美〕王普乐（Fred J. Wampler）	CMMA Council on Public Health	作者隶属友爱会

续表

卷、期、页码	作者/负责人	文章名/栏目名	备注
No. 9, 1923, p. 776	〔美〕老恩赐 （Frank Oldt）	Purity Campaign, Canton 《广州的清洁运动》	
No. 10, 1923, p. 836		League of Nations Health Committee	中国卫生联合委员会
No. 11, 1923, p. 955		What is a Health Centre	
No. 12, 1923, p. 1027		The Relationbetween Mission Hospitals and Public Health Work in China: A Suggestion	
No. 1, 1924, p. 44		Preventive Medicine	
No. 1, 1924, p. 47		International Health Board of Rockefeller Foundation	
No. 1, 1924, p. 56		Permeation of the Medical Curriculum by Prevention Teaching	通过预防教育渗透医学课程
No. 2, 1924, p. 139	〔美〕王普乐	The Mission Hospital and Public Health	作者隶属友爱会
No. 4, 1924, p. 255	〔美〕霍华德 （Harvey J. Howard）	The Eradication of Trachoma among School Children in China	在中国学校儿童中扑灭沙眼
No. 7, 1924, p. 588	安连生（Vivia B. Appleton）	"儿童卫生"	作者隶属于跨国组织基督教女青年会，国籍不可考
No. 1, 1924, p. 1014		Public Health in the Orient	
No. 1, 1925, p. 57	〔加〕杨济灵（Albert Edward Best）	《在中国建设卫生公厕：一个建议》（Hygienic Latrines in China: A Suggestion）	作者时在成都华西协和医科大学
No. 2, 1925, p. 159		《公共卫生委员会报告，1923—1925》	
No. 5, 1925, p. 431		Health Committee, Municipal Council of Shanghai	

续表

卷、期、页码	作者/负责人	文章名/栏目名	备注
No. 5, 1925,p. 437	〔加〕吴哲夫 （Edward Wilson Wallace）	Co-operation in a School Health Programme	478 页后附有一个中华基督教教育会 1925 年的学校卫生运动宣传册
No. 12, 1925,p. 1089	Charles Titterton Maitland	《中国的卫生及工业状况》	
No. 12, 925,p. 1101	〔美〕宓爱华 （Iva M. Miller）	《学校儿童的卫生问题》	作者任职于上海卫生教育委员会
No. 3, 1926,p. 185	〔美〕毕德辉 （William Wesley Peter）	《在传教事业中公共卫生工作的领域与方法》	作者为卫生教育会的总干事，文章信息量很大
No. 3, 1926,p. 249	〔美〕王普乐 （Fred J. Wampler）	The Opportunity for Preventive Medicine in China	作者隶属友爱会
No. 3, 1926,p. 253	〔美〕宓爱华	Health for China's Children	
No. 3, 1926,p. 264	Charles Harpur	《上海的引进外国装置的污水处理项目》	作者任职于上海市政厅，本期为公共卫生专辑
No. 3, 1926,p. 272		《我们的公共卫生数量》	
No. 3, 1926,p. 282	J. H. Edgar	《高海拔地区的卫生信息》	作者疑为内地会传教士叶长青（James Huston Edgar），驻四川打箭炉，国籍不详
No. 3, 1926,p. 286	〔加〕杨济灵 （Albert Edward Best）	《在拥挤狭窄地区建设廉价卫生的公厕》（Cheap Hygienic Latrines in Cramped Quarters）	
No. 3, 1926,p. 296	N. Y. State Jour.	Periodic Health Examination	
No. 1, 1927,p. 18	〔美〕明丹思 （Dennis V. Smith）	School Hygiene, A Suggestion for Prophylaxis against the Common Eye Infections	
No. 3, 1927,p. 206	Dr, C. H. Han	A Survey of the HygienicConditions of the Mission Primary Schools in the Province of Shantung	

卷、期、页码	作者/负责人	文章名/栏目名	备注
No. 3, 1927, p. 222	K. H. Li	The Health Obligation of Mission Hospital	
No. 3, 1927, p. 229	S. H. , Chuan	Hospitals and Health	
No. 3, 1927, p. 268		Our Public Health Number	
No. 5, 1927, p. 429	胡鸿基（Hou－Ki Hu）	The New Department of Health, Port of Shanghai &Woosung	
No. 6, 1927, p. 525	〔美〕华安（J. G. Vaughan）	Periodic Health Examination	
No. 7, 1927, p. 671	〔英〕小马雅各（ James Laidlaw Maxwell, Jr. ）	The Council on Health Education	
No. 3, 1928, pp. 154－161	〔美〕宓爱华（Iva M. Miller）	A Health Campaign in South China	
No. 3, 1928, pp. 162－180	C. S. Kim	A Brief Survey of the Public Health Activities in Shanghai	
No. 3, 1929, pp. 244－254	Frederick Reiss	《钱癣与公共卫生》（Ringworm and Public Health）	
No. 4, 1929, pp. 315－316	C. Noel Davis	公共卫生思想（Public Health Ideals）	
No. 4, 1929, pp. 317－318	胡鸿基（Hou－Ki Hu）	Public Health & Modern Medicine	
No. 4, 1929, pp. 319－331	刘瑞恒	The Ministry of Health	文章介绍了卫生部各处机关
No. 4, 1929, pp. 332－337	S. M. Woo	《卫生教育与卫生法规》（Health Education vs Health Legislation）	
No. 4, 1929, pp. 338－343	乔丹（J. H. Jordan）	《上海公共租界内的市政卫生处》（Municipal Health Administration in the International Settlement, Shanghai）	

卷、期、页码	作者/负责人	文章名/栏目名	备注
No. 4， 1929，pp. 343 – 350	伍连德	《中国传染性疾病的预防》（The Prevention of Infectious Diseases in China）	
No. 4， 1929，pp. 350 – 358	泰勒（Hazel Taylor）	Public Health Nursing in Shanghai	
No. 4， 1929，pp. 366 – 378	Ailie S. Gale	Health Examination of Students in the American School	
No. 4， 1929，pp. 379 – 387	姚寻源（Yuan Yao）	Industrial Health Work in the Peping Special Health Area Hsun	
No. 7， 1929，pp. 697 – 706	J. C. Fang and T. A. Li	School Health in the Peiping Special Health Area	
No. 3，1930，p. 248	〔美〕华安（J. G. Vaughan）	Health Past and Future	
No. 4，1930，p. 407	James Ewing	Cancer as a Public Health Problem	
No. 9，1930，p. 949	Ng Tsit Wa	The Health Work in Canton	
No. 4，1930，p. 953	〔加〕高文明（Wallace Crawford）	The West China Council on Health Education Report of the Director	

附录十四 《博医会报》上关于中医药的文章

年期，页码	作者	文章名	备注
No. 2，1887，pp. 142 – 143	〔美〕嘉约翰（John Glasgow Kerr）	Chinese Materia Medica （《中药学》）	
No. 2，1887，pp. 158 – 165		Items and Notes （《消息短则》）	其中第 11 条为"对中医治疗加巫术的做法发表评论"；第 20 条为"中医治疗某些妇科疾病的特效"
No. 4，1887，pp. 293 – 295		Chinese Medical Theories 2000 Years Ago （《两千年前的中医医学理论》）；Chinese Medical Theories and Practice Today （《中医的医学理论与今日的实践》）	此为文摘
No. 3，1888，pp. 116 – 119	Jas. B. Neal	Sixteen Native Inorganic Drugs	
No. 3，1888，pp. 119 – 120	〔英〕稻惟德 （A. Wm. Douthwaite）	Notes on Chinese Materia Medica （《中医药物学讯息》）	
No. 4，1888，pp. 164 – 165	〔英〕稻惟德	Notes on Chinese Materia Medica （《中医药物学讯息》）（续）	
No. 2，1889，pp. 53 – 54	〔英〕稻惟德	Notes on Chinese Materia Medica （continued）（《中医药物学讯息》）（续）	
No. 3，1890，pp. 100 – 105	〔英〕稻惟德	The Use Native Drugs by Medical Missionaries （《医务传道士使用本土医药的问题》）	
No. 3，1890，pp. 115 – 119	〔美〕老谭约瑟 （J. C. Thomson）	Chinese Materia Medica：Its Value to Medical Missionaries （《中药学：其对医学传教士的价值》）	
No. 3，1890 pp. 175 – 198	〔美〕老谭约瑟	Native Practice and Practitioners （《本土实践与本土实践者》）	作者当时在澳门
No. 1，1891，pp. 24 – 25	Geo. King	A Cheap Substitute for Pepsin （《胃蛋白酶的廉价替代品》）	作者疑为在武昌传教的内地会传教士金辅仁

续表

年期，页码	作者	文章名	备注
No. 4，1891，pp. 193 – 204	〔美〕聂会东（Jame Boyd. Neal）	Inorganio Native Drugs of Chinafu（《济南府的本土无机药材》）	
No. 4，1891，p. 257		Items and Notes（《消息短则》）	消息内容为：我们非常欢迎关于中草药研究的第一项成果。即聂会东所著的《济南府的本土无机药材》，我们希望在全体会员的努力下有更多的研究成果面世
No. 1，1893，pp. 1 – 9	〔美〕老谭约瑟	Surgery in China（《中医外科学》）（未完待续）	
No. 4，1893，pp. 245 – 256	〔英〕德贞（John Dudgeon）	A Modern Chinese Anatomist（《一位中国近代解剖学家》）（未完待续）	
No. 4，1894，pp. 1 – 13	〔英〕德贞	A Modern Chinese Anatomist（《一位中国近代解剖学家》）	
No. 2，1895，pp. 59 – 62	〔英〕德贞	A Chapter in Chinese Surgery（《中医外科的一章》）	此文介绍的是中医外伤疗法
No. 4，1895，pp. 228 – 231	〔英〕艾约瑟（Joseph Edkins）	Chinese Treatment of Fevers（《中医治疗发烧的方法》）	
No. 1 – 2，1896，pp. 57 – 58	〔美〕聂会东	Medical Text – books in Chinese（《中文医学教材》）	
No. 1 – 2，1896，p. 80		The Value of Local Treatment in Septic Infection of the Puerperal Woman（《治疗女性分娩腐物的本土疗法的价值》）	
No. 3 – 4，1897，p. 214	蓝代礼（Horace A. Randle）	Native Treatment（《本土治疗方法》）	作者为内地会医学传教士
No. 1，1901，p. 53 – 54		Items and Notes（《消息短则》）	Smith 的中国药物学由师图尔（George Arthur Stuart）先生修订后由上海美华书馆出版

年期，页码	作者	文章名	备注
No. 2，1901，p. 148 – 149		Presidents Address（《主席致辞》）	主要表达了作者对什么是未来一年内要着重做的工作的思考
No. 3，1906，pp. 105 – 114	〔美〕杰弗里斯（W. H. Jefferys）	Freeye Have Received! Somewhat about Native Methods of Medical Practice in China, and a Comparison（《你们得到了自由！关于中国本土医疗实践方法的若干问题及比较》）	
No. 3，1906，pp. 139 – 140	Editorial	Native Methods of Medical Practice（《本土的医学实践》）	
No. 5，1906，pp. 206 – 208		From Our Chinese Medical Portfolio（《来自我们的中国传统医学部》）	此文是对一些涉医图画的解读
No. 5，1906，pp. 209 – 211	〔英〕孔美格（James Grieve Cormack）	Treatment of Mad Dog Bite（《狂犬病的治疗方法》）	
No. 2，1907，pp. 60 – 63	〔美〕文医生（Ernest David Vanderburgh）	Massage（《按摩》）	
No. 3，1908，pp. 174 – 175	〔美〕马嘉礼（James Henry McCartney）	Go Kan Jiu Mu（《割肝救母》）	
No. 1，1909，p. 1 – 7	〔英〕小马雅各（James Laidlaw Maxwell, Jr.）	The Operative Treatment of Malignant Diseases in Mission Hospital（《在教会医院中治疗恶性肿瘤》）	
No. 5，1912，pp. 308 – 309		Items and Notes（《消息短则》）	此消息介绍了师惟善（Porter Smith）的《医药学与中国自然历史》一书修订版出版

年期，页码	作者	文章名	备注
No. 6，1914，pp. 375 – 380	〔美〕嘉惠霖（William Warder Cadbury）	Medicine as Practiced by the Chinese（《中国人的医学实践》）	作者其时在广州
No. 6，1916，pp. 410 – 413	James Cantlie	"Needling" Painful Spots：As Practised by the Chinese（《针刺痛处：中国人的实践》）	
No. 6，1916，pp. 432 – 435		Chinese Medicine and Surgery（《中国人的医学与外科学》）	属"社论"
No. 6，1917，pp. 504 – 510	S. H. Chuan	Chinese Patients and Their Prejudices（《中国病人与他们的偏见》）	
No. 2，1918，p. 133	〔英〕笪达文（Crcil John Davenport）	Quisqualis Indica, a Substitute for Santonin（《使君子，替代山道年》）	作者其时在上海
No. 4，1918，pp. 349 – 353	王吉民（K. C. Wong）	Notes on Chinese Medical（《中国医学信息》）	此文介绍的是有关梅毒中医治疗的历史，作者其时在杭州
No. 1，1919，pp. 53 – 55	王吉民	Smallpox in China（《中国的天花》）	作者其时在杭州
No. 1，1919，p. 80 – 81		Hypnotism in China（《中国的催眠术》）	
No. 2，1919，pp. 155 – 159	Gerald King	A Chinese Chemist's Shop（《一家中国药店》）	
No. 5，1919，pp. 465 – 470	王吉民	Chinese Medical School and State Examinations（《中国人的医学院校与考试》）	作者其时在杭州
No. 6，1919，pp. 574 – 576		Kaolin in the Treatment of Cholera（《高领在霍乱中的运用》）	
No. 3，1920，pp. 268 – 275	〔美〕窦维廉（William Henry Adolph）	The Nutriyive Value of Soy Bean Products（《豆科植物的营养价值》）	
No. 5，1920，pp. 512 – 514	〔英〕伊博恩（Bernard Emms Read）	Standard Digitalis in China（《中国的毛地黄的标准化》）	
No. 5，1921，pp. 420 – 431	安小姐（Hartley Clarke Embrey）	The Investigation of Some Chinese Foods（《一些中国食物的调查研究》）	

续表

年期，页码	作者	文章名	备注
No. 5，1921，pp. 472 - 474	王吉民	Anesthetics in China（《中国的麻醉药》）	作者时在杭州
No. 4，1922，pp. 303 - 305	〔英〕伊博恩	Pharmacognostic Notes （1）：Chinese Materia Medica（《生药学信息：中国的药物学》）	作者其时供职于北京协和医学院
No. 1，1923，pp. 77 - 81	王吉民	Chinese Hospital in Ancient Times（《中国古代的医院》）	作者其时在杭州
No. 2，1923，pp. 147 - 152	〔英〕伊博恩	Drug Cultivation in China（《中国的药物培植）》	
No. 6，1923，pp. 453 - 472	〔美〕鲍尔禄（Claude Herman Barlow）	Life Cycle of Fasciolopsis Buski（《姜片虫的生命周期》），（Human）in China〔《（人类）在中国》〕	
No. 6，1923，pp. 481 - 492	〔英〕伊博恩	Toxicology in China（《中国的毒物学》）	作者其时供职于北京协和医学院
No. 7，1923，pp. 589 - 591	〔英〕伊博恩	Chinese Drugs of Therapeutic Interest to Western Physicians（《西方物理学家对于中国药物疗法的兴趣》）	作者其时供职于北京协和医学院
No. 9，1923，pp. 742 - 746	Peter C. Kiang	Chinese Drugs of Therapeutic Value to Western Physicians（《中国药物对于西医的诊疗价值》）	
No. 11，1923，pp. 925 - 931	〔英〕伊博恩	Standard Pharmacological Formularies：An Immediate Need in China（《药物处方的标准化：中国的急需》）	
No. 5，1924，pp. 362 - 375	Carl. F. Schmidt、〔英〕伊博恩和 K. K. Chen	Experiments with Chinese Drugs（《对中国药物的实验研究》）	主要是对当归的研究
No. 7，1924，pp. 577 - 579	王吉民	＊Was the Circulation of the Blood Known in Ancient China？（《中国古代知道血液循环吗?》）	作者其时在杭州
No. 8，1924，pp. 637 - 645	〔英〕伊博恩	Chinese Materia Medica （Vegetable Kingtom）（《中国药物学（蔬菜部分)》）	作者其时供职于北京协和医学院

年期，页码	作者	文章名	备注
No. 11，1924，pp. 940 – 944	王吉民	* Chang Chung – king, The Hippocrates of China（《中国的名医张仲景》）	作者其时在杭州
No. 1，1925，pp. 23 – 31	〔英〕伊博恩、C. O. Lee	Chinese Inorganic Materia Medica（《中国的无机药物》）	作者其时在北京
No. 1，1925，pp. 55 – 57	〔美〕Charles O. Lee	Modern Pharmacy in China（《中国的现代药房》）	作者其时在南京大学任职。此文可作为考察近代中国人用药从中药向西药转变的资料来用
No. 3，1925，pp. 185 – 198	〔美〕胡美（Edward Hicks Hume）	Relationships in Medicine between China and the Western World（《中西方的医学文化交流》）	内容包括中外药物与医学术语交流等，作者其时在长沙湘雅医学院任院长
No. 4，1925，pp. 314 – 320	〔英〕伊博恩、S. Y. Wong	Chemical Analysis and Physiological Properties Fuh – Ling（茯苓）（《茯苓的化学分析和生理学特性》）	作者其时在北京
No. 11，1925，pp. 982 – 989	K. K. Chen、Carl F. Schmidt	Ma Huang（《中国药物：麻黄》）	作者其时供职于北京协和医学院
No. 11，1925，pp. 1041 – 1045	〔美〕窦维廉（William Henry Adolph）和 Wei – hsin Hsu	Fuel Values of Every – day Chinese Foods in Every – day Units（《标准单位的每日中餐的燃烧值》）	
No. 12，1925，pp. 1099 – 1101	王吉民	Chinese Medical Sayings and Proverbs（《中国的医学语录与谚语》）	
No. 1，1926，pp. 25 – 27	王吉民	* Chinese Medical Sayings and Proverbs（《中国关于药物的谚语与格言》）	作者其时在杭州
No. 2，1926，pp. 146 – 150	C. Y. Cheng	Medical Adjuvants（《药物管理员》）	
No. 2，1926，pp. 150 – 153	王吉民	* Chinese Medical Sayings and Proverbs（《中国关于药物的谚语与格言》）	作者其时在杭州
No. 4，1926，pp. 309	〔英〕伊博恩	Changes in the New U. S. Pharmacopoeia Tenth Revision（《新的美国备用药品的变化：第十次修订》）	作者其时供职于北京协和医学院药理学院

续表

年期，页码	作者	文章名	备注
No. 4，1926，pp. 314 – 319	〔英〕伊博恩	Brief Notes on the Preparations of the New United States Pharmacopoeia（《新美国药典编制简述》）	
No. 4，1926，pp. 350 – 353	王吉民	* Chinese Medical Sayings and Proverbs（《中国关于药物的谚语与格言》）	作者其时在杭州
No. 6，1926，pp. 564 – 574	〔加〕杨济灵（A. E. Best）	Chinese Folklore，Relating to Conception and Maternity（《有关于怀孕和生育的中国民俗》）	
No. 8，1926，pp. 797 – 815	高先生（E. V. Cowdry）	The Divergence of Art and Medicine in China：Some of Its Causes and Consequences（《艺术与医学在中国的分化：一些原因与后果》）	作者为药学博士
No. 7，1927，pp. 643 – 647	〔英〕马士敦（John Preston Maxwell）和 Chih Tung Feng	The Old Obstetrical and Gynecological Work of China（《中国旧有的妇产科工作》）	
No. 8，1927，pp. 695 – 698	王吉民	* Hua To：The God of Surgery（《华佗：外科神医》）	作者其时在杭州
No. 10，1928，pp. 742 – 747	H. T. Pi	The History of Spectacles in China（《中国眼镜的历史》）	作者其时供职于北京协和医院
No. 12，1928，pp. 884 – 897	王吉民	* The Pulse Lore of Cathay（《中国的脉搏传说》）	
No. 12，1929，pp. 1193 – 1208	王吉民	* China's Contribution to the Science and Medicine（《中国对科学与医学的贡献》）	
No. 6，1930，pp. 519 – 526	〔英〕伊博恩	Chinese Pharmacopoeia. 1 1930（《中国药典 1，1930》）	
No. 8，1930，pp. 737 – 743	王吉民	The Early History of Leprosy in China（《麻风病在中国的早期历史》）	
No. 12，1931，p. 1204	〔英〕小马雅各	Chinese Materia，Animal Druges（by Bernard Emms Read）（《伊博恩〈中国药物，动物药〉一书》）	此文是关于伊博恩《中国药物，动物药》一书的书评

说明：带 * 的为《王吉民中华医史研究》一书未收录的王吉民医史文章。

附录十五　近代来华医学传教士简介①

A

Adolph，William Henry：宝威廉，曾代表博医会参加科学名词审查会。②

Agnew，Dr. and Mrs. R. Gordon：刘延龄夫妇，加拿大籍医学传教士，1925～
　　1951 年任教于华西协和大学医牙学院（其夫人 1925～1940 年任职于
　　该校）。

Anderson，Dr. and Mrs. Roy：安德森夫妇，加拿大籍圣公会医学传教士，
　　曾任教于华西协和大学医牙学院。

Atterbury，B. C.：在中国行医传教近 20 年，主要在北京活动，曾任国际
　　医学传教士大会会长。

Auld，Fred M.：敖礼德，加拿大长老会医学传教士，1913 年前来华。

B

Ball，James Dyer（1847～1919）：波乃耶，英国汉学家，生于广州。

Balme，Harold：巴慕德，英国皇家学会会员，公共卫生学博士，他在山西
　　太原从事传教活动 5 年后，于 1913 年代表英国浸礼会来到济南齐鲁大
　　学工作。

Beebe，Robert Case（？～1928）：比必，1884 年来华，美国美以美会传教
　　医师，任职于南京 Philander Smith 纪念医院。

Best，A. E. M.：杨济灵，英美会医学传教士，1922～1948 年任职于华西
　　协和大学医牙学院。

Boone，Henry Williams（1839～1925）：文恒理，美国圣公会医学传教士，
　　1880 年在上海创办同仁医院（St. Luck's Hospital），并在其住所旁建一
　　校舍开始医科教学，此即为圣约翰大学医科起源。1887 年 5 月 21 日回

---

① 下文所列传教士主要为本书中提到的医学传教士，他们大多数在博医会中担任过要职，
　　其中文人名及个人简历，除少数已注明参考出处的外，主要依据黄光域编《近代中国专
　　名翻译词典》（四川人民出版社，2001）一书，以及笔者在查阅《博医会报》《中华医
　　学杂志》时收集到的其他零散人名资料。因资料琐碎，此简历没有对所引用的资料做一
　　一说明。

② 鲁德馨编《医学名词汇编》，科学名词审查会，1940，内首页。

美国，列席在华盛顿召开的国际医学大会。1896 年圣约翰书院（1879
年建立）改组，设立医科，以文恒理为主任，用英文教学，学制 4 年，
给予文凭但无学位。1906 年圣约翰书院在美注册，定医学院为 5 年制，
学生毕业授医学博士学位，由于选读医科者须在圣约翰认可的大学或同
等文理学院修业 2 年以上，所以圣约翰大学医科的学制实际上为 7 年。
海上名医萧智吉、刁信德、颜福庆、李清茂、牛惠霖、古恩康等，皆毕
业于此校。1914 年圣约翰大学医科与广州宾夕法尼亚医学院合并，由
原广州宾夕法尼亚医学院院长莫约西（Josiah C. MacCracken）担任改组
后的医学院院长。①

Braafladt, Louis H.：宝福德，美国光州信义会及豫鄂信义会医学传教士，
　　曾代表博医会参加科学名词审查会。

Butchart, James：柏志道，1895 年来华，美国基督会传教医师，曾任博医
　　会牯岭分会司库和博医会出版委员会首任秘书。

C

Cadbury, William Warder：嘉惠霖，1877 年出生于美国费城的一个教友派
　　基督教家庭。1898 年毕业于哈佛福德学院，获学士学位，次年获硕士
　　学位，1902 年获宾夕法尼亚大学医学博士学位，1936 年获哈佛福德学
　　院理科荣誉博士学位。他于 1909 年受费城公谊会派遣和资助，来到广
　　州，继伯驾和嘉约翰之后，服务于东方第一所西医医院——广州医院
　　（又称"博济医院"），直至 1949 年 72 岁才离开，几乎整整 40 年一直
　　在中国从事医学传教工作。他曾任医务传道会会长和博济医院院长多
　　年，并在岭南大学讲授西医学，成为民国时期西医内科学方面的名教
　　授，在日本侵华战争中维持岭南大学医学院及博济医院的存在做出了卓
　　越贡献。嘉惠霖一生著述丰富，有医学文章 150 余篇、宗教和其他题材
　　文章 230 余篇，并与内侄女琼斯（Mary Hoxie Jones）合作撰著《柳叶
　　刀尖——博济医院百年，1835～1935》（*At the Point of a Lancet—100
　　Years of Canton Hospital 1835 – 1935*，Kelly and Walsh，Limited，1935）

---

① 徐以骅、韩信昌：《海上梵王渡：圣约翰大学》，河北教育出版社，2003，第 47～51 页；
　　徐以骅主编《上海圣约翰大学（1879—1952）》，上海人民出版社，2009，第 29 页。

一书，系统讲述博济医院百年的历史。

Canright, Harry Lee：甘来德，密西根大学医学博士，属美以美会，1914～1918 年任华西协和大学医学院医学系主任。

Christie, Dugald（1855～1936）：司督阁，近代来华著名苏格兰长老会医学传教士，1905～1907 年任博医会主席。[1]他于 1877 年毕业于爱丁堡医学院，1881 年取得医学博士学位。1882 年来华，在东北地区行医传教。1882～1923 年在我国东北地区施医传教达 41 年，先后创办盛京施医院、女施医院、盛京西医学堂，是第一位将西方医学传入我国东北地区的传教士。他于 1909～1913 年兼任奉天关关医。在繁忙的医疗工作外，他还积极参与社会慈善事业和公共卫生防疫工作。在甲午中日战争和 1904～1905 年日俄战争期间，他都组织红十字会救援活动；1911 年大规模鼠疫在东北地区、内蒙古部分地区施虐时，他也积极加入控制鼠疫流行的活动。他所创办的医学堂在 1912 年改称"奉天医科大学"，这是东北地区的第一所医科大学。1917 年学校经北京政府教育部注册备案，改名为"奉天医科专门学校"。

Cochran, Samuel：柯德义，美国北长老会医学传教士，1899 年来华，曾任齐鲁大学医科科长（1922～1925）和博医会副主席（1917～1920）。

Coltman, Robert, Jr.：满乐道，美国北长老会医学传教士，在山东通州行医传道，后任北京同文馆医学教习，1902 年弃教士职，改营商业。出版有《中国人，他们的现状及未来：医学、政治与社会》（*The Chinese, Their Present and Future：Medical, Political and Social*, Philandelphia and London：F. A. Davis, Publisher, 1891）一书。

Cormack, J. G.：孔美格，曾参加科学名词审查会。[2]

Cousland, Philip Brunelleschi（1860～1930）：高似兰，苏格兰长老会医学传教士，1882 年获苏格兰大学医学院学士学位，1883 年来华，曾任博医会主席（1910～1913）。近代在华著名医学传教士，曾参与近代中国教会医学教育、医学名词统一、医书出版等重要工作，为西医在华传播发展做出了巨大贡献。

---

[1] 詹庆华：《全球化视野：中国海关洋元与中西文化传播——（1854—1950）》，中国海关出版社，2008，第 265～266 页。

[2] 鲁德馨编《医学名词汇编》，内首页。

Crawford, Wallace：高文明，属英美会，1925~1950年任职于华西协和大学医牙学院。

Cunningham, G. S.：韩芳清，文学士、医学博士，属英美会，1926~1951年任职于华西协和大学医牙学院。

Cunningham, E. R.：韩培林，文学士、医学博士、通讯院士，属英美会，1926~1951年任职于华西协和大学医牙学院。

D

Davidson, Black（1884~1934）：步达生，加拿大解剖学家，1919年来华。

Davenport, Cecil John（1863~1926）：笪达文，1889年来华，英国伦敦会传教医师。先在重庆，后在武昌、上海活动。1904年开始主持上海仁济医院院务长达22年，1926年不幸在一次网球赛后猝然去世。①

Douthwaite, A. W.（1848~1899）：稻惟德，出生于英国英格兰北部城市设菲尔德（Sheffield），隶属于内地会，1874年来到中国，先后在浙江衢州、温州，山东烟台行医传教，主要在烟台活动。1894年甲午战争时，稻惟德在烟台参加红十字救助伤员的工作。1892~1895年任博医会主席，1899年10月5日因感染痢疾在烟台去世。

Dudgeon, John（1837~1901）：德贞，伦敦会医学传教士、医生、汉学家，英国医学协会的会员。曾任英国驻北京公使馆医生，是北京基督教会缸瓦市堂的创建者之一，在华居住近40年。他毕业于爱丁堡大学和格拉斯哥大学，于1862年在格拉斯哥大学取得医学博士和外科硕士学位。1863年来到中国，先受聘为英国驻北京公使馆医生，后受聘为咨询外科医生，继任京师同文馆解剖和生理学教授。1864年，他受聘为伦敦会北京医院外科医生。

德贞同时是位汉学家。他在北京长期居住期间，特别留意研究当地人的礼仪和风俗。在他为中国海关海事服务机构所提交的半年一次的报告中，包含了大量有关气候状况、自然特征、河流流域及居民健康习惯的信息。他撰有《摄影原理和实践》一书，在各种中英文期刊上，他还

---

① 参见王尔敏《近代上海科技先驱之仁济医院与格致书院》，广西师范大学出版社，2011，第9~10页。

发表有关现代中国解剖学、外科学、临床医学和药学的论文，一度成为
除赫德（Sir Robert Hart）之外在中国最有名的欧洲人。

E

Edward，Bliss：医学传教士，主要在福建邵武进行医学传教。

Ellerbek，S. A.：安乐克，丹麦路德会医学传教士，1904 年来华，曾任博
　　医会医学教育理事会委员（1920～1923）。

Eubank，M. D.：於友朋，美南长老会医学传教士，1901 年前来华。

Evans，D. J.：伊文忠，英国医生，曾任齐鲁大学耳鼻喉科主任。

Evans，Philip Saffery，Jr.（1870～?）：易文士，美国南浸信会医学传教
　　士，1901 年来华，曾任博医会执行委员会委员（1915～1916）。

F

Fowler，Henry：傅乐仁，伦敦会传教医师，1899 年来华，主要在湖北孝
　　感活动，曾短暂代理上海仁济医院院务。

Fullerton，Ellen C.：傅爱灵，美国圣公会女医学传教士，1908 年来华。

Fulton，Albert：富尔顿，富马利之兄。

Fulton，Mary H.（1862～1927）：富马利，1884 年获宾夕法尼亚女子医学
　　院医学博士学位，同年来华，曾在广西桂平、博济医校进行医学传教。
　　1899 年在广州西关存善大街创立广东女医学堂，1902～1904 年创建三
　　位一体的夏葛医学院、柔济医院、端拿护士学校。1915 年离任，赴沪
　　从事医书翻译著述工作，1917 年返美，1927 年 1 月 8 日因病逝世，享
　　年 65 岁。

G

Garner，Emily：贾医生，美国女圣公会传教士，1895 年前来华，曾参与
　　中华护士协会的工作。

Gillison，Thomson（1859～1937）：纪立生，1882 年来华，在汉口行医传
　　教，隶英国伦敦会。1917 年随汉口医学院迁往济南齐鲁大学，合并入
　　齐鲁大学医学院。

Grant，John Black（1890～1962）：兰安生，美国医师，近代来华著名公共

卫生专家、社区医学专家，生于宁波。

Graves, R. H.：纪好弼，美国南浸礼会

Gray, George Douglas：格莱德，英国医学传教士，1902 年来华。

Gray, John Henry（1879～?）：葛雷，美国医师，1920 年来华，隶基督教青年会。

H

Hackett, E. A. K.：夏葛，曾资助富马利创办夏葛医学院。

Hackett, Martha：夏马大，女，美国人。1907 年毕业于美国西部妇女学院，获文学学士学位，1913 年在拉什医学院毕业，获医学博士学位。1913 年底来广州，在夏葛女医学院任内科、药理、拉丁文教授，曾回国在纽约进修学习 2 年，回院后任执行部主任、差会成员，1916～1924 年任医学院院长、医院院长。1924 年回美国。

Hadden, George：韩永禄，英国循道会医学传教士，1906 年来华。

Happer, Andrew P.：哈巴安德，隶属美国长老会，曾参与广州格致书院（岭南大学前身）。

Harrison and Mrs.：吉士道夫妇，加拿大籍医学传教士，曾任教于华西协和大学医牙学院。

Hart, Edgerton. H.：赫怀仁，美国美以美会医学传教士，1896 年前来华。

Hartwell, L. G.：何美贞，注册护士，隶属英美会，1924～1948 年任职于华西协和大学医牙学院。

Hayes, Charles A.：夏查理，美国南浸信会医学传教士，1902 年来华。

Heimburger, L. F.：海贝殖，美籍皮肤病专家，曾任齐鲁大学医学院附设麻风病疗养院院长、齐鲁医院院长等职。

Henderson, James（1830～1865）：韩德森，英国人，爱丁堡大学医学博士，1861 年被伦敦会派到上海负责仁济医院的医务工作，1864 年任上海亚洲文会副会长。著有 *Shanghai Hygiene*（《上海卫生》）一书，有关他的事迹，主要在《赴华医务传教士韩德森医学博士年代记》（*Memorials of James Henderson, Medical Missionary to China*）一书中。

Hodge, Sydney Rupert（1858～1907）：何福善，英国卫斯理公会医学传教士，主要在汉口行医传教。他毕业于剑桥大学的利斯学院（the Leys

School)，曾在伦敦医院实习并担任那里的家庭内外科医生，后至里士满大学的卫斯理学院进修。1887 年春何福善来到中国，主要在汉口英国卫理公会中工作。这里卫理公会的工作是由师惟善于 1862 年开创并由哈迪（Hardie）和兰利（Langley）继任。但是在何福善到来之前的 9 年中已无人负责此地的医务工作。在他的努力下，至 1897 年这里已有一所功能齐全的男性医院，附属一所细菌学实验室，有两名医生、护士负责，并训练中国护士。另外还有一名女医生和一名外国护士负责的女性医院。何福善 1901～1903 年担任博医会主席，并曾任博医会秘书、编辑。他因患恶性疟疾兼心肾并发症于 1907 年 7 月 21 日去世，去世时年仅 49 岁。①

Hofmann，John. A. ：何辅民，美籍医生。1902 年毕业于美国伍斯特大学（Wooster University）大学，获哲学学士学位，1906 年毕业于西部预备医学院，获医学博士学位。1908 年来华，在广州精神病医院任助理主管，1915～1920 年任广东公医医学院院长。1920 年起任夏葛医学院物理诊断学、内科、实验室诊断、生理学等学科教授。1924 年起任差会董事、执行部部长、医学院院长、柔济医院院长、护校校长等职。在 1933 年广州脑膜炎流行时，他因救治病人而染病，不幸病逝。

Holbrook，Mariana：侯美丽，美国公理会女医学传教士，1882 年前后来华。

Hopkins，Nehemiah Somes（1860～?）：贺庆，美国美以美会医学传教士，眼科医师，1885 年来华。

Horder，E. G. ：何德，又称"柯德"，英国圣公会医学传教士，1887 年前后来华。

Houghton，Henry Spence. ：胡恒德，在芜湖行医传教，1921 年担任北京协和医科大学的校长，1928～1932 年担任中国博医会的主席。

Hume，Edward Hicks. ：胡美，著名来华医学传教士，曾参与创办湘雅医学院。

Hunter，Stephen. A. ：洪士提反，曾参与博医会名词委员会。

---

① Thomas Gillison, "In Memoriam Rev. Sydney R. Hodge, M. R. C. S. & L. R. C. P. Eng. Wesleyan Mission, Hankow," *CMJ*, No. 5. 1907, pp. 268 - 270.

Hutcheson，Allen Carrington（1882~?）：郝济生，美国南长老会医学传教士，1908 来华。

I

Ida，Khan：康爱德。中国近代第一批留美习医女医生，也是中国第一批职业女性，曾参加博医会，并为中华医学会的创会会员。

Ingle，L. M.：应乐仁，曾代表博医会参加科学名词审查会。①

Ingram，James Henry（1858~1934）：盈亨利，1887 年来华，传教士医生，隶美国公理会。

Irwin，Henry Wilbur：艾文，加利福尼亚大学理学学士、医学博士，曾任华西协和大学医学院教师。

J

James，Mary L.：介志恒，美国圣公会女医学传教士，1914 年来华。

Jefferys，Wm. Hamilton：杰弗里斯，在上海行医传教，曾任博医会研究委员会委员。1903~1910 年任《博医会报》编辑。

Johnson，C. F.：章嘉理，美国长老会医学传教士，1891 年前后在山东沂州府（今临沂市）教会医院设医学堂，1913~1915 年任博医会副主席。

K

Karcher，J. Franklin：古察，美籍医生。美国匹兹堡医学院毕业，1927 年来夏葛医学院任英语、临床病理、内科教授，1933~1934 年任医学院教务长、医院院长。

Kelly，C. B.：黎伯斐，属英美会，1916~1926 年任职于华西协和大学医牙学院。

Kerr，John Glasgow（1824~1901）：嘉约翰，1853 年来华，美国北长老会传教医师。

Kilborn，C. A.：启智明，文学士、注册护士，属加拿大传教组织英美会，1928~1950 年任职于华西协和大学医学院。

---

① 见鲁德馨编《医学名词汇编》，内首页。

Kilborn, G. L.：启真道，文科硕士、医学博士、药学博士、宗教文学博士，属加拿大传教组织英美会，1923～1952 年任职于华西协和大学医学院。

Kilborn, J. M.：启静卿，医学博士，属加拿大传教组织英美会，1923～1943 年任职于华西协和大学医学院。

Kilborn, J. M.：启真道夫人，医学博士，属加拿大传教组织英美会，1933～1952 年任职于华西协和大学医学院。

Kilborn, Omar L.：启尔德，加拿大昆士顿金斯顿王后大学文学硕士、医学博士、通讯院士。隶属加拿大监理会，在成都创办华西协和大学医学院。

Kilborn, R. G.：启希贤，医学博士、通讯院士，属加拿大传教组织英美会，1910～1933 年任职于华西协和大学医学院。

King, Gorden：王国栋，美籍妇产科教授，曾任齐鲁医院院长。

Kinnear, H. N.：金雅各，1889 年来到福州，隶美国公理会。

Kirk, John：郭守道，主要在广州行医传教，曾任博医会主席（1923～1925）。

L

Lambuth, Walter Russell：蓝华德，美国监理会医学传教士，主要在苏州行医传教。1877 年，在苏州天赐庄创办"中西医院"。1880 年，回美国研究医学和医院建筑。2 年后，蓝华德携其妹夫柏乐文同返苏州，着手筹建医院。1883 年初，柏乐文在获得捐助后建成"苏州博习医院"（英文名 Soochow Hospital），1883 年 11 月 8 日正式开张。[1]

Lawney, Josephine C.：劳合理，美国浸礼会女医学传教士，1919 年来华。

Lenox, C.：冷玉蓉，文学士、医学博士属贵格会，1932～1944 年任职于华西协和大学医学院。

Lenox, J. E.：冷乐施，理学士、医学博士，属贵格会，1932～1944 年任职于华西协和大学医学院。

Lijestrsnd, S. H.：李哲士，药学士、医学博士，属美以美会，1919～1949

---

[1]　王国平：《博习天赐庄——东吴大学》，河北教育出版社，2003，第 11 页。

年任职于华西协和大学医学院。

Lindsanys：林则，理科硕士、持开业证的牙外科医师、牙科学博士，创办华西协和大学牙科。1918～1950年在该校先后任牙科系主任、副教务长等职。

Lockhart, William（1811～1896）：雒颉，英国伦敦会医学传教士，1838年奉派来华传教，先抵南洋巴达维亚。1839年到广州，参加中国医学传道会，并在澳门开设诊所。1840年，鸦片战争爆发，在英军占领舟山群岛后，他在定海开办眼科诊所，不久又随英军撤离。1844年抵达上海，在东门城外租房创办诊所，后迁至小南门外，1846年再迁至北门外。此即仁济医院，是基督教新教在上海创办的第一家医院。1848年在青浦曾引发教案。1857年回国休假。1861年再度来华后在北京创办伦敦会施医院。1864年返英。著有《在华行医传教二十年》（*The Medical Missionary in China: A Narrative of Twenty Years Experience*）。

Logan, Margaret：罗根，曾主持齐鲁大学前身山东基督教共和大学医科附设之护士班。

Logan, Olive Tracy（1870～1919）：罗感恩，1897年来华，医学传教士，先后隶属于美国金巴崙长老会及北长老会。

Lyall, Alexander：莱爱力，美北长老会医学传教士，主要在广东汕头传教，曾任博医会主席。

M

Macbean, Jessie A.：麦边恩赐，女，加拿大籍。加拿大多伦多大学医学博士。1927年来广州，在柔济医院任产科主任、宗教部主任、执行部委员，1931～1932年任医院院长。

Macgowan, Daniel Jerome（1814～1893）：玛高温，英国人，美国浸礼会传教医师，肄业于纽约州立大学医学院，1843年来华，在宁波施医传教。1879～1893年曾任温州瓯海关任帮办兼医官。

Machle, Edward C.：麻义士，美国北长老会医学传教士，1907年前来华，曾任博医会戒毒委员会委员（1907～1910）。

Macklin, W. E.：马林，加拿大医学传教士，1886年来华，隶美国基督会。

Main, David Duncan：梅藤更，1856～1934，属英国圣公会，主要在杭州

行医传教。近代中国麻风病防治专家、医学教育家。

梅藤更在 1881～1926 年执掌杭州广济医院期间，为中国麻风病防治、中国医学教育事业作出了重要贡献，但梅藤更来华行医，是为了实现其传教目的，其在行医传教过程中，与中国利权、地方利益多有冲突。

Manget, Fred. P.：孟杰，美国监理会医学传教士，1909 年来华。

Manly, M. E.：满秀实，文学士、医学博士，属美以美会，1927～1951 年任职于华西协和大学医学院。

Mateer, Calvin Wilson（1836～1908）：狄考文，近代来华著名传教士，曾创办登州文会馆。

Mathews, Percy W.：马医生，1888 年来华行医传教，1889 年开始任《博医会报》助理编辑，1890 年至 1894 年任编辑，曾任博医会司库。

Maxwell, James Laidlaw（1836～1921）：马雅各，苏格兰传教士与医学博士。1860 年毕业于英国爱丁堡大学医科，之后前往德国及法国深造。1865 年 6 月 16 日他正式以基督长老会医学传教士身份，开始在台南府城租屋传教。传道方式以行医为主，传教为辅，曾遭到当地汉医的排挤，酿成"看西街事件"。后被迫转往有英国领事馆保护的打狗旗后街（今高雄旗津附近），受到当地人士欢迎。1868 年在二老口亭仔脚街设立教堂和医馆（也就是后来俗称的"旧楼"医院）。1871 年马雅各任满，偕妻子回英。1900 年，"旧楼"的租屋处归还给屋主，医馆搬到新所，取名叫新楼医院。该医院为台湾首座西式医院。1921 年马雅各过世，遗有二子，皆继承其志来华行医传教，其中长子马士敦，主要在福建永春和北京协和医学院行医传教，为中国近代著名妇产科学家；次子小马雅各主要在新楼医院行医。①

Maxwell, James Laidlaw, Jr.（1873～1951）：小马雅各，台湾西医学先驱马雅各医师次子，博士，英国来华医学传教士。近代中国著名麻风病防治专家、医学教育专家。1900 年毕业于伦敦大学，获得医学博士学位。1901 年 2 月 24 日小马雅各到达台南，担任新楼医院院长。1915～1919 年因第一次世界大战，被征召回国前往战地医院服务，战事结束后再度

---

① 参考黄茂卿《台湾基督长老教会太平境马雅各纪念教会九十年史》，（台湾）太平境马雅各纪念教会，1988；潘稀祺编著《台湾医疗宣教之父：马雅各医生传》，（台南）财团法人台湾基督长老教会新楼医院，2004。

回到台湾。1923 年，转至上海雷氏医学研究院工作。1925 年，担任中国博医会执行干事。1931 年，小马雅各出席在菲律宾马尼拉召开的国际麻风专家会议，任国际麻风协会医事顾问、远东热带医学会干事、《国际麻风杂志》编辑。1932 年，倡议中国博医会与中华医学会合并，成为中国最大的医学团体，并任中华医学会秘书。1934～1937 年，他任中华医学会副理事长及医学教育委员会主席、*The Chinese Medical Journal* ［中文名称《中华医学杂志》（英文版）］总编辑。1936 年，小马雅各被广州市卫生局正式聘任为顾问。1937～1943 年，他担任中华医学会副会长，参与执掌中华医学会事务。1937 年，出任中国红十字会总干事，并任国际红十字会华中区执行干事，主持国际红十字会救护工作。1938 年武汉会战期间，任中华医学会驻汉口代表。1940 年，因足疾返回英国。1944 年，返回中国杭州，供职于杭州近郊的一家麻风医院。1947 年，受聘于杭州广济医院诊治麻风。1949 年春，任杭州广济麻风医院医务主任。同年 12 月，于浙江德清县武康镇建成中国最早的麻风村落。1950 年，兼任浙江医学院名誉教授。1951 年，任杭州广济医院董事会主席，并与苏立达院长一同将杭州广济医院无偿交给中华人民共和国。同年 8 月，因患脑型疟疾医治无效于杭州广济医院逝世，享年 78 岁。小马雅各为麻风防治事业做出了重要贡献。他一生著述丰富。1911 年，编著英文著作《中国的疾病》（*The Disease of China*）一书，分地区详细介绍了肺结核、梅毒、痢疾、鼠疫、霍乱、麻风等中国当时流行性疾病的分布与治疗情况。并在《中华医学杂志》（英文版）上刊登论文 55 篇。

Maxwell, John Preston（1871～1965）：马士敦，英国长老会医学传教士，马雅各之长子。1899 年到厦门教会医院工作，1920～1935 年任北京协和医学院妇科主任教授。

Mcall, P. L.（？～1937）：孟合理，英国肯德人，伦敦会传教医师。1892 年获剑桥大学文学士学位，1898 年获爱丁堡医科大学外科学士学位。同年，奉派来华，任汉口仁济医院医师，与纪立生等创办附属医校。其后又联合循道会及美国浸礼会于 1909 年改组大同医学校，自任解剖学及病理学教授，同时兼任仁济医院院长。1918 年，因大同医学校并入齐鲁大学医学院，他也随之转往齐鲁大学医学院，除担任齐大医学院解剖及病理学讲师外，主要从事医书译著、医学名词翻译工作。1920 年起任博医会及合并后的中华医学会的出版委员会主编职，直到 1937 年因心脏病去世。共编译图书 10 余部，并主编《齐鲁医刊》至 1932 年。[①]

McCartney, James Henry (1868~?)：马嘉礼，1890 年来华，美以美会传教医师，主要在重庆行医传道。

Meuser, Edwin N.：米玉士，先后隶属于美以美会、加拿大监理会。1909 年来华，创办华西协和大学药学系，任药学系主任。

Miller, Iva M.：宓爱华，美国美以美会女医学传教士，1909 年来华。

Morris, Harold H. (1884~?)：马立师，美国圣公会医学传教士，1911 年携妻来华布道施医兴学来华，在上海圣约翰大学和同仁医院任职，曾任中华医学会教会医事委员会会长。

Morse, William Reginald：莫尔思，阿加底亚（Acadia）大学、新斯科夏（Nova Scotia）大学、麦克莱（McGill）大学文学文士、医学博士、通讯院士。属浸礼会。曾任四川华西大学医学院院长，出版《紫雾中的三个十字架》（*The Three Crosses in the Purple Mists: An Adventure in Medical Education under the Eaves of the Roof of the World*, Shanghai: Mission Book Co., 1928）

Mullett, H. J.：吉士道，属英美会，1919~1952 年任职于华西协和大学牙科系。

Murdock, V. C.：莫德珂，美国公理会女医学传教士，1887 年前来华。

N

Neal, James Boyd (1855~1925)：聂会东，美国北长老会医学传教士。1855 年出生于宾夕法尼亚州，1877 年毕业于耶鲁大学，1883 年毕业于宾夕法尼亚州立大学医学院，同年偕妻子来到中国。主要在山东烟台、济南行医传教。曾任博医会主席（1903~1905）、出版委员会首任主任（1905~1907）。1919 年担任济南共和医道学堂校长，1922 年返回美

---

① 鲁德馨：《孟合理医师（Dr. P. L. McAll）事略》，《中华医学杂志》第 23 卷第 6 期，1937，第 823~824 页。

国，1925 年在美国去世。享年 70 岁。

Nelson, E.：宜乐生，注册护士，属浸礼会，1924～1938 年任职于华西协和大学医学院。

Niles, Mary West：赖马西，美国长老会，在广州。

Noyes, Harriet Newell：那夏理，美国长老会，在广州。

Noyes, Henry V.：那夏礼，美国长老会，在广州。

O

Osgood, Dauphin W.：柯为良，主要在福州进行医学传教。

Osgood, E. I.：师古德，也译为师顾德，1896 年前后来华，医务传教士。隶美国基督会。

P

Pailing, W. P.：裴伟廉，曾任山东齐鲁大学前身山东基督教共和大学医院药房主任。

Parfit, J.：全洁民，医学史、理学士，属圣公会，1938～1944 年任职于华西协和大学医学院。

Parfit, N.：全乐民，文科硕士，数学学士、外科硕士、公共卫生学博士，属圣公会，1938～1944 年任职于华西协和大学医学院。

Park, William Hector（1858～1927）：柏乐文，美国监理会传教医师。1882 年来华，协助蓝华德大夫在苏州建立博习医院（Soochow Hospital），任外科主任 30 余年，为蓝柏会督之女婿，蓝华德之妹夫。1896～1924 年兼任苏州关关医。

Paterson, Dr.：巴德顺，英国浸礼会医学传教士，1891 年前后在山东邹平的教会医院中设医学堂。

Paterson, J. Lee H.：巴得巽，英国伦敦会医学传教士，1908 年来华，曾任博医会副主席（1929～1932）。

Peck, Albert P.：裴志理，美国公理会医学传教士，1880 年前后来华。

Peter, William Wesley（1882～?）：毕德辉，医学传教士，隶属基督教青年会，1911 年来华。

Peteson, R. A.：毕德生，理学士、医学博士，属美以美会，1924～1938

年任职于华西协和大学医学院。

Phillips, Walter：费维德，爱尔兰长老会医学传教士，1905 年来华。

Plummer, W. E.：包莅茂，医学传教士，1901 年前后来华，先后隶属英
　　国偕我公会和循道合会。

Porter, Henry Dwight（1845～1916）：博恒理，1872 年来华，美国公理会
　　传教医师，著有《省身指掌》一书。

Presscott, Stanley：普瑞格，英国病理学家，曾任齐鲁大学齐鲁医院院长。

Price, Philip B.：毕范和，美籍外科教授，曾任齐鲁大学医院院长。

R

Read, Bernard Emms（1887～?）：伊博恩，生于英国布莱顿，1908 年获
　　伦敦大学药学院药物学及药化学学位。1909 年来华，任北平协和医学
　　校及北京协和医学院化学和生物学讲师，1918 年赴美深造，获耶鲁大
　　学硕士学位；1924 年获耶鲁大学哲学博士学位。其间一直任教于北京
　　协和医学院。1932 年任上海雷士德医学研究院研究员。1920 年加入博
　　医会。先后任中华医学会出版委员会委员（1932～1940）、医学研究委
　　员会委员（1934～1940）、药物化学委员会委员（1935～1937）、教会
　　医事委员会委员（1937～1940）、执行委员会副主任（1937～1940）。
　　抗战胜利后还任上海市政府卫生委员、中华麻风救济会义务委员会会
　　长、加拿大援华会医药委员会主委、中华营养促进会会长、上海英国红
　　十字会顾问委员会秘书、亚洲文会华北分会会长、北京自然历史学会基
　　本会员等。他是热心基督徒，也是著作等身的医药学家，其研究尤以中
　　国食物及药品贡献最多。他所研究中国药物的论著，均译自李时珍的
　　《本草纲目》，附以详细的注释。同时他还积极推动了中华医史学会的
　　成立，著有《中国医学史略》一小册子，1935 年发起组织成立中华医
　　史学会并担任名誉秘书及《医史杂志》编辑。①

S

Scott, A. V.：史安纳，美籍医生，曾任齐鲁大学医学院小儿科主任。

---

　　①　王吉民：《哲学博士伊博恩传》，《中华医学杂志》（中文版），1949 年第 35 卷第 11、12
　　合期，第 475～476 页。

Service, G. W.：赛维斯，文学士、医学博士，属英美会，1942～1948 年任职于华西协和大学医学院。

Service, Charler Winfield：谢坚道，多伦多大学文学学士、医学博士。属英美会，1914～1930 年任华西协和大学医学院教师。

Seymour, Walter F.（1862～1928）：慕杂甫，美国北长老会医学传教士，1893 年来华，曾任博医会去毒委员会委员。

Shields, Randolph Tucker（1877～1958）：施尔德，1905 年来华，美国南长老会传教医师。主要在南京活动，金陵大学医科与齐鲁大学医科合并后曾任医科科长、医院院长、医学院院长等职。

Shoemaker, Arthur（1877～1968）：舒美柯，美国教授兼商人，1911 年来华。

Skinner, J. E.：苏雅各，美国美以美会医学传教士，1897 年来华。主要在福建行医传教。

Smyth, H. Jocelyn：司美礼，英国安立甘会医学传教士，1913 年来华。

Snell, John A.：苏迈尔，美国监理会医学传教士，1909 年来华。

Stanley, Arthur：史笪莱，英国医学传教士，1899 年前来华。

Still.：希荣德，英籍妇产科专家，曾任齐鲁医院院长。

Stone, Mary：石美玉。中国近代第一批留美习医女医生，也是中国第一批职业女性，曾参加博医会，并为中华医学会的创会会员。

Struthers, E. B.：杜儒德，加拿大籍内科教授，曾任齐鲁大学齐鲁医院院长、医学院院长等职。

Stuart, George Arthur（1859～1911）：师图尔，美国美以美会医学传教士，1886 年来华。先在南京行医传教，1887～1896 年创办芜湖总医院。1896～1907 年任汇文书院（即后来的南京金陵大学）院长。1897～1899 年任中国博医会报编辑，1905 年开始任中国教育会会长，并担任博医会名词委员会主任，1907～1910 年任博医会主席。

Sturton, S. D.：苏达立，英国圣公会医学传教士，1921 年来华。

Swan, J. M.：关约翰，隶属美国长老会，主要在广州进行医学传教，曾任博济医院院长、博医会广东分会会长。

T

Taylor，Harry B.：戴世璜，美国圣公会医学传教士，1905 年来华。

Thompson，H. Gordon：谭信，英国圣公会医学传教士，1918 年来华。

Thompson and Mrs. John E.：唐茂森夫妇，加拿大籍英美会医学传教士，1914 ~ 1932 年担任华西协和大学牙科教学工作。

Thomson，J. Oscar：小谭约瑟，隶美国长老会，1910 年来华，在博济医院工作。

Thomson，John C.：谭臣，又译为汤姆逊，隶伦敦会，1889 年到达香港，任香港爱丽丝纪念医院首任院长（据黄宇和先生考证：之前该院由港英政府辅政司任院名誉院长，香港总督任该校庇护人，而由校教务长——万巴德任教务长，即实际负责的医院最高领导人）①。

Thomson，Joseph. C：老谭约瑟，老谭约瑟是口语，因其子后也在博济医院供职，故俗称老谭约瑟，隶美国长老会，在博济医院服务，1884 ~ 1885 年任博济医院院长。1889 年前后一度在澳门行医传教。1892 年荣休归国。

Tooker，Frederick Jagger（1871 ~ 1952）：都格，美国北长老会医学传教士，1900 年来华。

Tucker，Francis F.（1870 ~ 1957）：德福兰，美国公理会医学传教士，1902 年来华。

V

Venable，W. H.：文渊博，又称“呚拿”。美国南长老会医学传教士，1895 年前来华。曾任博医会执行委员会委员、博医会主席（1915 ~ 1917）。

W

Watson，J. Russel：武成献，英国浸礼会医学传教士，1891 年前后在山东青州（今宜都）的教会医院中设医学堂。

Wheeler，E. R.：惠义路，曾任齐鲁大学医院院长（1919 ~ 1929）。

---

① 参见黄宇和《三十岁前的孙中山：翠亨、檀岛、香港 1866—1895》，生活·读书·新知三联书店，2012，第 362 ~ 394 页。

Whitney，H. T（? ～1924）：惠亨通，美部会医务传道士。曾任博医会主席（1897～1898）、博医会医学名词委员会主任（1901～?）。

Whyte，Duncan：怀敦干，曾任博医会研究委员会主任。

Wilford，E. C.：胡祖遗，医学博士，属英美会，1920～1950年任职于华西协和大学医学院，曾任医学系主任。

Wilkinson，J. R.：惠更生，慰医生，美南长老会医学传教士，1899年前来华。曾任博医会出版委员会委员（1907～?）。

Williams，T. H.：韦廉士，医学博士，属英美会，1928～1945年任职于华西协和大学医学院。

Williamson，Alexander（1829～1891）：韦廉臣，1855年来华，先后隶英国伦敦会、苏格兰圣经会及苏格兰长老会。

Wilson，Wm.：维纲卿，1882年来华行医传教，初驻安徽安在，后转驻陕西汉中。

Wittenberg，H.：韦嵩山，隶属巴色会，主要在广东嘉应州（今梅州）医学传教。

Woods，Andrew Henry（1872～?）：林安德，美国医学教授，1900年来华。

Y

Young，Andrew（1869～1922）：荣安居，英国浸礼会医学传教士，1905年来华。

后　记

这本小书是在我博士学位论文的基础上修订而成的。读博期间，想过无数次自己的学位论文后记如何写，但最终却开了天窗，完全没有写。主要是觉得学位论文并没有写好，不好意思也不甘心。如今，这本小书出版在即，虽然也还是没有完全达到心中期望的目标，但想想自己这么多年走过的路，又感觉确实有话想要说，只好勉为其难，权作对自己人生路、求学路、学术路的回顾吧。希望自己能够以此为起点，抖擞精神，将来写出令自己满意的著作。

首先感谢我的博士导师吴义雄教授。多年前承先生不弃，将我收入门下，使我得以忝列门墙，读博深造。吴老师温文尔雅、谦虚内敛，不善浮夸，典型的学者形象；学问也做得极好，是"全国百篇优秀博士学位论文奖"的获得者，现在是教育部长江学者特聘教授、国务院学位委员会第八届学科评议组（中国史）成员，名满国内外史学界。但我很愚钝，读博期间身近名家却收获较少，颇有宝山空回之感。有些论文问题、行文格式，自己明明知道，但写起来却有些眼高手低，不时犯错，而有些问题即便吴师指出来也领悟较慢，完全没有了硕士阶段就于 C 刊发表论文的自豪。且由于自身性格因素，不善表达，与老师相处总怕说错话、做错事，以至小心翼翼，顾虑太多，读博期间向导师请教学习的次数并不多。现在想想，自己工作以后向老师的请教次数反倒比读博期间要多。经过多年断断续续修改出版的拙作，以及工作以后自己的表现，不知是否有辱先生的教诲？

工作以来，我的研究重心逐渐从近代中西文化交流史转到了医疗社会文化史。虽然这一转向并不算与先前研究彻底割裂，但转轨的痕迹还是明显的。自从进入医疗社会文化史研究领域以来，尤其是工作后，通过参加学术会议，以及借助现代通信手段，我得到了诸多学界前辈的提携和同辈友人的帮助。学界前辈中，南开大学余新忠教授多年来一直支持鼓励我的医疗史研究，使我受益匪浅。余老师学问做得极好，人非常睿智，待人又极为友善，总能从对方角度考虑问题，与他相处总有如沐春风之感，并深受鼓舞。我也从北京大学张大庆教授和复旦大学高晞教授身上学到很多。由于和两位老师研究方向较为一致，多年来我经常向两位老师请教学习，从刚开始时的谨小慎微、字斟句酌，到现在胆子似乎变大了些。而两位老师多数时候都能对我及时回应，答疑释惑。原广州中医药大学教授、现任职于浙江中医药大学的郑洪老师，在中医文献和医史圈内影响很大，但温文尔雅，没有什么架子，对我也多有提携。虽然我并未做多少事，但承蒙他照顾，担任其主编的浙江省普通高校"十三五"新形态教材《新编中国医学史（通识版）》的副主编。其他学界前辈还有香港大学梁其姿教授、北京大学医学部甄橙教授、中国人民大学赵秀荣教授、中国中医科学院牛亚华研究员、中国科学院自然科学史研究所韩毅研究员、上海交通大学刘士永教授、南京中医药大学沈澍农教授、河南师范大学李洪河教授、广州中医药大学李剑教授、陕西师范大学于赓哲教授等。同辈学人中有北京大学赖立里教授、唐文佩教授、李彦昌副教授、苏静静副教授、陈琦副教授、张蒙研究员等，中国人民大学杨祥银教授，北京师范大学王广坤副教授，中央民族大学马金生教授，北京协和医学院蒋育红教授、王勇副教授、姜珊博士，中国中医科学院张树剑教授，中国科学院自然科学史研究所刘烨昕副研究员、吴苗博士，北京中医药大学孙灵芝博士、赵艳教授，天津师范大学杜宪兵副教授，山东大学邹翔教授，曲阜师范大学张田生副教授，上海大学张勇安教授，上海师范大学姚霏副教授，上海社会科学院赵婧副研究员，上海交通大学任轶副教授，东华大学袁媛副教授，上海中医药大学李海英编审、杨奕望教授、袁开惠副教授、张苇航副教授、朱凌凌副教授，华东政法大学茆巍副教授，南京大学闵凡祥教授，江苏省社会科学院张慧卿研究员，浙江大学姬凌辉研究员，杭州师范大学周东华教授，福建中医药大学王尊旺教授、张孙彪教授、张亮亮博士，信阳师范学院叶宗宝教授，华中师范大学冯玉荣教授、徐炳三教授，湖北省社会科学院路彩霞副研究员，湖南师范大学李传斌教授，广州中医药大学刘鹏教授，陕西师范大学李化成教授，西北师范大学张之佐副教授。我与他们学术交往较多，受惠于他们的也很多。或许还有我不小心遗漏的学界朋友，但各位老师对我的帮助我是铭记于心的。我清楚地知道，在自己的成长道路上，得到各位老师的教诲和提携很多。他们的关心和支持，以及来自朋辈友人的相互切磋和鼓励，是我在学术道路上坚定走下去的信心。这也许就是学术共同体的魅力吧。

我还要感谢我的硕士导师、福建师范大学林金水教授，是他最初引领我走进了学术研究的殿堂。硕士阶段和博士阶段的各位同门，也在我成长的不同阶段给予我不同的帮助，谨此致谢！如果说硕士阶段是我初涉学术研究、激情豪迈、干劲十足的阶段，那么读博和工作以后则是随着时间的推移、环境的改变而想法逐渐变得现实、心境日益沉淀的阶段。

工作以来，我先后供职于两家单位，河北大学的范铁权、顾乃武、洪猛、孙海鹏、吕志茹、刘志琴、刘洁、刘玉梅、刘秋根、梁松涛等老师，以及现在已经离开河北大学的杨豪、李长银、陈珺等老师，都曾给予我不同程度的帮助。2018 年底入职浙江师范大学人文学院以来，明显感受到南北方不同的办事风格和人文环境。浙江师范大学的校园环境很漂亮，同事很友善，行政人员为一线教师服务的意识很强。记得刚入职不久，我向时任学院书记的李翔翔老师提出请其帮忙解决我爱人工作的问题，表示"爱人没有工作，后方不稳，很难让我安心做科研"。没想到李书记在不到一个月的时间里就帮我爱人解决了多年来一直无法解决的这一难题；并且还和学院副书记莫世亮老师一起，带着慰问品到家中来看望我们，这着实令我们感动不已！在后来我太太出车祸和我们乔迁新居等家庭重要事情上，李书记、王荣华副院长都和学院办公室同事一起，为我们送上及时的慰问或祝贺。2022 年，在葛永海院长、吴洪涛书记、王荣华副院长、宋清秀副院长、吴述桥副院长、胡铁球教授、刘昌玉教授等领导的支持下，以及南开大学余新忠老师的首肯下，我也顺利于同年 9 月起，在南开大学历史学院进行了为期一年的访学研究工作。也感谢学生张建新、张立朋、孙璐颖、王雷杰为本书写作所做出的贡献。校对阶段，学生朱睿思、黄夏薇、邵吴越、沈佳瑜帮忙统一注释格式，核对引文，也对她们表示感谢！还要特别感谢责任编辑郭白歌和文稿编辑王亚楠，他们细致、辛苦的工作使拙著减少了很多讹误。

我愿意将这部并不算成熟的小书献给生我养我的父母双亲，以弥补我在他们有生之年未能尽人子赡养之过；并祝愿他们在天国富足喜乐，不再为生活劳累愁苦。不知不觉间，他们已经分别离开我 23 年和 17 年了！也感谢各位兄嫂、姐姐姐夫在我未能床前尽孝之时代我赡养父母，并且无怨无悔，让我感受到浓浓的手足亲情。自从得遇小艳后，我漂泊的心灵再次找到家的感觉。在这个物欲横流、结婚彩礼高企的年代，她未要分文地嫁给了我这个穷小子，看中的只是我是一个读书人，体现的是对于知识的朴素热爱。结婚以来，她用她那柔弱的身躯扛起了家庭的重任，生儿教子，操持家务，让我可以尽心做自己心仪的学术。也要感谢岳父母对我的理解、支持和帮助！虽然女儿未能拿回家半分彩礼，他们有时还要拿出自己的积蓄贴补我们这个小家庭，并不时给我们寄来家中的各种食材。在我外出访学之际，岳母还离开老家熟悉的环境，来到金华代我照顾怀孕的小艳。他们朴实，勤劳，不善言辞，为子女付出无怨无悔，是我见过的中国优秀农民的代表。

回首自己自初中起三十多年来学习历史，并最终走上职业研究的道路，不由得感慨老师引导的重要性。幼时家贫，父母文化程度较低，对于如何教育子女的大道理懂得并不多；而且由于儿女较多，他们每天为生活奔波忙碌，无力给予儿女更好的家庭教育。但恰是这种放养式的教育，以及几位哥姐的照顾，使我度过了无忧无虑的童年时光，且很少下地干农活，只需要管好自己的学习，最多在农忙时帮家里做做饭就行了。读初中时，我就对历史产生了莫名的好感和兴趣。那时班里学习好的同学，比试的都是谁的数、理、化学得好，而我能与人相比的却是英语、政、史、地。现在想来，主要是因为在我离开村庄，独自在镇上住校读初中时，经常受到这几科老师的夸奖，尤其是两位慈祥的历史老师的夸奖。可惜到现在，我竟然连她们的名字都记不起来了。读高中时，我的历史科目考试经常班级第一。一次考试过后，历史老师张振兴还特意在课堂上说："崔军锋这次考试是全年级第一，这份卷子假如让我来做的话，也未必能考出他的成绩。"这更加坚定了我学习历史学科的志趣。也还因为在高考填报志愿时，看到一篇文章，说选择高考志愿，与其选择热门的专业，不如选择自己最擅长和最喜欢的专业。就这样，我最终在高考后选择了历史学专业。由此我想到，好的老师对学生一生潜移默化的影响是巨大的。

我自认为我的求知欲和学问欲并不弱。记得很清楚，1998年考上大学没多久，我就有了要考研考博的想法，主要是向往做大学老师可以写出留有自己名字的作品，人过留名，也不枉在这人世间走一遭。大一开学没多久，我就开始数自己还有多少年博士毕业。这并非虚夸，我是真实地数过的。也想过自己将来要研究的具体方向——西方近现代史。由于当时国家的"西部大开发"战略刚刚提出，热血沸腾的我，大二下学期开学初在自习室上自习时，还在玻璃窗上，就着寒气，装模作样、煞有其事地写下"为了中华崛起而研究西方近现代史"的字样。为此，大学期间我写了一系列的世界其他国家开发落后地区的历史经验的作业论文，比如美国的西进运动与西部大开发、意大利的南部开发运动、巴西的西部开发运动，我还阅读了当时能够找到的几乎所有西方大国的国别史、国别文化史著作，希望将来能够学以致用。由于同学中可交流者少，我还冒昧地跑到各位老师主要是世界史专业老师的家中，请教各种问题，所幸各位老师当时都未流露出厌烦之意。这里要特别感谢阎照祥老师和张倩红老师在我大学最后一年给予我的帮助。只是没想到我后来的读研读博道路有些曲折，超出了自己的预期。我也兜兜转转，现在主要从事医疗社会文化史、近代中西文化交流史和晚清史的教学科研工作。

现在回看来时路，颇有感慨之意。老实说，我对自己现在的发展状况并不太满意，感觉有些对不住当初的努力，也会有学问中人常有的中年危机和学术焦虑感。回顾过往并非为了吹嘘，恰似有点回看来时路，不忘初心，接下来加倍努力，争取改变现状的意思。人到中年，虽然自认为还葆有对于学术的纯真与热爱，可是已经没有了年轻时想"成名成家"的雄心壮志，但还愿意为自己年轻时热爱的事业努力付出。唯愿将来别人提起自己时，能够认可我还是一个对待学术比较认真的学人。我愿意向心目中认为的真正学术贤者、良者学习，以有生之心力努力向他们看齐。有如此多亲人的期待，有这么多师友的关心和鼓励，我也理应更加努力。

　　　　　　崔军锋，2023 年 5 月 1 日书于婺城丽泽花园